Laurence Heller · Brad J. Kammer

PRAXISBUCH

Entwicklungstrauma heilen

Laurence Heller · Brad J. Kammer

PRAXISBUCH

Entwicklungstrauma heilen

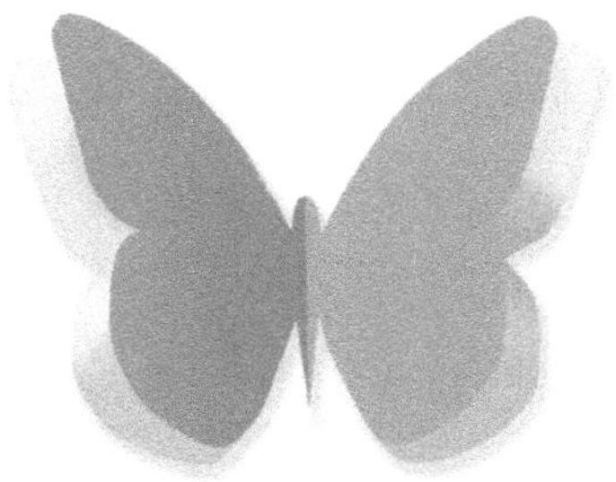

Das Neuroaffektive Beziehungsmodell NARM™

Wege zur Auflösung von Beziehungs-, Entwicklungs- und Bindungsstörungen

Aus dem Amerikanischen von Silvia Autenrieth

KÖSEL

Das von Laurence Heller entwickelte Neuroaffektive Beziehungsmodel NARM™ (NeuroAffective Relational Model) ist eine eingetragene Schutzmarke. Der besseren Lesbarkeit halber wurde im Text auf das Trademark-Zeichen verzichtet.

Alle Fallbeispiele im Buch wurden auf der Basis unterschiedlicher Fallgeschichten entwickelt. Jede Ähnlichkeit mit lebenden oder toten Personen ist nicht beabsichtigt und rein zufällig. Alle Methoden, Hinweise, Ratschläge und Vorschläge in diesem Buch sind von den Autoren sorgfältig geprüft worden. Sie ersetzen jedoch keine ärztliche Abklärung. Für eine korrekte Diagnose und entsprechende Behandlung muss stets ein Arzt aufgesucht werden. Eine Haftung vonseiten der Autoren oder des Verlags wird ausdrücklich ausgeschlossen.

Den Autoren und dem Verlag ist es ein Anliegen, möglichst inklusiv zu formulieren, weshalb im Plural, wo möglich, eine genderneutrale Formulierung gewählt wurde. Wegen der Komplexität des Themas haben wir aus Gründen der besseren Lesbarkeit bei Begriffen wie »Therapeut« und »Klient« im Singular das generische Maskulinum gewählt, damit die Botschaft möglichst eingängig und ohne Irritation aufgenommen werden kann. Selbstverständlich sind jedoch immer alle Geschlechtsformen gleichermaßen gemeint.

MIX
Papier | Fördert gute Waldnutzung
FSC® C014496

Penguin Random House Verlagsgruppe FSC® N001967

2. Auflage 2025

in der Penguin Random House Verlagsgruppe GmbH, Neumarkter Straße 28, 81673 München
produktsicherheit@penguinrandomhouse.de
(Vorstehende Angaben sind zugleich Pflichtinformationen nach GPSR.)

Titel der Originalausgabe: *The Practical Guide for Healing Developmental Trauma. Using the NeuroAffective Relational Model to Address Adverse Childhood Experiences and Resolve Complex Trauma*, erschienen bei North Atlantic Books, Huichin, unceded Ohlone land aka Berkeley, California
Umschlaggestaltung: zero-media.net, München,
nach einem Design von Monika Neuser, München
Umschlagmotiv: Kundra/stock.adobe.com
Illustrationen: © NARM Training Institute LLC
Register: Ines Reinhardt, falkenfluegel Indexing & Lektorat
Satz: Satzwerk Huber, Germering
Druck und Bindung: GGP Media GmbH, Pößneck
Printed in Germany
ISBN 978-3-466-34795-7
www.koesel.de

Inhalt

Teil III:
Klinische Anwendung von NARM

Anhang

Einleitung

Das vorliegende Buch zielt darauf ab, persönliche und kollektive Veränderungsprozesse zu unterstützen. Es ist spannend, Teil einer über die Natur von Traumen informierten Bewegung zu sein. Im Laufe der letzten zehn Jahre ist auch jenseits der Psychologie, in der allgemeinen Öffentlichkeit, ein Bewusstsein für die Existenz von Traumen entstanden. Mittlerweile wird Trauma in Blogs, Zeitschriftenartikeln, Podcasts, Songs, Dokus, Filmen und Fernsehprogrammen thematisiert und Prominente, Politiker*innen und soziale Bewegungen setzen sich für Traumatisierte ein. Ein umfassenderes Verständnis weit verbreiteter Traumafolgestörungen – vor allem in Verbindung mit komplexen Traumen – ist dabei, die psychosoziale Gesundheitsfürsorge und andere Bereiche des Gesundheits- und Sozialwesens zu revolutionieren und völlig auf den Kopf zu stellen.

So erschreckend und oft herzzerreißend es ist, sich der Auswirkungen von Traumen auf einzelne Menschen, Gesellschaftskreise und ganze Gesellschaften gewahr zu werden: Wir glauben, dass ein besseres Verständnis komplexer Traumen – sowie die Hilfsmöglichkeiten, um diese aufzulösen – unsere Welt ändern können.

Das Neuroaffektive Beziehungsmodell (NeuroAffective Relational Model, kurz NARM) wurde vor mehr als zehn Jahren in dem Buch *Entwicklungstrauma heilen*[1] erstmals vorgestellt. Diese bahnbrechende Arbeit erfreut sich auch heute noch großer Beliebtheit. Er handelt sich um eines der ersten Bücher, die sich spezifisch auf das neu entstandene Gebiet der Aufarbeitung von Entwicklungstraumen beziehen. Dank der Adverse Childhood Experiences (ACE)-Studie (einer Untersuchung des Zusammenhangs zwischen belastenden Kindheitserfahrungen und deren lebenslangen Auswirkungen auf die Lebenszufriedenheit der Person) und der neuen Diagnose der komplexen posttraumatischen Belastungsstörung (K-PTBS) nimmt die Sensibilisierung für Traumen auf unterschiedlichen Gebieten rasant zu. Mit zunehmendem Gewahrwerden komplexer Traumen entsteht auch immer mehr Bedarf an Therapiemodellen, die den Auswirkungen belastender Kindheitserfahrungen und K-PTBS Rechnung tragen.

NARM ist ein solches Modell. In den letzten Jahren haben wir – der Urheber von NARM Dr. Laurence Heller sowie der Fortbildungsleiter und leitende Lehrer Brad J. Kammer – den Aufbau einer beruflichen Weiterbildungseinrichtung, des NARM Training Institute, in den Mittelpunkt unseres Wirkens gerückt. Unsere Aufgabe sehen wir in der Entwicklung und Förderung einer traumainformierten Bildung sowie entsprechenden Weiterbildungen und der Behandlung zur Heilung komplexer Traumen. Hierzu gehört für uns auch, den langfristigen Auswirkungen von Beziehungstraumen Rechnung zu tragen, die sich in Form von Bindungs-, Entwicklungs-, kulturellen und intergenerationalen Traumen einstellen. Wir haben Tausende darin geschult, auf internationalem Terrain Fachkräfte zu unterstützen, und bieten Einzelnen und Organisationen aus aller Welt Weiterbildungen, Schulungen, Beratung und Unterstützung an.

Das Anliegen dieses Praxisleitfadens ist es nun, NARM als Therapieansatz weiteren Kreisen zugänglich zu machen. Wir haben uns nach Kräften bemüht, ein umfassendes klinisches Modell, dessen Vermittlung eine jahrelange fachliche Weiterbildung erfordert, so zu präsentieren, dass es seine Anwendung erleichtert. Auch wenn man sagen muss, dass es Fachkräften aus der psychischen Gesundheitsfürsorge vielleicht leichter fallen mag, dieses Modell anzuwenden, haben wir das Ganze so gehalten, dass es auch der Anwendung durch Angehörige von anderen Helferberufen entgegenkommt, die bei ihrer Arbeit mit den Auswirkungen komplexer Traumen konfrontiert sind. Wir haben das Buch für diejenigen unter Ihnen geschrieben, die als Ärztinnen und Ärzte, als Krankenschwestern und Pfleger oder in der alternativen Medizin tätig sind, in der Substanzmissbrauchs- und Suchtberatung, in der Körperarbeit, im Coaching, in der Seelsorge und sonstigen religiösen und spirituellen Beratungsstellen, als Pädagog*innen, Ersthelfer*innen, bei der Polizei, in der Sozialarbeit, der Bewährungshilfe und im Strafvollzug, als politische Entscheidungsträger*innen und für alle anderen Menschen, bei deren Arbeit komplexe Traumen ein Thema sind. Unser Herzensanliegen dabei ist, dass NARM Sie alle bei dem Beitrag zur Heilung unserer Welt unterstützen möge, den Sie durch Ihre Arbeit leisten.

Darüber hinaus verstehen wir das Buch als praktische Anleitung für diejenigen unter Ihnen, die in ihrem persönlichen Leben Heilung und Wachstum suchen. NARM stützt sich auf ein komplexes psychologisches Theoriefundament – und doch zeigt dieses Buch allen einen Weg auf, die sich für posttraumatische Heilungs- und Wachstumsprozesse interessieren. Die Transformation von Traumamustern kann Leidensdruck mindern, Hoffnung spenden, die Resilienz erhöhen und ein erfüllteres Leben schenken. Ob Sie einem Helferberuf angehören oder sich einfach ganz individuell für Heilung interessieren: Wir hoffen, dass Sie das in diesem Buch Dargestellte für Ihre berufliche und persönliche Weiterentwicklung nutzen können.

NARM ist nicht nur ein klinisches Modell für die Lösung komplexer Traumen – es ist eine Blaupause für die Unterstützung gesunder Beziehungen. Mit unserem tiefenpsychologisch orientierten, somatisch basierten Ansatz, Veränderungen im Hinblick auf die psychobiologischen Anpassungen an komplexe Traumen anzustoßen, wollen wir ein weitreichenderes Verständnis von dem vermitteln, was die treibende Kraft hinter menschlichem Schmerz und Leiden ist. Dieser beziehungsorientierte Rahmen basiert darauf, aus dem eigenen Herzen heraus zu agieren.

Davon, mehr Einzelpersonen und Organisationen mit NARM bekannt zu machen, erhoffen wir uns, einen Beitrag zu einem weniger pathologisierenden, humaneren Rahmen zu leisten, der In-Kontakt-Sein, Gesundheit und Lebendigkeit fördert. Zwar deckt sich das traditionelle psychologische und neurowissenschaftliche Verständnis mit dem des NARM-Ansatzes, aber es bleibt noch eine Menge zu tun, wenn es darum geht, mehr Mitgefühl in die Anwendung psychologischer und neurowissenschaftlicher Methoden einfließen zu lassen.

Die Wurzeln von NARM

NARM stützt sich auf Pioniere der Psychologie und Psychotherapie, die uns vorausgegangen sind, und greift auf eine ganze Palette von Ansätzen zurück, unter anderem auf Modelle aus der westlichen Psychologie sowie auf nicht-westliche Umgangsweisen mit dem menschlichen Erleben. Bleiben wir bei der westlichen Psychologie, so folgt NARM der Linie tiefenpsychologisch-beziehungsorientierter und somatisch geprägter Psychotherapiemodelle und hat Aspekte psychodynamischer und somatischer Verfahren integriert. Darüber hinaus würdigen und schätzen wir auch weniger bekannte Theorien von außerhalb der traditionellen Psychologie und Menschen, deren Beitrag bislang geringgeschätzt oder verkannt wurde. Beide konnten wir von verschiedenen kulturellen, religiösen und spirituellen Traditionen lernen und wissen, was für eine reiche Quelle überlieferte Weisheitslehren und Heilungspraktiken sind. Sie haben uns bei unserer Arbeit inspiriert und geprägt.

Unser Anliegen beim gesamten Werdegang von NARM war immer, eine Therapie anzubieten, die als respektvoll, verfeinert, wirksam und transformativ erlebt wird. Um ein solches Herangehen zu unterstützen, haben wir einen Fokus auf Beziehungen, die Persönlichkeit, die Emotionen und den Körper gelegt, der sich mit dem neu entstehenden neurobiologischen Verständnis verträgt. NARM harmoniert besonders mit dem zunehmend bedeutsam gewordenen Gebiet der interpersonellen Neurobiologie.

In den letzten Jahrzehnten standen diese Verfahren – zumindest in den Vereinigten Staaten – weitenteils im Schatten kognitiver und verhaltensbezogener Modelle. Auch wenn diesen Modellen in der psychologischen Behandlung auf jeden Fall eine wichtige Rolle zukommt, ist es nicht ohne Risiko, die tiefenorientierten Ansätze aus dem Blick zu verlieren.[2] Sich von tiefenpsychologisch fundierten Modellen weg zu bewegen, bedeutet, sich weiter von einem gewissen Verständnis der Komplexität und Nuanciertheit des menschlichen Erlebens zu entfernen. Wir sehen einige aktuelle psychologische Modelle, die zwar gut gedacht sind, aber Leidende, die verzweifelt Hilfe suchen, weiter pathologisieren, objektifizieren und entmenschlichen.

Ungeachtet der Entwicklungen auf einigen Gebieten der Psychologie stecken wir noch immer zutiefst in längst ausgedienten alten Paradigmen fest. Die Medikalisierung und daraufhin erfolgende Pathologisierung menschlichen Leidens hat dafür gesorgt, dass wir weiterhin von Symptombehandlungen und Diagnosen in Beschlag genommen sind, statt die letztlichen Ursachen zu erkennen und den Menschen als Ganzes zu betrachten. NARM tritt dafür ein, hier umzudenken und sich von einem Modell zu verabschieden, das von der Idee der »Krankheit« geprägt ist, um ein relationales Verständnis von Gesundheit in den Mittelpunkt zu rücken.

In der folgenden Tabelle zeigen wir einige Unterschiede zwischen NARM und anderen Therapieansätzen auf:

Was der klinische Ansatz von NARM nicht ist	**Was der klinische Ansatz von NARM ist**
Primär auf die Geschichte ausgerichtet	Primär auf den gegenwärtigen Moment ausgerichtet
Ein Ansatz, der das Trauma-Narrativ in den Mittelpunkt stellt (inhaltsgeleitet)	Ein Ansatz, der die Anpassungen an das Trauma in den Mittelpunkt stellt (prozessgeleitet)
Regressiv (im Fokus ist das kindliche Bewusstsein)	Im Hier und Jetzt geerdet (im Fokus ist das Erwachsenenbewusstsein)
Kathartisch	Auf Containment ausgerichtet
An Pathologischem orientiert	Ressourcenorientiert
Zielorientiert	Am Nachforschen orientiert
Auf Strategien basierend	Auf Neugier basierend
Am Verhalten orientiert	Am inneren Zustand orientiert
Ein Ansatz, für den Symptomreduzierung im Fokus steht	Ein Ansatz, bei dem Veränderungen an grundlegenden Mustern im Fokus stehen, die hinter den Symptomen stecken
Ein Ansatz, bei dem der Therapeut führt und Klient folgt	Ein Ansatz, bei dem der Klient führt und der Therapeut neue Möglichkeiten anbietet, Punkte näher zu erkunden

Einen humanistischen Blickwinkel einzubringen, betont den Punkt, dass wir uns nicht einfach damit begnügen, maladaptive Symptome und Verhaltensweisen zu behandeln, sondern in Kontakt mit einem Menschen treten.

Wir arbeiten nicht mit Objekten – wir arbeiten mit einem Subjekt. Dieses Subjekt ist das gesamte Selbst eines Individuums.

Von Kreisen, die Erfahrung mit nicht-westlichen Heilungsansätzen haben, wurden wir auf die Ähnlichkeit von NARM mit der schamanistischen Vorstellung des »Seelenverlusts« hingewiesen. Ihm zufolge zersplittert die Seele in Reaktion auf eine traumatische Erfahrung, was Schmerz und Leid nach sich zieht. Die Arbeit der »Seelenrückholung« zielt darauf ab, diese Seelenbruchstücke wieder zusammenzubringen. Durch eine Wiederherstellung des Kontakts mit fragmentierten inneren Zuständen – körperlichen Empfindungen, Emotionen, Impulsen, Verhaltensweisen und Gedanken – verstärkt NARM ein tieferes Erleben der eigenen Subjektivität. Werden diese Aspekte des Selbst wieder in die bewusste Wahrnehmungswelt eingeladen, entsteht etwas, das größer ist als die Summe der Teile. So betrachtet geht es bei NARM nicht nur um posttraumatisches Wachstum, sondern um eine Transformation des gesamten Selbst.

Damit bewegen wir uns auf einem Terrain, wo Psychologie und Spiritualität miteinander verschmelzen. Tatsache ist, dass die aus dem Griechischen stammende Wurzel des Begriffs Psychologie, »Psyche«, ursprünglich die Seele bezeichnete. Wenn wir auf den tieferen Ebenen des menschlichen Erlebens zu arbeiten beginnen, benötigen wir ein neues Verständnis der tieferen Aspekte des Selbst – und die entsprechenden Werkzeuge, um mit diesen zu arbeiten. Indem wir den Begriff »das Selbst« benutzen, folgen wir einer langen Tradition innerhalb der Psychologie wie auch diverser religiöser und heiliger Weltanschauungen, in denen die spirituelle Natur unseres Seins gewürdigt wird. Es führt uns über unsere Identität – über die Person, für die wir uns halten – hinaus und zu einem umfassenderen Gefühl des Ganzseins. Auf dieser transformativen Entdeckungsreise bieten sich Gelegenheiten, mit den tieferen Quellen unserer Lebendigkeit in Kontakt zu kommen. Es ist eine Chance, in vollerem Umfang Mensch zu werden.

Die spirituelle Reise, die mit dem posttraumatischen Wachstum verbunden ist, wird durch das phänomenologisch ausgerichtete Herangehen von NARM gestützt: durch die Betonung des subjektiven Erlebens und die Arbeit im Jetzt. Andere Elemente aus tiefenpsychologisch und somatisch orientierten Ansätzen ermöglichen uns einen Zugang zu Aspekten des Selbst, die tiefer gehen als bis zu Geist und Körper. Eine fachkundige Therapie birgt in sich das Potenzial eines verkörperten, spirituellen, radikalen Heilungs- und Transformationsprozesses.

Obwohl wir im Folgenden durchaus transformative Zustände beschreiben werden, die in Verbindung mit der Lösung komplexer Traumatisierungen eintreten können (etwa dann, wenn sich die Auswirkungen schon lange bestehender Persönlichkeitsmuster allmählich legen und eine tiefere Quelle der Ruhe und Stabilität zum Vorschein kommt), würde es den Rahmen dieses praktischen Leitfadens sprengen, auf die transpersonalen und spirituellen Grundlagen von NARM einzugehen. Wir freuen uns sehr darauf, dies in einem künftigen NARM-Buch aufzugreifen.

Der kulturelle Kontext von NARM und seine Anwendung

Wir sind uns darüber im Klaren, dass wir komplexe Traumen in diesem Buch aus einer ganz bestimmten Warte verstehen und angehen. Sie basiert auf der Kultur, aus der heraus wir beide ausgebildet wurden, und damit auf einem westlich orientierten psychologischen Denken. Die von uns verwendeten Grundideen und Begriffe leiten sich größtenteils von diesem Betrachtungsrahmen her. Wir haben unser Bestes gegeben, diese Perspektive zu würdigen und dabei gleichzeitig kultursensibel und mit einer gewissen Demut vorzugehen und unseren Beitrag dazu zu leisten, den modernen Diskurs zum Thema »Trauma« weiterzuentwickeln. Wir erkennen an, dass es Trauma und Traumaheilung schon lange vor den Anfängen der westlichen Wissenschaft gegeben hat. In das Neuroaffektive Beziehungsmodell wurden nicht-westlich ausgerichtete Elemente mit aufgenommen, die von uns hierfür benutzte Sprache jedoch geht in weiten Teilen auf die westliche Psychologie zurück.

Zudem müssen wir anerkennen, dass wir bestimmte Voreingenommenheiten in uns tragen, wenn es darum geht, ein Buch über ein klinisches Modell zu schreiben, das tief in der westlichen Psychologie verwurzelt ist. Wir schreiben dieses Buch basierend auf dem Kontext, in dem wir arbeiten. Obwohl wir beide außerhalb der Vereinigten Staaten gereist sind und gelebt haben und viele für uns bedeutsame Interaktionen mit Lehrern und Heilerinnen jenseits des Abendlandes erleben konnten, haben wir beide unsere klinische Ausbildung in den Vereinigten Staaten absolviert. Wir sind uns darüber im Klaren, dass dieser Umstand unsere Sichtweise prägt. Gleichzeitig sind wir bestrebt, mehr über Voreingenommenheiten zu reflektieren und zu lernen, die unbewusst unsere Arbeit bestimmen. In diesem Buch haben wir versucht, achtsam zu sein, um möglichst keine kulturellen Vorurteile weiterzutragen, die zu unausgesetzt fortbestehenden kulturbedingten und systemischen Traumen beitragen. Realistischerweise wird es dennoch Gebiete geben, auf denen Menschen, die dieses Buch lesen, das Gefühl haben werden, dass uns das nicht geglückt ist. Sie alle möchten wir wissen lassen, dass es uns ein Anliegen ist, weiter dazuzulernen und das neu Gelernte in die stetige Weiterentwicklung von NARM einzubeziehen.

Wir sind uns also über die Grenzen der westlichen Psychologie im Klaren und finden es wertvoll, mit Menschen arbeiten zu können, deren Hintergrund, deren Glaubenssätze und kulturelle Zugehörigkeit höchst unterschiedlich ausfallen. Gleichzeitig erkennen wir auch an, dass es bestimmte psychobiologische Prozesse gibt, die universeller Natur scheinen. Ein Grundverständnis, das Ihnen innerhalb von NARM – und in diesem Buch – immer wieder begegnen wird, besagt, dass der Mensch psychobiologische Bedürfnisse sowohl nach In-Kontakt-Sein (Verbundenheit) als auch nach Individuation aufweist. Diese menschlichen Bedürfnisse werden oft als Gegenpole betrachtet und im Konfliktfall sogar gegeneinander ausgespielt. So geht man zum Beispiel davon aus, dass in einigen Kulturen die Gemeinschaft Vorrang hat, während es bei anderen das Individuum ist. Diese gegensätzlichen kulturellen Strukturen werden oft als »kollektivistisch« beziehungsweise »individualistisch« tituliert, wir jedoch betrachten sie als etwas, das auf einem Kontinuum menschlichen Erlebens angesiedelt ist. Diesem Spannungsfeld zwischen Gemeinschaftssinn und Individualität liegen komplexe psychobiologische Prozesse zugrunde, die über Kultur hinausgehen. NARM unterstützt das menschliche Bedürfnis nach Verbundenheit und Kontakt wie auch nach Individuation, indem es die reziproke Natur dieser beiden Aspekte des Menschseins anerkennt.

Auch wenn Traumen als menschliche Erfahrung gewisse universelle Aspekte aufweisen, so gibt es doch die unterschiedlichsten Weisen, wie Individuen, Familien, Kulturen und ganze Nationen diese erleben, verstehen und mit ihnen umgehen. Einige der Organisationsprinzipien und klinischen Vorgehensweisen von NARM verlangen in dem Kontext, in dem Sie arbeiten, vielleicht nach gewissen Adaptionen. Bei der Anwendung jedes Modells, das aus der westlichen Psychologie hervorgegangen ist, auch bei NARM, gilt es familiäre, religiöse und kulturelle Unterschiede zu berücksichtigen. Wir laden Sie also ein, das hier skizzierte Grundgerüst an Ihre spezifische Klientel und Ihr Arbeitsumfeld anzupassen.

Wir betrachten uns als Teil einer weltweit entstehenden traumainformierten Bewegung. Für uns ist das Ganze eine Gelegenheit, voneinander zu lernen – es gehört mit zu den Geschenken, die ein stärker vernetzter Planet bereithält. Als Köpfe der internationalen NARM-Community setzen wir uns aktiv für fortlaufende Explorationen, Reflexionen und Diskussionen rund um die Unterstützung dieses neuen psychosozialen Rahmens ein, der Traumen als Wurzel individueller und kollektiver Leidenserfahrungen versteht.

Der umfassendere Kontext komplexer Traumatisierungen

Wie in Kapitel 1 eingehender beschrieben wird, ist »Trauma« ein Gebiet, das noch in den Kinderschuhen steckt, wenn es um eine klare Abgrenzung zwischen Posttraumatischer Belastungsstörung (PTBS) und komplexer posttraumatischer Belastungsstörung (K-PTBS) geht. Ein Unterscheidungsfaktor, der für eine K-PTBS spricht, ist der Fokus auf Selbstorganisation, womit ein psychobiologischer Prozess und ein Prozess auf der Ebene der neurologischen Entwicklung gemeint ist, der die Persönlichkeit und die Weise prägt, auf die wir das Leben erfahren. Im Mittelpunkt von K-PTBS stehen drei Gebiete, in denen die Selbstorganisation gestört sein kann: emotionale Regulation, Selbstverständnis und Beziehungen.

Selbst in den Kreisen, die bereits zu diesem Verständnis komplexer Traumatisierungen gelangt sind, feilt man derzeit noch an der Definition einiger

Begriffe, was unter anderem für die Unterschiede zwischen Entwicklungstrauma und komplexer Traumatisierung gilt. Wir benutzen den Begriff Entwicklungstrauma als Unterkategorie innerhalb einer umfassenderen Dynamik komplexer Traumatisierungen. Während ein Entwicklungstrauma auf Beziehungsbrüche in der Kindheit zurückgeht, die sich auf die Entwicklung des kindlichen Selbstverständnisses auswirken, ist komplexes Trauma ein Oberbegriff, der auch spätere Brüche im Hinblick auf die Ausbildung des Selbstverständnisses einbezieht. Hierzu können Erfahrungen im Erwachsenenalter wie häusliche Gewalt, Menschenhandel, Gefangenschaft und Folter gehören, oder auch toxische, von Missbrauch oder Gewalt geprägte Situationen, aus denen es kein Entrinnen gab.

Einer der größten Fehler der westlichen Gesellschaft und Wissenschaft in den letzten Jahrhunderten war der, das Individuum von seinem Eingebettetsein in Beziehungen zu trennen. Beziehungen prägen uns, im Guten wie im Schlechten. Das Fachgebiet komplexer Traumatisierungen steht auf den Schultern der Bindungstheorie, die in den letzten Jahrzehnten in Psychologenkreisen dazu beigetragen hat, besser zu verstehen, wie sich Bindungsbeziehungen auf die kindliche Entwicklung auswirken. In neuerer Zeit jedoch sah sich die Psychologie genötigt, noch weitere Dimensionen einzubeziehen, statt sich lediglich auf die Eltern-Kind-Beziehung zu konzentrieren, und das erweiterte Beziehungsnetz zu würdigen, das die kindliche Entwicklung beeinflusst.

»Komplexe Traumen« meint die Art und Weise, wie sich Beziehungen zwischen Individuen in dominanten Positionen auf Unterlegene auswirken. Traumatische Beziehungsdynamiken können auftreten, wenn vulnerablere Individuen im Hinblick auf ihr Überleben und Wohlergehen auf diejenigen angewiesen sind, die die Macht haben. In der Bindungstheorie ruht der Fokus darauf, wie diese Dynamik zwischen Eltern und Kindern zum Tragen kommt. Wichtig ist allerdings, sich klarzumachen, dass sie sich auch im größeren Rahmen, über Bindungsstörungen in Familiensystemen hinausgehend zeigen.

Beziehungstraumen entstehen auch durch Unterdrückung von Gesellschaftsteilen, Kulturen und Nationen. Diese von Unterjochung und Unterwerfung geprägten Beziehungssysteme erzeugen komplexe Traumen und sorgen für deren Fortbestand. Wir können den Entwicklungsprozess einer

Person nicht losgelöst von der Gesellschaft betrachten, in der sie aufwächst. Es gibt im Bereich der seelischen Gesundheit eine wachsende Bewegung, die diese umfassenderen Belange anspricht und die Einbeziehung kultursensiblerer Perspektiven und Modelle voranzutreiben sucht. In der Traumaarbeit ist es wichtig, das historische Vermächtnis von Brutalität, Unterdrückung und generationenlanger komplexer Traumen zu berücksichtigen, das in vulnerablen Individuen und Kulturen verheerende Spuren hinterlassen hat und noch immer hinterlässt.

Wir haben die Hoffnung, dass eine von NARM beeinflusste Sichtweise jene unterstützen kann, die bei ihrer Arbeit mit komplexen Traumatisierungen im Inneren von Familiensystemen, Gemeinschaften, Kulturen und Nationen zu tun haben. Auch wenn es den Rahmen dieses Buches sprengen würde, hierauf näher einzugehen, so glauben wir doch, dass NARM-Prinzipien zu einer umfassenderen systemischen Veränderung beitragen können. Was, wenn die Heilung komplexer Traumatisierungen etwas an bestehenden gesellschaftlichen Konflikten, an Gewalt, Krieg, Armut und anderen Formen systemischer Unterdrückung und Traumen ändern kann? Wir hoffen wirklich, dass einige, die dieses Buch lesen und sich für soziale, politische und humanitäre Zwecke einsetzen, vielleicht in der Lage sein werden, diese Prinzipien anzuwenden, um etwas an den Systemen zu verändern, die systemische Unterdrückung, Ungleichheit und jahrelanges Unrecht aufrechterhalten. Im Zentrum dieses Buches steht zwar die Frage, wie sich Veränderungen auf der Ebene des einzelnen Menschen unterstützen lassen, aber wir glauben, dass NARM auch ein maßgebliches Instrument sein kann, um soziale, systemische Veränderungen anzustoßen.

Agency. Ein fehlendes Element in der klinischen Praxis

Unter Agency versteht man das Erkennen der eigenen Handlungsmacht. In diesem Sinne wird das Wort im Folgenden verwendet. Von denen, die an unseren Fortbildungen teilgenommen haben, erhalten wir immer wieder zwei Rückmeldungen. Die erste ist eine Würdigung unserer Ausrichtung darauf, die Teilnehmenden aus diversen Helferberufen als Menschen anzusprechen. Viele haben uns berichtet, sie würden jetzt mehr Neugier, Offenheit, Präsenz und Herzensqualität erleben. Oft können sie feststellen, dass ihnen die Arbeit müheloser von der Hand geht und dass sie mit sich selbst nicht mehr so hart ins Gericht gehen, was sich positiv darauf auswirkt, wie sie für Klient*innen da sein und sich zeigen können. NARM-Therapeut*innen erzählen uns oft, wie viel effektiver sie in der klinischen Praxis geworden sind, während sie mehr über ihre eigenen emotionalen und Beziehungsdynamiken in Erfahrung gebracht haben. Auf diese Themen werden wir im gesamten Buch immer wieder eingehen.

Die andere wesentliche Rückmeldung, die bei uns ankommt, hängt mit der NARM-Vorstellung von Agency zusammen. Von denen, die NARM anwenden, hören wir immer wieder, Agency brächte eine »echte Wende«, sie sei ein »Game Changer«. Dasselbe berichten zahllose Klient*innen. Die Idee von Agency unterstützt eine Verlagerung des Fokus: weg von den jeweiligen Traumen und hin zur Betrachtung der Frage, wie wir gelernt haben, uns auf frühe traumatische Erfahrungen einzustellen und was wir unternommen haben, um diese Anpassungen dann auch aktiv in unser Erwachsenenleben hineinzutragen. Während die Identifikation mit Kindheitstraumen die Betroffenen oft hilf- und hoffnungslos zurücklässt und ihnen das Gefühl vermittelt, in ihnen festzustecken, unterstützt die verkörperte Erfahrung von Agency zunehmende Möglichkeiten der Heilung, des Wachstums und der Veränderung.

Agency hängt mit der psychobiologischen Kapazität der Klient*innen ab – ein Begriff, der die Fähigkeit einer Person beschreibt, komplexe Muster in Sachen Kognition, Verhalten, Emotion, Physiologie und menschliches Miteinander zu erfahren und zu nutzen. Die Einschätzung des vorliegenden Maßes an Agency bietet einen Weg, zu verstehen, wo Klient*innen im Hinblick auf ihre Fähigkeiten gerade stehen, und sie dort abzuholen. Zu verstehen, welche Beziehung Klient*innen zu dem haben, was sie in ihrem Leben erfahren, und wie sie diese Erfahrungen einsortieren, ist die Essenz bei der Unterstützung von Agency in NARM.

Wie in Kapitel 5 später noch näher ausgeführt wird, ist der Therapieprozess bei NARM von Anfang an darauf angelegt, ein wachsendes Gefühl von Agency zu entwickeln. Die Priorisierung dieser Agency hilft, aus der Beziehung zwischen Therapeut*innen und Klient*innen heraus ein Einverständnis zu erzielen. So wird sichergestellt, dass Klient*innen bei der Therapie selbst das Steuer übernehmen. Indem wir sie darin bestärken, ihr eigenes aktives Tun bei etwas zu erkennen (die besagte Agency), zeigen wir unseren Klient*innen letztendlich einen Weg auf, die eigenen psychobiologischen Kapazitäten auszubauen und so ein erfüllteres Leben zu führen.

Ein Überblick über dieses Buch

Es ist nicht leicht, einen praktischen Leitfaden zur Auflösung komplexer Traumen zu verfassen. Auf diesem Gebiet gibt es keine simplen Antworten und keine Schnellschüsse. Ebenso wie es keine einfache Schritt-für-Schritt-Anleitung gibt, wie wir eine erfüllende Beziehung herstellen oder wie wirksame Erziehungsmethoden aussehen, lässt sich auch die Arbeit an komplexen Traumen nicht so ohne Weiteres auf simple Schritte reduzieren. Und doch können die in diesem Buch immer wieder vorgestellten Organisationsprinzipien und Vorgehensweisen hier als Wegweiser dienen.

Die Aufarbeitung komplexer Traumen ist oft sehr fordernd. Therapeutisch Tätige können sich dabei in dem komplexen Netz von Symptomen verlieren, mit dem ihre Klient*innen zu ihnen kommen, und dann Schwierigkeiten haben, während der Sitzungen entsprechend organisiert zu bleiben. Klient*innen mit unbewältigten komplexen Traumen kommen oft mit dem einen oder anderen Ausmaß an innerlicher Desorganisation in unsere Praxis. Sie fühlen sich vielleicht überfordert und haben das Gefühl, keinerlei Kontrolle zu haben. Es kann uns dann leicht passieren, dass wir uns in diese Desorganisation mit hineinziehen lassen. Sobald wir das jedoch tun, lassen wir uns von den alten Strategien des Klienten oder der Klientin einspannen, was im Allgemeinen darin mündet, dass beide Seiten das Gefühl haben, in einer Sackgasse zu stecken. Hoffnungslosigkeit gedeiht in einem therapeutischen Umfeld, in dem Klient*innen und Therapeut*innen nicht mehr weiterwissen, sich überwältigt fühlen und Schwierigkeiten haben, auf Veränderungs-, Heilungs- und Wachstumsmöglichkeiten zu vertrauen.

Therapeutisch Tätige stehen bei ihrer Arbeit Woche für Woche vor diesem Dilemma. Mit Hoffnungslosigkeit, Ausweglosigkeit und begrenzten Möglichkeiten konfrontiert, gehen sie oft dazu über, sich mehr anzustrengen. Manche bauen dabei auf die Strategien, sich abzumühen und selbst unter Druck zu setzen, damit sich bei ihren Klient*innen etwas ändert. Diese Absicht, Veränderungen herbeizuführen, kommt von einem Ort in uns, der es gut meint, bleibt aber für beide Seiten nicht ohne Folgen.

Das Neuroaffektive Beziehungsmodell bietet einen Ausweg aus dieser Falle. Wir werden für das Vorgehen einen Rahmen vorstellen, der eine größere Effektivität in therapeutischer Hinsicht und auf der Beziehungsebene mit sich bringt. Wir werden detailliert den Prozess darlegen, der damit in Verbindung steht, die Auswirkungen unbewältigter Entwicklungstraumen zu verstehen und anzugehen. Frühe Traumen sind ein sehr komplexes Gebiet, wir werden dieses Terrain beschreiben und dabei eine Möglichkeit anbieten, die Orientierung zu bewahren.

Unser Therapiemodell verlangt nach einem Geist der Offenheit, Neugier und Präsenz, mit dem sich viele von uns allerdings sehr schwertun. Wir bieten daher Übungen zur Selbstreflexion an und therapeutische Kniffe, um die Integration und Anwendung des NARM-Ansatzes zu unterstützen. Aber wir möchten noch einmal betonen, dass NARM zu erlernen nicht einfach ist. Wie eine unserer Fortbildungsteilnehmer*innen zu uns sagte: »NARM ist einfach, aber nicht leicht.« Es ist, als wollte man jemandem anhand eines Buches Tanzen oder Posaunespielen beibringen. Wir glauben, um dieses Modell wirklich zu erlernen, muss man es unmittelbar erleben, und dann will es so lange konsequent praktiziert werden, bis daraus ein verkörperter Prozess geworden ist. Nur dann lässt es sich kompetent einsetzen.

Rundum versiert zu sein in einem Modell, das mit komplexen psychobiologischen Mustern, innerer Tiefe und bestimmten Feinheiten zu tun hat, setzt erhebliche Schulung, Anleitung und Übung voraus. Wir bemühen uns zwar nach Kräften, diese Arbeit für Sie hier möglichst gut zugänglich zu machen, müssen aber auch würdigen, dass dies Grenzen hat. Wenn Sie sich dafür interessieren, mehr Geschick im Umgang mit NARM als Therapieansatz zu entwickeln, kann dieser Leitfaden als Sprungbrett für weiteres Lernen dienen.

Abgesehen davon ist NARM zu erlernen auch noch aus einem anderen, persönlicheren Grund schwierig. NARM lädt uns ein, mit Seiten von uns selbst in Kontakt zu kommen, die beängstigend sein können und von denen wir uns in Anpassung an Herausforderungen in unserem frühen Leben distanziert haben. Im Fokus dieses therapeutischen Verfahrens stehen nicht nur unsere Klient*innen. Es fordert uns als professionelle Helfer*innen heraus, offen für unsere eigenen unbewältigten Traumamuster zu bleiben, während wir mit anderen interagieren. Das R in NARM steht für Relationship, die therapeutische Beziehung, die Klient*innen und Therapeut*innen umfasst. NARM ist ein auf Intersubjektivität basierender Ansatz. Dieser Prozess eröffnet die Möglichkeit eines tieferen Kontakts zu sich selbst und anderen. Wie wir in NARM lernen – und in diesem Buch immer wieder darlegen – ist dieses In-Kontakt-Sein gleichzeitig unsere tiefste Sehnsucht und unsere größte Angst. Zwar liegt eine Menge Hoffnung darin, ein Modell zu finden, das unbewältigte Traumamuster so wirksam transformieren kann, aber wir wollen auch nicht die innerlichen Hindernisse vergessen, auf die wir stoßen können, wenn wir diese Heilungsreise antreten.

Aufbau dieses Buches

Der Aufbau dieses Buches spiegelt die Art und Weise, wie wir das Neuroaffektive Beziehungsmodell in unseren Weiterbildungsangeboten vermitteln. NARM erschöpft sich nicht in einigen isolierten therapeutischen Kniffen. Die Interventionen, die wir einsetzen, um etwas an den psychobiologischen Mustern unbewältigter komplexer Traumatisierungen zu ändern, gehen auf unser Verständnis der tieferen Ursache komplexer Traumen zurück. Die Helfenden müssen zunächst einmal verstehen, wie Menschen gelernt haben, sich an ein Beziehungstrauma anzupassen, welche psychobiologischen Auswirkungen diese Anpassungen haben und wie die Symptome eines leidenden Individuums dessen tiefstes Verlangen nach In-Kontakt-Sein spiegeln.

Die spontane Bewegung in uns allen führt in Richtung Verbundenheit, Gesundheit und Lebendigkeit. So zurückgezogen und isoliert wir auch geworden sind oder wie gravierend das Trauma ist, das wir durchlebt haben – auf der tiefsten Ebene gibt es in jedem und jeder von uns einen Impuls, sich auf Kontakt und Heilung zuzubewegen, vergleichbar mit einer Pflanze, die sich spontan auf das Sonnenlicht zubewegt. Dieser organismische Impuls ist das, was NARM als Verfahren antreibt.

Im ersten Teil dieses Buches, »Das Neuroaffektive Beziehungsmodell im Überblick«, skizzieren wir den theoretischen Rahmen, der unseren therapeutischen Therapieprozess unterstützt. Im weiteren Verlauf des Buches wird auf diesem Rahmen aufgebaut. Es wäre schwierig, wirksame Therapie zu betreiben, ohne zunächst zu verstehen, was in die Interventionen einfließt und sie lenkt. Obwohl dieses Material kompakt und psychologisch facettenreich sein kann, haben wir unser Bestes getan, es zugänglich und praxisnah aufzubereiten. Wir haben versucht, gerade eben genug an theoretischem Hintergrund zu präsentieren, um die Wirksamkeit der therapeutischen Anwendung von NARM zu belegen.

In Kapitel 1 skizzieren wir die aktuellen Trends auf dem Gebiet der Traumaarbeit. Wir positionieren NARM innerhalb der derzeitigen traumainformierten Bewegung, bieten einen grundlegenden Überblick über den Stand der gegenwärtigen Forschung, die die Existenz komplexer Traumatisierungen belegt, differenzieren zwischen Schocktraumen und komplexen Traumatisierungen, zeigen auf, warum ein solch dringender Bedarf an Modellen für den Umgang mit Entwicklungs- und komplexen Traumen besteht, und machen damit bekannt, wie das Neuroaffektive Beziehungsmodell bei der Heilung komplexer Traumen und beim posttraumatischen Wachstum helfen kann.

In Kapitel 2 stellen wir die Organisationsprinzipien von NARM vor. Wir arbeiten die grundlegenden Elemente heraus, die den Rahmen und das Grundgerüst des NARM-Ansatzes vorgeben, Punkte wie: Kontakt und fehlender Kontakt; Bindung und Ablösung / Individuation; Angst vor Bindungs- und Beziehungsverlust; das Kerndilemma; adaptive Überlebensstile; Scham, Selbstablehnung und Selbsthass; emotionale Vervollständigung, Desidentifikation.

Die Organisationsprinzipien von NARM helfen dabei, die innerlichen Konflikte zu beleuchten, von denen die kindliche Entwicklung angesichts von Trauma geprägt ist. Die andauernden inneren Kämpfe – zwischen dem Verbundensein mit dem Selbst und dem mit anderen; zwischen Authentizität und adaptiven Überlebensstilen; zwischen Körper, Emotionen, Gedanken und Verhaltensweisen – münden in komplexe psychobiologische Symptome. Diese innerlichen Konflikte und adaptiven Überlebensstrategien zu verstehen, unterstützt uns dabei, die komplexen psychobiologischen Muster anzugehen, die dem Kontakt, der Heilung und dem Wachstum – allem, wonach unsere Klient*innen suchen – in den Weg geraten. Diese Organisationsprinzipien stellen die Weichen dafür, dass wir verstehen, wie sich die bei NARM betonten Fähigkeiten und hieraus resultierenden Interventionen am besten einsetzen lassen.

Im zweiten Teil dieses Buches, »Das Therapiemodell von NARM«, präsentieren wir die Interventionen, die wir für die Durcharbeitung der Muster in Verbindung mit komplexer Traumatisierung einsetzen. In den Kapiteln 3 bis 6 stellen wir die vier Säulen von NARM vor, therapeutische Fertigkeiten, die Heilung und posttraumatisches Wachstum fördern. Der NARM-Ansatz richtet sich nicht nach einem strengen Protokoll. Es handelt sich nicht um eine manualisierte Therapie. Vielmehr bieten die vier Säulen einen gewissen Rahmen, um zu erkunden, wie Klient*innen im Hier und Jetzt Erlebtes für sich einordnen. Dieser Rahmen unterstützt sie außerdem dabei, eine neue Beziehung zu sich selbst aufzubauen. Die Fertigkeiten, die mit den vier Säulen in den Vordergrund gerückt werden, fördern eine zunehmende Intersubjektivität im therapeutischen Prozess, die damit zu tun hat, Klient*innen in der Fähigkeit zu stärken, in Kontakt mit ihrer eigenen Innenwelt und mit anderen Menschen zu gelangen.

In Kapitel 3 machen wir mit der ersten Säule bekannt: Klärung der therapeutischen Vereinbarung. Diese Intervention unterstützt den Klienten oder die Klientin dabei, das eigene Anliegen für den Heilungsprozess zu formulieren. Indem wir die Menschen einladen, in Kontakt mit dem zu kommen, was ihr größter Wunsch bezogen auf das Ergebnis ihrer Arbeit mit uns wäre, können wir die ersten Schritte dazu tun, einen explorationsorientierten, auf der Wahrnehmung von Agency basierenden Prozess zu unterstützen, was ein Gemeinschaftswerk ermöglicht, das auf dem Anliegen des Klienten oder der Klientin und einem der Beziehung entspringenden Einverständnis aufbaut.

In Kapitel 4 beschreiben wir die zweite Säule: das Stellen von exploratorischen Fragen. Diese Intervention steuert, wie wir mit den Klient*innen interagieren. Dieser vom Nachforschen bestimmte Prozess unterstützt uns dabei, über den in ihnen ablaufenden Prozess zu reflektieren und Informationen hierzu zusammenzutragen, und lädt sie ein, es uns nachzutun. Insbesondere befassen wir uns neugierig mit der Frage, welche inneren Hindernisse den Klient*innen im Weg stehen, wenn es darum geht, das zu bekommen, was sie für sich am meisten wollen.

In Kapitel 5 erörtern wir die dritte Säule: das Verstärken von Agency. Diese Intervention unterstützt Klient*innen in ihrer sich neu entwickelnden Fähigkeit, ihre aktive Rolle beim Aufbau von Beziehungen zwischen sich selbst und ihren eigenen inneren und äußeren Schwierigkeiten wahrzunehmen. Sie können zunehmend vor allem entdecken, wie sie ihr inneres Erleben so einordnen, dass alte Traumamuster dadurch verfestigt werden. Dieser an Agency orientierte Prozess unterstützt die Möglichkeit, dass die Menschen neue, lebensbejahendere Wege erlernen können, mit sich selbst in Beziehung zu treten.

In Kapitel 6 stellen wir die vierte Säule vor: das Spiegeln psychobiologischer Veränderungen. Diese Intervention bietet Klient*innen Gelegenheit, Veränderungen auf allen Ebenen ihres Erlebens wahrzunehmen – auf der physischen, emotionalen, kognitiven, beziehungsmäßigen und spirituellen. Wir unterstützen sie dabei, mit Veränderungen in Kontakt zu kommen und sie zu verkörpern, die in ihrem inneren Erleben einsetzen, wenn sie eine neue Beziehung zu sich selbst entwickeln. Das wiederum verstärkt in ihnen einen Prozess der Integration, Organisation und Transformation.

In Kapitel 7 stellen wir das Modell der emotionalen Vervollständigung bei NARM vor. Wir bieten eine neue Perspektive im Hinblick auf Emotionen und die Rolle, die unbewältigte Emotionen bei komplexen Traumen spielen, und daneben eine einmalige Herangehensweise an die Arbeit auf der Affektebene, die es den Menschen erlaubt, etwas an komplexen Traumamustern in Bewegung zu bringen. Wir stellen eine wichtige Unterscheidung zwischen primären und Standardemotionen vor und wie unsere Arbeit mit ihnen aussieht. Wir arbeiten den Fokus auf das Containment emotionaler Reaktionen heraus, im Gegensatz dazu, sie auszudrücken oder zu entladen. Das Modell der emotionalen Vervollständigung unterstützt den Kontakt mit primären Emotionen und die Verkörperung tiefgehender und nährender emotionaler Zustände.

In Kapitel 8 erklären wir das NARM-Beziehungsmodell. Wir skizzieren einen interpersonalen Ansatz, der eine erhöhte Effektivität auf der Beziehungsebene unterstützt. Im Zentrum steht das innere Erleben der Therapeut*innen, indem innerliche Zustände wie Neugier, Präsenz und aktive Selbsterforschung und die aus diesen Zuständen hervorgehenden therapeutischen Fertigkeiten kultiviert werden. Außerdem präsentieren wir ein neues Modell, das es ermöglicht, therapeutische Gegenübertragung zu verstehen und zu nutzen, um eine Heilung auf der Beziehungsebene zu unterstützen. Dieses achtsame interpersonelle Herangehen hat tiefgreifende Implikationen für den therapeutischen Umgang und das Verständnis zwischen Therapeut*innen und Klient*innen.

In Kapitel 9 skizzieren wir das NARM-Persönlichkeitsspektrum, ein Grundgerüst, das therapeutisch Tätigen erkennen hilft, wo sich ihre Klient*innen auf einem Spektrum psychobiologischer Kapazität befinden. Wir stellen ein Beurteilungstool zur Verfügung, um zehn psychobiologische Wesenszüge zu identifizieren und einzuschätzen, die von komplexen Traumatisierungen betroffen sind und die Organisation des Selbst bestimmen. Diese therapeutische Landkarte zur Beurteilung der Selbstorganisation hat starke Implikationen, an denen sich der Therapieprozess, die Interventionen und die Prognose orientieren. Das verhilft Therapeut*innen außerdem dazu, ein besseres Verständnis des therapeutischen Bündnisses und der Gegenübertragungsproblematiken zu erlangen.

Im dritten Teil dieses Buches, »Klinische Anwendung von NARM«, demonstrieren wir anhand von zwei Sitzungstranskripten NARM in Aktion mit realen Klient*innen. Diese Mitschriften sind mit ausführlichen klinischen Anmerkungen versehen, die helfen, die NARM-Organisationsprinzipien und -Fertigkeiten zu identifizieren.

In Kapitel 10 demonstriert Brad, wie er bei der Arbeit mit Aiyana vorging, um sie in ihrem dringenden Wunsch nach mehr Selbstwertgefühl zu unterstützen. Aiyana, die einen Hintergrund von zahlreichen familiären, kulturellen and intergenerationalen Traumen mitbrachte, hatte es geschafft, sich ein erfolgreiches Erwachsenenleben aufzubauen, bevor sie eine vielfältige Palette psychologischer und physischer Symptome zu erleben begann. In der besagten Sitzung zeigt Brad, wie NARM eingesetzt werden kann, um Veränderungen an lebenslang bestehenden Mustern der Selbstbeschämung und Selbstablehnung in Richtung von mehr Selbstannahme und Selbstmitgefühl zu unterstützen.

In Kapitel 11 demonstriert Larry, wie er mit Rich arbeitete, um ihn in seinem Wunsch nach einer gesünderen intimen Beziehung zu unterstützen. Rich steckte gerade in einer Scheidung und war dabei, die schmerzhaften Auswirkungen seiner lebenslangen Beziehungsmuster zu erkennen. In dieser Sitzung half Larry Rich dabei, die tieferliegenden Traumamuster anzugehen, die bislang in seinen zwischenmenschlichen Interaktionen immer dazwischengefunkt hatten.

Diese beiden Sitzungen sowie kürzere klinische Beispiele, die das gesamte Buch durchziehen, zeigen den NARM-Ansatz im Umgang mit realen Klient*innen. Wir haben deren Namen und nähere Einzelheiten zu ihnen geändert, um die Vertraulichkeit zu wahren, doch sind alle Beispiele Auszüge aus echten Sitzungen, und wir sind den Genannten dankbar dafür, dass sie uns erlaubt haben, ihre Erfahrungen zu teilen. Auf klinische Transkripte dieser Art wird von NARM-Studierenden zurückgegriffen und wir hoffen, dass sie auch für Sie beim Erlernen, der Integration und der Anwendung des Neuroaffektiven Beziehungsmodells hilfreich sind.

Zur Erinnerung beim Lesen dieses Buches

Da dieses Buch von Menschen aus unterschiedlichsten Helferberufen gelesen und benutzt werden wird, haben wir diverse Begriffe vereinfacht und bezeichnen die Personen, mit denen wir arbeiten, als Klient*innen, und diejenigen unter uns, die ihnen professionelle Hilfe bieten, als Therapeut*innen. Uns ist klar, dass einige Aspekte des NARM-Ansatzes auf Ihr konkretes Arbeitsgebiet nicht zutreffen werden. Wir stellen in diesem Buch sozusagen »NARM in Reinkultur« vor und wir möchten Sie anregen, das Gelernte bei Bedarf so zu modifizieren, dass es Sie bei Ihrer Arbeit unterstützt. Es gibt nicht *die* richtige Anwendung von NARM. Wenn Sie nicht in einem Helferberuf tätig sind, so hoffen wir, dass Sie die Prinzipien und Fertigkeiten für sich so anpassen können, dass es Ihren eigenen Heilungsprozess fördert. Unsere Absicht ist, NARM für alle zugänglich zu machen, von daher ermutigen wir Sie, jeweils das davon anzuwenden, was für sie machbar ist.

Im Zentrum dieses Buches steht die praktische Anwendung. Der therapeutische Prozess, den wir hier vorstellen, stützt sich auf fundierte wissenschaftliche und klinische Erkenntnisse zu traumasensiblen Behandlungsmodi, die in unterschiedlichsten Fachrichtungen gewonnen wurden. Wer auf der Suche nach Studien zu Entwicklungstraumen und komplexer Traumatisierung ist, findet ein solides und stetig wachsendes Feld, in dem man sich mit Traumaforschung beschäftigt, und wir möchten Sie anregen, sich damit näher zu befassen. Unser Anliegen bei diesem Buch ist zunächst einmal, eine Quintessenz dieser Erkenntnisse in leicht zugänglicher Form für die Aufarbeitung komplexer Traumatisierungen herauszukristallisieren.

Dabei werden wir in diesem Buch immer wieder zwei sich überschneidende Begriffe verwenden: Entwicklungstrauma und komplexes Trauma. Beide sollen Erfahrungen beschreiben, die sich störend auf eine gesunde Entwicklung auswirken und Folgen für die Wahrnehmung des Selbst in der Welt haben. Ein zentrales Unterscheidungsmerkmal ist jedoch, dass Entwicklungstraumen in der Kindheit auftreten, während komplexe Traumen über das ganze Leben verteilt zustande kommen können. Beim weiteren Recherchieren werden Sie noch auf weitere Begriffe in Verbindung mit Traumen stoßen. Es bestehen erhebliche Unterschiede zwischen verschiedenen Formen von Trauma und es ist wichtig, zwischen ihnen zu differenzieren. Im Sinne der leichteren Anwendbarkeit werden wir die Begriffe Entwicklungstrauma und Komplextrauma hier jedoch als austauschbar verwenden, worauf in Kapitel 1 noch näher eingegangen wird.

Vor dem Hintergrund unserer jahrelangen Arbeit mit Familien und der Tatsache, dass wir beide selbst Kinder haben, sind wir dafür sensibilisiert, wie Eltern häufig die Schuld an psychischen Problemen ihrer Kinder in die Schuhe geschoben wird. In Wirklichkeit verhält es sich so, dass komplexe Traumen genau das sind, was der Begriff aussagt: komplex. Psychische Erkrankungen auf ein Versagen der Eltern zu reduzieren, ist zu simplizistisch und im Allgemeinen nicht hilfreich. Gleichzeitig müssen wir die zentrale Rolle anerkennen, die Eltern tatsächlich spielen, wenn es darum geht, ihre Kinder in ihrer Entwicklung zu fördern oder eben zu hemmen. In dem Bestreben, Schuldzuweisungen an die Eltern und deren Beschämung zu mindern, weichen wir auf allgemeinere Begriffe wie Bezugspersonen und Umweltversagen aus, wenn wir uns auf die Dynamiken von Kindheitstraumen beziehen. Der Begriff Bezugspersonen eröffnet zusätzliche Dimensionen, um die Auswirkungen zu verstehen, die wichtige Erwachsene auf das frühe Leben eines Kindes haben. Von einem Umweltversagen zu sprechen (was in den beiden ersten Kapiteln noch gründlicher erklärt wird), eröffnet ein breiter gefasstes Verständnis für die Auswirkungen verschiedener Formen von Trauma, die über das reine Versagen innerhalb des familiären Beziehungsgeflechts hinausgehen.

Vieles von dem, was wir hier beschreiben werden, steht mit Kindheitstraumen in Verbindung, das Buch als solches zielt jedoch darauf ab, Erwachsenen zu helfen. Zwar lässt sich NARM auch auf die Arbeit mit Kindern anwenden, doch müsste das Verfahren, mit dem Sie hier bekannt gemacht werden, für eine wirksame Behandlung von Kindern entsprechend modifiziert werden. Ähnliches gilt für die Arbeit mit Paaren, Gruppen oder in sehr spezifischen Umfeldern – etwa in einem Umfeld, in dem Klient*innen aufgrund richterlicher Anordnung die Auflage zu erfüllen haben, an Therapiesitzungen teilzunehmen. Dieses Buch legt das generelle therapeutische Modell für Einzeltherapie mit Erwachsenen dar. Wir möchten Sie ermutigen, es Ihrer Klientel und Ihrem professionellen Umfeld entsprechend anzupassen.

Um Sie dabei zu unterstützen, dieses Material zu verinnerlichen, beinhaltet jedes Kapitel einige Übungen zur Selbstreflexion, vergleichbar mit denen, die wir in unseren Fortbildungen verwenden. Die Übungen bieten eine Möglichkeit, NARM unmittelbar an sich selbst zu erfahren und den NARM-Prozess direkt und buchstäblich am eigenen Leib zu erleben. Viele dieser Übungen lassen sich auch an Klient*innen weitergeben, um sie in ihrem Lern- und Wachstumsprozess zu unterstützen.

Zum Abschluss dieser einleitenden Worte möchten wir noch unsere Dankbarkeit gegenüber den vielen Tausend Klient*innen und Kursteilnehmer*innen zum Ausdruck bringen, mit denen wir gearbeitet und von denen wir so viel gelernt haben. Wir wissen, dass der Weg zur Heilung bei komplexen Traumen nicht einfach ist. Er verlangt Mut. Es hat uns immer wieder berührt, welche Wandlungen wir miterleben durften. Wir fühlen uns geehrt, demütig und inspiriert davon, dass wir bei ihrer Heilung und der Rückeroberung ihres Lebens eine Rolle spielen konnten. Wir hoffen und wünschen Ihnen, dass das Neuroaffektive Beziehungsmodell Sie und Ihre Klient*innen auf ähnliche Weise unterstützen kann.

Reflexionsübung

Wir möchten dieses Buch mit der Einladung an Sie beginnen, zu reflektieren, mit welcher Intention Sie dieses Buch zur Hand nehmen:

1. Was hoffen Sie zu lernen, das Sie bei Ihrer Arbeit unterstützen könnte? Wenn Sie das lernen würden, wie könnte es sich auf Ihre berufliche Arbeit auswirken? Was würden Sie als Ergebnis am liebsten sehen?
2. Was hoffen Sie zu lernen, das Sie bei Ihrem persönlichen Wachstum unterstützen könnte? Wenn Sie das lernen würden, wie könnte es sich auf Ihre Entwicklung auswirken? Was würden Sie als Ergebnis am liebsten sehen?

Teil I

Das Neuroaffektive Beziehungsmodell (NARM) im Überblick

1. Die traumainformierte Bewegung

»Solange das Trauma nicht behoben ist ... das Loch in der Seele ... wo die Wunden begannen, arbeitet man sich am Falschen ab ... Ich denke, das könnte alles verändern.«[3]

Oprah Winfrey

Das Gebiet »Trauma« wandelt sich. Und es wandelt sich schnell. Dank bahnbrechender Untersuchungen wie der Adverse Childhood Experiences, der (ACE)-Studie, dank erzielter Fortschritte in der Neurowissenschaft, dank einiger Pioniere auf dem Gebiet der Traumen wie Dr. Judith Herman, Dr. Bessel van der Kolk, Dr. Allan Schore, Dr. Daniel Siegel, Dr. Bruce Perry, Dr. Rachel Yehuda und anderen und auch dank eines vermehrten Erkennens und einer größeren Akzeptanz der Existenz von Traumen in unserer Gesellschaft vollzieht sich derzeit ein großes Umdenken. Gerade das neu aufgekommene Verständnis einer neuen Traumakategorie, der komplexen posttraumatischen Belastungsstörung, birgt das Potenzial, die psychologische Theorie und Behandlung zu revolutionieren und dabei gleichzeitig große Auswirkungen auf andere Bereiche unserer Gesellschaft zu haben.

Seit 1980, als die Diagnose »Posttraumatische Belastungsstörung (PTBS)«, in Englisch *Post Traumatic Stress Disorder* (PTSD), erstmals in das *Diagnostic and Statistical Manual of Mental Disorders* (DSM-III) der American Psychiatric Association aufgenommen wurde, ruht der Fokus in Sachen Trauma auf PTBS – dem, was wir hier Schocktrauma nennen werden. Die Diagnose PTBS beschreibt ein Individuum, das ein potenziell lebensbedrohliches Ereignis durchlebte oder einem solchen ausgesetzt war, das zu drei Kategorien von Symptomen führte: 1) ein erneutes Durchleben, unter anderem in Form von Flashbacks und Albträumen; 2) Vermeidungsverhalten, darunter ein Sich-Absondern von anderen und Selbstmedikamentierung; und 3) Übererregungszustände, unter anderem mit Hypervigilanz, Panik und heftiger Wut. In der neuesten Fassung der DSM-Kriterien wurde diese Diagnose dahingehend aktualisiert, eine zusätzliche Kategorie mit aufzunehmen: 4) negative kognitive und Stimmungsveränderungen, darunter übersteigert negative Glaubenssätze bezogen auf sich selbst und andere sowie Schwierigkeiten, positive Emotionen zu erleben.[4]

So revolutionär dieses Verständnis von PTBS innerhalb der Psychologie gewesen ist und so sehr es die Anerkennung von Traumen in der Mainstream-Kultur eingebracht hat – nun taucht rasant eine neue Auffassung von Traumen auf.

> Es ist eine sich unentwegt fortsetzende Anomalie, dass sich die aktuellen Leitlinien für die Behandlung von Traumen auf die Posttraumatische Belastungsstörung (PTBS) beziehen und unzureichend sind, um den vielen Dimensionen komplexer Traumen gerecht zu werden. Die Unterschiede zwischen komplexem (kumulativem, interpersonell generiertem) Trauma und einem »einmaligen, auf einen Einzelvorfall zurückgehenden« Trauma (PTBS) sind gravierend. Untersuchungen haben zudem nicht nur gezeigt, dass »die Mehrheit derer, die sich wegen traumabezogener Probleme in Behandlung begeben, in ihrer Vorgeschichte mehrfache Traumen aufweisen«, sondern dass diejenigen, die eine komplexe Traumatisierung erfahren haben, »negativ auf derzeitige standardmäßige PTBS-Behandlungen reagieren können«. Insofern besteht eindeutig ein dringender Bedarf an klinischen Leitlinien, die auf die Behandlung des vielschichtigen Syndroms abzielen, mit dem wir es bei einem komplexen Trauma zu tun haben.[5]

Das Neuroaffektive Beziehungsmodell (NARM) ist eines der ersten Therapiemodelle, das ein eigens auf die Behandlung komplexer Traumen – oder, wie sie jetzt offiziell genannt werden, die komplexe posttraumatische Belastungsstörung (K-PTBS) – abgestimmtes Grundgerüst und entsprechende klinische Orientierungspunkte bietet.[6] Während andere Therapiemodelle dabei sind, ihre Behandlungsprotokolle so anzupassen, dass sie geeignet sind, um belastende Kindheitserfahrungen (ACEs) und komplexe Traumen anzugehen, wurde NARM von vornherein dafür konzipiert, den langfristigen Auswirkungen von ACEs und K-PTBS zu begegnen.

Um herauszustellen, wie nützlich NARM bei Ihrer Arbeit an komplexen Traumen sein könnte, präsentiert dieses Kapitel einen Überblick über die aktuelle Landschaft der Traumatherapie, einige der wichtigen Unterschiede zwischen PTBS und K-PTBS und den Bedarf an neuen Therapiemodellen, die speziell darauf angelegt sind, die Komplexitäten einer K-PTBS anzugehen, darunter Bindungs-, Beziehungs-, Entwicklungs-, kulturelle und intergenerationale Traumen sowie posttraumatisches Wachstum.

Was macht die traumainformierte Bewegung aus?

Die von uns angesprochene Revolution innerhalb der Psychologie läuft oft unter dem Namen »traumainformierte Pflege, Begleitung und Therapie«. Manche gebrauchen lieber den Begriff »traumasensibel« oder »traumasensitiv«. Im Laufe der letzten gut vierzig Jahre hat die wachsende Anerkennung von Traumen unser Verständnis von psychischer Gesundheit sowie unsere Behandlungsansätze signifikant verändert. Zudem wird mittlerweile auch jenseits der Psychologie ein traumainformierter Ansatz verfolgt: im Gesundheits- und Sozialwesen, in der Pflegeunterbringung, im Bildungswesen, bezogen auf Organe der öffentlichen Ordnung, in der Suchttherapie, in der Strafjustiz, im Strafvollzug, in der Versorgung von Veteranen und Angehörigen der Streitkräfte, bei den Rettungsdiensten, bei humanitären Hilfseinsätzen, in Verbindung mit Coaching, Fitness, Yoga, Meditation sowie in religiösen und spirituellen Zentren. Traumainformierte Programme lassen sich aufgrund des hier praktizierten ganzheitlichen Herangehens an Gesundheit und Wohlbefinden, das die mentale, emotionale, physische, beziehungsmäßige, soziale und sogar spirituelle Ebene des menschlichen Daseins umfasst, in den unterschiedlichsten Zusammenhängen einsetzen.

Bei der traumainformierten Begleitung handelt es sich um eine breite Palette von Prinzipien, die darüber entscheiden, wie Hilfsangebote erbracht und Einzelpersonen und bestimmte Gesellschaftskreise unterstützt werden. Hier ein paar Beispiele: Viele Suchthilfezentren haben erkannt, dass die von ihnen angebotene Behandlung nur begrenzt wirksam ist und dass die Rückfallquote hoch bleibt, solange sich Patient*innen nicht mit dem unbewältigten Trauma hinter ihrem Suchtverhalten auseinandersetzen. In den Vereinigten Staaten gibt es ausgeprägte Bemühungen, ein stärker traumainformiertes Verständnis in den Strafvollzug und das Strafrecht einzubringen, wo ein überproportional hoher Anteil von straffällig Gewordenen aus niedrigen Einkommensschichten stammt, einer Minderheit angehört oder beides, oft zudem mit einer umfassenden Vorgeschichte komplexer Traumen. In vielen Arbeitsumfeldern, vor allem solchen, wo sich eine große Population von Angehörigen aus Helferberufen findet – etwa in der Sozialarbeit, dem Bildungswesen, der Pflege und in anderen Bereichen des Gesundheitswesens – haben die Gesundheit und das Wohl der Belegschaft bislang keine sonderliche Priorität. Es besteht in diesen Kreisen ein hohes Risiko für Sekundärtraumatisierungen, Burn-out und Substanzmissbrauch, oft gefolgt von belastenden Rechtsstreitigkeiten um Leistungen, die den Arbeitsausfall auffangen und einer Stigmatisierung und Entfremdung durch Arbeitgeber und Kollegenkreis. Einrichtungen wie ein »Tag der psychischen Gesundheit« und gelegentliche Erinnerungen daran, auch gut für sich selbst zu sorgen, sind zwar immerhin ein Anfang, greifen aber zu kurz, wenn es darum geht, wie Trauma und berufliches Tun zusammenspielen.

Vielleicht eines der bekanntesten Beispiele für traumainformierte Begleitung findet sich in dem außergewöhnlichen Dokumentarfilm *The Paper Tigers*. Jim Sporleder, Direktor der Lincoln Alternative High School in Walla Walla, Washington, wohin man gern die besonderen »Problemkinder« schickte, stand vor einem alarmierenden Ausmaß an Schulschwänzen,

Substanzmissbrauch, Teenager-Schwangerschaften, Schlägereien, Gang-Aktivitäten und kriminellem Verhalten. Diese Zustände waren für Sporleder und sein Kollegium erdrückend und sie waren unsicher, welche Verbesserungsmöglichkeiten sie noch ausschöpfen könnten. Eines Tages erfuhr der Direktor von brandneuen Studien zu belastenden Kindheitserfahrungen und komplexen Traumen, was ihn veranlasste, für seine Schule statt der Ergebnisse von Klassenarbeiten etc. einen traumainformierten Ansatz in den Mittelpunkt zu stellen. Als den Lehrkräften bewusst wurde, dass Kinder mit unbewältigten Traumen Konzentrations- und Lernschwierigkeiten haben, und dass dies sowie störende Verhaltensweisen Symptome von Traumatisierung waren, wurde schnell klar, dass sie etwas an ihrem Unterricht und ihren Interaktionen mit ihren Schülern ändern mussten. Statt auf strikte Disziplin und Bestrafung zu setzen, um abweichendes Verhalten in den Griff zu bekommen, wurde den Kindern mit Neugier, Interesse, Mitgefühl und Akzeptanz begegnet. Indem Festnahmen und vorübergehende Schulverweise durch einfühlsames Nachhören und Beratungsgespräche ersetzt wurden, gelang es, die mit der Traumatisierung verbundenen tiefer liegenden Verletzungen hinter den problematischen Verhaltensweisen der Jugendlichen zu würdigen und anzugehen. »Ich weiß, warum du Gras rauchst. Ich weiß, warum du dich prügelst: Du willst nichts fühlen. Das ist jetzt die große Herausforderung, denn ich bitte dich: Versuche einmal, für kurze Zeit etwas zu fühlen. Wenn du fühlst, lenkt es dich manchmal nämlich in die Richtung, in die es für dich weitergehen sollte, statt dass du bleibst, wo du bist.«[7]

Dieser mitfühlende, herzzentrierte Ansatz wirft viele herkömmliche Erziehungsmodelle über den Haufen, indem er die Gesundheit, das Wohl und die Resilienz der Schüler in den Mittelpunkt rückt. Aus unserer Sicht bergen die Suchttherapie, Strafverfolgung / Strafrecht, die Arbeitswelt und das Bildungswesen ein unglaubliches Potenzial in sich, das Leben von Menschen zu verändern – und damit den Gesundheitszustand unserer Gesellschaft. Die traumainformierte Bewegung ist bestrebt, diese oft entmenschlichenden Systeme dahingehend zu transformieren, dass sie humaner, unterstützender und lebensbejahender werden. Traumen anzugehen und aufzulösen, ist eine Frage der Menschenrechte.

Wir, die Autoren, sind beide seit vielen Jahren als Dozenten und Berater auf dem Gebiet tätig, Angehörige von Helferberufen und diverse Organisationen anzuleiten, wie sie traumainformierte Praktiken in ihr Tun integrieren können. Es war immer wieder spannend, mitzuerleben, wenn ein traumainformiertes Verständnis in Sozialsysteme Einzug zu halten begann. Gleichzeitig bestehen, obwohl sich etliche bestehende Therapieansätze und Organisationen jetzt mit dem Zusatz »traumainformiert« oder »traumasensibel« schmücken, in Sachen Behandlung noch immer eklatante Lücken. De facto hat dieser Umstand uns dazu inspiriert, das vorliegende Buch zu schreiben, weil wir davon überzeugt sind, dass NARM eine zentrale Rolle dabei spielen kann, die erforderlichen komplextraumainformierten Behandlungsansätze voranzubringen.

Die folgende Tabelle zeigt die wichtigen Unterschiede zwischen NARM-basierter, traumainformierter Begleitung einerseits und früheren Formen der Klientenbegleitung auf:

Herkömmliche Perspektive	**NARM-basierte, traumainformierte Perspektive**
»Was stimmt mit Ihnen nicht?«	»Was ist Ihnen passiert? Und wie haben Sie sich an das angepasst, was Ihnen passiert ist?«
Im Fokus der Behandlung stehen individuelle Symptome und Verhaltensweisen.	Im Fokus der Behandlung steht der ganze Mensch. Dabei wird anerkannt, dass er in einer Familie, einem Nachbarschaftsumfeld und einem System lebt, das Auswirkungen auf ihn hat.
Symptome / Probleme gelten als pathologisch; die Klient*innen sind krank, geschädigt oder schlecht.	Symptome / Probleme sind von den Klient*innen eingesetzte Überlebensstrategien, um mit unbewältigten Traumen umzugehen; im Allgemeinen tun diese Menschen ihren Umständen entsprechend ihr Bestes.
Den pathologischen Erscheinungen bei Klient*innen werden bestimmte »Etiketten« aufgeklebt.	Humanisieren von Klient*innen, indem die Auswirkung von Traumen auf das Individuum, die Familien und das nachbarschaftliche Umfeld beschrieben wird.

Die professionellen Begleiter*innen sind die Experten in der Erbringung von Hilfsangeboten für innerlich Gebrochene.	Professionelle Begleiter*innen arbeiten mit den Klient*innen zusammen und unterstützen Agency, eigene Entscheidungsspielräume und die Kontrolle im Heilungsprozess.
Die Ziele werden von den Profis festgelegt. Im Mittelpunkt steht die Symptomlinderung.	Die Ziele werden von den Klient*innen vorgegeben. Im Mittelpunkt stehen Genesung, Agency, Wachstum und Heilung.
Hilfe erfolgt reaktiv; im Allgemeinen liegt der Schwerpunkt auf Krisenmanagement.	Hilfe erfolgt proaktiv; im Allgemeinen liegt der Schwerpunkt darauf, weiteren Krisen vorzubeugen und die Resilienz zu stärken.
Behandlung zielt auf Symptom- und Verhaltensmanagement oder -ausschaltung ab.	Behandlung zielt darauf ab, zugrunde liegende Traumen aufzulösen und ein vermehrtes In-Kontakt-Sein mit sich selbst und anderen zu unterstützen.

Reflexionsübung

Wir laden Sie ein, sich ein paar Momente Zeit zu nehmen, um über die folgenden Fragen zu reflektieren:

1. Was mussten Sie in Ihrem frühen Umfeld tun, um sich nicht in Gefahr zu bringen? Haben Sie zum Beispiel gelernt, den Mund zu halten? Haben Sie gelernt, sich zu wehren und gegen andere zu kämpfen? Haben Sie gelernt, sich aus möglichen Konflikten herauszuhalten? Welche Anpassungsstrategien haben Sie erlernt?
2. Auf welche Weise haben Sie die Anpassungsleistungen aus Ihrer Kindheit in Ihr Erwachsenenleben mitgenommen?
3. Auf welche Weise könnten diese Anpassungen Ihnen heute in Ihrem Erwachsenendasein zu schaffen machen?

Wir möchten Sie einladen, beim Reflektieren über diese Fragen wahrzunehmen, was dabei gedanklich, emotional und körperlich in Ihnen vorgeht.

Ich (Brad) habe Erfahrungen im Rahmen kommunaler psychosozialer Dienste mit einkommensschwachen, unterversorgten und marginalisierten Klient*innen gesammelt. Die meisten von ihnen schlugen sich mit den Folgen von Armut, häuslicher Gewalt und Kindesmissbrauch herum. Ich arbeitete bei einer Stelle, die Jugendliche und Familien betreute, die Anspruch darauf über das Gesundheitsfürsorgeprogramm Medi-Cal hatten. Das Programm, für das ich tätig war, galt speziell »emotional gestörten« Kindern (soweit die offizielle Bezeichnung). Ein Großteil von ihnen lebte nicht bei seinen leiblichen Eltern, sondern bei Pflegeeltern, den Großeltern, bei Tanten, älteren Geschwistern oder entfernteren Angehörigen. Die meisten dieser Kinder waren in einem chronisch unsicheren Wohnumfeld aufgewachsen. Viele mussten darüber hinaus mit den direkten und indirekten Auswirkungen kultureller, intergenerationaler und systemischer Traumen zurechtkommen. Das galt vor allem für Kinder und Familien mit indianischen und hispanischen Wurzeln, die hier einen erheblichen Prozentsatz ausmachten.

Viele Kinder kamen im Mittelschulalter erstmals mit dem Gesetz in Konflikt. Die meisten Jungen, mit denen ich arbeitete, gaben sich in der Jugendstrafanstalt die Klinke in die Hand. Das chaotische, unberechenbare und unsichere häusliche Umfeld hatte tiefreichende negative Auswirkungen auf ihre Entwicklung. Von uns als klinischem Team wurde verlangt, die diversen Symptome und Störungen nach den Kriterien des DSM-Katalogs zu diagnostizieren. In Besprechungen weigerte ich mich, diese Kinder als emotional gestört zu bezeichnen. Stattdessen bezeichnete ich ihr jeweiliges Lebensumfeld als fundamental gestört. Für mich war klar, dass das Problem, das diese Kinder hatten, in einem Versagen ihrer Umwelt lag. Diese Kinder taten einfach im Rahmen ihrer Umstände ihr Bestmögliches, um zu überleben.

Für mich selbst und eine ganze Reihe mitfühlender Kolleg*innen, denen die Kinder am Herzen lagen, fühlte es sich falsch an, die Störung auf Seiten des Kindes zu verorten und sich nicht die Welt der Erwachsenen vorzunehmen, die dem Kind das vorenthielt, was es brauchte. Es war für unser Empfinden wichtig, anzuerkennen, dass die verhaltensmäßigen und emotionalen Reaktionen der Kinder, so problematisch sie oft waren, zustande kamen, weil sie ein Weg waren, dem Versagen der Umwelt Rechnung zu tragen. Die

Familien, Gesellschaftskreise und Sozialsysteme, in denen diese Kinder lebten, ließen sie tagtäglich im Stich.

Wie so viele in unserer Lage hatten wir in unserem klinischen Umfeld kaum eine Wahl: Wir mussten Diagnosen nach den DSM-Vorgaben stellen, damit diese vulnerablen Kinder die Therapie erhielten, die sie so dringend brauchten. Bei unseren klinischen Besprechungen quälten wir uns immer wieder mit offiziellen Diagnosen wie Aufmerksamkeitsdefizit-Hyperaktivitätsstörung (HDHS), depressive Erkrankung, Angststörung, Zwangsstörung, oppositionelles Trotzverhalten, Störung des Sozialverhaltens, reaktive Bindungsstörung und Störung des autistischen Formenkreises. Zu allem Überfluss wussten wir, dass die meisten dieser Kinder daraufhin mit Psychopharmaka behandelt werden würden, die oft zahlreiche heftige Nebenwirkungen und möglicherweise langfristige psychologische und physiologische Folgen hatten.

Die Klassifikationssysteme, auf die wir uns in Sachen seelische Gesundheit stützen, wurzeln bislang nicht in einer traumainformierten Perspektive, sonst könnte ich hier ganz anders schreiben. Würden wir uns bei der Arbeit alle in traumasensiblen Systemen bewegen, wie das Kollegium der Lincoln Alternative High School, so würden wir Kindern nicht als emotional gestört oder als jugendlichen Delinquenten begegnen. Wir könnten sie stattdessen als Menschen betrachten, bei denen jeder wache Moment ihres Alltags von der Notwendigkeit bestimmt wird, die Auswirkungen unbewältigter Traumen auf ihr Gehirn und ihren Körper zu regulieren. Auch wenn wir eine zunehmende Erforschung belastender Kindheitserfahrungen und Entwicklungstraumen beobachten können – es liegt hier noch ein weiter Weg vor uns. Wir als Autoren dieses Buches hegen die Hoffnung, dass sich die psychische Gesundheitsfürsorge zunehmend in Richtung eines traumainformierten Diagnosesystems verlagern wird, bis hin zur Kenntnis von spezifischen Störungen, die die Auswirkungen komplexer Traumen auf Kinder sowie ihre langfristigen Auswirkungen auf die späteren Erwachsenen auf den Punkt bringt.

Belastende Kindheitserfahrungen (ACEs, Adverse Childhood Experiences)

»Das menschliche Gehirn ist ein soziales Organ, das von der Erfahrung geprägt wird und das sich so ausbildet wie erforderlich, um auf die Erfahrungen zu reagieren, denen wir ausgesetzt sind. Vor allem in der Frühzeit unseres Lebens wird das Gehirn also, wenn man sich ständig in einem Zustand des Terrors befindet, darauf getrimmt, ständig alarmiert zu sein und auf Gefahr zu lauern, und es wird versuchen, diese schrecklichen Gefühle zum Verschwinden zu bringen. In einem gesunden Entwicklungsumfeld gelangt das Gehirn an den Punkt, Vergnügen, aktives Sich-Einlassen auf das Umfeld und Entdeckerfreude zu verspüren. Das Gehirn wird offen dafür, zu lernen, Dinge zu sehen, Informationen aufzunehmen, Freundschaften zu schließen. Doch wer ... nicht berührt oder gesehen wird, bei dem werden sich ganze Teile des Gehirns kaum entwickeln. Und so haben wir am Ende einen Erwachsenen, der ›weggetreten‹ ist, keinen Kontakt zu anderen Menschen herstellen kann, kein Selbstgefühl zu erleben vermag und nichts Erfreuliches erfährt. Wenn einem nichts als Gefahr und Angst begegnet, bleibt das Gehirn darin hängen, sich einfach nur vor Gefahr und Angst zu schützen.«[8]

Dr. Bessel van der Kolk

Unser Verständnis belastender Kindheitserfahrungen (Adverse Childhood Experiences, ACEs) geht auf die Kaiser-Permanente Adipositas-Klinik im kalifornischen San Diego zurück.[9] Die Klinik, spezialisiert auf massiv übergewichtige Patient*innen, die abnehmen wollten, erzielte großartige Erfolge. Doch es gab ein Problem. Dr. Vincent Felitti, der Arzt, der die Klinik gegründet hatte, registrierte einen besorgniserregenden Trend: Auch wenn Patient*innen stark abgenommen hatten, stieg über die Hälfte von ihnen aus dem Programm aus, bevor sie ihren angestrebten Gewichtsverlust erreicht hatten. Dr. Felitti und sein Team fragten sich, warum Menschen, die unbedingt abnehmen wollten und bereits aktiv dabei waren, ihr Vorhaben sabotierten, während sie ihrem Ziel näher kamen.

Bei Nachgesprächen mit möglichst vielen ehemaligen Teilnehmer*innen machten sie eine verblüffende Entdeckung: Die meisten hatten in ihrer Kindheit sexuellen Missbrauch erlebt. Übergewichtig zu sein, war hier nicht das Problem – es war die Lösung. Das Übergewicht sorgte dafür, dass sie sich unattraktiv fühlten, was es in ihren Augen unwahrscheinlicher machte, dass sich jemand sexuell für sie interessieren würde. Außerdem fühlten sie sich besser, wenn sie aßen, da es ihnen half, schmerzhafte Emotionen zu vermeiden. Wie die meisten von uns schon mal bei einer nächtlichen Heißhungerattacke erlebt haben dürften, dient Essen dazu, etwas an den neurochemischen Gegebenheiten zu verändern, die mit Angst, Schmerz und Depressionen einhergehen, und führt wenigstens temporär zu Momenten der Lust und der inneren Ruhe. Als Kinder hatten viele dieser Patient*innen gelernt, dass sich Essen als Strategie einsetzen lässt, den Turbulenzen im Inneren zu entrinnen. Nachdem diese Strategie durch ihre Teilnahme am Gewichtsreduzierungsprogramm weggefallen war, bevor sie sich erfolgreich mit dem zugrunde liegenden Kindheitstrauma auseinandergesetzt hatten, waren sie mit einer überwältigenden inneren Not konfrontiert. An diesem Punkt stiegen sie aus dem Programm aus und kehrten zu ihren alten Verhaltensweisen zurück: Sie begannen sich wieder zu überessen, was sie ein Stück weit vor ihrem inneren Aufruhr bewahrte.

Die traumatischen Wurzeln hinter problematischen Verhaltensweisen beleuchten das Dilemma bei selbstsabotierenden Verhaltensmustern. So sehr jemand eine Veränderung wollen mag – gleichzeitig ist ihm enorm an den alten Strategien gelegen, selbst wenn sie unbeabsichtigte und potenziell tödliche Folgen haben. Das war eine enorme Erkenntnis. Was, wenn all diese »Probleme« de facto irgendwann einmal »Lösungen« gewesen waren, die halfen, belastende Kindheitserfahrungen zu bewältigen? Was, wenn Selbstverletzungsstrategien auch noch im Teenager- und Erwachsenenalter zum Einsatz kommen, um mit unbewältigten Traumen fertigzuwerden? Aus dieser Sicht ergeben Verhaltensweisen, die mit Selbstsabotage einhergehen, auf einmal einen Sinn. Das hilft uns, besser zu verstehen, warum Menschen auf derart schädliche Verhaltensweisen wie Sich-Überessen, Sich-Überarbeiten, Substanzmissbrauch, Glücksspiel, Sich-Ritzen, unsicheren Sex, risikoreiches Verhalten, körperliche Gewalt und kriminelle Aktivitäten zurückgreifen.

Aber es gibt noch eine weitere wichtige Lehre, die wir aus dieser Geschichte rund um den Ursprung der ACEs ziehen können. Auf einer tiefen unbewussten Ebene hatten die Teilnehmer*innen an dem Gewichtsreduzierungsprogramm nicht das Gefühl, sie hätten es verdient, ihre Abnehmziele zu erreichen. Wird ein Kind früh traumatisiert, ist sein gerade erst entstehendes Selbstgefühl in Scham eingebettet. So viele unserer Klient*innen haben bewusst oder unbewusst das Gefühl, Gutes gar nicht verdient zu haben. Ihnen fehlt es an Selbstwertgefühl. Wer sie therapeutisch begleitet, kann verwirrt und frustriert den Eindruck entwickeln, nicht weiterzukommen – während die Klient*innen zwar nach eigener Auskunft wachsen, heilen und sich besser fühlen wollen, gleichzeitig aber ein tief sitzendes Interesse daran zu haben scheinen, sich nicht zu verändern. Das auf Scham basierende Selbstgefühl zu verstehen, das aus frühen Traumen heraus entsteht, kann einen neuen Ansatz bieten, den tiefen inneren Konflikt zu verstehen, der Menschen dazu bringt, ihren ureigenen Interessen zuwider zu handeln und ihr Leben zu ruinieren.

Damit zurück zu Dr. Felitti. Seine Neugier im Hinblick auf die kontraproduktiven Strategien seines Klientels brachten ihn dazu, Dr. Robert Anda von den Centers for Disease Control and Prevention (CDC, eine Behörde des US-amerikanischen Gesundheitsministeriums) zu kontaktieren, und gemeinsam initiierten sie eine Studie zur Auswirkung von Kindheitstraumen auf die Gesundheit im Erwachsenenalter.[10] Später wurde hierzu ein Fragebogen mit zehn Fragen entwickelt, anhand dessen diverse belastende Kindheitserfahrungen ermittelt werden.[11] Für jede erlebte Kategorie von Trauma erhalten die Befragten einen Punkt, was in Summe ihre ACE-Punktzahl ergibt – zwischen null und zehn. Im Zentrum der ACE-Studie standen die Hauptkategorien früher Traumen, die bei der Erforschung belastender Kindheitserfahrungen durchgängig anzutreffen waren:

1. emotionaler Missbrauch
2. körperlicher Missbrauch

3. sexueller Missbrauch
4. emotionale Vernachlässigung
5. körperliche Vernachlässigung
6. Verlust eines Elternteils
7. häusliche Gewalt
8. Familienmitglied mit Suchterkrankung
9. Familienmitglied mit Depression / psychischer Erkrankung
10. Familienmitglied inhaftiert

Reflexionsübung

Wir laden Sie ein, anhand der folgenden Fragen Ihre eigene ACE-Punktzahl zu ermitteln.[12] Geben Sie sich für jede Frage, die Sie bejahen können, einen Punkt. Es geht um die Zeit vor Ihrem achtzehnten Lebensjahr.

1. Emotionaler Missbrauch: Sind Sie von einem Elternteil oder anderen Erwachsenen häufig oder sehr häufig gekränkt, erniedrigt, herabgesetzt, gedemütigt, verbal angegriffen worden oder wurden Ihnen von dieser Seite tätliche Angriffe angedroht? ___________
2. Körperlicher Missbrauch: Sind Sie von einem Elternteil oder anderen Erwachsenen häufig oder sehr häufig gepackt, geohrfeigt, gestoßen oder geschlagen worden? ___________
3. Sexueller Missbrauch: Hat ein Elternteil, ein Erwachsener oder jemand, der mindestens fünf Jahre älter war als Sie, jemals versucht, Ihren Körper sexuell zu berühren oder oralen, analen oder vaginalen Geschlechtsverkehr mit Ihnen zu haben oder hat diesen tatsächlich vollzogen? ___________
4. Emotionale Vernachlässigung: Hatten oder haben Sie häufig oder sehr häufig das Gefühl, von niemandem in Ihrer Familie geliebt oder für wichtig gehalten zu werden? Oder dass man in Ihrer Familie nicht aufeinander aufpasste, keine

Nähe zueinander empfand und sich nicht wechselseitig unterstützte? ____________

5. Körperliche Vernachlässigung: Hatten Sie häufig oder sehr häufig nicht genug zu essen; keine saubere Kleidung zum Anziehen; niemanden, der sich darum kümmerte, wenn Sie zum Arzt oder Zahnarzt mussten, oder hatten Sie niemanden, der sie beschützte? ____________
6. Verlust eines Elternteils: Haben sich Ihre Eltern getrennt oder scheiden lassen oder haben Sie aus irgendeinem Grund einen Elternteil verloren? ____________
7. Häusliche Gewalt: Sind Sie häufig oder sehr häufig Zeuge von Gewaltakten zwischen Ihren Eltern oder anderen Erwachsenen geworden, bei denen jemand gepackt, geschubst, geohrfeigt, geschlagen, getreten, mit etwas beworfen, sexuell attackiert oder mit einer Waffe bedroht wurde? ____________
8. Familienmitglied mit Suchterkrankung: Haben Sie mit jemandem zusammengelebt, der Problemtrinker oder Alkoholiker war, illegale Drogen konsumierte oder süchtig nach anderen Substanzen war? ____________
9. Familienmitglied mit psychischer Erkrankung: Haben Sie mit jemandem zusammengelebt, der psychisch krank war, sich selbst verletzte oder zu verletzen und / oder umzubringen versuchte oder der wegen einer psychischen Erkrankung stationär behandelt werden musste? ____________
10. Familienmitglied inhaftiert: Haben Sie mit jemandem zusammengelebt, der ins Gefängnis kam? ____________

Punktzahl der ACEs (0 bis 10): ____________

Nachdem Sie Ihre ACE-Punktzahl errechnet haben, laden wir Sie ein, darüber zu reflektieren, wie diese mit Ihrer Gesundheit im Erwachsenenalter zusammenhängen könnte.

Heute, rund fünfundzwanzig Jahre später, ist diese Untersuchung unter dem Namen Adverse Childhood Experiences- oder ACE-Studie bekannt. Wir haben die ursprüngliche ACE-Pyramide dahingehend angepasst, als zusätzliche Schichten noch intergenerationale, historische und kulturelle Traumen mit aufzunehmen (siehe Abbildung). Im Fokus der Auseinandersetzung mit Entwicklungstraumen stehen bislang meist fehlgeschlagene Bindungserfahrungen und eine fehlende Einstimmung der Bezugsperson auf das Kind. Wichtig ist jedoch auch, die zusätzlichen Schichten anzuerkennen, die negative Vorzeichen für eine gesunde kindliche Entwicklung darstellen – Faktoren wie Diskriminierung, ein gewalttätiges Lebensumfeld, Krieg, Hunger. Hier hilft der allgemeiner gehaltene Begriff Umweltversagen weiter.

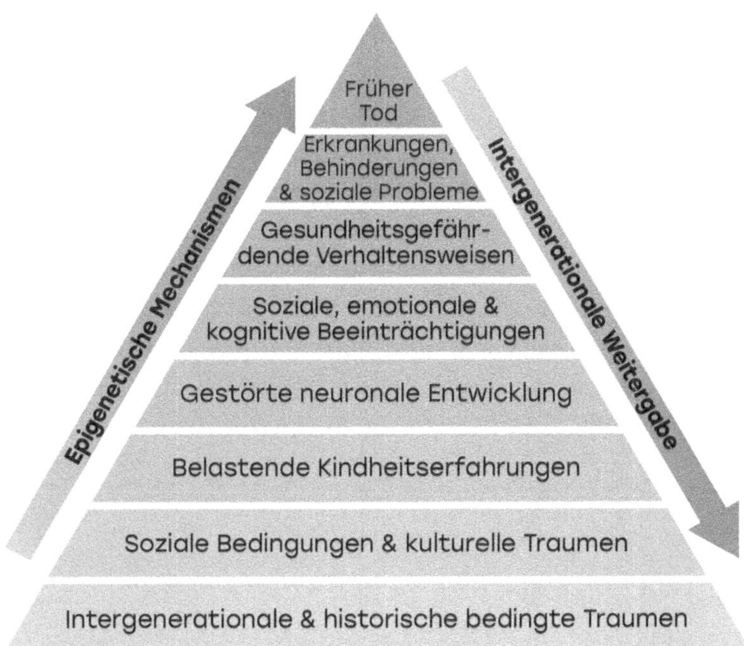

Früher Tod
Erkrankungen, Behinderungen & soziale Probleme
Gesundheitsgefährdende Verhaltensweisen
Soziale, emotionale & kognitive Beeinträchtigungen
Gestörte neuronale Entwicklung
Belastende Kindheitserfahrungen
Soziale Bedingungen & kulturelle Traumen
Intergenerationale & historische bedingte Traumen
Epigenetische Mechanismen
Intergenerationale Weitergabe

Die ACE-Pyramide

Was zeigt uns die ACE-Studie? Sie führt uns vor Augen, dass Kindheitstraumen ein zentraler Faktor sind, der zur Entstehung psychischer und körperlicher Erkrankungen sowie zu sozialen Problemen und Konflikten mit dem Gesetz beiträgt. Je mehr ACE-Punkte sich bei einer Person akkumulieren, desto wahrscheinlicher ist die Entstehung aller erdenklicher psychischer Krankheitsbilder (etwa Gemütszustands-, Angst-, Panik-, dissoziative, Ess-, Schlaf-, Verhaltens- und Lernstörungen) sowie die einer ganzen Palette körperlicher Erkrankungen wie Diabetes, Herzerkrankungen, Schlaganfälle, Autoimmunerkrankungen bis hin zu Krebs. Zudem beobachten wir bei derartigen Belastungen verstärkt Substanzmissbrauch, häusliche Gewalt, Kindesmissbrauch, kriminelles Verhalten, Suizidversuche und frühe Todesfälle. Wir können den Ursprung so vieler Formen von Leiden nicht länger ignorieren.

Hier die gute Nachricht: Während wir dies schreiben, haben einige politische und kommunale Akteure begonnen, das hier umrissene Verständnis der langfristigen Auswirkungen von Kindheitstraumen in politische Bestrebungen einzuflechten. Zahlreiche Städte in aller Welt haben entsprechende Arbeitskreise eingerichtet, um die bislang viel zu wenig erkannte »Epidemie« anzugehen. 2020 wurde Kalifornien der erste US-Bundesstaat, der Gesundheitsdienstleistern empfahl, den ACE-Fragebogen zum Bestandteil ihrer Anamnese und Patientenbeurteilung zu machen. Die Betonung dieses wichtigen Punktes, einer breiteren Öffentlichkeit Komplextraumatisierungen näherzubringen, schafft Möglichkeiten zu frühzeitiger Prävention und wirksameren traumasensiblen Interventionen im Hinblick auf Kinder, Familien und Kommunen. Es ist wahrlich ein Wendepunkt.

K-PTBS: Komplexe posttraumatische Belastungsstörung

Nach langjährigen Kontroversen und viel Widerstand kam es 1980 schließlich dazu, dass in die Neuausgabe der DSM (DSM-III) die Diagnose der posttraumatischen Belastungsstörung (PTBS) aufgenommen wurde. Die Diagnose PTBS stellte den Status quo des DSM-Modells infrage, das sich bislang auf ein herkömmliches Verständnis psychologischer Dynamiken gestützt hatte, das die Beschreibung und Kategorisierung von Symptomen und Störungen in den Mittelpunkt rückte. Mit der Einführung der Diagnose PTBS kam eine neue Sichtweise ins Spiel, die den Blick auf traumatische Ereignisse lenkte, die hinter psychologischen Symptomen stecken können. Statt sich darauf zu beschränken, Symptomcluster aufzuführen, die auf innerlich ablaufende psychopathologische Prozesse zurückgehen, stellte PTBS die Verbindung zu frühen biografischen Ereignissen her und schlug den Bogen zu maladaptiven Reaktionen hierauf, zu denen sich die Betroffenen gezwungen sahen. Für die psychische Gesundheitsfürsorge ging dies mit einem tiefreichenden Umdenken einher, was große Auswirkungen auf staatliche Einrichtungen, das Militär und andere Sozialsysteme nach sich zog.

Obwohl es viele Jahre gedauert hatte, bis die Psychologie Traumen offiziell anerkannte, hatte das ehemals als irrelevant belächelte Gebiet der Traumatologie damit nun ein solides Fundament.[13] Traumen als Realität anzuerkennen, leitete eine neue Art ein, *über* Patient*innen und letztlich auch *mit* ihnen zu sprechen. Zu diesen traumasensiblen Gesprächen gehörte ein geringerer Fokus auf Pathologisches und mehr Mitgefühl für das, was diese Menschen durchgemacht hatten. Es machte die Psychologie offener für Vorstellungen wie die von bestimmten Toleranzfenstern, von Resilienz und posttraumatischem Wachstum. Und es brachte für so viele Patient*innen, die das Gefühl hatten, ihnen sei die Kontrolle entglitten, einen neuen Verständnisansatz mit sich und spendete ihnen Hoffnung.

Gleichzeitig bedeutete die Legitimierung von Traumen für die Gesellschaft eine unmittelbare Herausforderung. Viele, darunter auch Psychiater und Psychologinnen, wehrten sich zunächst gegen diese neue Sichtweise.

Selbst heute noch versuchen manche darauf hinzuwirken, »Traumen« enger zu definieren – und einige leugnen noch immer aktiv deren reale Existenz. Traumainformiert vorzugehen bedeutet, dass wir anerkennen, was Menschen anderen Menschen antun. Es kann einen mit Horror erfüllen, sich diese Realität einzugestehen. Außerdem benennt es ungeschminkt umfassendere Dynamiken auf der Beziehungs- und sozialen Ebene, die in Objektifizierung, Unterjochung und zwischenmenschlicher Gewalt wurzeln. Es verlangt, dass Einzelne wie auch Gesellschaften die Verantwortung für ihre Wirkungen auf andere übernehmen, was in manchen Fällen eine große Herausforderung bedeuten kann.

Anfang der 1990er-Jahre, als das Gebiet der Traumen gerade erst an Akzeptanz gewann, erschien ein bahnbrechendes Buch, das mittlerweile in den meisten psychosozialen Studiengängen Pflichtlektüre ist. Die Rede ist von *Die Narben der Gewalt*, geschrieben von Dr. Judith Herman, ein Werk, das großen Einfluss auf unsere Auffassung von Trauma im umfassenderen kulturellen Kontext gehabt hat. In diesem Buch präsentiert Herman die Geschichte von Trauma in der westlichen Psychologie, ein umfangreiches Verständnis der Auswirkungen von Traumen sowie einen klinischen Rahmen für die Traumabehandlung.

Dr. Herman hinterfragt zudem die Diagnose PTBS. In ihren Augen reicht sie nicht aus, um alle Trauma-Facetten abzudecken, vor allem in Bezug auf Menschen, die in ihrer Kindheit anhaltend Beziehungstraumen erlebt haben. Sie scheut sich nicht, das komplexe Vermächtnis menschlicher Gewalt und Grausamkeit zu thematisieren, das für so viele Einzelne, Familien und Kommunen nicht ohne Folgen geblieben ist. In ihrem Buch schlägt Herman »eine neue Diagnose« vor, eine neue Art und Weise, Traumen in ihrer Komplexität zu begreifen, die in eine wirksamere klinische Behandlung münden wird. Sie betont, dass die Diagnose der »Posttraumatischen Belastungsstörung« nicht ausreichend ist, da sie aktuell nur auf Opfer von Ereignissen wie Krieg, Katastrophe oder Vergewaltigung abzielt. Wer über lange Zeit wiederholt traumatisiert wurde, entwickelt meist eine sehr viel komplexere Symptomatik. Das Syndrom, das sich nach lang anhaltendem, wiederholtem Trauma zeigt, muss deshalb einen eigenen Namen haben – und sie bringt den Begriff »komplexe Posttraumatische Belastungsstörung« ein.[14]

Judith Herman unterscheidet im Weiteren zwischen Typ-I- und Typ-II-Trauma. Typ-I-Traumen sind Folge eines einmaligen traumatischen Erlebnisses (was wir als Schocktrauma bezeichnen) – sie beschreibt die Diagnose einer PTBS. Typ-II-Traumen, die Folge eines lang anhaltenden, wiederholten, interpersonalen Traumas (bei uns komplexes Trauma genannt) sind, finden sich in der Diagnose einer K-PTBS wieder (in diesem Buch beziehen wir Entwicklungstraumen als Untergruppe von K-PTBS mit ein, da für Entwicklungstraumen derzeit keine eigenständige Klassifikation existiert). Wir werden PTBS und K-PTBS im folgenden Abschnitt noch näher definieren.

Auch wenn vieles für eine neue Traumadiagnose spricht, die der chronischen Natur und dem Wiederholungscharakter von Beziehungstraumen gerecht wird, hat man sich in Kreisen der klassischen und akademischen Psychologie bislang dagegen gesperrt. Mit enormen Implikationen nicht nur für die Psychologie als Fachgebiet, da ein attestiertes komplexes Trauma potenziell Konsequenzen für die klinische Behandlung, die Kostenübernahme hierfür durch die Krankenkassen sowie für die wissenschaftliche Forschung und staatliche Maßnahmen hat. Seit 1980 änderte sich zunächst einmal nichts an der Beschränkung auf nur eine Traumadiagnose: PTBS.

Bis Juni 2018, als die Weltgesundheitsorganisation die elfte Fassung der Internationalen Klassifikation der Krankheiten (International Classification of Diseases, ICD-11) herausgab, in der offiziell die komplexe posttraumatische Belastungsstörung (K-PTBS) als behandlungsbedürftiges klinisches Krankheitsbild vorgestellt wird. Die ICD-11 ist 2022 weltweit in Kraft getreten. Auch wenn das eine großartige Nachricht ist, die gefeiert werden sollte: Bei uns in den Vereinigten Staaten erfolgt die Identifikation, Analyse und Klassifikation psychischer Störungen auf Grundlage des Diagnostic and Statistical Manual of Mental Disorders (DSM-5) und nicht nach den ICD-Kriterien. Die American Psychiatric Association gab 2022 eine Neuausgabe der DSM heraus, doch bedauerlicherweise wurde eine zusätzliche Diagnose »komplexes Trauma« oder »Entwicklungstrauma« nicht vorgesehen. Wir wissen derzeit noch nicht, wann die DSM nachzieht und zur ICD aufschließt. Wir warten schon darauf und werden uns weiter für eine Aufnahme der zusätzlichen Diagnose einsetzen.

Warum ist dies so wichtig? Beginnen wir an dem Punkt, dass wir zu verstehen suchen, was die in der ICD-11 eingeführte Diagnose K-PTBS abdeckt. Ein komplexes Trauma ist das Ergebnis einer chronischen, langfristigen Exposition mit Beziehungs- und emotionalen Traumen, die wenig oder gar keine Kontrollmöglichkeiten bieten. Die Betroffenen erleben keinerlei eigene Handlungsmacht (Agency) und erliegen einem Gefühl der Aussichtslosigkeit. Es besteht in ihrem Erleben kaum oder gar keine Hoffnung, diesem Zustand jemals entkommen zu können. Beziehungs- und emotionale Traumen bewirken tiefgreifende Veränderungen in der neurologischen Entwicklung und an bestimmten neurologischen Funktionen, was im Leben der Betroffenen erhebliche Probleme nach sich zieht, etwa in Sachen Familie, Beziehungen, Bildung und Jobperspektiven.

Beziehungs- und emotionale Traumen, die in der Kindheit in Reaktion auf fehlgeschlagene Bindung und Umweltversagen auftreten, werden im Allgemeinen als Entwicklungstraumen bezeichnet. Als Schlüsselfaktor haben wir ein Kind, dessen Sicherheit und Wohlergehen von einem Erwachsenen abhängen. Beziehungs- und emotionale Traumen können in Fällen von häuslicher Gewalt oder bei lange anhaltenden Erfahrungen mit Folter und anderen Krisensituationen, in Verbindung mit Menschenhandel und anderen Formen von Knechtschaft auch bei Erwachsenen zustande kommen.

Untersuchungen lassen darauf schließen, dass die Ursprünge von K-PTBS, oder zumindest die Anfälligkeit für später entstehende K-PTBS, in der Kindheit mit diversen Formen von Umweltversagen beginnen. Traumatheoriker wie Dr. Bessel van der Kolk und andere haben sich beim DSM-Unterausschuss »Trauma« für die Aufnahme einer zusätzlichen Diagnose eingesetzt, die anhaltende Beziehungs- und emotionale Traumen bei Kindern abdeckt und die Entwicklungstrauma-Störung (Developmental Trauma Disorder, DTD) genannt werden sollte.[15] Diese Diagnose deckt sich mit den Untersuchungen zu belastenden Kindheitsereignissen dahingehend, dass sie die vielfältigen Traumen benennt, denen Kinder ausgesetzt sein können und die sich funktionell auf diverse Lebensbereiche auswirken.

Da der DSM-5-Unterausschuss »Trauma« jedoch die Aufnahme von DTD in die aktuelle Fassung ablehnte, müssen wir uns in den Vereinigten Staaten an diesem Punkt mit der Diagnose PTBS begnügen. Dank der ICD-11 ist jedoch K-PTBS jetzt offiziell ins Gespräch gebracht geworden. K-PTBS wird als Sammelbegriff für anhaltende interpersonelle Traumen bei Kindern und Erwachsenen wie auch für die Auswirkungen von Kindheitstraumen auf Erwachsene verwendet. Wir haben die Hoffnung nicht aufgegeben, dass wir irgendwann in nicht allzu ferner Zukunft in den Vereinigten Staaten und in aller Welt zwei klar voneinander abgrenzbare Diagnosen haben werden, die uns helfen, Klient*innen zu unterstützen: Entwicklungstrauma-Störung für Kinder und komplexe PTBS für Erwachsene.

In der vorgeschlagenen Fassung der ICD-11 werden mit K-PTBS drei zusätzliche Symptomkategorien zu den Voraussetzungen für die Diagnose einer PTBS hinzugefügt (zu Beginn dieses Kapitels erwähnt), wie der nachfolgenden Abbildung zu entnehmen ist.[16]

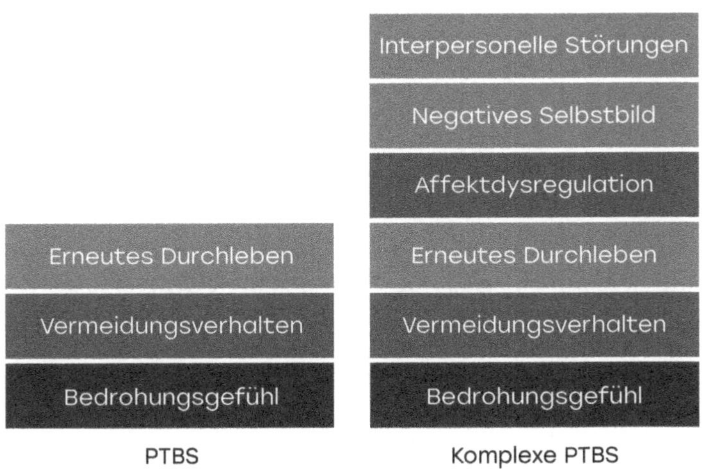

Symptome von PTBS und K-PTBS

Betrachten wir uns nun etwas eingehender diese drei zusätzlichen Kategorien, die sich mit den drei Schwerpunktthemen in dem Buch decken, das NARM erstmals einführte.[17]

1. **Affektdysregulation** bezeichnet bleibende Schwierigkeiten mit der Regulation der eigenen Emotionen, unter anderem der Kontrolle über den eigenen Körper und die eigenen Reaktionen. In extremeren Fällen kommt es zu einer Dissoziation vom eigenen inneren physischen, emotionalen und kognitiven Zustand.
2. **Negatives Selbstbild** bezeichnet bleibende Schwierigkeiten auf der Identitätsebene, darunter negative Glaubenssätze bezogen auf sich selbst in dem Sinne, sich für sich zu schämen, sich schlecht, verseucht, schmutzig, böse oder wertlos zu fühlen oder in einigen extremeren Fällen ein fragmentiertes oder gar kein Selbstgefühl zu erleben.
3. **Interpersonelle Störungen** bezeichnet bleibende Schwierigkeiten in Beziehungen, darunter das Gefühl, sich in Freundschaften, engen oder intimen Beziehungen oder als Eltern abgeschnitten von anderen zu fühlen und sich an ihnen auszuagieren, im Extremfall bis hin zu einer kompletten Beziehungsvermeidung.

Aus unserer Sicht erklärt die Diagnose K-PTBS so vieles und schließt Lücken im althergebrachten Verständnis, die uns viele Jahre begleitet haben. Sie bietet einen Betrachtungsrahmen, der dazu beiträgt, den Leidensdruck von Menschen in Reaktion auf Beziehungs- und emotionale Traumen zu identifizieren. Auf Kinder bezogen hilft sie uns, die Wurzel vieler Lern-, Verhaltens- und emotionaler Schwierigkeiten zu begreifen. Schließlich werden diesen Kindern – wie bereits erwähnt – oft andere Störungen zugeschrieben, die das zugrunde liegende Trauma außer Acht lassen.

Auch den betroffenen Jugendlichen und Erwachsenen werden oft Krankheitsbilder zugesprochen, die dem Grundtrauma nicht gerecht werden. Stattdessen kommt es zu klinischen Diagnosen wie Angst- und Gemütszustandsstörungen, Schlaf- und Essstörungen, dissoziative und psychotische Störungen sowie Persönlichkeitsstörungen. Diese Diagnosen und Bezeichnungen erfassen nicht den vollen Umfang der allgegenwärtigen Auswirkungen von Kindheitstraumen auf die neuronale Entwicklung. Der Fokus auf Symptome und Verhaltensweisen erlaubt keine angemessene Prävention und Behandlung der Grundursachen dieser Störungen. Die Anerkennung unbewältigter komplexer Traumen könnte auch eine Erklärung für sonstige emotionale, verhaltensmäßige und soziale Herausforderungen wie Substanzmissbrauch, häusliche Gewalt, Kindesmissbrauch, Selbstverletzung sowie Gewalttaten und kriminelles Verhalten sowie die alarmierende Zunahme von Geschlechtskrankheiten, Übergewicht und chronischen Erkrankungen bieten. Komplexe Traumen zu verstehen, kann uns helfen, effektiver die absehbaren Folgen zu beschreiben, die es bei Kindern und Erwachsenen nach sich zieht, wenn sie über längere Zeiträume interpersonellen Entwicklungstraumen ausgesetzt sind.

Ein weiteres sehr wichtiges Unterscheidungsmerkmal besteht darin, dass bei der Diagnose K-PTBS Beeinträchtigungen der Affektregulation im Mittelpunkt stehen. In NARM betrachten wir Dysregulation auf der affektiven Ebene durch die Brille der psychobiologischen Kapazität. Vor dem Hintergrund der heutigen Neurowissenschaft erkennt man in traumainformierten Kreisen heute an, in welchem Ausmaß sich Traumen in unserem neurophysiologischen System niederschlagen. Bei so vielen Betroffenen führen Probleme mit der Selbstregulation zu Problemen mit ihrem Essverhalten, ihrer Schlafqualität, ihrer Sexualität und Impulskontrolle. Viele schlagen sich zudem noch mit anderen psychobiologischen Symptomen wie etwa Depressionen, Ängsten, Panik, einem Taubheitsgefühl und Schmerzen herum. Zusätzlich erleben viele Schwierigkeiten im Hinblick auf ihre Beziehung zur restlichen Welt und haben dabei mit Beziehungs-, Erziehungs-, Job- und rechtlichen Problemen zu kämpfen. Sobald wir uns der vollständigen Palette dieser psychobiologischen Symptome und Störungen gewahr werden, merken wir zunehmend, wie sich unbewältigte komplexe Traumen auf sämtliche Lebensbereiche auswirken. Die Diagnose K-PTBS bietet einen überaus nützlichen Rahmen, um eine effektivere Therapie zu unterstützen, indem sie den Blick nicht nur auf die Symptome richtet, sondern auf die psychobiologischen Störungen dahinter.

Mit einem treffenderen Verständnis der Not auf Seiten derer, die sich in Behandlung begeben, können wir wirksamere Modelle erstellen, die zur Heilung so vieler Einzelpersonen, Familien und Kommunen in Not beitragen können. Hier nur ein paar der Bereiche, in denen eine verbreitetere Anerkennung von K-PTBS zum Einsatz kommen kann:

1. Initiation solider Forschungsbemühungen, um noch besser zu verstehen, wie sich unbewältigte Traumen auf das menschliche Gehirn und den menschlichen Körper auswirken
2. Schaffung eines Verständnisrahmens für emotionale, verhaltensbezogene und körperliche Erkrankungen
3. Erarbeitung wirksamerer Behandlungsprotokolle für die Folgen einer gestörten neuronalen Entwicklung
4. Ermöglichung von frühzeitiger Entdeckung und Intervention für Eltern, Familien und Kommunen
5. Integration traumainformierter Programme in die schulische und außerschulische Bildung von Kindern und Jugendlichen
6. Effektive Aus- und Weiterbildung der nächsten Generation von Fachkräften, die in der psychosozialen Versorgung und anderen Helferberufen tätig sind

Letzten Endes glauben und hoffen wir, dass uns die Anerkennung von K-PTBS hilft, traumainformierte Versorgungsbemühungen auf unterschiedlichsten Gebieten auszubauen, zu stärken und zu fördern.

Zum Unterschied zwischen PTBS und K-PTBS

> »Die ganzen DSM-›Diagnosen‹ lassen die häufigste Ätiologie der betrachteten Störungen außer Acht: frühe Traumen und Brüche in der Sicherheit des Bindungssystems. Würden wir jene sozialen Realitäten würdigen, die K-PTBS hervorbringen, so könnten wir aufhören, nach irgendeinem rätselhaften biochemischen oder genetischen Ursprung des Ganzen zu suchen, woran unzählige Forschungslabore gut verdienen. Wir könnten mit unseren Ressourcen stattdessen ein Gesundheitswesen auf die Beine stellen, dessen

Schwerpunkt auf Prävention und der Behebung eingetretener Schäden liegt und das optimale Bedingungen schafft, unter denen sich Kinder und junge Erwachsene entwickeln und gedeihen können.«[18]

Bessel van der Kolk

Es kommt immer wieder zu Gesprächen und Debatten darüber, ob wir diese neue Diagnose K-PTBS wirklich brauchen. Als das DSM-Gremium die Kategorie der Entwicklungstraumastörung zurückwies, führte es an, dass sich die Symptome von Entwicklungstraumen mit denen anderer Störungen wie etwa Gemütszustands-, Angst- und Persönlichkeitsstörungen überschnitten. Es gibt durchaus im psychosozial-psychologisch-psychiatrischen Bereich Tätige, denen es nicht einleuchtet, warum wir zwischen Schock- und komplexen Traumen unterscheiden müssten. Einige argumentieren, Ansätze für die Therapie von PTBS würden ja bereits Elemente der Arbeit an Beziehungs- und emotionalen Traumen mit einschließen.

Natürlich gibt es eine gewisse Überschneidung zwischen PTBS und K-PTBS, doch es gibt auch wichtige Unterschiede. Diese Unterschiede zu erkennen, kann eine effektivere Prävention und effektivere Interventionen ermöglichen.

Hier ein allgemeiner Kurzüberblick: Ein Schocktrauma (PTSD) tritt in der Regel als Reaktion auf ein einmaliges Ereignis auf, bei dem Anfang und Ende klar umrissen sind. Oft tritt es plötzlich und unerwartet ein, sprengt den gewöhnlichen Alltagsrahmen und ist unmittelbar lebensbedrohlich. Hierunter würden etwa Verkehrsunfälle fallen, körperliche oder sexuelle Übergriffe, schwere Verletzungen, plötzliche Verlusterfahrungen, Gewalttaten und Terrorakte in der Nachbarschaft sowie Naturkatastrophen.

Komplexe Traumen (K-PTBS) treten tendenziell als Reaktion auf andauernde und sich wiederholende Ereignisse auf, die keinen klar definierten Anfang und kein eindeutiges Ende haben. Sie sind der vertraut gewordene »Normalzustand«, ein Teil des Alltags und nicht unbedingt lebensbedrohlich. Dies gilt für die meisten zwischenmenschlichen Erfahrungen, mit denen die Kinder leben, die wir in Verbindung mit der ACE-Studie skizziert haben. Hier geht es um anhaltende Erfahrungen von körperlichem, emotionalem oder sexuellem Missbrauch und um Vernachlässigung. Es geht darum, Zeuge häuslicher Gewalt und von Substanzmissbrauch zu werden oder einen Elternteil zu verlieren – die Unterkategorie von komplexem Trauma, die wir als Entwicklungstrauma bezeichnen. Komplexes Trauma bezieht sich ferner auf die permanenten, systemischen Auswirkungen von Beziehungs-, kulturellen und intergenerationalen Traumen.

Allerdings treten komplexe Traumen durchaus auch gleichzeitig mit Schocktrauma-Erfahrungen auf, was eine Unterscheidung zwischen beidem erschwert. Hier ein Versuch, das Ganze zu vereinfachen: Im Zentrum von PTBS steht der Aspekt einer äußeren Sicherheit, die durch Gefahr für Leib und Leben bedroht ist, begleitet von Symptomen einer physiologischen Dysregulation. Bei K-PTBS geht es um eine innerlich empfundene Sicherheit, die durch Bedrohungen des Selbst gefährdet ist, und die Symptome spiegeln eine psychobiologische Desorganisation.

Zwei kennzeichnende Merkmale von K-PTBS sind frühe Bindungsfehlschläge und eine anhaltende interpersonelle Viktimisierung. Zwar mag ein solches Versagen der Bezugspersonen und der Umwelt für das Kind lebensbedrohlich gewesen sein; aber die Bedrohung ging von weit mehr als einem einmaligen traumatischen Ereignis aus. Erfahrungen dieser Art sind von einem frühen Lebensumfeld gekennzeichnet, das fortwährend die Struktur des Selbst bedroht. Die toxische Kombination aus eingeschränkter Fürsorge für das Kind sowie familiärer und nachbarschaftlicher Gewalt (auch das »Bermudadreieck« belastender Kindheitserfahrungen genannt) resultiert auf dem Weg zum Erwachsenwerden in vermehrt auftretenden komplexen Traumen.[19]

Von maßgeblicher Bedeutung ist, dass diese Formen von interpersonellem Trauma womöglich weitreichendere Auswirkungen darauf haben, inwieweit Erwachsene »normal funktionieren« können, als es bei einem einmaligen körperlichen oder sexuellen Übergriff der Fall ist. Damit soll nicht in Abrede gestellt werden, wie folgenreich Letzteres für Kinder ist. Es verweist lediglich auf die größere Wahrscheinlichkeit langfristiger Auswirkungen bei Kindern, die in dem beschriebenen Bermudadreieck aufwachsen und überleben müssen.

Ein Schocktrauma entsteht durch eine tödliche Bedrohung, eine unmittelbare, absehbare Gefahr für das eigene physische Leben und die konkrete Sicherheit. Betrachten wir das Ganze einmal aus der Warte eines Reiz-Reaktions-Prozesses. Wenn Sie am Steuer eines Autos sitzen und einen Lkw sehen, der im Begriff ist, mit Ihnen zusammenzustoßen (Reiz), werden Sie schnell das Steuer herumreißen (Reaktion). Detaillierter betrachtet, löst der bedrohliche Reiz (unmittelbar bevorstehende Bedrohung durch den Lkw) eine Angstreaktion aus, die für die Aktivierung diverser physiologischer Abläufe sorgt, die Ihr Überleben sichern sollen. Diese Sequenz, generell als »Kampf-, Flucht- oder Erstarrungsreaktion« bezeichnet, ermöglicht das Reagieren. Dieser Prozess umgeht in weiten Teilen die kortikalen Regionen des Gehirns und aktiviert subkortikale Areale, die eine Optimierung von Verhaltensweisen erlauben, um die Überlebenschance zu erhöhen.

Anders bei Entwicklungstraumen. Die Bindungsfehlschläge und das Umweltversagen, die hier kennzeichnend sind, setzen nicht einfach nur Kampf-, Flucht- oder Erstarrungsreaktionen in subkortikalen Hirnregionen in Gang. Hier sind komplexere Reaktionen des Gehirns beteiligt, die für die Entwicklung der Organisation des Selbst zuständig sind. Menschen, die ein Beziehungstrauma durchleben, haben dabei in der Regel nicht auf eine tödliche Gefahr zu reagieren. Vielmehr reagieren sie auf eine Gefährdung der Sicherheit ihres eigenen Selbstgefühls. Diese hat weitreichende Auswirkungen auf die neurologische Entwicklung von Kindern und ihre Selbstorganisation. Kleinere Kinder sind, was ihr Wohlergehen und Überleben angeht, zu 100 Prozent von ihren Bezugspersonen abhängig. Ein kleines Kind, dessen Umwelt versagt, speichert die Erfahrung, dass es nur auf sich gestellt, ohne Kontakt und Liebe, nicht überleben kann.

Auch wenn sowohl Schocktraumen als auch komplexe Traumen mit unserem Überleben zusammenhängen, so haben sie doch unterschiedliche Implikationen. Wenn ein Lkw auf uns »losgeht«, machen wir uns keine Gedanken darum, die Liebe des Lkws zu verlieren. Wir sind einer unmittelbaren tödlichen Bedrohung ausgesetzt und müssen einfach nur unser elementares Überleben sicherstellen. Wenn aber unsere entscheidenden Bezugspersonen »auf uns losgehen«, stecken wir in einer Zwickmühle. Die Menschen, von denen wir in Hinsicht auf Kontakt und Liebe voll und ganz abhängig sind, sind gleichzeitig diejenigen, die unser Gefühl von Sicherheit und Geborgenheit bedrohen.

Obwohl bei Beziehungs- und emotionalen Traumen selbstverständlich auch Elemente von Angst eine Rolle spielen, dreht sich der primäre Neuroschaltkreis bei diesen interpersonellen Erfahrungen um die Psychobiologie der Scham.[20] Obwohl es eine Simplifizierung darstellt, werden wir Schocktrauma im Sinne einer leichteren Anwendbarkeit dieses komplizierten Materials als Reaktion auf Angst und Entwicklungstrauma als Reaktion auf Scham betrachten (siehe Abbildung).

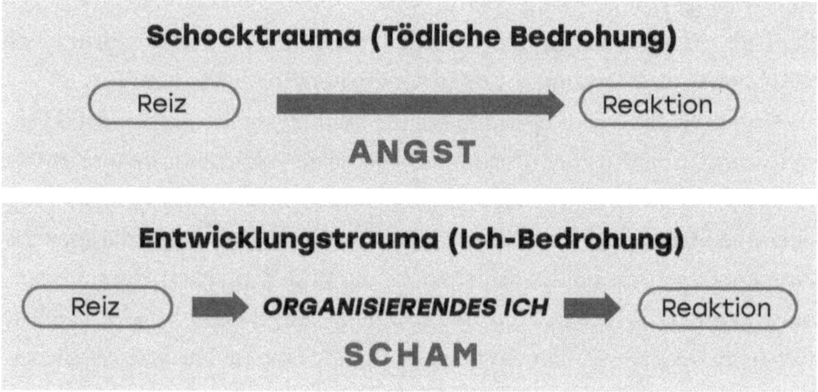

Das Überleben des Kindes hängt davon ab, dass es ein sicheres Selbstgefühl entwickelt. Dieses wiederum entsteht basierend auf sicherer Bindung, zuverlässiger Einstimmung und einem Umfeld, das Sicherheit und Geborgenheit vermittelt. Ein Versagen der Umwelt beeinflusst von daher die Organisation und Sicherheit des Selbst. Um sich an Umweltversagen in ihrem frühen Leben anzupassen, lernen Kinder, den Kontakt zu sich selbst aufzugeben, was zu einer weit reichenden Desorganisation des Selbst führt.

Wie wir im nächsten Kapitel darlegen, werden Scham und Selbsthass zu Mechanismen, die es zur Sicherung seines Überlebens vom Kontakt abschneiden, und sie nähren Desorganisation. Das Kind kann nicht anerkennen oder hinnehmen, dass sein Umfeld versagt, da sein Überleben von diesem Umfeld abhängt. Kinder sind daher außerstande, sich selbst als gute Menschen zu sehen, die eben in einer schlimmen Situation sind. Um sich vor dem Verlust zentraler Bindungsbeziehungen und vor dem Umweltversagen zu schützen, verinnerlichen Kinder diese Versäumnisse als ihre eigenen: »Ich muss irgendetwas gemacht haben«, »Ich habe es nicht besser verdient«, »Ich bin schlecht«. Im Kind hinterlässt dies das Gefühl, wirklich schlecht zu sein. Es identifiziert sich damit. Schuld und Scham werden zu einem Bestandteil seiner Identität, den es in sein Erwachsenenleben transportiert. So suchen zum Beispiel viele erwachsene Opfer von Gewalt und Missbrauch die Schuld dafür bei sich selbst und sind von Scham und Selbsthass zerfressen.

Toxische Scham beginnt als eine Anpassung an belastende Kindheitserfahrungen. Scham ist der Mechanismus, sich vom eigenen Selbst abzuschneiden und es aggressiv anzugreifen. Sie wird zu einer Überlebensstrategie, die vor Umweltversagen und Bindungsverlust schützen soll, der als Verlust aller Liebe im Universum erlebt wird. Wenn Scham schon früh in der kindlichen Entwicklung auftritt, wird das kindliche Selbstgefühl davon durchwirkt. Das Versagen der Umwelt gräbt sich als Scham in das implizite Gedächtnis ein. In NARM sprechen wir von auf Scham basierenden Identifikationen, die wir in Form adaptiver Überlebensstrukturen durch die ganze Kindheit hindurch bis ins Erwachsenenalter weitertragen (mehr hierzu in Kapitel 2).

Scham ist in der Psychologie und in den Augen der breiten Masse popularisiert worden und obwohl dies half, die Auswirkungen der Scham bewusst zu machen, trägt das dabei vermittelte Bild von Scham den überlebensbasierten Mechanismen nur unzureichend Rechnung. Wir betrachten Scham als einen Akt der Selbstablehnung und des Selbsthasses. Diese entstehen bei einem Kind, das sich selbst als schlecht, mängelbehaftet, nicht liebenswert empfindet. Kinder geben sich selbst die Schuld an dem erlebten Versagen ihrer Umwelt, auch wenn das aus der Erwachsenenperspektive völlig irrational ist. Das Kind glaubt wirklich, dass es das, was ihm an Schlimmem widerfährt, verdient hat.

Scham und Selbstablehnung klingen vielleicht nicht nach einer guten Strategie, um sich Kontakt und Liebe zu sichern. Aber ziehen wir hierzu einen drastischen Vergleich heran: Bekanntermaßen wird ein Wildtier, das mit einem Bein in eine Falle gerät, notfalls versuchen, sich sein eigenes Bein abzubeißen, um mit dem Leben davonzukommen. Auch der Mensch kann wesentliche Teile seines Selbst abtrennen, um das Überleben zu ermöglichen – ein Phänomen, das mit psychologischen Konzepten wie Spaltung, Fragmentierung und struktureller Dissoziation beschrieben wird. Mit einem möglichen Verlust von Kontakt und Liebe konfrontiert, werden Kinder tun, was immer sie können, um zu überleben, bis hin zu erbitterten Attacken auf sich selbst. Schambasierende Identifikationen werden dazu eingesetzt, jeden Ausdruck des authentischen Selbst aktiv abzuschmettern.

Klinisch betrachtet fließt die Unterscheidung zwischen PTBS und K-PTBS in wichtige therapeutische Überlegungen ein. Bei der Arbeit an Schocktraumen kann sich die Behandlung auf Symptome konzentrieren, hinter denen die Angstreaktion auf eine tödliche Bedrohung steckt. Schocktrauma-Symptome konstellieren sich rund um eine physiologische Dysregulation, was heißt, dass eine wirksame Behandlung unmittelbar auf der physiologischen Ebene ansetzen kann. Damit eignen sie sich gut für therapeutische Modelle, die eine physiologische Regulation angehen können – Ansätze wie etwa Somatic Experiencing, EMDR, Neurofeedback, Biofeedback, Hypnotherapie, Körperarbeit, Bewegungspraktiken, Yoga und Meditation.

Bei der Arbeit an Entwicklungstraumen kann sich die Therapie auf Symptome konzentrieren, die von der zugrunde liegenden Schamreaktion genährt werden, die in Reaktion auf eine Bedrohung der Sicherheit des Selbst getriggert wird. Wie zur Diagnose K-PTBS ausgeführt, entstehen Symptome einer komplexen Traumatisierung in Verbindung mit komplexer psychobiologischer Desorganisation, was bedeutet, dass eine wirksame Behandlung auf die Selbstorganisation auszurichten ist. Damit bietet sie sich gut für Therapiemodelle an, die »top-down« und »bottom-up« vorgehen, die sich also der komplexen Wechselwirkung zwischen neurobiologischen Systemen zuwenden, die zu desorganisierten und dysregulierten Mustern physiologischer, emotionaler, kognitiver und verhaltensmäßiger Art führen, sowie im Hinblick auf zwischenmenschliche Beziehungen und das Erleben der eigenen Identität. Wir glauben, dass NARM ein solches Modell darstellt.

Kulturelle, historische und intergenerationale Traumen

> »Intergenerationale Traumen sind die Übertragung von Traumen von einer Überlebenden-Generation auf die nächste. Genozide, Kolonisierung, historische Unterdrückung, geschlechtsspezifische Unterdrückung, kulturelle Unterdrückung ... Strukturen von Schmerz und Gewalt können Auswirkungen auf Kommunen, Familien, Erziehungsmethoden, Missbrauchs- und Gewaltmuster und Bewältigungsmechanismen haben. Sie betreffen unsere Beziehung zu unserem Körper und uns selbst.«[21]
>
> *Tutu Mora*

Fehlgeschlagene Bindung bildet den Kern von Entwicklungstraumen. Dabei ist es jedoch wichtig, Bindungsdynamiken in einem umfassenderen Kontext zu betrachten, zu dem familiäre und kulturelle Beziehungen sowie die Beziehung zu den Vorfahren gehören. Dieser erweiterte Beziehungskreis schafft für die kindlichen Bezugspersonen wie auch für die Kinder ein Sicherheitsnetz. Kinder wachsen nicht in einem Vakuum auf. Wenn auf dieses Sicherheitsnetz allgegenwärtige komplexe Traumen einwirken, haben die betroffenen Familien und deren Kinder darunter zu leiden. Um die bleibende Natur komplexer Traumen zu erfassen, reicht es nicht, die Versäumnisse und das Versagen des unmittelbaren häuslichen Umfelds zu begreifen, in dem ein Kind aufwächst, sondern es gilt auch, das Versagen seines generellen sozialen Umfelds zu verstehen.

Um diese umfassendere Dimension der Realität einzubeziehen, benutzen wir den Begriff Umweltversagen. Wenn Sie sich noch einmal die ACE-Pyramide vornehmen, werden Sie sehen, dass auf den beiden ersten Ebenen »Intergenerationale & historische Traumen« und »Soziale Bedingungen & kulturelle Traumen« ausgewiesen sind. Zwar würde eine klare Ausführung der

Merkmale kultureller, historischer und intergenerationaler Traumen eindeutig den Rahmen dieses Praxisbuchs sprengen, doch können wir nicht auf die Arbeit mit ACEs und komplexen Traumen eingehen, ohne die langfristige Auswirkung dieser Formen systemischen Traumas zu benennen.

Als Umweltversagen kann man alles betrachten, was die Sicherheit des Selbst bedroht und Auswirkungen auf eine gesunde kindliche Entwicklung hat. In der klassischen Psychologie wurde dieser Punkt durch die Brille der Bindungsdynamiken betrachtet und die Eltern-Kind-Beziehung in den Mittelpunkt gerückt. So zum Beispiel ermitteln Untersuchungen auf dem Gebiet der Bindungstheorie, inwiefern Eltern, die als Kinder selbst eine relativ sichere Bindung erfahren haben, mit viel größerer Wahrscheinlichkeit auch ihren eigenen Kindern sichere Bindung bieten. Ebenso weisen diese Studien nach, dass es bei Eltern, die als Kinder ihrerseits eine unsichere oder desorganisierte Bindung mit ihren wichtigsten Bezugspersonen erfahren haben, sehr viel wahrscheinlicher ist, dass sie auch ihren eigenen Kindern gegenüber ein unsicheres oder desorganisiertes Bindungsverhalten zeigen.

Doch selbst wenn die wichtigsten Bezugspersonen des Kindes in ihrer eigenen Kindheit relativ sicher gebunden waren, können durchaus noch andere Formen komplexer Traumen auf sie eingewirkt haben oder noch immer einwirken. Den Fokus ausschließlich auf die Bindungsbeziehung zu richten, mag nicht vollständig erklären, wie sich durchziehende kulturelle Traumen wie Diskriminierung, Unterdrückung, wirtschaftliche Not, Gewalt in der Nachbarschaft und Krieg auf die kindlichen Bezugspersonen auswirken. Es berücksichtigt womöglich nicht in vollem Umfang, wie sich historische und intergenerationale Traumen wie Kolonisierung, erzwungene Migration, Sklaverei und Völkermord auf die Bezugspersonen ausgewirkt haben mögen. Es bezieht eventuell nicht ausreichend ein, wie kulturelle, historische und intergenerationale Traumen direkt auf das Kind übertragen werden können. Obwohl die Auswirkungen von Traumen dieser Art in gewissem Umfang von der Stärke des Bandes mit den Eltern gemildert werden, sollten wir nicht unterschätzen, welche tiefgreifenden Auswirkungen kulturelle, historische und intergenerationale Traumen auf einzelne Menschen, Familien, Gesellschaftskreise und Gesellschaften haben.

»Kulturelles Trauma« deckt umfassendere Formen von Umweltversagen ab: etwa rassisch, geschlechtsspezifisch, sexuell, ethnisch, religiös und sozioökonomisch bedingte Unterdrückung. Diese Formen von Trauma treffen im Allgemeinen jene, die von der Mehrheitsgesellschaft an den Rand gedrängt werden und denen kein gleichberechtigter Zugang zu grundlegenden Menschenrechten gewährt wird. Individuen und Gemeinschaften, die von kulturellen Traumen betroffen sind, können Unterdrückungs-, Objektivierungs- und Unterwerfungssmuster verinnerlichen, um zu überleben. Solche Muster zu identifizieren, die eine tiefgreifende Desorganisation bewirken, hilft nachzuvollziehen, welche Anpassungen der oder die Einzelne innerlich vornehmen muss, um Objektifizierung und Unterdrückung zu überleben. Zudem hilft es uns, unser Spektrum bei der Behandlung komplexer Traumen zu erweitern.

Auch kulturelle Traumen, die für bestimmte Gruppen oft in kollektive und historische Traumen münden, können zu intergenerationalen Traumen führen, zur Weitergabe traumatischer Erfahrungen von einer Generation an die nächste. Im Allgemeinen wurde Letzteres aus der Bindungsperspektive und unter dem Vorzeichen betrachtet, welchen unmittelbaren Einfluss die Bezugspersonen auf die Kinder ausüben. In neuerer Zeit kam das Feld der Epigenetik hinzu, das die generationsübergreifenden Übertragungswege für unbewältigte Traumen aufzuzeigen beginnt.

Die Erfahrung intergenerationaler Traumen bei Kindern schlägt sich oft im Erleben eines enormen Abgeschnittenseins sowie in weitreichender Desorientierung, Entfremdung, Apathie und Verzweiflung nieder. Wenn die Anbindung an die Vorfahren schwindet, kommt sich der einzelne Mensch verloren vor. Für viele traditionelle Kulturen in der Menschheitsgeschichte bedeutete eine gekappte Verbindung zu den Vorfahren den Tod. Wenn sich Kinder – oder auch Erwachsene – in hohem Maße von unterstützenden Beziehungen abgeschnitten fühlen, ist ihr Wohlergehen und Überleben stark gefährdet. Angesichts des Verlusts von Kontakt und Unterstützung können intergenerationale Traumen in ihrem Erscheinungsbild auch die bereits besprochenen schambasierten Identifikationen imitieren. Ein Kind kann mit der Erfahrung auf die Welt kommen, dass etwas mit ihm auf tiefgreifende Weise nicht stimmt, dass es mit Mängeln behaftet, nicht liebenswert ist, gehasst wird. Zurück bleibt ein nagendes Gefühl existenziellen Grauens. Wie alle anderen Formen komplexer Traumatisierungen können intergenerationale Traumen zu einem Verlust von Subjektivität und zu einer Erfahrung verinnerlichter Objektifizierung führen.

Objektifizierung lässt sich als ein Akt definieren, das Menschsein eines anderen zu leugnen. Wenn man einem Individuum sein unabhängiges Denken, seine eigenen Gefühle, sein Erleben von Handlungsmacht (Agency) und Selbstbestimmung vorenthält, wird sein Selbstgefühl zutiefst gestört. Die Betroffenen haben Schwierigkeiten, sich als Subjekt zu erleben – als realen, lebenden Menschen mit eigenen Gedanken, Gefühlen und Bedürfnissen. Stattdessen erleben sie sich als Objekt – ohne jedes Gefühl von Unabhängigkeit, Handlungsmacht und Autonomie. Das hinterlässt bei den Betroffenen oft tiefe Gefühle von Ohnmacht und Hoffnungslosigkeit.

Es lässt sich nicht ganz von der Hand weisen, dass die meisten modernen Gesellschaften im einen oder anderen Maße auf Objektifizierung basieren. Globaler betrachtet spiegelt es sich in der Art und Weise, wie die meisten heutigen Gesellschaften der Erde Schaden zufügen, aber auch auf einer individualisierteren Ebene in der entmenschlichenden Sprache, die einige wählen, um sich über bestimmte Kreise auszulassen. Das Gleiche beobachten wir auch in gesellschaftlichen Systemen. In der psychosozialen Betreuung, der Gesundheitsfürsorge, im Rahmen der sozialen Dienste, im Bildungswesen, im Strafrecht und in vielen anderen Systemen innerhalb der Gesellschaft wird eine Sprache benutzt, mit der das Gegenüber zum Objekt gemacht wird. So mag die Psychologie zum Beispiel die Zeiten hinter sich gelassen haben, als Menschen als »Verrückte«, »Idioten«, »Schwachsinnige« und »Irre« tituliert wurden, aber wir sprechen noch immer von »Borderlinern«, »Narzissten«, »Psychopathen« und »Psychotikern«. Ursprünglich mag der Gedanke dabei gewesen sein, bestimmte Merkmale einer Person zu umreißen, oft jedoch wurden die mit solchen Begriffen Beschriebenen damit ihres Menschseins beraubt. Viele gesellschaftliche Systeme haben die Objektifizierung fortgeschrieben, was auf der individuellen Ebene wie auch in bestimmten Gesellschaftskreisen zu einer Verinnerlichung der Objektifizierung geführt hat.

Als Teil der traumainformierten Bewegung hoffen wir, dass NARM von Therapeut*innen und Organisationen genutzt werden wird, die entschlossen sind, sozialen Ungleichheiten und Hindernissen zum Trotz breiteren Kreisen den Zugang zu einer traumasensiblen Behandlung zu ermöglichen. Zu den besagten Hindernissen gehört das Verharmlosen und Kategorisieren von Traumen – etwas, das in vielen Gesundheits- und Sozialsystemen auch heute noch geschieht. Allein schon die unterbliebene Anerkennung von Entwicklungs-, kulturellen, historischen und intergenerationalen Traumen ist eine Funktion der Objektifizierung und der Ablehnung von Subjektivität, die komplexe Traumen hervorruft und immer wieder für ihren Fortbestand sorgt. Menschen, die sich zutiefst von jedem In-Kontakt-Sein abgeschnitten fühlen, tun sich schwer damit, dies zu erkennen, denken also bei dem Wort Trauma nicht unbedingt an etwas, das mit dem von ihnen Erlebten zu tun hätte.

Außerdem müssen wir zur Kenntnis nehmen, dass der Begriff »posttraumatische Belastungsstörung« auf Einzelpersonen und Gesellschaftskreise, die fortwährend Traumen erleben, nicht wirklich zutrifft. Für sie gibt es kein »post«. Traumatische Belastungen sind tagtäglich Bestandteil ihres Alltags. Wir müssen anerkennen, dass Individuen, Familien und gesellschaftliche Gruppen, die mit systemischer Unterdrückung umzugehen haben, auch eine andere Beziehung zu Systemen haben dürften, die mit der psychischen Gesundheitsfürsorge und anderen sozialen Systemen zusammenhängen. Es besteht eine große Gefahr, ein bestehendes psychologisches Verständnis dazu zu benutzen, ohnehin bereits gefährdete Bevölkerungsgruppen weiter zu pathologisieren und zu marginalisieren.

Ein weiterer Aspekt des Objektivierungsprozesses bei komplexen Traumen bezieht sich auf Situationen, wo Individuen und Systeme auch aktuell noch darin involviert sind, anderen aktiv Schaden zufügen. Einzelpersonen und Systeme dieser Art sind nicht bereit, die Auswirkungen ihres Verhaltens anzuerkennen. Wenn Menschen die Schuld an einem Versagen der Umwelt bei sich selbst suchen, lassen sie die Täter ungeschoren davonkommen und tun nichts für die Auflösung der komplexen Traumamuster, die sich auf alle Beteiligten auswirken. Das hilft zu erklären, warum Gesellschaften, die sich nach Erfahrungen von Krieg und Genozid der Wahrheitsfindung und Aussöhnung verschrieben, sozial besser abschnitten als solche, die das Ganze einfach »abhakten«. Traumen, ob auf der individuellen oder sozialen Ebene, wollen anerkannt und aufgelöst werden, damit wir alle sie wirklich hinter uns lassen können.

Zwar befasst sich dieses Buch nicht explizit mit der Heilung kultureller, historischer und intergenerationaler Traumen, aber wir glauben durchaus, dass NARM auch eine Heilung auf diesen Ebenen wirksam unterstützen kann. Eine Haltung der Demut und Einstimmung in kultureller Hinsicht beginnt damit, professionelle Helfer*innen zu befähigen, eine Beziehung zu sich selbst als Menschen aus Fleisch und Blut herzustellen und dabei zunehmend die Fähigkeit zu entwickeln, offen, neugierig, akzeptierend und mitfühlend mit der Komplexität von Lebenserfahrungen umzugehen. In der Folge können sie ihre Klient*innen ihrerseits wie Menschen aus Fleisch und Blut behandeln – Menschen mit unterschiedlichstem Hintergrund und einer komplexen Lebenserfahrung; Menschen, die in vielen Fällen in einem Umfeld weiterleben müssen, das kulturelles Trauma und Objektivierung hervorgebracht hat und am Laufen hält. Wie von Brads Freund, dem Friedensaktivisten Adar Weinreb, so wunderschön ausgedrückt: »Der Weg zum Frieden ist mit der Humanisierung des anderen gepflastert.«[22] Das gilt für die Heilung genauso.

Reflexionsübung

Wir laden Sie an dieser Stelle ein, über die folgenden Fragen zu reflektieren:

1. Können Sie eine Erfahrung benennen, bei der Sie sich zum Objekt gemacht, nicht mehr als Mensch gesehen oder als »eben anders« stigmatisiert fühlten (im Sinne einer unterstellten Minderwertigkeit und Abweichung von der Norm, mit der die andere Seite sich in ihrer Überlegenheit bestätigt)?
2. Können Sie eine Erfahrung benennen, bei der Sie vielleicht selbst einen anderen Menschen zum Objekt gemacht, entmenschlicht oder als »eben anders« stigmatisiert haben?

3. Können Sie eine Erfahrung benennen, bei der Sie sich voll und ganz als die Person gesehen gefühlt haben, die sie sind, wo alle Aspekte Ihres authentischen Selbst willkommen waren?
4. Können Sie eine Erfahrung benennen, bei der Sie einen anderen Menschen vielleicht voll und ganz gesehen haben, wo alle Aspekte seines authentischen Selbst willkommen waren?

Während Sie sich diese Fragen durch den Sinn gehen lassen, laden wir Sie ein, wahrzunehmen, was in Ihren Gedanken, Ihren Emotionen und Ihrem Körper vor sich geht.

Posttraumatisches Wachstum

Am Ende dieses ersten Kapitels möchten wir die Idee des posttraumatischen Wachstums einführen, die man als eine Gelegenheit zur Transformation durch Traumalösung und -heilung verstehen kann. Posttraumatisches Wachstum wird oft mit Resilienz in Verbindung gebracht (etwa der Fähigkeit, nach Herausforderungen des Lebens wieder auf die Beine zu kommen), doch umfasst unsere Sichtweise noch viel mehr.

Posttraumatisches Wachstum ist nichts Neues. Seit Tausenden von Jahren kennen indigene und traditionelle Kulturen Rituale rund um die Integration und Transformation persönlicher und kollektiver Traumen. Generationsübergreifende Weisheiten wurden über Erzählungen und Lieder miteinander geteilt und weitergegeben, die den Triumph über das Trauma ausmalten. Tragischerweise gilt für die meisten Menschen der Moderne, dass sie die Anbindung an diese intergenerationale Weisheit verloren haben.

Im Laufe der letzten Jahrzehnte, mit zunehmendem Bedeutungsgewinn unseres Fachgebiets Trauma, hat sich die Psychologie damit zu befassen begonnen, wie einzelne Menschen und ganze Gesellschaftsgruppen auf widrige persönliche und kollektive Umstände mit positiven Veränderungen reagieren. Der Fokus hat sich verlagert und man betrachtet nicht mehr lediglich, wie Einzelne und Gruppen zur Normalität zurückfinden, sondern sieht sich auch an, wie Traumen zu einem Medium werden können, das unser Leben transformiert. Die fünf Veränderungsbereiche, auf die sich die Erforschung posttraumatischen Wachstums im Allgemeinen konzentriert, lauten: vermehrte Wertschätzung des Lebens, engere Beziehungen zu anderen, mehr persönliche Stärke, neue Möglichkeiten im Leben und spirituelle Entwicklung.[23]

NARM bietet Klient*innen die Chance, etwas an alten psychobiologischen Mustern zu ändern, die sie bislang davon abhielten, sich in Richtung von mehr In-Kontakt-Sein, Gesundheit und Lebendigkeit zu bewegen. Es ist ein psychotherapeutisches Modell, das größere Vitalität unterstützt. Traumen bieten die Chance, systemische Veränderungen vorzunehmen. Ob es sich um Systeme in uns handelt (im einzelnen Menschen), die dafür sorgen, dass wir Altem verhaftet und krank bleiben, oder um Systeme in der Außenwelt (innerhalb der Gesellschaft), die soziale Ungleichheit und Probleme mit sich bringen – unbewältigte Traumen zu identifizieren und anzugehen, erlaubt uns, komplexe lebendige Systeme zu transformieren.

Wir möchten hier eine hoffnungsfroh stimmende Geschichte dazu teilen, wie eine traumainformierte Herangehensweise das Leben von Menschen verändern kann. Eine Teilnehmerin an unserer NARM-Fortbildung (heute eine NARM-Therapeutin), Lisa Gillispie, fühlte sich durch das neu Gelernte inspiriert und machte die Schule ihres Kindes mit Grundlagen einer traumainformierten Betreuung bekannt. Im Jahr darauf stieß Lisa, als sie ihr Kind am ersten Schultag in der Schule ablieferte, auf das folgende Schild:

In dieser Schule:

- *wissen wir über Trauma Bescheid.*
- *kommt Connection (Kontaktaufnahme) vor Correction (Korrektur).*
- *bleiben wir neugierig, statt auszuticken.*
- *verstehen wir, dass Verhalten Kommunikation ist.*
- *glauben wir an Co-Regulation.*
- *regulieren sich Kinder über die Erwachsenen in ihrem Leben.*

- *denken wir: »Er kann nicht« statt »Er will nicht«.*
- *fühlen wir uns in jemanden ein, der gerade durchdreht.*
- *glauben wir an Wiedergutmachung statt Strafe.*
- *glauben wir, dass Beziehungen Stress abfedern und uns resilienter machen*
- *brauchen wir alle einander, immer.*
- *heißt Resilienz: Wir sehen dich, wir hören dich, wir sind bei dir.*

Traumaheilung hat einen Dominoeffekt. Durch eine Mutter, der es am Herzen lag, das Gelernte an ihr Umfeld weiterzugeben, hat die traumainformierte Arbeit nun Einzug in die Schule ihres Kindes gehalten. Das zeigt wunderschön, wie sich traumasensible Modelle wie NARM auch abseits der Psychotherapie einsetzen lassen, um Familien zu unterstützen und Systeme zu transformieren. In diesem Buch ruht der Fokus zwar auf der therapeutischen Anwendung von NARM, aber wir laden Sie ein, auch darüber zu reflektieren, wie diese Prinzipien und Skills breiter angelegte systemische Veränderungen unterstützen könnten.

Reflexionsübung

Wir laden Sie ein, sich ein paar Momente Zeit zu nehmen, um darüber zu reflektieren, wie ein traumainformiertes Verständnis Sie in folgenden Punkten unterstützen kann:

1. berufliche Weiterentwicklung
2. persönliches Wachstum
3. familiäre Beziehungen
4. Freundschaften
5. soziale, politische oder umweltbezogene Arbeit (Tätigkeiten, die darauf abzielen, die Welt zu einem besseren Ort zu machen)

Während Sie sich diese Fragen durch den Sinn gehen lassen, laden wir Sie ein, wahrzunehmen, was in Ihren Gedanken, Ihren Emotionen und Ihrem Körper vor sich geht.

2. Die Organisationsprinzipien von NARM

»In einer modernen Welt, die von komplexen Traumen, von Leiden, Konflikt und Kontaktlosigkeit heimgesucht ist, kann Traumaheilung zum Medium persönlicher und sozialer Transformation werden.«

Aus den Unterlagen der NARM-Weiterbildung

Das Neuroaffektive Beziehungsmodell stützt sich auf bestimmte Organisationsprinzipien, die einen Rahmen und eine grobe Orientierung für unser therapeutisches Vorgehen bieten. Dieses Grundgerüst zeigt einen Weg zu mehr Kontakt zwischen Therapeut*innen und Klient*innen auf, was bei Letzteren die Möglichkeit von mehr Organisation sowie der Auflösung und Transformation alter Traumamuster fördert. Die Anwendung dieser Organisationsprinzipien erhöht die Wahrscheinlichkeit, dass wirksame Interventionen auf die konkrete Person abgestimmt sind, die da vor uns sitzt, statt dass wir mechanisch irgendwelche Punkte abarbeiten.

In diesem Kapitel soll es um folgende Organisationsprinzipien von NARM gehen:

1. Kontakt – Sich-Abschneiden vom Kontakt
2. Bindung – Ablösung / Individuation
3. Angst vor Bindungs- und Beziehungsverlust

4. Kerndilemma
5. adaptive Überlebensstrukturen
6. Scham, Selbstablehnung und Selbsthass
7. emotionale Vervollständigung
8. Desidentifikation

Kontakt – Sich-Abschneiden vom Kontakt

Die Wichtigkeit sicherer Bindung für eine gesunde kindliche Entwicklung ist eindeutig belegt. Wenn ein Kind in frühester Jugend über seine zentralen Bezugspersonen eine relativ sichere Bindung erfährt, aktiviert dies neurobiologische Mechanismen, die das Kind bei seiner neu entstehenden Fähigkeit unterstützen, mit sich selbst und anderen in Kontakt zu sein. Bei sehr kleinen Kindern ist der Kontakt zum Selbst ein unbewusst ablaufender Prozess. Er hat damit zu tun, sich sicher dabei zu fühlen, am Leben zu sein, sicher in dem empfundenen Recht auf die eigene Existenz zu sein und im Gefühl, geliebt zu werden. Der Kontakt zum Selbst wird durch die zunehmende Fähigkeit gestärkt, zu fühlen, sich aktiv einzulassen, sich auszudrücken und in die Welt hinauszugehen. Er schafft das Fundament für die sich entwickelnde Fähigkeit zum sozialen Miteinander mit den unmittelbaren Bezugspersonen, anderen Menschen und der Welt.

In-Kontakt-Sein ist unser natürlicher Zustand. Erst wenn dieser Kontakt zur Bedrohung wird, müssen Menschen zur Sicherung ihres Überlebens auf Strategien zurückgreifen, die erlauben, sich von diesem Kontakt abzuschneiden. In Kontakt zu sein schafft die optimalen Bedingungen für eine gesunde Entwicklung des Selbst; sich vom Kontakt abzuschneiden ist ein Anpassungsmechanismus, der Kindern hilft, mit Traumen fertig zu werden.

Ein besonders verheerendes Versagen stellt es für Kinder dar, wenn ihre Bindungsfiguren chronisch fehlende Einstimmung ausmacht. Unter solchen Umständen lernt das Kind, dass es nicht darauf vertrauen kann, dass seine Grundbedürfnisse erfüllt werden und dass die Erwachsenen in seinem Leben es lieben. Ausdruck dieses Umfeldes können Vernachlässigung, Missbrauch oder Nichteingehen auf entwicklungsrelevante Bedürfnisse sein. Für Kinder, die chronisch eine solche Fehleinstimmung erfahren, wird es irgendwann unerträglich, mit den eigenen Bedürfnissen und Gefühlen in Kontakt zu bleiben, sie können diesen Kontakt nicht länger aufrechterhalten. Die innere Not, die sie in solchen schmerzhaften Situationen erleben, verbietet es ihnen. Die einzige Strategie, die dem Kind bleibt, um zu überleben, besteht darin, sich von seinen wahren Bedürfnissen und Gefühlen abzuschneiden.

Viele Kinder müssen auch früh lernen, mit belastenden Erfahrungen wie einer Operation gleich nach der Geburt, häuslicher Gewalt oder Substanzmissbrauch der Eltern zurechtzukommen. Oder damit, in einem Kriegsgebiet aufzuwachsen oder aus anderen Gründen umgeben von Gewalt, Diskriminierung, Armut, Hunger oder Naturkatastrophen (um nur einige Beispiele zu nennen). Kinder sind nur begrenzt in der Lage, sich vor solchen schädigenden Umwelteinflüssen zu schützen. Bei dem Versuch, die Wucht der Traumatisierungen zu handhaben, greifen sie auf Mechanismen wie Dissoziation, Spaltung und Fragmentierung zurück – allesamt Formen des Sich-Abschneidens vom Kontakt.

Wie im vorherigen Kapitel ausgeführt, zeigen die ACE-Studie und andere Untersuchungen zu Kindheitstraumen die langfristigen Auswirkungen des Versagens der Umwelt auf die Entwicklung des Kindes. Zwar hilft das Sich-Abschneiden vom Kontakt Kindern, unerträgliche Situationen auszuhalten, aber es verbaut ihnen auch ein Stück weit eine gesunde Entwicklung. So lebensrettend die Strategien, sich vom Kontakt abzuschneiden, für das Kind auch sind, bringen eine ganze Reihe von Schwierigkeiten auf der körperlichen, psychologischen und Verhaltensebene mit sich. Wie später noch eingehender dargelegt wird, bezeichnen wir diese psychobiologischen Muster des Sich-Abschneidens vom Kontakt als adaptive Überlebensstrukturen.

Wichtig ist, hier zu betonen, dass wir den Nicht-Kontakt nicht pathologisieren. Wir erkennen und respektieren die Strategien des Sich-Abschneidens vom Kontakt, von denen das Überleben der Kinder abhing. Dieser Blickwinkel hilft uns, zu erkennen, auf welche Weise sich die in der Kindheit entwickelten Muster heute störend auf das Erwachsenenleben auswirken.

Aus klinischer Sicht verfolgen wir bei unseren Klient*innen den Wechsel zwischen In-Kontakt-Sein und Mustern des Sich-Abschneidens vom Kontakt. Diesen Prozess erklären wir in Kapitel 6 ausführlicher. Fürs Erste ist es wichtig, klarzustellen, dass die NARM-Therapie nicht bestrebt ist, diese Muster des Sich-Abschneidens vom Kontakt auszumerzen. Ebenso wenig verfolgt sie das Ziel, Klient*innen in einen Zustand zu versetzen, in dem ein In-Kontakt-Sein zustande kommt. Der NARM-Ansatz unterstützt sie vielmehr dabei, ihr eigenes aktives Zutun im Hinblick auf die alten Muster des Abgeschnittenseins vom Kontakt zu erleben (Agency). Wir wissen, dass sie sich in dem Moment, wo sie nicht mehr automatisch auf diese Strukturen zurückgreifen müssen, organisch und spontan in Richtung kontaktvoller Zustände bewegen werden.

Reflexionsübung

Wir laden Sie ein, sich ein paar Momente Zeit zu nehmen, um so offen und mitfühlend wie möglich über Folgendes zu reflektieren:

1. Momente des In-Kontakt-Seins und der Verbundenheit in Ihrem Leben
2. Momente des Abgeschnittenseins von Kontakt und Verbundenheit in Ihrem Leben

Wir laden Sie ein, bei Ihren Reflexionen über Kontakt und Abgeschnittensein vom Kontakt in Ihrem Leben wahrzunehmen, was in Ihren Gedanken, Ihren Emotionen und Ihrem Körper vor sich geht.

Bindung – Ablösung / Individuation

Die »sichere Basis« der Bindung unterstützt das Kind dabei, sich zunehmend mehr in die Welt hinauszubewegen und sie zu erkunden – das, was Margaret Mahler Ablösung / Individuation nennt.[24] Ein Kind, dem Grundbedürfnisse wie Sicherheit, Geborgenheit, Einstimmung und Umsorgtwerden erfüllt werden, kann nach und nach die Welt entdecken. Es beginnt im ganz Kleinen mit dem Baby, das sich die Welt anschaut, Blickkontakt aufnimmt, Dinge erkundet. Im Laufe der Zeit kann das zu Meilensteinen der Entwicklung führen wie Krabbeln, Laufen, Sprechen, dazu, bestimmte Dinge ganz allein zu machen, für eine gewisse Zeit allein aus dem Hause zu gehen und schließlich erwachsen zu werden.

Biologisch sind wir sowohl auf Bindung wie auch auf Ablösung / Individuation angelegt. Die kindliche Entwicklung ist von der Polarität zwischen Bindung einerseits und Ablösung / Individuation andererseits gekennzeichnet; zwischen der lebenserhaltenden Beziehung zu den wichtigen Bezugspersonen und einer zunehmend unabhängigeren, autonomen Selbstwahrnehmung. Es sind zwei Seiten ein und derselben Medaille. Wenn sie sich entsprechend ergänzen, dienen beide der Unterstützung des sich entwickelnden Selbst.

Die eine Seite der Medaille ist die, dass der Bindungsprozess auf angeborene Mechanismen zurückgeht, die den Kontakt eines Kindes mit seinen Bezugspersonen unterstützen. Das kindliche Nervensystem ist von der Regulation durch seine Bezugspersonen abhängig. Es braucht sie, um die neuronalen Netze anzulegen, die es in die Lage versetzen, Geborgenheit und Sicherheit zu erfahren. Wenn interpersonelle Regulation geboten wird, entwickelt sich Selbstregulation – für das Kind eine sichere Basis, von der aus es sich immer vertrauensvoller und zuversichtlicher in die Welt hinausbewegen kann.

Die andere Seite der Medaille besteht in dem Ablösungs- und Individuationsprozess, der aus angeborenen Mechanismen hervorgeht, die das Kind in seiner wachsenden Unabhängigkeit von seinen Bezugspersonen unterstützen. Die energetische Ausdehnung des kindlichen Aktionsradius heizt seine Beschäftigung mit der Außenwelt kräftig an und unterstützt das Kind dabei, in Beziehungen autonomer zu werden. Wenn aus Kindern Erwachsene werden, unterstützt sie der Ablösungs- und Individuationsprozess dabei, Beziehungen einzugehen, in denen sie andere nicht mehr als Objekte für die Erfüllung eigener Bedürfnisse betrachten, sondern mit mehr echter Verbundenheit, Nähe und Liebe.

Sowohl Bindung als auch Ablösung / Individuation dienen als Grundlage für ein sicheres, solides Selbstgefühl und geben eine Blaupause für gesunde Erwachsenenbeziehungen ab. Wenn Kinder in einem frühen Lebensumfeld aufwachsen, in dem ihre Entwicklungsbedürfnisse nach Bindung einerseits und Ablösung / Individuation andererseits unterstützt werden, wirkt das In-Kontakt-Sein mit sich selbst und das In-Kontakt-Sein mit anderen wechselseitig verstärkend. Mit anderen Worten: Je sicherer die Bindungsbeziehung, desto mehr versetzt es das Kind in die Lage, sich in seiner Autonomie sicher zu fühlen. Und je sicherer das Gefühl von Autonomie auf Seiten des Kindes, desto eher wird es sichere Beziehungen entwickeln und aufrechterhalten können.

Die Erfahrung eines sicheren Selbstgefühls, gegründet auf gesunde Bindung und Ablösung / Individuation, führt zu der Fähigkeit, eine große Palette innerer Zustände tolerieren zu können, darunter auch die körperlich empfundene innere Not, die ein herausforderndes Umfeld begleitet. Zudem mündet sie in die Fähigkeit, frustrierende wie auch angenehme Seiten von Erfahrungen im Leben gleichzeitig präsent zu haben, worin sich eine erhöhte psychobiologische Fähigkeit spiegelt oder das, was im klassischen Sinne als Resilienz bezeichnet wird.

Verkörpertes Erwachsenenbewusstsein ist ein Begriff aus NARM, der sich auf Erwachsene bezieht, die sich selbst nicht nur physisch als Erwachsene erleben, sondern auch psychologisch und emotional. Sie verkörpern Ablösung / Individuation in dem Sinne, dass sie sich in ihrem Selbstwertgefühl als weniger abhängig von anderen erleben. Damit sind sie eher in der Lage, authentische Beziehungen einzugehen. Ihr Verhalten ist nicht von adaptiven Überlebensstrukturen gesteuert, sondern ergibt sich aus dem Kontakt mit ihren wahren Bedürfnissen und Gefühlen sowie einem Gefühl eigener Handlungsmacht (Agency) und Selbstaktivierung. Im Erwachsenenbewusstsein verkörpert zu sein, bietet eine sichere Plattform dafür, sich mit sich selbst und anderen in Kontakt zu fühlen, ohne dass das eine mit dem anderen in Konflikt gerät.

Wenn Kinder in einem frühen Umfeld aufwachsen, in dem ihre entwicklungsrelevanten Bedürfnisse nach Bindung wie auch nach Ablösung / Individuation nicht genährt werden, entsteht in ihnen ein Konflikt zwischen dem Bedürfnis nach In-Kontakt-Sein mit sich selbst und dem Bedürfnis nach In-Kontakt-Sein mit anderen. Mit anderen Worten: Je weniger sicher die Bindungsbeziehung ist, desto weniger kann sich das Kind in seinen Bemühungen um Autonomie sicher fühlen. Und je unsicherer die vom Kind erlebte Autonomie ist, desto weniger ist das Kind imstande, sichere Beziehungen zu schaffen und aufrechtzuerhalten.

Die Erfahrung eines unsicheren oder desorganisierten Selbstgefühls, die auf einer Störung der Bindung und/oder Ablösung/Individuation aufgebaut ist, führt zu Problemen mit der Selbstregulation, der Affekttoleranz, dem sozialen Miteinander oder Social Engagement (Begriffe, auf die in Kapitel 9 noch näher eingegangen wird). Zudem führt sie zu der Unfähigkeit, frustrierende wie auch angenehme Seiten von Erfahrungen gleichzeitig präsent zu haben. Hierin spiegelt sich eine beeinträchtigte psychobiologische Fähigkeit oder etwas, das traditionell als Psychopathologie bezeichnet wird.

Ob als Kinder oder Erwachsene – vielen fällt es schwer, aus einer Beziehung heraus mit sich selbst in Kontakt zu bleiben. Also fahren wir vielleicht die Strategie, uns selbst aufzugeben, um uns um andere zu kümmern – um uns dann in unseren Beziehungen unter Druck und unauthentisch zu fühlen. Oder es läuft genau umgekehrt und unsere Strategie ist die, uns von anderen freizumachen, um für uns zu sorgen. Was dann dazu führen kann, dass wir uns einsam und unerfüllt fühlen.

In NARM sprechen wir vom 50:50-Verhältnis. Gemeint ist der Prozess, ständig neu aushandeln zu müssen, wie sich unser Kontakt zu uns selbst und anderen auf der Welt gestaltet. Durch ihn entsteht ein Rhythmus zwischen Zuwendung zur Innen- und zur Außenwelt, über den wir sicherer in uns selbst und sicherer in Beziehungen werden. Über das 50:50-Verhältnis bei uns zu reflektieren, erlaubt uns, bei unseren Interaktionen mit anderen im Erwachsenenbewusstsein zu bleiben, da es uns ständig Informationen dazu liefert, wie wir innerlich auf die Welt reagieren.

Reflexionsübung

Für diese Übung zum 50:50-Verhältnis brauchen Sie einen Partner oder eine Partnerin. Am besten führen Sie sie schweigend durch. Wir laden Sie ein, sich danach etwas Zeit dafür zu nehmen, um mit Ihrem Gegenüber zu besprechen, was Sie dabei erlebt haben.

1. Beginnen Sie damit, die andere Person zu bitten, sich Ihnen gegenüber etwa drei Meter entfernt hinzustellen. Ihre Aufgabe besteht einfach nur darin, dort stehen zu bleiben – nichts weiter.
2. Nehmen Sie sich, während Sie Ihr gegenüber stehen, Zeit, um zunächst einmal Ihr eigenes Selbst zu spüren – Körperempfindungen, Emotionen, Gedanken oder Impulse wahrzunehmen. Nehmen Sie sich dann die Zeit, die andere Person zu spüren, und achten Sie darauf, wie es ist, Ihre Aufmerksamkeit auf sie zu lenken. Nehmen Sie den Balanceakt zwischen dem Aufrechterhalten des Kontakts mit sich selbst und dem Kontakt mit dem Gegenüber wahr.
3. Bleiben Sie weiter Ihrem Partner oder Ihrer Partnerin zugewandt stehen und ermitteln Sie für sich den Punkt im Raum, wo das Verhältnis für Ihr Gefühl ausgewogen ist: Bewegen Sie sich bei Bedarf im Raum, bis Sie eine Stelle gefunden haben, wo Sie sich zu 50 Prozent mit sich selbst in Kontakt fühlen und zu 50 Prozent mit Ihrem Gegenüber. Merken Sie sich diese Stelle.
4. Bewegen Sie sich dann langsam rückwärts weg von der anderen Person. Wenn Sie sich drei bis sechs Meter von ihr entfernt haben, bleiben Sie stehen und nehmen wahr, welches Verhältnis jetzt zwischen In-Kontakt-Bleiben mit sich selbst und In-Kontakt-Bleiben mit Ihrem Gegenüber besteht. Wir laden Sie ein, dort erst einmal zu verweilen und wahrzunehmen, was in Ihnen vorgeht.

5. Wenn Sie so weit sind, bewegen Sie sich langsam wieder vorwärts, über Ihren ursprünglichen 50:50-Punkt hinaus, bis Sie sich direkt von Angesicht zu Angesicht vor Ihrem Gegenüber befinden. Bleiben Sie stehen und nehmen Sie jetzt das Verhältnis zwischen In-Kontakt-Bleiben mit sich selbst und In-Kontakt-Bleiben mit der anderen Person wahr. Auch hier ist wieder unsere Einladung an Sie, dort etwas zu verweilen und wahrzunehmen, was in Ihnen vorgeht.
6. Wenn Sie so weit sind, gehen Sie jetzt wieder langsam rückwärts, bis Sie Ihren idealen Balancepunkt in der Beziehung zum anderen gefunden haben. Bitte beachten Sie, dass sich dieser Punkt seit dem ersten Durchgang verändert haben könnte. Nehmen Sie sich also Zeit, um herauszufinden, wo gegebenenfalls der neue Punkt ist, an dem ein ausgewogenes Verhältnis besteht. Bleiben Sie stehen, wenn Sie 50 Prozent In-Kontakt-Sein mit sich selbst und 50 Prozent In-Kontakt-Sein mit Ihrem Gegenüber erleben. Wir laden Sie ein, dort wieder etwas zu verweilen und wahrzunehmen, was in Ihnen vorgeht.
7. Wenn Ihr Partner die 50:50-Übung auch ausprobieren möchte, können Sie jetzt die Rollen tauschen.
8. Dann kommen Sie zur Nachbesprechung der Übung. Hierbei laden wir Sie ein, sich mit der anderen Person darüber auszutauschen, wie diese Erfahrung für Sie war. Achten Sie dabei vor allem darauf, auf welcher Seite des 50:50-Verhältnisses Sie sich wohler gefühlt haben (weit entfernt oder ganz nah) und wie sich Ihr anfänglicher 50:50-Punkt bis zum Ende der Übung vielleicht verschoben hat.

Angst vor Bindungs- und Beziehungsverlust

Wenn kleine Kinder mit Bindungsfehlschlägen und Umweltversagen konfrontiert sind, bedeutet das, dass ihr Überleben in Gefahr ist. Das Kind erlebt die Realität, dass Bezugspersonen und Umgebung nicht in der Lage sind, seine authentischen Bedürfnisse und Gefühle mitzutragen, als existenzielle Bedrohung. Da das Überleben des Kindes vollkommen von seinen Bezugspersonen abhängt, muss es um jeden Preis den Kontakt zu ihnen aufrechterhalten, selbst wenn das bedeutet, die Beziehung zu sich selbst zu kappen.

In der Frühzeit des Lebens sticht die Beziehung zu den zentralen Bezugspersonen immer die Beziehung zum eigenen Selbst. Für das Kind steht und fällt alles mit der Bindungsbeziehung. Sie ist die Sonne, um die sein Leben kreist. Ohne entsprechende Bindung können Kinder nicht überleben, geschweige denn gedeihen.

Ist die Bindungsbeziehung in Gefahr, steht das Kind vor einer unmöglichen Situation: Es muss den Kontakt zu seinen Bezugspersonen unbedingt aufrechterhalten, aber auch mit seinem authentischen Selbst in Kontakt bleiben. Es ist eine vertrackte Situation: die Beziehung zu den Bezugspersonen gegen die Beziehung des Kindes zu sich selbst, ein Spiegel des Konflikts zwischen Bindung und Ablösung / Individuation.

Für Kinder, die in diese unsägliche Zwickmühle geraten, werden die eigenen Impulse in Richtung Ablösung / Individuation zu einer immanenten Gefahr. Um aus der unmöglichen Situation herauszukommen, lernt das Kind früh, die eigenen Bedürfnisse nach Ablösung und Individuation zum Schweigen zu bringen. Um das eigene Überleben zu sichern, beginnt das Kind, sich von zentralen Aspekten seines autonomen Selbst abzuschneiden – etwa seinen authentischen Gefühlen und Bedürfnissen. Die Wurzel von so viel Leidvollem im späteren Leben ist das unbewusste zwanghafte Festhalten an der Bindungsbeziehung, koste es, was es wolle, da die existenzielle Angst vor deren Verlust die vor dem Verlust der Liebe überhaupt ist.

Selbst wenn die damaligen Bezugspersonen schon längst nicht mehr leben, haben die Betroffenen noch immer das Gefühl, in dieser Zwickmühle zu stecken: Sie müssen sich vor dem Verlust der Bindungsbeziehung schützen, was aber zu Lasten ihres authentischen Selbst geht. Diese tief sitzende Angst vor Bindungsverlust bleibt bis weit ins Erwachsenenalter fortbestehen und nährt diverse Strategien, die eingesetzt werden, um sich vor etwas zu schützen, das unbewusst als Verlassenwerden erfahren wird. Menschen haben dann Angst vor dem, was sie am meisten wollen, und setzen Selbstsabotage-Strategien ein, um Ablösung / Individuation, das Erleben der eigenen Handlungsmacht (Agency), Selbstaktivierung und sich auftuende Möglichkeiten, Liebe zu erfahren, zu blockieren. Dieses Zerrissensein zwischen der Aufrechterhaltung des Kontakts in einer Beziehung einerseits und dem In-Kontakt-Bleiben mit dem authentischen Selbst andererseits zeigt sich auch in den intimsten Beziehungen: in der Partnerschaft, gegenüber den eigenen Kindern und im engsten Freundeskreis. Es demonstriert die noch immer fortbestehende Angst vor dem Verlust der Beziehung.

Der Schwerpunkt ist je nach Kultur unterschiedlich gelagert und betont eher Bindung oder eher Ablösung / Individuation. Man könnte sagen, dass wir es hier mit Gegenpolen zu tun haben – aber wir sind der Auffassung, dass sowohl Bindung als auch Ablösung / Individuation biologische Bedürfnisse sind. Wir sehen sie nicht als diametrale Gegensätze. Eine gesunde kindliche Entwicklung hängt vom rechten Gleichgewicht zwischen beidem ab. Wie ein sich derartiges ausgewogenes Verhältnis in Familien und Kulturen ausdrückt, verdient noch umfassender untersucht zu werden. Um die Herausforderungen zu erkennen, mit denen sich unsere Klient*innen im Hinblick auf unbewältigtes Entwicklungstrauma herumplagen, konzentrieren wir uns darauf, welches Verhältnis sie zu einem potenziellen inneren Konflikt zwischen Bindung (Beziehung) und Ablösung / Individuation (Authentizität) haben.

Reflexionsübung

Wir möchten Sie einladen, sich ein paar Momente Zeit zu nehmen, um über die folgenden Punkte zu reflektieren:

1. Wichtige Beziehungen in Ihrem Leben und wie Sie mit der Angst vor einem Abbruch des Kontakts und einem Verlust umgegangen sind. Sie könnten zunächst über Beziehungen in Ihrer Kindheit reflektieren und dann über solche im Erwachsenenalter.
2. Welches Verhältnis hatten Sie zu Ihrer Angst vor dem Bindungsverlust?
3. Welche Strategien haben Sie eingesetzt, um sich vor dem Verlust der Beziehungen zu schützen?

Während Sie sich diese Fragen durch den Sinn gehen lassen, laden wir Sie ein, wahrzunehmen, was in Ihren Gedanken, Ihren Emotionen und Ihrem Körper vor sich geht.

Das Kerndilemma

Kinder, die sich in dieser unmöglichen Zwickmühle zwischen Bindung und Ablösung / Individuation wiederfinden, müssen entscheiden, ob sie im Kontakt mit sich selbst bleiben oder mit ihren Bindungsbeziehungen. Im weiteren Entwicklungsverlauf wird dieses Kerndilemma dann als Konflikt zwischen dem in uns erfahren, was echt ist (authentisches Selbst) und dem, was wir tun müssen, um zu überleben (adaptives Selbst). Im Kind – und später beim Erwachsenen – hinterlässt dies das Gefühl: »Ich kann entweder so sein, wie ich wirklich bin, oder ich kann in einer Beziehung sein – beides gleichzeitig geht nicht.«

Viele Kinder tragen eine tiefe existenzielle Angst in sich, sie würden die Bindungsbeziehung verlieren, wenn sie ihre echten Bedürfnisse und Gefühle zum Ausdruck bringen. Botschaften, die in diese Richtung verweisen, werden meist implizit vermittelt, in einigen Familien und kulturellen Systemen aber auch explizit. So zum Beispiel gibt es die alte Redensart: »Kinder sollte man sehen, aber nicht hören.« Zwar könnte man diesen Spruch so auffassen, dass man Kindern damit beibrachte, zuzuhören. Aber man könnte ihn auch so sehen, dass dem Kind damit vermittelt wird, seinen authentischen Selbstausdruck zu unterdrücken. Vor allem in Umfeldern, in denen es mit Gefahr verbunden ist, wenn sich ein Kind authentisch äußert, lernt es, sich von seinen eigenen Impulsen abzuschneiden, um sich das Gefühl des In-Kontakt-Seins mit den primären Bindungsfiguren zu bewahren.

Zur Bewältigung der existenziellen Bedrohung, die ein Beziehungsverlust für sie bedeutet, müssen Kinder lernen, grundlegende Aspekte ihrer selbst abzulehnen. Aus der Erwachsenensicht mag das wenig einleuchtend sein, mit den Augen des Kindes betrachtet jedoch ist Selbstablehnung ein Schutzmechanismus zur Vermeidung eines Bindungsverlusts. Diese auf Überlebenssicherung abzielende Reaktion der Selbstablehnung wird dann in den Tiefen des Gehirns und Körpers dauerhaft angelegt und prägt die gesamte Entwicklung.

Reflexionsübung

Wir laden Sie ein, sich ein paar Momente Zeit zu nehmen, um über die folgenden Fragen zu reflektieren:

1. Wie ist es für Sie, über Ihr Verlangen nach Kontakt und Nähe zu reflektieren?
2. Wie ist es für Sie, über Ihre Angst vor Kontakt und Nähe zu reflektieren?
3. Wie ist es für Sie, sich diese zwei Seiten des Kerndilemmas gleichzeitig vor Augen zu führen?

Während Sie sich diese Fragen durch den Sinn gehen lassen, laden wir Sie ein, wahrzunehmen, was in Ihren Gedanken, Ihren Emotionen und Ihrem Körper vor sich geht.

Um mit der geschilderten Bredouille umzugehen, entwickeln Kinder bestimmte psychobiologische Muster und mit ihnen zusammenhängende Anpassungsstrategien, die helfen, ihr Überleben sicherzustellen. Wir bezeichnen diese als adaptive Überlebensstrukturen. Solche in der Kindheit entstandenen Überlebensstrukturen bestehen noch lange über die Zeit hinaus fort, in der sie überlebenswichtig sind, und manifestieren sich im Erwachsenenleben als die drei Symptomkategorien von K-PTBS (wie in Kapitel 1 dargelegt): affektive Dysregulation, negatives Selbstbild und interpersonelle Störungen. Außerdem münden adaptive Überlebensstrategien in diverse psychobiologische Symptome wie Dissoziation, Depression, Ängste, Ess-, Schlaf- und sexuelle Störungen, Substanzmissbrauch und Persönlichkeitsstörungen. Die unbewusste Angst vor Beziehungsverlust und die daraus resultierenden überlebensrelevanten Anpassungen bei unseren Klient*innen zu erkennen, ist ein Schlüssel zum Verständnis des Ursprungs so vieler psychischer und verhaltensmäßiger Störungen – und erklärt vielleicht sogar einige physiologische Krankheitsbilder.

Psychobiologische Symptome als Bestandteil einer ausgefeilten Überlebensstrategie zu erfassen, die sich rund um die Angst vor Bindungsverlust und das hieraus resultierende Kerndilemma bei Kindern konstelliert, hilft uns, bei unseren erwachsenen Klient*innen Zustände besser nachvollziehen zu können, in denen sie sich im Kreis drehen und recht hoffnungslos sein können. Für die Erfahrung, adaptiven Überlebensstrukturen verhaftet zu sein, die in der Kindheit verinnerlicht wurden und dazu dienten, ein früh erlebtes Versagen der Umwelt zu überleben, nutzen wir den Begriff kindliches Bewusstsein. Obwohl ihr Körper inzwischen herangereift ist, betrachten viele Erwachsene die Welt noch immer mit den Augen eines Kindes, und dementsprechend gestaltet sich auch ihre Beziehung zu ihr.

Erwachsene, die sich im kindlichen Bewusstsein befinden, haben zu sich selbst und der Welt eine Beziehung, die von Hilflosigkeit und einem fehlenden Gefühl eigener Handlungsmacht geprägt ist. Sie haben das Gefühl, dass ihr Wohl von anderen abhängig sei. Sie erfahren ihr Leben als eingeschränkt und ohne sonderliche Optionen, was dazu führt, dass sie sich nur begrenzt mit Fähigkeiten und Resilienz ausgestattet fühlen. Sie empfinden das regressive Bedürfnis, sich durch diverse Strategien des Sich-Abschneidens vom Kontakt (traditionell als Abwehrmechanismen bezeichnet) vor drohendem Beziehungsverlust zu schützen. Jedes wahrgenommene »Erwachsenwerden« und jeglicher Fortschritt kann gefühlt die Loyalität gegenüber diesen alten Überlebensstilmustern bedrohen.

Für Menschen mit unbewältigten Entwicklungstraumen kann jede Veränderung in Richtung eines Erwachsenenbewusstseins eine Bedrohung darstellen. Das hilft uns zu verstehen, warum viele Klient*innen kurzfristig an Boden gewinnen und dann wieder in alte, störende Muster zurückfallen. Hier nur einige gängige Beispiele: eine Person, die Stunden mit einer Stellenbewerbung zugebracht hat, nur um dann nicht zum Vorstellungsgespräch zu erscheinen; jemand, der wild entschlossen eine Diät durchgezogen hat, nur um gleich wieder zuzunehmen; eine Person, die Therapieprogramme absolviert und ihren Substanzmissbrauch in den Griff bekommen hat, um dann wieder rückfällig zu werden; Menschen, die viele Monate oder Jahre lang lose mit jemandem zusammen waren, bis aus der Beziehung etwas Ernsteres zu werden »drohte« und sie plötzlich ausstiegen. Selbst Zustände des In-Kontakt-Seins und der Verbundenheit, der Entspannung und Ausdehnung, des Vergnügens, der Erfüllung und des Erfolgs können als bedrohlich empfunden werden. Das Kerndilemma zu verstehen, hilft zu erklären, warum Veränderung und Wachstum eine solche Herausforderung sein können.

In NARM ergreifen wir bezogen auf das Kerndilemma der Klient*innen nicht Partei für eine Seite. Wir arbeiten mit ihnen daraufhin, die Bedingungen dafür zu schaffen, dass wieder eine Beziehung zu allen Aspekten des Selbst hergestellt werden kann. Wir stellen es uns so vor, dass alle Teile, die den Menschen ausmachen, der wir sind, in den Schoß der Familie zurückkehren und mit am Tisch sitzen. Vergleichbar damit, wie wir vielleicht Angehörige, mit denen wir uns auseinandergelebt hatten, an einem besonderen Feiertag zum gemeinsamen Festschmaus einladen, unterstützen wir unsere Klient*innen dabei, Teile von sich einzuladen, zu den kein Kontakt mehr bestand und die auf Ablehnung stießen. Wir sind uns darüber im Klaren, dass vieles an innerer Not und Schmerz, was die Person erleidet, mit der gekappten Verbindung zu dem zusammenhängt, was das Authentischste und Lebendigste in ihr ist.

Während des gesamten NARM-Prozesses erkunden wir auf allen Erfahrungsebenen immer wieder diese Kerndilemmata. Wir unterstützen die Person dabei, mehr darüber zu lernen, wie sie ihre Loyalität gegenüber dem kindlichen Bewusstsein fortschreibt. Daneben fördern wir ihre zunehmenden Möglichkeiten, mit den eigenen Bedürfnissen und Emotionen aus einem verkörperten Erwachsenenbewusstsein heraus umzugehen. Wir loten die psychobiologischen Muster, Strategien und Symptome aus, die zu Hindernissen geworden sind, wenn es um den Kontakt mit dem geht, was dieser Mensch für sich am sehnlichsten erhofft.

Bei der Auflösung der Kerndilemmata geht es darum, authentisch man selbst und gleichzeitig mit anderen verbunden zu sein. Die psychologische Idee der Objektkonstanz meint die Fähigkeit, gleichzeitig Liebe und Wut gegenüber jemandem empfinden zu können, mit dem man eine enge Beziehung unterhält. Diese emotionale Komplexität fassen zu können, ist eine wichtige Fähigkeit gesunder Erwachsener. Für ein Kind, das fehlgeschlagene Bindung und ein Beziehungsversagen erlebt, ist es schlichtweg zu bedrohlich, mit sich selbst in Kontakt zu bleiben, während es gleichzeitig den Kontakt mit seinen Bezugspersonen unterhält. Für Erwachsene jedoch kann diese Fähigkeit ein befreiendes Gefühl sein. Es erschließen sich neue Möglichkeiten, wenn der Wechsel von einem kindlichen Bewusstsein zu einem verkörperten Erwachsenenbewusstsein vollzogen wird – ein Vorgang, den wir in NARM als Desidentifikation bezeichnen (worauf am Ende dieses Kapitels noch näher eingegangen wird).

Adaptive Überlebensstrukturen

Wenn ein Kind in einem relativ sicheren Umfeld heranwächst, haben seine Bezugspersonen feine Antennen für seine Grundbedürfnisse und Gefühle und gehen auf sie ein. Das Kind erfährt Unterstützung und Liebe von Seiten seiner Umwelt. Die nachfolgende Grafik illustriert den Prozess, wenn die Bezugspersonen des Kindes angemessen auf seine Bedürfnisse und Emotionen eingehen, was in die Ausbildung essenzieller psychobiologischer Fähigkeiten mündet. Diese Fähigkeiten schaffen die sichere Grundlage für die kindliche Entwicklung und führen zu einer besseren Organisation des Selbst.

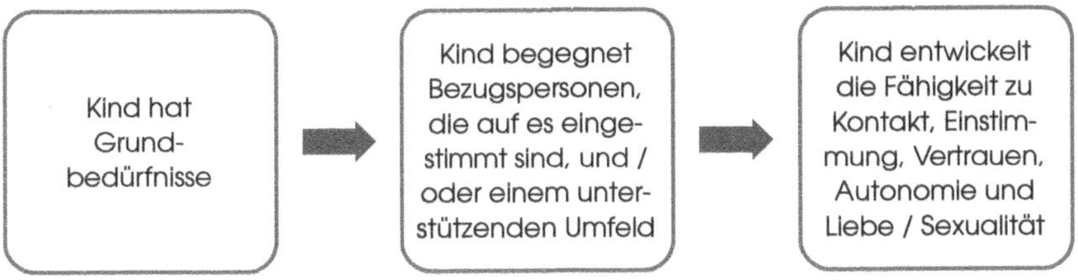
Kind hat Grund-bedürfnisse
Kind begegnet Bezugspersonen, die auf es einge-stimmt sind, und / oder einem unter-stützenden Umfeld
Kind entwickelt die Fähigkeit zu Kontakt, Einstim-mung, Vertrauen, Autonomie und Liebe / Sexualität

Sichere Bindung

Erlebt das Kind jedoch fehlschlagende Bindungsversuche und ein Versagen seiner Umwelt, gerät es in eine unmöglich zu lösende Zwickmühle und muss sich, um zu überleben, von eigenen Kernbedürfnissen und -gefühlen abschneiden. Dies wiederum bewirkt, dass dem Kind in seinem Erleben die Liebe als Möglichkeit abhandenkommt. Adaptive Überlebensstrukturen sind ein Weg des Kindes, sich die fehlende Unterstützung seiner Umwelt und den Verlust der Liebe zu erklären und sich daran anzupassen. Diese adaptiven Überlebensstrukturen helfen Kindern zwar in ihrer frühen Kindheit, die unmittelbaren Versäumnisse in ihrem Umfeld zu überstehen, schaffen aber am Ende ein unsicheres Fundament für die kindliche Entwicklung und sorgen für eine mehr oder weniger starke Desorganisation des Selbst. Die folgende Illustration zeigt den Prozess, wenn sich adaptive Überlebensstrukturen ausbilden.

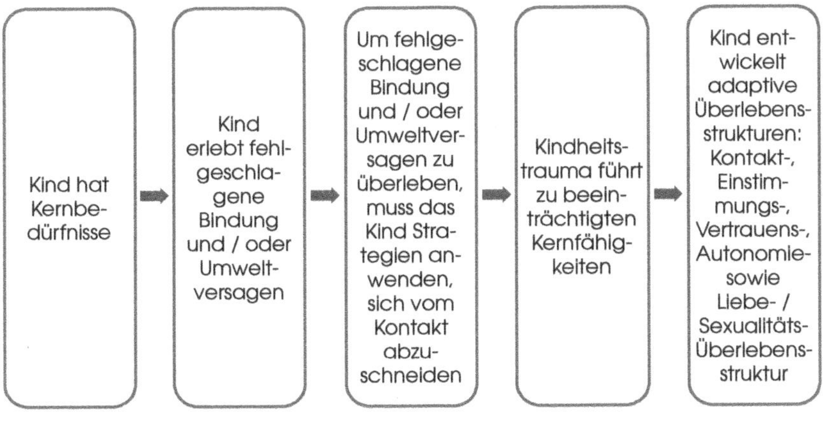

Fehlgeschlagene Bindung und Umweltversagen

Das von uns benutzte Modell der adaptiven Überlebensstrukturen, wie es im Buch *Entwicklungstrauma heilen* dargelegt wird, beschreibt Persönlichkeitsmuster, bei denen bestimmte Muster der Dysregulation des Nervensystems, der verzerrten Emotionen und der falschen Glaubenssätze zusammenkommen, auf die das Kind zurückgriff, um sich seine frühe Lebenswirklichkeit zu erklären.[25] Es handelt sich um falsche Repräsentationen des Selbst, die ursprünglich entstanden sind, um das bedrohte authentische Selbst des Kindes zu schützen. Diese Überlebensstrukturen zeigen sich als bestimmte Muster, nach denen sich das Kind in Anpassung an das Versagen seiner Umwelt vom Kontakt zu bestimmten Aspekten abschneidet, um so zu versuchen, sich geliebt fühlen zu können. Diese psychobiologischen Anpassungsvorgänge sind das Bemühen, das kindliche Kerndilemma aufzulösen: Sie bieten eine Möglichkeit, sich vor einem drohenden Verlust der Beziehung zu den wichtigen Bezugspersonen zu schützen, indem sich das Kind von seinen eigenen Kernbedürfnissen und -gefühlen abschneidet.

Die Betrachtung dieser Dynamiken durch die Brille adaptiver Überlebensstrukturen stützt sich auf ein Verständnis der Entwicklungsphasen und der Kernbedürfnisse, die mit den einzelnen Phasen der frühkindlichen Entwicklung verbunden sind. Adaptive Überlebensstrukturen sind eine Reaktion darauf, dass die Umwelt des Kindes an kritischen Punkten in seiner Entwicklung grundlegende Bedürfnisse seinerseits nicht erfüllt hat. Diese psychobiologischen Anpassungen entstehen ursprünglich als diverse Strategien, sich von den eigenen für die Entwicklung zentralen Bedürfnissen und lebenserhaltenden Emotionen abzuschneiden und sie abzulehnen. Die Auswirkung hiervon auf die emotionale Welt der Betroffenen werden wir in Kapitel 7 noch näher erkunden – hier soll unser Fokus auf den Folgen für die jeweiligen entwicklungsrelevanten Bedürfnisse des Kindes ruhen.

Die fünf adaptiven Überlebensstrukturen sind jeweils nach den Kernbedürfnissen in den einzelnen Entwicklungsstadien benannt: Kontakt, Einstimmung, Vertrauen, Autonomie und Liebe / Sexualität.

Kernbedürfnisse	Selbstablehnung	Kerndilemma
Kontakt	Das Kind lernt, sein Kernbedürfnis nach Kontakt mit sich selbst und anderen abzulehnen.	»Ich brauche den Kontakt, aber er ist mir nicht gefahrlos möglich.«
Einstimmung	Das Kind lernt, sein Kernbedürfnis, Bedürfnisse zu erfahren und mitzuteilen abzulehnen.	»Ich brauche Einstimmung, kann mich aber nicht gefahrlos darauf einlassen.«
Vertrauen	Das Kind lernt, sein Kernbedürfnis, anderen zu vertrauen und sich auf sie zu verlassen, abzulehnen.	»Ich muss in der Lage sein, anderen zu vertrauen, aber ich kann das nicht gefahrlos tun.«
Autonomie	Das Kind lernt, sein Kernbedürfnis nach Selbstbestimmung und authentischem Selbstausdruck abzulehnen.	»Ich muss meine eigene Autonomie erfahren, kann das aber nicht gefahrlos tun.«
Liebe / Sexualität	Das Kind lernt, sein Kernbedürfnis abzulehnen, vom Herzen her mit anderen in Beziehung zu treten.	»Ich muss Liebe ausdrücken und empfangen, kann das aber beides nicht gefahrlos tun.«

Die biologischen Bedürfnisse sind entwicklungsbezogener Natur. Was ein Neugeborenes für seine gesunde Entwicklung braucht, unterscheidet sich von dem, was Einjährige brauchen und was Sechsjährige brauchen. In jedem Entwicklungsstadium können Kernfähigkeiten durch unbewältigte Entwicklungstraumen gestört werden, was für das in Entwicklung befindliche Kind zu einigen Kernschwierigkeiten führt.

Kernbedürfnis	Kernfähigkeiten	Kernschwierigkeiten
Kontakt	In Berührung mit dem Körper und den Emotionen sein Kontakt und Verbundenheit mit anderen erleben	Abgeschnitten vom physischen und emotionalen Selbst Schwierigkeiten mit der Beziehung zu anderen
Einstimmung	Antennen für die eigenen Bedürfnisse und Emotionen haben Körperlich und emotional Nährendes würdigen, einfordern und annehmen können	Schwierigkeiten damit, zu wissen, was man braucht, und eigene Bedürfnisse zu fühlen; sie verdienen es nicht, erfüllt zu werden
Vertrauen	Ein gesundes Sich-Verlassen-Können auf andere Eine gesunde wechselseitige Abhängigkeit	Das Gefühl, sich auf niemanden außer auf sich selbst verlassen zu können Das Gefühl, man müsste in Beziehungen die Kontrolle haben
Autonomie	Angemessene Grenzen setzen Nein sagen können Aussprechen, wie man über etwas denkt – angstfrei und ohne Schuldgefühle oder Scham	Sich belastet und unter Druck fühlen Schwierigkeiten damit, ohne Umschweife Nein zu sagen und sich abzugrenzen
Liebe / Sexualität	Mit einem offenen Herzen leben Eine liebevolle Beziehung mit einer lebendigen Sexualität zusammenbringen	Schwierigkeiten damit, Herz und Sexualität zusammenzubringen Selbstwertgefühl basiert auf dem eigenen Aussehen, Errungenschaften und Leistungen

Vergessen Sie nicht: Diese das Überleben sichernden Anpassungsmuster sind entstanden, um das Kerndilemma aufzulösen. Sie basieren darauf, sich den Zugang zu seinem eigenen authentischen Selbst zu verwehren, um sich vor sonst drohendem Bindungsverlust zu schützen (der als Verlust jeglicher

Liebe im ganzen Universum erlebt würde). Wenn die Bedürfnisse und Gefühle des Kindes eine Bedrohung für seine Bezugspersonen und die Umgebung darstellen, bleibt ihm nur die Möglichkeit, sich von Kernaspekten des Selbst abzuschneiden. Die adaptiven Überlebensstrukturen prägen die Art und Weise, wie die Kinder und späteren Erwachsenen die Erfahrungen in ihrem Leben einordnen und filtern und wie sie auf diese reagieren.

Kernbedürfnis	**Überlebensadaption**	**Zum Schutz vor Bindungsverlust angewandte Strategie**
Kontakt	Versperren des Zugangs zu Kontakt Abschneiden vom Körper, den Emotionen und dem sozialen Miteinander	Kinder gehen so weit, ihr Gefühl, zu existieren, aufzugeben, und schneiden sich auf diverse Weisen vom Kontakt ab – etwa durch Dissoziation, Spaltung und den Versuch, sich unsichtbar zu machen.
Einstimmung	Versperren jedes Zugangs zu persönlichen Bedürfnissen und dazu, sie auszudrücken	Kinder geben ihre eigenen Bedürfnisse auf, um sich auf die Bedürfnisse anderer auszurichten, vor allem die ihrer Bezugspersonen.
Vertrauen	Versperren des Zugangs zu Vertrauen Versperren des Zugangs zu einer gesunden wechselseitigen Abhängigkeit	Kinder geben ihr Gefühl von Offenheit und Verletzlichkeit auf und lernen, ihre Umwelt auf diverse Weisen zu steuern, etwa indem sie so werden, wie die Bezugspersonen sie haben wollen.
Autonomie	Versperren des Zugangs zu einem authentischen Selbstausdruck Reagieren mit dem, was nach ihrem Dafürhalten von ihnen erwartet wird	Kinder geben ein Gefühl der Selbstbestimmung sowie direkte Ausdrucksformen von Unabhängigkeit und Authentizität auf, um sich nicht verlassen, überfallen oder erdrückt zu fühlen.
Liebe / Sexualität	Versperren des Zugangs zu Liebe und zum Kontakt mit dem Herzen Versperren des Zugangs zu einer Integration von Liebe und Sexualität	Kinder versuchen, Zurückweisung zu vermeiden, indem sie sich selbst perfektionieren. Sie hoffen, durch Leistung, bestimmte Errungenschaften oder ihr Erscheinungsbild Liebe zu gewinnen.

Reflexionsübung

Wir laden Sie ein, sich zu jeder der adaptiven Überlebensstrukturen ein wenig Zeit zu nehmen und darauf zu achten, was in Ihnen vorgeht, während Sie über diese Fragen reflektieren:

1. Kontakt: Reflektieren Sie über einen Zeitpunkt, zu dem Sie sich am meisten in Kontakt gefühlt haben – mit sich selbst, einem anderen Menschen, einem Haustier, der Natur, Gott.
2. Einstimmung: Reflektieren Sie über einen Zeitpunkt, zu dem Sie Ihre Bedürfnisse zum Ausdruck gebracht haben und jemand positiv darauf reagierte.
3. Vertrauen: Reflektieren Sie über einen Zeitpunkt, wo Sie von jemandem abhängig waren – und diese Person war für Sie da.
4. Autonomie: Reflektieren Sie über einen Zeitpunkt, wo Sie in einer Beziehung »den Mund aufgemacht« haben – und von Ihrem Gegenüber kam keine Ablehnung oder Zurückweisung.
5. Liebe / Sexualität: Reflektieren Sie über einen Zeitpunkt, wo Sie mit Liebe auf jemanden zugingen – und die andere Person erwiderte sie.

Adaptive Überlebensstrukturen zu verstehen, hilft uns bei der Organisation unseres therapeutischen Herangehens. Um die komplexe Natur der Themen, die unseren Klient*innen zu schaffen machen, besser zu verstehen, stützen wir uns nicht primär auf ihre Kindheitsgeschichte. Ebenso wenig stehen für uns die spezifischen Traumen im Blickpunkt, die sie durchlebt haben. Wir richten den Blick vielmehr darauf, welche Formen der Anpassung an diese traumatischen Erfahrungen sie entwickelt haben und wie sich unbewältigte Entwicklungsthemen in ihrem heutigen Leben ausdrücken. Die adaptiven Überlebensstrategien bieten einen wertvollen Rahmen, in dem wir Erkenntnisse dazu sammeln können, wie die Person das innerlich Erlebte für sich organisiert oder »einsortiert« und welche Beziehung sie zu dem äußerlich Erlebten hat. Früh Traumatisierte reagieren bei der Organisation ihrer Innenwelt auf ihre Kerndilemmata. Sie entwickeln diverse kognitive, emotionale, verhaltensmäßige und Beziehungsstrategien in Reaktion auf die unbewältigt gebliebenen Konflikte im Hinblick auf Kontakt, Einstimmung, Vertrauen, Autonomie und Liebe / Sexualität.

Unser Hauptfokus richtet sich nicht darauf, herauszubekommen, welche Überlebensstruktur unsere Klient*innen haben. Wir verwenden diese Muster auch nicht dazu, sie zu diagnostizieren, zu klassifizieren oder in bestimmte Kategorien einzuordnen. Wir haben in NARM den Spruch: »Wir arbeiten nicht mit Überlebensstrukturen – wir arbeiten mit Menschen, die sich mit bestimmten Überlebensstrukturen identifizieren.« Uns ist klar, dass die meisten Menschen in gewissem Umfang mit allen Überlebensthemen etwas anfangen können. Gemeinsam mit denen, die wir vor uns haben, erkunden wir, wie sich Überlebensmuster im Beziehungsprozess in jedem einzelnen Moment ausdrücken. Wir benutzen NARM als Grundgerüst, das uns verstehen hilft, wie sich unsere Klient*innen ihre innere Welt formen und wie wir den Therapieprozess am besten strukturieren.

Nur allzu leicht verlieren sich therapeutisch Tätige in den diversen Strategien, auf die Klient*innen zurückgreifen. Ihr jeweiliges Kerndilemma zu identifizieren, das die Wurzel ihrer Überlebensstrategien darstellt, erlaubt uns, den roten Faden weiterzuverfolgen, der zur Auflösung adaptiver Überlebensstrukturen führt. Wir würdigen und respektieren die diversen Strategien unserer Klient*innen und fördern dabei gleichzeitig für sie die Möglichkeit, eine Beziehung zu sich unterhalten zu können, die von ihrem Erwachsenenbewusstsein ausgeht und sich von der fixen Identität der Überlebensstrukturen frei macht.

Jede der Überlebensstrukturen ist als ein Mechanismus entstanden, bei dem sich jemand vom Kontakt mit diversen Aspekten abgeschnitten hat, um die Herausforderungen rund um ein frühes Trauma zu bewältigen. NARM drängt niemanden zu diesem Kontakt. Vielmehr erkunden wir die Herausforderungen, die damit verbunden sind, den Kontakt wiederherzustellen. Wir sind uns darüber im Klaren, dass ein Zustand des In-Kontakt-Seins dann eintritt, wenn die Bedingungen dafür stimmen. Wir erkunden mit unseren Klient*innen, was einem authentischeren Kontakt zu sich selbst und anderen immer wieder in den Weg gerät.

Unser Explorieren des Prozesses, sich vom Kontakt abzuschneiden, ist phänomenologisch ausgerichtet. Das heißt, dass wir uns bei der Arbeit im Hier und Jetzt mit Momenten befassen, in denen Kontakt besteht, wie auch mit Mustern, nach denen Klient*innen sich von diesem Kontakt abschneiden. NARM-Therapeut*innen entwickeln feine Antennen für die unterschiedlichen Weisen, auf die sich Klient*innen im gegenwärtigen Moment von ihrem Körper und ihren Emotionen abschneiden. Es ist wichtig, diese Momente zu spiegeln, wenn Klient*innen den Kontakt gerade wiederherstellen. Alte Muster des Abgeschnittenseins lösen sich in einer Atmosphäre von Neugier, Verständnis und Mitgefühl auf. Bei NARM arbeiten wir in Echtzeit daraufhin, die optimalen Bedingungen für eine Wiederherstellung des Kontakts zu schaffen. Der therapeutische und beziehungsmäßige Prozess, die wachsende Möglichkeit zu unterstützen, dass der Kontakt wiederhergestellt wird, ist immer wieder Gegenstand dieses Buches.

Scham, Selbstablehnung und Selbsthass

Reflexionsübung

Wir laden Sie ein, sich ein paar Momente Zeit zu nehmen – mit so viel Mitgefühl mit sich selbst wie möglich –, um über die folgenden Punkte zu reflektieren:

1. Gibt es einen Bereich in Ihrem Leben, wo Sie das Gefühl haben, an sich selbst massiv herumzukritisieren und sich selbst abzulehnen?
2. Wenn Klient*innen von Ihnen mit genau diesen Gefühlen zu kämpfen hätten, was würden Sie ihnen klarmachen wollen?
3. Was gerät Ihnen in den Weg, wenn es darum geht, dies auch sich selbst klarzumachen?

Die meisten, die in Therapie kommen, haben zunächst einmal ein Verhältnis zu sich selbst, das von Strategien wie Selbstbeschämung, Selbstablehnung und Selbsthass geprägt ist. Derartige Strategien erfüllen eine Funktion für ihr Überleben. Den Überlebenswert dieser schmerzhaften Strategien zu erkennen, hilft uns, effektiver mit unseren Klient*innen arbeiten zu können.

Wie schon skizziert, entwickeln Kinder angesichts von fehlgeschlagener Bindung und Umweltversagen früh im Leben adaptive Überlebensstrukturen, die auf Mustern in Verbindung damit basieren, sich vom Kontakt mit Kernbedürfnissen abzuschneiden und sie gar abzulehnen (Kontakt, Einstimmung, Vertrauen, Autonomie und Liebe / Sexualität). Sich Grundbedürfnisse zu verwehren, basiert auf Scham. Wenn etwa elementare Bedürfnisse des Kindes wie das, im Arm gehalten und umsorgt zu werden, nicht erfüllt werden, beginnt das Kind zu glauben, dass etwas an seinem Bedürfnis danach falsch ist. Was auch immer im Umfeld des Kindes passieren mag, das Kind kann zu viel Komplexität weder verstehen noch aushalten. Scham reduziert komplexe Umstände auf simple Antworten wie »Ich bin selbst schuld« und »Ich muss das wohl verdient haben«.

Es gibt zwei wichtige Elemente dabei, Scham, Selbsthass und Selbstablehnung zu verstehen und daran zu arbeiten: primärer Narzissmus und Spaltung. Diese Grundideen waren zentrale Organisationsprinzipien in der frühen psychoanalytischen Arbeit. Wir glauben, dass die beiden psychologischen Konzepte auch heute noch wichtig sind und uns helfen, die Auswirkungen von Entwicklungstraumen anzugehen.

Primärer Narzissmus ist im Kindesalter normal und etwas anderes als das, was wir »Narzissmus im Erwachsenenalter« nennen. Der primäre Narzissmus bedeutet einfach, dass Kinder gar nicht anders können als sich selbst als das Zentrum ihres Universums zu erleben. Wenn ein Kind Vernachlässigung, Gewalt, Missbrauch oder chronische Fehleinstimmung erfährt, erlebt es dies als seinen eigenen Fehler. Das Versagen wird immer persönlich genommen. Einfach ausgedrückt, ist das Kind nicht in der Lage, sich selbst als guten Menschen in einer schlimmen Situation zu erfahren. Geradezu definitionsgemäß glaubt das Kind, es selbst hätte versagt, wenn die Umwelt ihm das vorenthält, was es braucht. Damit kommen wir zur Idee der Spaltung.

Die Spaltungsdynamik ist Teil eines umfassenderen psychobiologischen Prozesses, der mit den Anpassungen zusammenhängt, die Kinder vornehmen, wenn ihre Umwelt versagt.[26] Ein Kind, das etwas braucht, teilt dies seinem Umfeld mit. Wenn es krank ist, Hunger hat, friert, eine volle Windel hat oder anderweitig in Not ist, teilt es dies seiner Bezugsperson mit, so gut es das auf seinem Entwicklungsstand kann. Bei Kindern, die noch nicht sprechen können, wird diese Kommunikation auf der emotionalen und der Verhaltensebene laufen. Gut auf das Kind eingestimmte Bezugspersonen werden die Not des Kindes entsprechend quittieren und sensibel auf seine Signale eingehen. Ein auf das Kind eingestimmtes Umfeld kümmert sich um das, was das Kind braucht, und das Kind beruhigt sich wieder.

Bei chronischer Vernachlässigung, bei Gewalt- und Missbrauchserfahrungen oder einem gravierenden Fehlen in der Einstimmung, bleiben elementare Bedürfnisse des Kindes unerfüllt und das Kind reagiert mit Protest und unterstreicht so die Dringlichkeit seiner Mitteilung an die Umgebung. Es beginnt vielleicht zu weinen, zu schreien, nach Dingen zu greifen oder an ihnen zu ziehen oder schlägt um sich. Protestreaktionen dieser Art sind sympathisch dominierte Reaktionen des Nervensystems, die dazu gedacht sind, die Umwelt dazu zu bringen, auf das Kind einzugehen. Stört sich weiterhin niemand am Protest des Kindes, kann er sich energetisch weiter hochschaukeln und es kommt zu einem noch höheren Erregungspegel und zu verstärktem Protest. Letzterer kann schnell in Wut oder Zorn umschlagen.

In dem Moment, wo diese mächtige Kraft der Wut auf die Bezugspersonen auftreten, gerät das Kind in eine Zwickmühle, denn aggressiv zu agieren oder auch nur heftige Aggression gegenüber den Bezugspersonen zu empfinden, bedroht die Bindungsbeziehung. Um diese zu schützen, lernen Kinder, sich vom Kontakt mit dieser Wut abzuschneiden, sie abzuspalten und auf sich selbst umzulenken. Uns hilft dieser Umstand, den inhärenten Überlebenswert zu erkennen, der (aus der kindlichen Perspektive) darin liegt, uns selbst zur Zielscheibe der Wut zu machen – und dann »Bauchweh« zu bekommen oder sich auf verschiedene Weisen selbst zu verletzen.

Reflexionsübung

Wir laden Sie ein, sich ein paar Momente Zeit zu nehmen, um über Ihre Beziehung zu Wut zu reflektieren:

1. Was macht Ihnen am meisten Angst daran, Wut auf eine Person zu empfinden, die Sie lieben?

Auf der Beziehungsebene kann die Bedrohung für ein Kind, das Wut und Zorn auf seine Bezugspersonen zu empfinden beginnt, aus zwei Richtungen kommen: von außen oder von innen. Eine Gefahr von außen ist dann gegeben, wenn die Bezugspersonen auf die kindliche Wut mit noch verheerenderer Wut reagieren. Ein Beispiel für diese Dynamik ist das Shaken Baby Syndrom. Die von innen kommende Bedrohung ist mit der Energie der Wut selbst verbunden. Das Kind ist nicht in der Lage, gleichzeitig Wut und Liebe gegenüber seinen Bezugspersonen in sich zu fassen. Um seine Wut auf die Bezugspersonen zu bewältigen, greift das Kind auf Spaltung zurück. Es spaltet das Bild der Bezugsperson in zwei Teile auf: einen guten und einen schlechten, und das von sich selbst ebenfalls in »liebes Kind« und »böses Kind«.

Die Natur des primären Narzissmus will, dass sich Kinder, die frühe Traumen erfahren, immer selbst die Schuld an diesen schlimmen Dingen geben: »Nicht meine Eltern sind schlecht – ich bin schlecht.« Es ist eine auf Scham basierende Überlebensstrategie. Die Bezugspersonen als generell unfähig zu sehen, Liebe zu geben, ist für das Kind weitaus katastrophaler, als wenn es das Gefühl hat, bei ihm selbst würde irgendetwas nicht stimmen oder es könne unmöglich geliebt werden. Auf einen simplen Nenner gebracht, ist es immer noch besser, das nicht liebenswerte Kind liebevoller Bezugspersonen zu sein als das liebenswerte Kind von Bezugspersonen, die nicht liebesfähig sind. Ein drei Monate altes Baby kann sich nicht sagen: »Meine Eltern haben gerade eine Menge finanziellen Stress. Sie wissen nicht, wovon sie ihre Rechnungen bezahlen sollen, es gibt familiäre Probleme und deshalb gehen sie in die Kneipe, betrinken sich, und wenn sie nach Hause kommen, streiten sie sich und machen uns Kindern Angst. Das hat nichts mit mir zu tun, sondern mit ihren Problemen.« Selbst wenn ein kleines Kind so denken könnte, wäre es davon überfordert, dass seine Bezugspersonen unfähig sind, seine Bedürfnisse nach Sicherheit, Geborgenheit und Wohlergehen zu erfüllen.

Auf Scham basierende Identifikationen entstehen als wichtige Überlebensfunktion, mit denen auf primären Narzissmus und Spaltung reagiert wird: Das Kind verinnerlicht das erlebte Umweltversagen und macht es zu seinem eigenen. Es überlebt, indem es die Verantwortung für das Versagen übernimmt und sich damit identifiziert, obwohl dieses Versagen eindeutig nicht beim Kind zu suchen ist. Dieses verzerrte Bild der eigenen Identität prägt bis ins Erwachsenenalter hinein unser gefühltes Erleben davon, wer wir sind, wer andere sind und wie die Welt beschaffen ist. Auf Scham basierende Identifikationen werden auch im Körper gespeichert, und zwar in Form von Mustern der Anspannung und des schlaffen Zusammensackens, die Auswirkungen auf Muskeln, Organe und andere physiologische Systeme haben. Die entstehenden Verzerrungen auf der Ebene der Identität und die physiologische Dysregulation sind Mechanismen eines Sich-Abschneidens vom Kontakt in Reaktion auf Umweltversagen. Sie dienen dazu, das authentische Selbst des Kindes zu schützen – seine Bedürfnisse, seine Gefühle und sein Herz. Schambasierte Identifikationen sind daher – wie aus der folgenden Tabelle zu entnehmen – die treibende Kraft hinter adaptiven Überlebensstrategien.

Adaptive Überlebensstruktur	Schambasierte Identifikation
Kontakt	Empfinden von Scham darüber, zu existieren, zu fühlen und in Kontakt zu gehen
Einstimmung	Empfinden von Scham, wenn die eigenen Bedürfnisse erfahren und mitgeteilt werden
Vertrauen	Empfinden von Scham, wenn man sich abhängig, verletzlich oder schwach fühlt
Autonomie	Empfinden von Scham über die eigenen Impulse in Richtung Selbstbestimmung, Autonomie und Unabhängigkeit
Liebe / Sexualität	Empfinden von Scham darüber, sein Herz zu öffnen, und über Nähe in einer Beziehung

Dieser Prozess der Personalisierung und Verinnerlichung diverser Formen von Umweltversagen hinterlässt im Kind das vage Gefühl – und später den festen Glauben – selbst schuld zu sein. Wenn ein Kind von früh auf das Gefühl haben muss, abgrundtief mit Mängeln behaftet zu sein (wenn ihm der Glaube in den Knochen sitzt: »Ich bin schlecht«, »Mit mir stimmt etwas nicht«, »Mich kann keiner lieben«, »Ich habe das Schlimmste verdient«), werden diese auf Scham basierenden Identifikationen zu den Grundbausteinen eines von vornherein beeinträchtigten Selbstgefühls.

Zusätzlich zur schambasierten Identifikation entwickeln sich auf Stolz basierende Gegenidentifikationen. Diese sollen die toxische Scham darüber kompensieren, sich schlecht, nicht der Liebe wert und mit Makeln behaftet zu fühlen. In einigen psychologischen Modellen werden diese auf Stolz basierenden Gegenidentifikationen sogar als »falsches Ich« bezeichnet. Es sind Pseudo-Qualitäten des Selbst.

Das Kind versucht, das gewünschte Bild von sich nach außen zu projizieren: wie es sich mit sich selbst fühlen möchte oder wie es von der Welt gesehen werden will. Ein Kind, das sich tief im Inneren also vielleicht klein und schwach fühlt, mag das Bild in die Welt projizieren, groß und stark zu sein. Diese Kompensationsstrategien helfen ihm, den Schmerz in seinem Inneren zu bewältigen. Es macht aus der Not eine Tugend. Ebenso wie schambasierte Identifikationen nicht das »wahre Ich« darstellen, gilt das auch für die stolzbasierten Gegenidentifikationen. Beide wurzeln in Scham, Selbstablehnung und Hass, die sich gegen das authentische Selbst richten.

Da unseren erwachsenen Klient*innen sehr an der Aufrechterhaltung schambasierter Identifikationen und stolzbasierter Gegenidentifikationen gelegen ist, ändert sich an ihnen nicht ohne Weiteres etwas. Aus therapeutischer Sicht beobachten wir, dass Strategien wie Sich-Abschneiden vom Kontakt – Scham, Selbstverurteilung und vernichtende Selbstkritik inbegriffen – immer dann verstärkt auftreten, wenn sich jemand gerade auf ein neues inneres Terrain begibt. Wenn die Person kurz davor ist, etwas enorm Wichtiges zu fühlen – etwa Möglichkeiten zu mehr In-Kontakt-Sein, mehr Weite und Reorganisation –, beginnt sie oft, sich selbst zu attackieren und »dicht zu machen«.

Eine erwachsene Klientin zum Beispiel, die diffuse Ängste und eine Anspannung verspürte, nahm wahr, wie ihr Körper zur Ruhe kam, als sie ihre Wut auf ihrem Vater bemerkte, weil er sie in ihrer Kindheit schlecht behandelt hatte. Dann jedoch ging sie ganz schnell dazu über, rationale Rechtfertigungen für sein Verhalten vorzubringen. Sie könne, sagte sie, angesichts seiner vielen Arbeit und der finanziellen Belastungen verstehen, warum er öfter auf sie und ihre Geschwister losgegangen sei. Sie fing ganz schnell an, Kritik an sich selbst zu üben, indem sie kundtat, was für eine egoistische und undankbare Tochter sie doch sei, weil sie diese Wut auf ihn hatte. Außerdem begann sie sich selbst zu verurteilen, indem sie noch einmal alles Mögliche Revue passieren ließ, was sie ihm im Zorn an den Kopf geworfen hatte. Auf Nachfrage des Therapeuten berichtete sie daraufhin von mehr Angst und Anspannung in ihrem Körper.

Dieses Beispiel zeigt, wie authentische Gefühle (Wut) und die mit ihnen verbundenen innerlichen Erfahrungen, die mehr In-Kontakt-Sein (Zur-Ruhe-Kommen) spiegeln, als bedrohlich erfahren werden können. Und wie Scham und Selbstablehnung (»egoistisch« und »undankbar«) und die hiermit verbundenen inneren Befindlichkeiten, die ein Sich-Abschneiden vom Kontakt spiegeln (Ängste und Anspannung), dazu eingesetzt werden können, Heilung und Wachstum zu sabotieren. Diese psychobiologischen Strategien des Sich-Abschneidens vom Kontakt kommen zum Einsatz, um die adaptiven Überlebensstrukturen zu bewahren und sich vor dem drohenden Verlust der Beziehung zu schützen.

In NARM betrachten wir Scham, Selbstablehnung und Selbsthass nicht als Emotionen, sondern als psychobiologische Prozesse oder Strategien, über die wir uns von unserem authentischen Selbst abschneiden. Wir befassen uns bei der Arbeit nicht unmittelbar mit diesen Strategien, sondern erkunden vielmehr, welche unbewältigten Emotionen hinter ihnen stecken mögen. Bei dem gerade genannten Beispiel schien Wut die zum Vorschein kommende Kernemotion zu sein, die sich hinter dem Herumkritisieren an sich selbst, den Ängsten und der Anspannung verbarg. Wie wir im nächsten Abschnitt, dem zur emotionalen Vervollständigung, noch darlegen werden, ist die Arbeit an authentischen Emotionen ein Weg zur Auflösung komplexer Traumamuster.

Emotionale Vervollständigung

> »Je breiter die Palette der Emotionen, die ein Kind erfährt, desto breiter wird die emotionale Palette des Selbst werden, die sich hieraus entwickelt.«[27]
>
> *Joseph Ledoux*

NARM ist ein Therapiemodell, in das viele Elemente der Bindungstheorie und interpersonellen Neurobiologie einfließen. Im Mittelpunkt von beidem steht der neurobiologische Prozess des Beziehungskontakts, vor allem zwischen Kindern und ihren primären Bezugspersonen. Das Medium, über das dieser Kontakt stattfindet, sind Emotionen.

In Kontakt mit Emotionen sein zu wollen, ist im Menschen fest angelegt. Emotionen sind das, was unsere innere Welt ausmacht. Es sind die Bausteine des Selbst. Menschen, die in der Lage sind, mit ihren Emotionen in Kontakt zu bleiben, erhalten Input von deren voller Palette. Es gibt keine »guten« oder »schlechten« Emotionen. Grundlegende Emotionen wie Wut, Trauer und Angst koexistieren mit Emotionen wie Liebe, Freude und Dankbarkeit. Inwieweit jemand in der Lage ist, die volle Bandbreite an Emotionen zu erleben, spiegelt seine Fähigkeit zur Affektregulation und Affekttoleranz.

Zu lernen, sich vom eigenen Innenleben abzuschneiden – einschließlich der eigenen Bedürfnisse und Emotionen – ist ein Nebenprodukt komplexen Traumas. Tragischerweise wird bei Kindern, die frühe Traumen durchleben, die Fähigkeit gestört, vielfältigste menschliche Emotionen zu erfahren. Sie lernen, vor ihren Emotionen davonzulaufen. Als Klient*innen wollen sie vielleicht Fragen nach ihren Emotionen nicht beantworten oder haben das Gefühl, sie könnten es nicht. Sie sind nicht in der Lage, mit ihren emotionalen Reaktionen in Kontakt zu bleiben und sie auf sich wirken zu lassen. Oft erleben sie sich sogar im Konflikt mit ihren Emotionen und können diverse Strategien nutzen, um der Begegnung mit ihnen aus dem Weg zu gehen oder sich von ihnen abzuschneiden. Dieser Prozess der Unterdrückung von Emotionen kann Menschen zu einem Schwarzweißdenken in emotionalen Dingen verleiten. Viele betrachten ihre Emotionen als etwas Schlechtes, stehen sie doch für ein ganzes Leben voller Schmerz, innerer Not und Hoffnungslosigkeit. Angesichts dessen tun die Betroffenen, was immer sie können, um »negative« Emotionen zu vermeiden, wozu Einagieren und Ausagieren jeder Art auf der Verhaltensebene gehört. Nur eingeschränkt in der Lage, die volle Bandbreite ihrer Emotionen zu erfahren, gehen sie mit erheblichen Defiziten in Sachen Affektregulation und Affekttoleranz durch ihr Leben.

In der Regel sind sich Klient*innen gar nicht gewahr, was sie wirklich fühlen. Die meisten Kinder wachsen nicht in einem Umfeld mit Rollenvorbildern für angemessene Wege auf, über das innerlich Erlebte zu reflektieren und damit umzugehen. Als Erwachsene haben sie mit einiger Wahrscheinlichkeit bleibende Schwierigkeiten hiermit. Sie sind sich vielleicht über die Symptome im Klaren, die sie in große Bedrängnis bringen, was sie aber wirklich empfinden, bekommen sie weitgehend gar nicht mit. De facto verwenden viele Menschen einen erheblichen Anteil ihrer Lebensenergie darauf, sich mit Zähnen und Klauen dagegen zu wehren, ihre wahren Emotionen zu fühlen.

Die adaptiven Überlebensstrukturen und mit ihnen verbundenen Strategien halten Menschen in einem Zustand des Abgeschnittenseins von ihren authentischen Emotionen und bringen sie dazu, sich aktiv von ihnen zu distanzieren. Der Prozess der emotionalen Vervollständigung beginnt in dem Moment, wo sie aufhören, vor sich selbst wegzulaufen und sich psychobiologisch als Urheber ihrer Emotionen zu begreifen beginnen. Nachfolgend finden Sie eine elementare Einführung in das NARM-Modell zur emotionalen Vervollständigung; in Kapitel 7 folgen noch nähere Einzelheiten zu diesem Prozess.

Der erste Schritt des NARM-Modells zur emotionalen Vervollständigung fördert die Möglichkeit, dass sich Klient*innen zunehmend im jeweiligen Moment ihrer authentischen Emotionen gewahr werden, die wir in NARM als primäre Emotionen bezeichnen. Wenn wir sie hierbei unterstützen, müssen sie nicht mehr vor sich selbst weglaufen und ihr Leben auf extreme Weisen einschränken. Vergessen Sie nicht: Viele Klient*innen sind nicht nur von der Wahrnehmung ihrer inneren Befindlichkeit abgeschnitten – sie lehnen ihre innerlichen Zustände auch aktiv ab. Dieser Prozess der Unterdrückung von Emotionen beeinflusst, welche Beziehung die Betroffenen zu sich selbst und zu denen haben, zu denen sie in Beziehung stehen, und es hat weit reichende Folgen im Hinblick darauf, wie gut jemand funktionieren kann und wie es um seine Lebenszufriedenheit bestellt ist.[28]

Sind Klient*innen in der Lage, eine primäre Emotion wahrzunehmen und dabei präsent zu bleiben, laden wir dazu ein, über die implizite Intention zu reflektieren, die dieser Emotion innewohnt. In jeder Emotion steckt eine solche implizite Intention. Emotionale Reaktionen dienen als Botschaften an die Umgebung und sind gleichzeitig eine Botschaft an uns selbst. In NARM stellen wir für unsere Sondierungen Fragen wie: Welche Botschaft versucht die Emotion zu vermitteln? Was ist die tiefer liegende Intention bei dieser emotionalen Reaktion? Was versucht die Emotion zu erreichen? Für Kinder ist der Ausdruck von Emotionen ein Weg, anderen ihre Grundbedürfnisse mitzuteilen. Bei Erwachsenen verstärken Emotionen den Kontakt zum authentischen Selbst.

Die Intention der eigenen Emotion zu ermitteln, schafft einen Kontext dafür, zu verstehen, dass die emotionale Reaktion tatsächlich ein Ermächtigungsprozess ist, ein Versuch, etwas Echtes und Wichtiges zu kommunizieren. Dieser Prozess wirkt dem kindlichen Bewusstsein entgegen, aus dem heraus Klient*innen glauben, ihre Emotionen seien schlecht und sie verdienten keine gute Behandlung. Wenn sie in Kontakt mit der Intention kommen, die sich in ihren primären Emotionen verbirgt, gelangen sie dazu, ein anderes emotionales Empfinden zu verkörpern: dass ihre Emotionen Gültigkeit haben und dass sie es nicht verdienen, so behandelt zu werden. Das Modell der emotionalen Vervollständigung greift auf das Erwachsenenbewusstsein zurück, um unbewältigten emotionalen Dynamiken ins Gesicht zu sehen, die Kindheitstraumen zurückgelassen haben, und sie zu transformieren.

Der letzte klinische Schritt des Modells zur emotionalen Vervollständigung befasst sich damit, wie wir Klient*innen dabei unterstützen, präsent zu sein und die inhärente Lebensenergie in der Emotion in sich zu fassen. Vervollständigung bedeutet nicht, dass diese Emotionen damit vorbei sind oder verschwinden. Tatsächlich ist das genaue Gegenteil der Fall. Sobald die

Betroffenen in Kontakt mit ihren primären Emotionen gelangen können und mit dem, was diese Emotionen zu erreichen versuchen, wird emotionale Energie, die zuvor in den Mustern des alten adaptiven Überlebensstils gebunden war, als nutzbare Kraft für ihr Leben verfügbar. Es erweitert ihre Kapazität dafür, die vollständige Palette der eigenen Gefühlswelt zu erleben.

Viele Modelle der Psychotherapie erkennen die potenziell vorteilhafte Wirkung an, die es haben kann, bislang blockierte emotionale Energie zu lösen. Ihr Fokus richtete sich auf das Ausdrücken von Emotionen in der Erwartung, dass dies die erlebte innere Not lindern würde. Frühere Modelle waren oft recht kathartisch und darauf ausgerichtet, möglichst viel Energie von hohen Erregungszuständen in Verbindung mit unausgedrückten Emotionen zu entladen. Was wir allerdings herausfanden, ist: Wenn wir mit Klient*innen Emotionen erkunden und sie einladen, diese auszudrücken, ohne uns damit zu befassen, was sie zu diesen emotionalen Reaktionen treibt, kann dies in Regression und Desorganisation münden. In NARM liegt unser Fokus nicht auf Entladung, Abreaktion oder kathartischem Ausdruck. Aus unserer Warte sind emotional stärker kathartische Ansätze gut dafür, Klient*innen zu helfen, Emotionen auszudrücken. Aber sie eignen sich nicht unbedingt gut für das Containment und die Integration von Emotionen. Der NARM-Ansatz unterstützt einen Prozess, der in Richtung größerer innerlicher Organisation geht – das, was wir hier emotionales Containment nennen.

Letzteres eröffnet oft einen breiteren Zugang zur eigenen Lebensenergie. Klient*innen stellen eventuell fest, eher innere Zustände wie Lebendigkeit, Lust und Vergnügen, Kreativität, Spiel, Dankbarkeit, Mitgefühl und Nähe erfahren zu können. Wenn Menschen wieder in Kontakt mit ihrem Herzen und ihren Emotionen kommen, wird die Liebe zum eigenen Selbst und zu anderen zum Fundament von allem.

Der Prozess der emotionalen Vervollständigung ist ein zentrales Element bei der Heilung von Entwicklungstraumen. In dem Moment, wo Klient*innen in der Lage sind, für ihre primären Emotionen präsent zu bleiben, die Intention dieser Emotionen zu erkennen und die Lebensenergie zu integrieren, die in diesen emotionalen Zuständen steckt, verschaffen sie sich etwas,

was sie nie bekommen haben: Sie entwickeln die Fähigkeit zu Objektkonstanz und verdienter sicherer Bindung. Wenn sie der Welt nun nicht länger aus dem kindlichen Bewusstsein heraus begegnen, ständig mit dem Versuch beschäftigt, eigene Entwicklungsbedürfnisse erfüllt zu bekommen, können sie umfassender in der Gegenwart ankommen und sich tiefer im Erwachsenenbewusstsein verwurzeln. Ausgehend von dieser erweiterten psychobiologischen Kapazität werden ehemals in Überlebensstrukturen gebundene zentrale Ausdrucksformen der Lebenskraft nun für einen authentischeren, förderlicheren Kontakt mit sich selbst und anderen nutzbar.

Desidentifikation

Die Überlebensstrukturen und dazugehörigen Identifikationen werden durch Unbewältigtes auf der Affektebene zusammengehalten. Sobald jemand durch den Prozess der emotionalen Vervollständigung in die Lage versetzt wird, angesichts unbewältigter Affekte präsent zu bleiben, sich ihnen auszusetzen und sie zu integrieren, lösen sich die überholten Identifikationen nach und nach auf. Das Kerndilemma bezogen auf die für das Überleben elementare Notwendigkeit, die Bindungsbeziehung zu schützen, und sei es zu Lasten des authentischen Selbst, verliert mit einem tieferen Eintauchen in ein verkörpertes Erwachsenenbewusstsein an Zwangsläufigkeit. Wenn sich Identifikationen lockern, entsteht ein zunehmendes Gefühl von Ablösung und Individuation, von Agency und Selbstaktivierung. Wir bezeichnen diesen Prozess als Desidentifikation.

Der Prozess der Desidentifikation unterstützt eine wachsende psychobiologische Kapazität – eine andere Beschreibung dafür, mehr Organisation und Resilienz zu erfahren und in seinem Leben besser funktionieren zu können. Viele Klient*innen haben uns wissen lassen, dass sie überrascht sind, wie anders sie sich nach NARM-Sitzungen fühlen. Sie berichten, sich stärker und mehr heil und ganz zu fühlen als vor der NARM-Therapie.

Zwar versprechen sich die meisten von ihrer Therapie eine Linderung ihrer Symptome, auf eine derart tief gehende Veränderung sind jedoch nur die wenigsten gefasst. Die Klient*innen sind sich oft nicht gewahr, dass ihre Symptome aus tiefer liegenden Identitätsmustern resultieren (in der Psychologie auch als Persönlichkeit oder Charakter beschrieben). Diese Symptome sind der oberflächliche Ausdruck tief sitzender, größtenteils unbewusster Muster des Sich-Abschneidens vom Kontakt mit dem eigenen Erleben, der Desorganisation und der Verzerrungen des Selbst. Wie der Psychologe Dr. Jonathan Shedler schreibt: »Der Patient braucht es, dass klinisch Tätige etwas psychologisch Systemisches erfassen im Hinblick darauf, wer er ist, nicht nur, welche Störungen er hat, da bedeutsame und bleibende Veränderungen in der Regel nicht durch den Fokus auf Symptome zustande kommen, sondern durch den Fokus auf die Persönlichkeitsmuster, die diesen zugrunde liegen.«[29] So wird der Einsatz von NARM zur Veränderung von Persönlichkeitsmustern, die sich durch den systemischen Einfluss unbewältigten Entwicklungstraumas ausgebildet haben, zu einer Chance, tiefe Heilung, posttraumatisches Wachstum und persönliche Transformation anzustoßen.

Aber so einfach ist es nicht immer. Wirkliche innere Arbeit bedroht unsere Identität. Je mehr jemand in persönliches Wachstum investiert, desto mehr hinterfragt diese Person das, was sie einmal für ihre Identität gehalten hat. Wir dürfen die Überlebenskraft, die Identität bietet, nicht unterschätzen. Unsere Identität entwickelt sich aus den wichtigsten Bindungsbeziehungen heraus, darunter denen familiärer und kultureller Art. Daher nehmen Menschen ihre Identität sehr ernst. Todernst. Obwohl Erwachsene im Hinblick auf das eigene Überleben emotional nicht mehr voll und ganz von anderen abhängig sind – wenn sie ihre Identität zu hinterfragen beginnen, ruft es oft eine tief in ihnen schlummernde existenzielle Angst hervor: die Angst vor Beziehungsverlust.

Ohne das Verständnis der von uns in diesem Kapitel dargelegten Landkarte verlieren sich therapeutisch Tätige nur allzu leicht in der Beschäftigung mit den Strategien und Symptomen, ohne direkt die psychobiologischen Muster hinter ihnen anzugehen. In NARM betrachten wir die diversen Symptome, Strategien und Reaktionen, die seelisches Leid nach sich ziehen, als etwas, das aus den zugrunde liegenden Kerndilemmata, Überlebensstilmustern und Identifikationen resultiert. Die Arbeit an diesen tieferen Schichten der Identität – das »psychologisch systemische« Wesen des Leidens einer Person – fließt immer wieder in das Herangehen von NARM ein.

Ironischerweise hat Identität, so sehr sie auch in Stein gemeißelt scheint, wenn wir mittendrin sind, eigentlich gar nichts Solides. Wäre sie so solide, müssten wir nicht so krampfhaft an ihr festhalten. Wenn Klient*innen Desidentifikation zu erleben beginnen und ihnen klar wird, wie begrenzt es ist, für wen sie sich gehalten haben, kann eine Veränderung schneller eintreten als vielleicht von ihnen erwartet.

Zwar widerstrebt es einigen zunächst, ihre Beziehung zu sich selbst, zu ihrer Familie und ihrer Kultur zu verändern, doch dann merken sie zu ihrer Überraschung, dass genau das auch unerwartete Vorteile hat. Mit der Desidentifikation geht oft eine wachsende Freiheit einher, mit ihrer Familie und Kultur in Kontakt zu sein, ohne dass dabei die früheren Gefühle von unbewältigter Wut und Verletzung involviert sind. Je mehr sie sich mit ihrem authentischen Selbst in Kontakt fühlen, desto weniger erleben sie sich im Hinblick auf ihre innere Sicherheit als abhängig von ihrer Familie und Kultur. Und das wiederum erlaubt ihnen, beides auf ganz neue und überraschende Weisen zu genießen.

Wenn sich innere Konflikte legen und adaptive Überlebensstrukturen auflösen, werden die Betroffenen weniger symptomatisch. Oft erleben sie tief reichende psychobiologische Veränderungen, während die Lebensenergie frei wird, die ehemals dazu genutzt wurde, Identifikationen in Form physiologischer Muster und Symptome zu binden. Oft wird daraufhin ein Zustand der Expansion, Weite, Leichtigkeit, des Fließens und der Freude erlebt. Sie lernen, wieder zu spielen, über sich zu lachen und Vergnügen und Nähe zu erfahren. Ihre Beziehung zu sich selbst wird mehr und mehr von Mitgefühl bestimmt. Sie erweitern ihre Fähigkeit, sich inneren und äußeren Schwierigkeiten zu stellen. Mit der Verkörperung von immer mehr innerlicher Freiheit erfahren sie sich selbst, ihre Beziehungen, ihre Geschichte und ihr Leben völlig neu.

Reflexionsübung

Wir laden Sie ein, sich ein paar Momente Zeit zu nehmen, um über Folgendes zu reflektieren:

1. Gab es eine Erfahrung in Ihrem Leben, wo Sie authentischer etwas von sich preisgaben als in der Vergangenheit?
2. Was nehmen Sie, während Sie darüber reflektieren, an der Qualität Ihrer Präsenz und daran wahr, wie lebendig Sie sich fühlen?

Die generelle Intention von NARM ist, die Möglichkeit zu fördern, dass eine größere innere Freiheit entstehen kann. Ein verkörpertes Erwachsenenbewusstsein bietet die Gelegenheit, immer weniger von seiner Umwelt abhängig zu sein, was das eigene Wohlergehen anbelangt. Es hat mit der wachsenden Freiheit zu tun, auf sich selbst zu vertrauen. Statt in innerlichen Konflikten festzustecken – den Kerndilemmata – wird es möglich, mit mehr Zuversicht und Leichtigkeit in die Welt hinauszugehen.

Zu Beginn des Prozesses der Desidentifikation jedoch erlebt jemand zunächst einmal nicht unbedingt Freiheit. Oft wird erst einmal ein Gefühl der Leere oder Einsamkeit erfahren und es kann schwer sein, sich dem auszusetzen. Das Einsamkeitsgefühl kann daran anknüpfen, wie vollkommen auf sich gestellt sich das Kind in der Frühzeit seines Lebens gefühlt hat. Diese Erfahrung hing mit der entsetzlichen Angst vor Bindungsverlust zusammen. Die meisten Kinder haben nie gelernt, mit dem Verlust des In-Kontakt-Seins und der Verbundenheit mit ihren frühesten Bezugspersonen umzugehen. Sie haben sich einfach an die Umstände angepasst, um damit zurechtzukommen. Selbst Erwachsene greifen auf alle erdenklichen Strategien zurück, um Beziehungsverlust und die von ihnen so gefürchtete Einsamkeit zu umgehen. Viele entscheiden sich lieber für starre Identifikationen und für Leid, statt sich der Erfahrung von Leere und Einsamkeit auszusetzen.

Desidentifikation → Einsamkeit → Freiheit

Alleinsein kann als beängstigend wie auch als befreiend erlebt werden. Wenn sie noch immer im kindlichen Bewusstsein stecken, kann allein zu sein auch für Erwachsene in fortgeschrittenem Alter angstbesetzt sein. Klient*innen dieser Art stützen sich oft auf adaptive Überlebensstrategien, um ihr Leben zu bewältigen und in feste Bahnen zu lenken. Aus dem Erwachsenenbewusstsein heraus können wir das Alleinsein durchaus als entlastend und befreiend erleben. Oft wird dann davon berichtet, innerlich mehr Raum zu erleben und mehr Tiefe, aus der heraus wir der Welt anders begegnen.

Wir verfolgen im Dienst der Desidentifikation die auftretenden Zyklen von Kontakt und Sich-Abschneiden vom Kontakt. Wenn sich Identifikationen auflösen, werden oft zunehmend Zustände des In-Kontakt-Seins und der Verbundenheit erlebt: Expansion, Freiheit, Hoffnung, Kraft und Lebendigkeit. Um unseren Klient*innen ihre Ressourcen aufzuzeigen, spiegeln wir es ihnen, wenn sie für längere Zeit in kontaktvolleren Zuständen verweilen können. In dem Moment, wo innerlich eine größere Organisation erlebt wird, laufen zwangsläufig weniger die alten Strategien des Sich-Abschneidens vom Kontakt ab. Statt auf adaptive Überlebensstrategien zu bauen, um das eigene Leben unter Kontrolle zu behalten, wird zunehmend mehr Agency und Entscheidungsfreiheit erlebt.

Selbstannahme, Mitgefühl und Güte fungieren als Lösemittel für alte Identifikationen. Der Klebstoff hingegen, der die Identifikationen bindet, ist Scham. Wenn Menschen Teile von sich beiseiteschieben und ablehnen, verstärken sie damit die Scham. Wenn sie lernen, sich selbst in ihrer Menschlichkeit und die Komplexität des Menschseins auf diesem Planeten zu akzeptieren – dann kommt der Punkt, an dem sich etwas verändert.

Selbsthass → Selbstannahme

Sich selbst akzeptieren zu können ist nichts, was sich jemand einfach so verordnen kann. Es kommt zustande, sobald die Person nicht mehr so sehr mit dem innerlichen Getöse beschäftigt ist, das mit den Überlebensstrukturen verbunden ist. Zugang zu tieferen Ebenen des Selbst zu finden, erlaubt, zunehmend stillere Orte im eigenen Inneren zu erfahren. Viele sorgen dafür, immer so sehr von allem Möglichen in Beschlag genommen und so beschäftigt zu sein, dass keine Zeit für einen stillen Kontakt mit ihrem Selbst bleibt. Es verlangt sie zwar nach Veränderung und nach Entlastung von ihrem Leidensdruck, aber gleichzeitig haben sie auch Angst vor einer Entschleunigung und Wiederherstellung dieses innerlichen Kontakts.

Als NARM-Therapeut*innen sind wir bestrebt, Ruhe und Stille in uns selbst zu kultivieren, die auch dann noch greifen, wenn die Strategien von Klient*innen mit viel lautem Aufruhr verbunden sind und immer wieder vom Eigentlichen ablenken. Es hilft uns, uns nicht in der Reaktivität unseres Gegenübers zu verlieren. Je weniger Getöse in uns selbst, desto mehr können wir präsent und bei unserem Gegenüber sein, was den intersubjektiven Raum fördert.

So machtvoll die Strategien rund um das Sich-Abschneiden vom Kontakt auch sind, und zwar bei uns allen – wir sind trotz alledem nie wirklich abgeschnitten von dem, was in uns am lebendigsten und authentischsten ist. Bei unseren Anpassungen an Entwicklungstraumen verlieren wir das Gewahrsein für diese tiefe Verbindung – und beim Durcharbeiten unserer Überlebensstrategien, unserer alten Identifikationen und sonstigen inneren Hindernisse werden wir uns zunehmend eines tiefen Gefühls der Verbundenheit gewahr, das schon immer da gewesen ist. Von eben diesem Ort aus können wir ein größeres Gefühl von Lebendigkeit und die Möglichkeit einer unablässig wachsenden inneren Freiheit erleben.

Reflexionsübung

Wir laden Sie ein, sich ein paar Momente Zeit zu nehmen, um über Folgendes zu reflektieren:

1. Einen Zeitpunkt, zu dem Sie sich innerlich besonders ruhig gefühlt haben.
2. Einen Zeitpunkt, zu dem Sie sich besonders in Kontakt mit Ihrem Herzen fühlten.
3. Einen Zeitpunkt, zu dem Sie sich besonders lebendig gefühlt haben.
4. Was nehmen Sie jetzt wahr, während Sie über diese innerlichen Zustände reflektieren?

Teil II

Das Therapiemodell von NARM

3. Erste Säule: Klärung der therapeutischen Vereinbarung

»Sei achtsam mit der Intention. Die Intention ist die Saat, aus der unsere Zukunft erwächst.«[30]

Jack Kornfield

Wenn es um die Aufarbeitung unbewältigter komplexer Traumen geht, kann der therapeutische Prozess schnell desorganisiert und sperrig werden und Klient*innen und Therapeut*innen gleichermaßen überfordern. NARM bietet eine Möglichkeit, mehr Ordnung in den Therapieprozess zu bringen, und zwar über die erste Säule: die Klärung der therapeutischen Vereinbarung. In diesem Kapitel machen wir Sie damit bekannt, wie wir Klient*innen dabei unterstützen können, zu ermitteln, was sie vom therapeutischen Prozess für sich möchten und sich damit zu verbinden. Ausgehend davon geht es dann darum, wie wir das geäußerte Anliegen, die Intention, dazu benutzen, für jede Sitzung einen roten Faden zu ermitteln und so für eine langfristige Kontinuität im Therapieprozess zu sorgen.

Diese erste Säule mag erst einmal trivial klingen, aber wir konnten immer wieder überrascht feststellen, wie viele Therapeut*innen gar nicht wissen, was ihre Klient*innen vom therapeutischen Prozess wirklich für sich mitnehmen wollen. Stellen Sie sich vor, Sie kommen in eine Kfz-Werkstatt, werfen Ihre Autoschlüssel auf die Ladentheke und sagen: »Bitte reparieren!« Der Kfz-Mechaniker hätte unmöglich die Zeit, sämtliche Fahrzeugmodule durchzugehen, um herauszufinden, was da wirklich los ist. Und dennoch passiert in der Therapie tagtäglich genau das. Das kann darauf hinauslaufen, dass sich Therapeut*innen Geschichten anhören, sich auf Symptome einschießen und Verantwortung für den therapeutischen Prozess übernehmen, ohne dass es einen roten Faden gibt. Das jedoch ist aus vielerlei Gründen, die wir noch näher ausführen werden, keine sinnvolle therapeutische Strategie.

Bei der ersten Säule geht es darum, gemeinschaftlich eine Arbeitsbeziehung herzustellen, bei der der Klient oder die Klientin sozusagen den Treibstoff für den therapeutischen Prozess liefert. Wenn Therapeut*innen, oft mit den besten Absichten, den Prozess diktieren, ohne voll und ganz zu verstehen, was das Gegenüber antreibt, kann dies als massiv fehlende Einstimmung erlebt werden. Viele Klient*innen projizieren auf die Therapeut*innen eine Menge Autorität und haben das Gefühl, dass von ihnen erwartet würde, sich den von dieser Seite vorgegebenen Behandlungszielen und -prozessen zu fügen, worin auch immer sie bestehen. Einige möchten auch für ihre Therapeut*innen sorgen und versuchen, deren Bedürfnisse zu erfüllen. Andere dagegen werden darum kämpfen, gehört zu werden. Fehlen die entsprechenden Antennen in der Therapie, reagieren Klient*innen darauf mit Gefügigkeit oder Widerstand oder kreisen unentwegt zwischen diesen beiden Polen.

Um optimalere Voraussetzungen für die therapeutische Einstimmung zu schaffen, fördert der NARM-Therapieprozess ganz von Anfang an Agency. Die Klärung der therapeutischen Vereinbarung unterstützt diesen Prozess, indem sie zu ermitteln sucht, warum Klient*innen kommen und was sie sich von der Therapie versprechen. Es ist wichtig, nicht zu unterschätzen, wie wirkungsvoll die Frage ist: Was hätten Sie gern für sich? Was möchten Sie hiervon gern mitnehmen?

Reflexionsübung

Wir laden Sie ein, sich einen Moment Zeit zu nehmen, um einen Ihrer Klienten vor sich zu sehen.

1. Was führt ihn zu Ihnen und Ihrem professionellen Hilfsangebot?
2. Stellen Sie sich vor, Sie hätten diese Person gefragt: »Was versprechen Sie sich von unserer gemeinsamen Arbeit? Sie brauchen sich keine Gedanken zu machen, ob das möglich oder realistisch ist.« Was stellen Sie sich vor, wie die Antwort ausfallen könnte (in den eigenen Worten der Person)?

Diese Übung ist eine Einladung an Sie, über das tiefste Anliegen Ihres Klienten im Hinblick auf sich selbst zu reflektieren.

Bei der Abklärung, welche therapeutische Veränderung Klient*innen anvisieren, geht es um einen roten Faden für den Therapieprozess. Klient*innen mit komplexen Traumen zeigen eine ganze Bandbreite an Symptomen, unsinnigen Verhaltensweisen, fragmentierten Narrativen und insgesamt ein desorganisiertes Selbstgefühl. Die Komplexität multipler Symptome, Verhaltensweisen und Geschichten, die mitunter alle auf einmal ablaufen, kann auf beiden Seiten Verwirrung und ein Überforderungsgefühl auslösen.

Die meisten, die therapeutisch tätig sind, scheuen – genau wie viele fürsorgliche Betreuungspersonen – angesichts der Not ihrer Klient*innen oft keine Mühe, sich auf sie einzustimmen und ihnen zu helfen. Aber woher wissen sie, welche Art von Hilfe wirklich gebraucht wird? Die erste Säule erlaubt es ihnen, weiter zu schauen als bis zur Not ihres Gegenübers und zu erkunden und verstehen, was dieser Mensch für sich am meisten möchte. Es ist der erste Schritt in die Richtung, weniger angestrengt mit Klient*innen umzugehen. Statt dass Therapeut*innen den Plan und das gewünschte Ergebnis festlegen, wird das, was Klient*innen für sich selbst erreichen wollen, zu einem Kompass, an dem wir uns orientieren können. Wir können das geäußerte Anliegen dazu nutzen, bei der gesamten Arbeit auf der richtigen Spur zu bleiben. Wann immer wir das Gefühl haben, hiervon abzukommen, nicht mehr weiterwissen oder verwirrt sind, können wir einfach zur therapeutischen Vereinbarung zurückkehren.

Bei dem Wort Vereinbarung denken Sie vielleicht an eine formale rechtsgültige Urkunde wie etwa einen Mietvertrag. Wir benutzen Ver-ein-barung im Sinne einer Einigung, bei der das Anliegen der Klient*innen bezogen auf den Therapieprozess zu dem einen Kristallisationspunkt wird, auf den sich die Aufmerksamkeit der Therapeut*innen richtet.

Reflexionsübung

Wir laden Sie ein, über Folgendes zu reflektieren:

1. Etwas, was Ihnen in Ihrem eigenen Leben gerade zu schaffen macht – etwa zu viel zu arbeiten, Streit mit Ihrem Partner oder Schwierigkeiten damit, Nein zu sagen und sich abzugrenzen.
2. Versuchen Sie einmal, ob Sie ein Anliegen für sich selbst formulieren können. Etwa: »Ich würde gern weniger arbeiten«; »Ich würde gern aufhören, mich mit meiner Partnerin zu streiten« oder »Ich würde mich in meinem Alltag gern besser abgrenzen können.«

Wir laden Sie ein, sich ein paar Minuten Zeit zu nehmen, um wahrzunehmen, wie es ist, einfach dieses Anliegen für sich zu formulieren.

Eine therapeutische Vereinbarung zu finden, verschafft Therapeut*innen die Chance, weniger stark die Verantwortung für den therapeutischen Prozess zu schultern und weniger hart zu arbeiten, ist aber nicht immer so leicht. Hier hat das Selbstgewahrsein und die innerliche Organisation der Hilfe suchenden Person durchaus Einfluss. Mitunter wird schon die entsprechende Frage – »Was möchten Sie für sich selbst?« – als bedrohlich erlebt. Es kann vorkommen, dass Klient*innen keine Antwort hierauf haben. Einige sperren sich vielleicht aktiv dagegen, ihr Anliegen klarzustellen, indem sie Symptome und Probleme benennen, um den Therapeut*innen das zu geben, was sie vermeintlich hören wollen, oder sie reagieren ängstlich, unruhig oder sogar feindselig. Andere gehen dazu über, Geschichten zu erzählen, reden einfach nur wie ein Wasserfall und benennen nie, warum sie in Therapie sind. Grob kann man sagen: Je desorganisierter die Innenwelt der Person, desto fordernder ist es für sie, ihr Anliegen klar zu benennen.

Die Realität sieht so aus, dass der Mensch, den Sie da vor sich haben, einiges auf sich genommen hat, um zur Therapie zu kommen. Er musste Sie irgendwie ausfindig machen, Sie kontaktieren, einen Termin vereinbaren, die Bezahlung oder die Kostenübernahme durch die Krankenkasse regeln, anreisen, Ihre Praxis finden, sich in das Wartezimmer setzen und dann schließlich mit der Perspektive auf Sie treffen, sich einer wildfremden Person zu offenbaren. Warum nehmen Menschen all das auf sich? Was treibt sie dazu an? Wenn jemand all diese Maßnahmen ergreift, steckt dahinter immer irgendetwas, das er sich davon verspricht, selbst wenn es ihm schwerfällt, zu erkennen, was.

Beim Abklären der Vereinbarung geht es im Grunde darum, zu ermitteln, was der »Herzenswunsch« unseres Gegenübers ist. Es einzuladen, darüber zu reflektieren und mit dem in Kontakt zu kommen, was es sich auf der tiefsten Ebene für sich wünscht. Dieser Prozess wird für Klient*innen zum Türöffner dafür, in ihren Erkundungen mehr zu ergründen als die belastenden Symptome, die sie in die Therapie geführt haben.

Mitunter ist das, was sie sich wünschen und anstreben, unrealistisch. Als Ausgangspunkt ist das völlig in Ordnung. Wir können sogar so weit gehen, zu fragen: »Wie wäre das optimale Ergebnis dieser Sitzung, selbst wenn das nicht realistisch ist?« Derartiges verschafft uns ein Fenster in das »Betriebssystem«, das die Person am Laufen hält, ihre Selbstorganisation. Zu identifizieren und zu formulieren, was man will, ist ein Ausdruck von Agency. Unsere Aufgabe besteht darin, unserem Gegenüber zu helfen, diesen Wunsch für sich abzuklären und zu erkunden, was ihm im Weg steht, wenn es darum geht, das zu verwirklichen, was die Person nach eigener Auskunft für sich will. Es ist wichtig, sich an das Kerndilemma zu erinnern und daran, dass das, was sie für sich will, nur eine Seite der Medaille ist. Zur anderen Seite gehören irgendwann erlernte Prozesse, die verhindern, dass sie den Wunsch auch realisieren kann.

Wir beginnen mit dem Abklären der Vereinbarung (erste Säule) und gehen dann zu exploratorischen Fragen über (zweite Säule). Wir lassen uns dabei jeweils von der Neugier auf die Prozesse leiten, die sich in unseren Klient*innen abspielen. Vor allem interessiert es uns, was ihnen in den Weg gerät, wenn es darum geht, dass sie das bekommen, was sie für sich selbst nach ihrer Auskunft am dringendsten wollen. Wir beginnen, uns ein erstes Bild der Hindernisse in ihnen zu machen, in NARM wird das als Arbeitshypothese bezeichnet. Die Arbeitshypothese, auf die in Kapitel 4 noch näher eingegangen wird, beginnt sich schon von dem Moment an herauszukristallisieren, wo die Person zu uns kommt und wir sie nach ihrem Anliegen fragen.

Die meisten kommen mit anstehenden Problemen in die Therapie, bei denen spezifische Symptome und ein generelles Gefühl von Verzweiflung im Zentrum stehen. Sie erleben oft Hoffnungslosigkeit, Hilflosigkeit und Verzweiflung. Im Großen und Ganzen sind sie sich nicht gewahr, was sich im Einzelnen in ihnen abspielt, wenn sie leiden. Beim Abklären der Vereinbarung wird bereits ein Stück weit beleuchtet, dass hinter inneren Hindernissen die Anpassungsstrategien stecken, mit deren Hilfe sie bislang ihr Leben bewältigt haben. Anhand der fünf adaptiven Überlebensstrukturen können wir erfassen, wie schon dieser allererste Anfang, die Klärung der Vereinbarung, günstigere Voraussetzungen für eine Heilung schaffen kann.

1. **Kontakt:** Für Klient*innen, die mit klassischen Themen der Kontaktüberlebensstruktur identifiziert sind, ist das Abklären der Vereinbarung eine Einladung, in einer Atmosphäre, in der sie sich gut aufgehoben fühlen und in der Einvernehmen besteht, etwas von sich zu offenbaren. Dass eine gemeinsame Vereinbarung angestrebt wird, betont, dass sich die Aufmerksamkeit, das Interesse und die Sorge der Therapeut*innen darauf richten, die Klient*innen wirklich zu verstehen. Das Abklären der Vereinbarung bietet eine Gelegenheit, auf alte Beziehungsmuster einzuwirken, die immer damit verbunden waren, sich völlig allein zu fühlen. Dieser Prozess der Intersubjektivität begünstigt eine Verlagerung weg

von der Objektifizierung hin zur Subjektivierung. Klient*innen sind eingeladen, aktiv mit den Therapeut*innen zusammenzuwirken, was ein Gefühl der Kontrolle über den Therapieprozess vermittelt.

2. **Einstimmung:** Das Abklären der Vereinbarung lädt Klient*innen, die mit Themen der Einstimmungsüberlebensstruktur identifiziert sind, ein, ihre eigenen Bedürfnisse und Gefühle zu erspüren und sie auszudrücken. Dieser Prozess bietet also von Anfang an die Chance, sich von alten Beziehungsmustern zu lösen, die mit dem Gefühl verbunden sind, eigene Bedürfnisse und Gefühlen nicht ausdrücken zu können. Die Vereinbarung herauszuarbeiten hilft den Betroffenen, sich gesehen und gehört zu fühlen – von ihrem Therapeuten oder ihrer Therapeutin, aber auch von sich selbst. Sie werden eingeladen und ermutigt, über ihre authentischen Bedürfnisse und Wünsche zu reflektieren, und ihnen wird signalisiert, dass dies willkommen ist.
3. **Vertrauen:** Das Abklären der Vereinbarung verleiht Menschen, die mit Themen der Vertrauensüberlebensstruktur identifiziert sind, die Macht, selbst zu bestimmen, in welche Richtung ihre Therapie gehen soll. Das gemeinschaftliche Abklären bietet eine Gelegenheit, etwas an alten Beziehungsmustern zu verändern, bei denen sie das Gefühl hatten, sie müssten die Kontrolle über andere haben, um sich sicher fühlen zu können. Sie erfahren, dass sie ihre Offenheit und Verletzlichkeit gern so modulieren können, dass sie sich damit wohlfühlen und wie es ihrem Maß an Vertrauen entspricht.
4. **Autonomie:** Das Abklären der Vereinbarung ermutigt Klient*innen, die mit Themen der Autonomieüberlebensstruktur identifiziert sind, andere in einem von Offenheit, Verständnis und Respekt getragenen Umfeld an ihrem authentischen Selbst teilhaben zu lassen. Die Person einzuladen, selbst ihr Anliegen und ihre Therapieziele festzulegen, bietet eine Chance, etwas an alten Beziehungsmustern zu ändern, die darin bestehen, sich selbst angesichts versteckter Pläne anderer die Kontrolle sichern zu müssen.
5. **Liebe/Sexualität:** Das Abklären der Vereinbarung unterstützt Klient*innen, die mit Themen rund um die Liebe-Sexualitäts-Überlebensstruktur identifiziert sind, dahingehend, dass sie eine Ahnung da-

von bekommen, nicht perfekt sein zu müssen, um akzeptiert und geliebt zu werden. Die Klärung der Vereinbarung bietet eine Chance, sich von alten Beziehungsmustern zu lösen, bei denen sie sich ständig unter Druck fühlten, Leistung bringen und etwas erreichen zu müssen. Die Klient*innen machen die Erfahrung, sich aus einem offeneren Herzen und größerer Intimität heraus mitteilen zu können.

Wie wir anhand der adaptiven Überlebensstrukturen sehen, kann die scheinbar simple Intervention, die therapeutische Vereinbarung abzuklären, die Voraussetzungen dafür schaffen, dass Klient*innen auf eine neue Weise mit sich selbst und ihrem Leben in Kontakt kommen.

Ein weiteres wichtiges Element der ersten Säule besteht darin, dass die therapeutische Vereinbarung als Absicherung dienen kann, Therapeut*innen vor einer unhinterfragten Voreingenommenheit zu bewahren. Dieser Klärungsprozess kann die kulturelle Kompetenz fördern. Therapeut*innen und Klient*innen mögen schließlich im Hinblick auf ihre kulturelle und ethnische Zugehörigkeit, ihre Hautfarbe, ihre Fähigkeiten, ihr Alter, ihr Geschlecht, ihre Sexualität, ihre politische, religiöse und spirituelle Ausrichtung sowie jede Menge anderer persönlicher Belange klar voneinander abweichende Erfahrungen und Meinungen haben. Als NARM-Therapeut*innen vertreten wir keine bestimmte Position im Hinblick auf das, was in unseren Klient*innen vorgeht. Was sie erleben, ist hochgradig komplex und geht weit über das hinaus, was wir wirklich verstehen können. Statt also zu versuchen, uns einen Reim darauf zu machen, was für die Person das Richtige ist, erkunden wir neugierig, welche Beziehung sie zu dem Erlebten hat und was sie für sich selbst möchte. Wir nutzen das Abklären der therapeutischen Vereinbarung, um sicherzustellen, dass die Klient*innen das »Ruder« der Therapie übernehmen.

NARM ist klientenfokussiert: Unsere therapeutische Haltung besteht darin, von unseren Klient*innen zu lernen, statt ihnen das vorschreiben oder aufzwingen zu wollen, was uns vorschwebt. Die Therapie richtet sich nach dem Anliegen des Menschen, den wir da vor uns haben. Wir laden ein und ermutigen dazu, zunehmend die Fähigkeit zur Selbstbestimmung zu entwickeln, selbst wenn unser Gegenüber uns dazu bringen möchte, Partei zu ergreifen, Vorschläge zu machen oder ihm einen Rat zu geben. Angesichts der komplexen persönlichen Themen, mit denen sich unsere Klient*innen auseinandersetzen, nehmen wir den Blickwinkel ein, dass es ihnen überlassen ist, was sie mit dem in der Therapie Gelernten anfangen. Wie im folgenden Abschnitt dargelegt, benutzen wir das Abklären der Vereinbarung als eine Intervention, die ihnen erlaubt, über ihr eigenes Anliegen im Hinblick auf die Dynamik, die sie gerade erkunden, zu reflektieren. Wir vertrauen auf die Agency unserer Klient*innen, darauf, dass sie ihre eigene Handlungsmacht erkennen, und von dieser geht in Verbindung mit der ersten Säule der Antrieb aus.

Die erste Säule in der Praxis

Unsere erste Intervention besteht, wie bereits ausgeführt, im Klären der therapeutischen Vereinbarung. Dabei laden wir schon ganz am Anfang des Therapieprozesses wie auch zu Beginn einer jeden Sitzung zum Erkennen der eigenen Handlungsmacht (Agency) ein und stellen auf der Beziehungsebene eine Übereinkunft her, indem wir uns nach dem Anliegen der Klient*innen erkundigen. Gemeinsam einigen sich beide Seiten dann, zu einem näheren Sondieren dessen überzugehen, was die Klient*innen nach eigener Aussage für sich von der Therapie mitnehmen möchten, und erkunden, welche inneren Hindernisse dabei in den Weg geraten könnten.

Beachten Sie, wie wir in Verbindung mit dem Abklären der Vereinbarung immer wieder die »inneren Hindernisse« in den Blickpunkt rücken. Natürlich sieht sich jede Person, die zu uns kommt, auch mit äußeren Hindernissen konfrontiert. Wenn sich jemand in Therapie begibt, um zu versuchen, etwas an den äußeren Umständen zu ändern – ob bezogen auf seine Familie, auf Freunde und Bekannte, auf seinen Job oder auch im Hinblick auf globalere soziale und politische Probleme –, ist eine Therapie meist nicht der richtige Ort, von dem aus er die erforderlichen äußeren Veränderungen anstoßen könnte. Wir können jedoch mit ihm darüber sprechen, wie sich Schwierigkeiten in der Außenwelt auf ihn auswirken und welche Beziehung er zu ihnen hat. Wenn Klient*innen ein Anliegen formulieren, das sich auf eine äußere Herausforderung bezieht, können wir den Punkt aufgreifen, indem wir anbieten, mit ihnen zu ergründen, welche Auswirkungen dieses Problem auf sie hat und was sie diesbezüglich gern anders für sich selbst hätten. Zwar können Therapeut*innen im Allgemeinen an den äußeren Erfahrungen von Klient*innen nichts ändern. Aber wir können innerliche Veränderungen unterstützen und dabei hoffen, dass sich mit den zunehmenden inneren Fähigkeiten der Person neue Möglichkeiten auftun, auch äußere Veränderungen herbeizuführen.

Wir sind darauf bedacht, mit der Klärung der Vereinbarung ganz simpel anzufangen. Wir wollen eine Sprache benutzen, die klar und prägnant ist. Dabei könnten wir mit einer Frage beginnen wie: »Was würden Sie von unserer Zeit miteinander heute gern mitnehmen?« Oder: »Was wäre für Sie das optimale Ergebnis unserer Arbeit miteinander?« Therapiesitzungen können in Nullkommanichts recht kompliziert werden, also am besten mit etwas ganz Simplem anfangen. Hier ein schlichtes Beispiel dafür, wie ein NARM-Therapeut seine neue Klientin einlädt, ihr Anliegen mitzuteilen.

Therapeut: Ich fange immer gern damit an, Sie einzuladen, mir doch einmal mitzuteilen, was Sie von unserer gemeinsamen Sitzung heute am liebsten mitnehmen würden.
Klientin: Ja, danke. Mir geht es schon so lange so, dass ich viel Scham empfinde. Wenn ich also etwas Hilfe bekommen könnte, damit umzugehen, wäre das großartig.
Therapeut: Hilfe im Hinblick auf Ihre Beziehung zu Scham?
Klientin: Ja. Ich kritisiere so viel an mir herum. Alles, was ich mache, ist für mein Gefühl schlecht und falsch. Es ist schon hart. Ich denke, wenn ich freundlicher zu mir selbst sein könnte, kann ich mit einem so viel besseren Gefühl durch mein Leben gehen.
Therapeut: Die Hilfe würde sich also darauf beziehen, dass Sie freundlicher mit sich selbst umgehen?
Klientin: Ja, ich denke mal, das würde schon enorm viel bringen.

Therapeut: Nun, ich kann gern mit Ihnen erkunden, was es mit dieser Scham auf sich hat. Und was Ihnen in den Weg gerät, wenn es darum geht, freundlicher zu sich selbst zu sein.
Klientin: Prima.

Diese Klientin war in der Lage, klar auszusagen, was sie wollte: »freundlicher zu mir selbst sein«. Daneben hörte der Therapeut, dass die Klientin Hilfe dabei wollte, mit Scham umzugehen. Der Therapeut spiegelte der Klientin zurück, was er gehört hatte im Hinblick auf ihr Anliegen. So soll sichergestellt werden, dass beide auf dem gleichen Stand sind, bevor es weitergeht. Die Vereinbarung kam zustande, als sie sich einigten, miteinander zu erkunden, was es mit dieser Scham auf sich hat und wie sich Scham und der Mangel an Freundlichkeit sich selbst gegenüber auf ihr Leben auswirken.

Es kann jedoch vorkommen, dass Klient*innen die auf das Anliegen abzielende Frage gar nicht so direkt beantworten können. Einige werden Ziele benennen, keine Anliegen. Andere werden anfangen, Geschichten zu erzählen oder sich über Symptome auszulassen. Wieder andere reagieren vielleicht frustriert und fordern: »Sie sind doch der Therapeut – sagen Sie es mir doch!« Solche Herausforderungen sind normal und gehören zur Klärung der Vereinbarung dazu. Viele Therapeut*innen stellen überrascht fest, dass selbst Menschen mit einem »hohen Funktionsniveau« anfangs oft Schwierigkeiten haben, die Frage zu ihrem Anliegen zu beantworten.

Einige Klient*innen, vor allem neue, reagieren verwirrt auf die bloße Frage. Die gängigste Antwort lautet: »Ich weiß es nicht.« Für die Therapeutenseite ist eine solche Antwort immer eine gewisse Herausforderung. Die Person kann dabei das Bild abgeben, passiv, unklar, unsicher zu sein oder unbedingt zu wollen, dass wir ihr etwas vorgeben. An dieser Stelle können wir versucht sein, dies zu übernehmen und festzulegen, was auf die Tagesordnung soll. In solchen Momenten ist es wichtig, nicht vom Fokus darauf abzurücken, was der Klient oder die Klientin wirklich für sich möchte. Ihr Gegenüber ist ja nicht ohne Grund zu Ihnen gekommen. Mag sein, dass es sich in diesem Moment nicht über diesen Grund im Klaren ist. Aber es besteht die Möglichkeit zunehmender Agency, wenn die Person über ihren echten dringenden Wunsch für sich selbst reflektiert. Wir möchten bei dieser Gelegenheit, das aktive eigene Handeln zu erkennen, nicht stören. Die Klärung der Vereinbarung unterstützt Klient*innen darin, in der eigenen Therapie eine aktive Rolle zu übernehmen. In solchen Situationen sind Geduld und Ausdauer gefragt, um weiter neugierig zu bleiben und nicht standardmäßig in den Problemlösemodus zu schalten (was im Grunde bedeutet, dem Gegenüber Funktionen abzunehmen).

Woran merken wir, dass wir zu einer tragfähigen therapeutischen Vereinbarung gelangt sind? Nun, bevor die Vereinbarung klar ist, mag Etliches unklar, fragmentiert und desorganisiert wirken. Sobald aber abgeklärt wurde, worin das Anliegen der Person besteht, erlebt sie oder der Therapeut (oder beide) eine somatische oder energetische Veränderung bei sich. Klient*innen berichten vielleicht, dass in ihnen etwas anders geworden sei – da ist etwa ein Gefühl von mehr Klarheit oder Erdung. Der Therapeut oder die Therapeutin beobachtet vielleicht eine psychobiologische Veränderung beim Gegenüber, etwa das Gefühl, dass dieses mehr landet oder zur Ruhe kommt. NARM-Therapeut*innen berichten oft von solchen Momenten des In-Kontakt-Kommens, in denen Dinge sich zusammenfügen und »alles passt«.

Reflexionsübung

Wir laden Sie ein, sich ein paar Momente Zeit zu nehmen, um sich eine Entscheidung vor Augen zu führen, vor der Sie einmal gestanden haben. Vielleicht mussten Sie entscheiden, welche von zwei Veranstaltungen sie besuchen, welches von zwei Produkten Sie kaufen oder welches von zwei Stellenangeboten Sie annehmen würden.

1. Lassen Sie diese Entscheidung noch einmal Revue passieren.
2. Woher wussten Sie, wie Sie sich entscheiden würden?
3. Was ging in Ihnen vor, als Ihre Entscheidung für Sie klar wurde?

Sofern möglich, können Sie sich sogar noch einmal in den Entscheidungsfindungsprozess hineinversetzen und darauf achten, was Sie in Ihrem Körper, Ihren Emotionen oder Gedanken wahrnehmen.

Der wichtige Punkt, an den Sie sich erinnern sollten, ist der, dass es nicht heißt, dass Sie etwas falsch machen, wenn das Abklären der Vereinbarung für Ihr Gefühl nicht so einfach ist und nicht ganz glatt läuft. Das Anliegen der Person abzuklären, mag einfach wirken, kann aber bei manchen Klient*innen ein ziemlich komplexer Prozess sein. Es braucht seine Zeit. Grundlegend ist, dass Sie sich selbst oder Ihre Klient*innen dabei nicht unter Druck setzen. Sollten Sie sich dabei ertappen, es dennoch zu tun oder sich selbst zu bewerten oder zu verurteilen, laden wir Sie ein, über Ihre eigenen Reaktionen zu reflektieren. Andernfalls dürfte Derartiges die Therapiefortschritte hemmen und noch mehr Stress für Sie nach sich ziehen.

Wenn wir mehr Übung damit bekommen, unsere Sitzungen mit dem Abklären der Vereinbarung einzuleiten, kommt es zu einem interessanten Phänomen. Viele Klient*innen beginnen diese Einladung dann schon zu antizipieren. Sie haben, wenn sie zur Sitzung auftauchen, schon über die Frage nachgedacht und sagen zum Beispiel: »Ich weiß, dass Sie mich gleich fragen werden, was ich von der heutigen Sitzung mitnehmen möchte. Ich habe mir darüber gerade noch Gedanken gemacht, als ich bei Ihnen im Wartebereich saß, und was ich wirklich will, ist …«. Wir deuten das als positives Zeichen dafür, dass Klient*innen dem innerlich Erlebten vielleicht mit mehr Neugier begegnen, selbst außerhalb der Therapiesitzungen.

Ein Großteil der Klient*innen beantwortet die Frage zur Klärung der Vereinbarung zunächst einmal mit einem verhaltensbezogenen Ziel oder damit, uns zu erzählen, was sie nicht wollen. Beispiele für Verhaltensziele könnten sein: »Ich will aufhören, mich zu überessen« oder »Ich möchte besser mit meiner Partnerin klarkommen.« Beispiele für etwas, was sie nicht wollen, wären etwa: »Ich will nicht ständig Angst haben« oder »Ich will nicht immer so wütend sein«. NARM ist kein zielorientierter Prozess und in seinem Mittelpunkt steht nicht primär eine Verhaltensänderung. Sein Fokus ruht auf dem Erkunden der psychobiologischen Hindernisse, die sich störend dazwischenschalten, wenn es darum geht, was die Person für sich selbst möchte. Vor diesem Hintergrund würden wir auf zielorientierte Aussagen dieser Art so etwas antworten wie: »Ich kann gern mit Ihnen erkunden, was es mit Ihrer Angst auf sich hat«; »Ich ergründe gern mit Ihnen, was hinter Ihrer Wut steckt«; »Ich sehe mir gern mit Ihnen an, was es damit auf sich hat, dass Sie sich überessen« oder »Ich kann gern mit Ihnen nachforschen, was Ihnen dabei in den Weg geraten könnte, besser mit Ihrer Partnerin klarzukommen«.

Wie Sie sehen, machen wir aus Verhaltenszielen eine Einladung zum innerlichen Explorieren. Wir wissen, dass dies konträr zu vielen derzeitigen Therapieansätzen und Behandlungsplänen ist. Wir vertreten dabei die Haltung, dass die gewünschte Veränderung in dem Moment, wo jemand lernt, eine neue Beziehung zu den erlebten Hindernissen welcher Art auch immer herzustellen, tendenziell dazu führt, dass sie organisch ganz von selbst zustande kommt. Wir wissen aus jahrelanger klinischer Erfahrung, dass einige Klient*innen, wenn sie in erster Linie Ziele auf der Verhaltensebene verfolgen, das Gefühl haben, bei ihrem Therapieprozess sei etwas unerfüllt geblieben. Oft läuft es darauf hinaus, dass sie sich ganz grundlegend missverstanden fühlen, was in Frustration und Widerstand münden kann. Der NARM-Ansatz schafft einen alternativen Zugang zu therapeutischen Veränderungen. Wie sagt Carl Rogers doch gleich? Es ist paradox, dass wir uns genau dann tatsächlich ändern können, wenn wir uns als die akzeptieren, die wir sind.[31]

Es gibt noch diverse weitere Herausforderungen bei verhaltensbezogenen Vereinbarungen und eine davon besteht darin, dass wir als therapeutisch Tätige ja nicht garantieren können, dass es uns gelingt, eine Veränderung herbeizuführen. Rein verhaltensmäßige Ziele können die beste Voraussetzung für einen therapeutischen Fehlschlag sein. Es kann unbewusst vielleicht eine Selbstsabotage-Strategie vorliegen, die damit verbunden ist, dass die Person sich unrealistische Ziele setzt, die sie unmöglich verwirklichen kann, um dann sich selbst oder anderen die Schuld daran zu geben, dass der Versuch fehlgeschlagen ist. So sagt der Klient vielleicht zur Therapeutin: »Ich brauche Hilfe dabei, dieses Projekt fertig zu bekommen.« Wir können nicht garantieren, dass dieses Verhaltensziel durch unsere Zusammenarbeit erreicht wird. Aber wir können uns darauf einlassen, mit ihm zu ergründen, was ihm bei der Fertigstellung des Projekts im Weg steht – etwas, das er nach eigener Auskunft ja will und doch nicht tut.

Eine weitere Herausforderung bei verhaltensbezogenen Vereinbarungen ist die, dass wir nie wirklich wissen, was für die Person in solchen komplexen Situationen am besten ist. In NARM wollen wir nicht für eine Seite Partei ergreifen. So zum Beispiel sagt eine Klientin zu ihrer Therapeutin, sie lebe in einer freudlosen Beziehung und wolle aus ihrer Ehe aussteigen. Vielleicht ist es tatsächlich besser, wenn diese Frau ihren Partner verlässt, vielleicht aber auch nicht. Dabei kommen so viele Faktoren ins Spiel. Es ist nicht an uns, zu bewerten, was für sie die richtige Entscheidung ist. Statt sich darauf einzulassen, auf ein Verhaltensziel hinzuarbeiten, fragen wir vielleicht nach, was es ihr nach ihrer Vorstellung bringen würde, nicht aus der Ehe auszusteigen. Wir können erkunden, welches Verhältnis die Person zu den Zielen hat, ohne den Zielen selbst zuzustimmen. Letzten Endes vertrauen wir darauf, dass Klient*innen, wenn sie stärker in Kontakt mit ihrem authentischen Selbst kommen, mehr Klarheit darüber gewinnen, was für sie das Richtige ist, und das tun, was für sie angesichts der Umstände am besten ist.

Auch wenn der Prozess, die Vereinbarung abzuklären, Zeit, Geduld und Ausdauer erfordern kann, wird hierdurch das Anliegen der Klient*innen »herausgekitzelt« und es gibt uns Möglichkeiten, den therapeutischen Prozess zu steuern. NARM ist zwar ein Prozess, bei dem die Klient*innen die Richtung vorgeben, und doch sind wir nicht passiv. Wir managen die Sitzung, wozu auch der Einsatz gezielter Interventionen gehört, die auf dem Anliegen unseres Gegenübers und unserer Arbeitshypothese basieren. Die therapeutische Vereinbarung abzuklären ist für uns als therapeutisch Tätige eine unglaublich nützliche Ressource. Wenn die Therapie aus den Fugen gerät, wenn die Klient*innen wollen, dass wir den Prozess übernehmen, wenn sie sich über etwas aufregen oder wenn wir selbst in Verwirrung geraten und nicht weiterwissen, können wir einfach zu dem ursprünglich benannten Anliegen zurückkehren.

So zum Beispiel vereinbarten eine Klientin und eine Therapeutin, näher zu erkunden, was der Klientin im Weg stand, wenn es darum ging, mehr Nähe in ihrer Beziehung zu spüren. Zu einem späteren Zeitpunkt in der Sitzung sprach die Klientin über ein immer wiederkehrendes Konfliktmuster in ihrer Beziehung: »Er sagt, dass ich ihm ausweiche. Ich verliere mich einfach im Internet, er reagiert frustriert und sagt, ich würde ihm ausweichen. Seine Frustration macht mich dann wütend und am Ende sehe ich tatsächlich zu, dass ich ihm ausweiche. Ich will nichts mit ihm zu tun haben.« Hier haben wir ein Beispiel für einen guten Zeitpunkt, noch einmal auf die Vereinbarung zu verweisen: »Ich höre, dass Sie diesen Konflikt mit Ihrem Partner erkennen, auf den Sie dann so reagieren, dass sie ihm ausweichen. Aber bei unserem Gespräch darüber, was Sie von der Therapie möchten, sagten Sie, Sie wollten mehr Nähe in Ihrer Beziehung spüren. Ich frage mich, wie es zu Ihrem Wunsch nach mehr Nähe passt, wenn Sie ihm ausweichen?« Anstatt den Versuch zu starten, zu deuten, sie zu überzeugen, ihr Fähigkeiten zu vermitteln, sie anzufeuern oder auf irgendeine andere Weise die Zügel der Therapie in die Hand zu nehmen, managen wir die Sitzung dahingehend, die Klientin behutsam damit zu konfrontieren, dass sich ihre aktuelle Aussage nicht mit ihrem ursprünglich formulierten Anliegen verträgt.

Mitunter kann das Ergebnis des ersten Versuchs, eine Vereinbarung zu finden, sehr allgemein oder schwammig wirken. Klient*innen sagen vielleicht etwas wie: »Ich will einfach, dass es mir besser geht!« Das vermittelt uns nur ein minimales Verständnis davon, was die Person wirklich für sich will. Also würden wir zunächst einmal abklären, was genau das für sie bedeutet und was es ihr bringen würde, wenn es ihr tatsächlich »besser ginge«. Dann wieder können wir bei einer solchen Klärung das Gefühl haben, uns ewig im Kreis zu drehen oder in einen Machtkampf mit dem Gegenüber verwickelt zu werden. So sinnvoll es ist, zumindest den Versuch zu starten, mehr Klarheit über das Anliegen der Klient*innen zu bekommen – es gibt auch Anlässe, wo wir ganz simpel entscheiden können, mit etwas anzufangen wie: »Wären Sie offen dafür, näher zu ergründen, was Ihnen vielleicht dabei in den Weg gerät, dass es Ihnen ›besser geht‹? Klingt das für Sie nach einem brauchbaren Ausgangspunkt für uns?«

Selbst wenn Sie mit einem allgemeineren Anliegen wie diesem anfangen – in den NARM-Prozess ist etwas eingebaut, das wir als Neuvereinbarung bezeichnen. Wir können in Sachen Vereinbarung später noch umdisponieren, weil wir im weiteren Verlauf der Therapie immer wieder abklären, ob unsere Vereinbarung noch aktuell ist. So zum Beispiel setzte der gerade erwähnte Klient bei dem Wunsch an, es möge ihm »besser gehen«. Nehmen wir nun einmal an, etwas später spricht er davon, mehr inneren Frieden verspüren zu wollen. Der Therapeut könnte dann sagen: »Zu Beginn unserer Sitzung hatten Sie ja gesagt, Sie wollten einfach, dass es Ihnen besser geht. Und jetzt haben Sie gerade für sich ausgelotet, wie es wohl wäre, mehr inneren Frieden zu verspüren. Wäre es Ihnen lieb, wenn wir in diese Richtung weitergehen und erkunden, was Ihnen in den Weg geraten könnte, sich mehr im Frieden mit sich selbst zu fühlen?«

Mitunter stoßen wir mitten in der Sitzung darauf, dass das, was der Klient oder die Klientin wirklich will, nicht das ursprünglich Vereinbarte ist. Sollte das der Fall sein, können wir einfach eine neue Vereinbarung abschließen, die mehr mit dem neu aufgetauchten Anliegen im Einklang steht. Sagen wir zum Beispiel, eine Klientin hätte zu Beginn gesagt, sie würde gern an ihrer Angst arbeiten, und zu einem späteren Zeitpunkt in der Sitzung kommt sie auf ihre Wut auf ihren Mann zu sprechen. Wir können dann sagen: »Ich weiß, dass Sie am Anfang sagten, Sie wollten sich mit Ihrer Angst auseinandersetzen, aber nach dem zu urteilen, was ich jetzt mitbekomme, steht für Sie gerade Ihre Wut auf Ihren Mann im Mittelpunkt. Wäre es zum jetzigen Zeitpunkt hilfreicher, wenn wir einmal gemeinsam erkunden, was sich da abspielt?« Sollte die Klientin die Frage bejahen, könnten Sie nachschicken: »Was wäre für Sie das ideale Ergebnis davon, diese Dynamik mit Ihrem Mann zu erkunden? Es muss nicht einmal realistisch sein – aber was könnte Sie erwarten, wenn Sie da durch sind?« Diese Einladung sorgt dafür, dass weiter das Anliegen der Klientin im Mittelpunkt steht.

Sagen wir einmal, unsere Klientin in diesem Beispiel würde sagen: »Nein, ich will lieber weiter meine Angst anschauen, weil sie mir so viele Probleme macht.« Wir streiten uns nicht mit Klient*innen oder versuchen auch nicht, sie zu überzeugen, wenn wir glauben, es gäbe einen besseren Weg. Vielmehr versuchen wir vielleicht Neugier darauf zu wecken, wie das von der

Person angesprochene Thema (Wut auf ihren Mann) mit ihrem ursprünglichen Anliegen (weniger Angst) zusammenhängen könnte. Auf diese Interventionen, die wir im Rahmen der zweiten Säule einsetzen, gehen wir im nächsten Kapitel ein.

Wir wollen allerdings schon achtsam sein, wenn wir Vereinbarungen nachträglich ändern. Manchmal sind Sie schließlich in der Therapie exakt dort, wo Sie gerade sein müssen, aber Ihr Gegenüber beginnt irgendeine Strategie einzusetzen, um sich vom roten Faden zu entfernen. Eine solide Vereinbarung erlaubt es uns, provokativer zu sein, um den Klient*innen zu helfen, die Spur weiter zu verfolgen. So könnte der Therapeut vielleicht einwerfen: »Sie hatten ja gesagt, Sie wollten die Beziehung zwischen Ihrer Angst und Ihrer Wut auf Ihren Mann näher anschauen, und jetzt erzählen Sie mir gerade von Ihren ganzen Sorgen wegen der Situation an der Schule Ihres Kindes und was Sie da tun könnten. Wäre es okay, wenn wir das, was sich an der Schule Ihres Kindes tut, erst einmal für später vormerken und dabei bleiben, die Beziehung zwischen Ihrer Angst und der Wut auf Ihren Mann zu erkunden?«

Mitunter bietet es sich sogar an, die Vereinbarung als eine Form von therapeutischer Konfrontation einzusetzen: »Sie sagen, Sie wollen mehr über Ihre Wut auf Ihren Mann herausfinden, aber jedes Mal, wenn wir damit loslegen, wechseln Sie das Thema. Das macht mich neugierig.« Therapeutische Konfrontation bedeutet eigentlich nur, sich gute Antennen für das Anliegen der Klient*innen zu bewahren und sich immer neu darauf einzustimmen. Wir sind zwar bei Bedarf jederzeit offen für eine Umformulierung der Vereinbarung, wollen aber auch sicher sein können, dass wir nicht bei einer Vermeidungsstrategie mitwirken, die darauf abzielt, einen weiten Bogen um das zu machen, was bei unserem Gegenüber gerade zum Vorschein kommt.

Wenn Therapeut*innen vergessen, was die Klient*innen nach eigener Auskunft für sich erreichen wollen, haben die Therapeut*innen jederzeit die Möglichkeit, sich noch einmal zu vergewissern. Wenn Therapeut*innen das Gefühl haben, diesen Punkt nur diffus für sich klar zu haben, setzen sie sich oft unter Druck, sich daran zu erinnern oder doch noch drauf zu kommen. Oder sie beginnen einfach mit ihren Interventionen, da ihnen nichts Besseres einfällt. Als NARM-Therapeut*innen machen wir es uns selbst leicht und würden zu unseren Klient*innen so etwas sagen wie: »Wir sind jetzt ja schon auf eine ganze Menge eingegangen, aber mir ist nicht ganz klar, was genau Sie an diesem Punkt gern für sich hätten?« Oder vielleicht auch ganz banal: »Können Sie mich bitte noch einmal erinnern, was Sie am Anfang gesagt haben, als ich Sie fragte, was Sie für sich wollen?«

Einige Therapeut*innen haben die Sorge, Derartiges würde so wahrgenommen, dass wir nicht zugehört hätten oder gleichgültig seien. Wir haben jedoch festgestellt, dass es die meisten Klient*innen zu schätzen wissen, wenn wir noch einmal nachhören. Vergessen Sie nicht: Viele von ihnen haben nie ein solches Maß an Einstimmung erfahren. Vielmehr sind es die meisten gewohnt, übergangen und missverstanden zu werden. Wenn sich die Therapeut*innen die Zeit nehmen, sich nach der inneren Welt der Person zu erkundigen, wird dies oft als tiefere Ebene von Einstimmung und Fürsorge erlebt. Außerdem kann es schlichtweg sein, dass Klient*innen mittlerweile an einem anderen Punkt sind als zu Beginn der Sitzung. Das erneute Abklären und gegebenenfalls Umformulieren der Vereinbarung demonstriert Interesse daran, wo das Gegenüber mittlerweile steht. Daneben bietet es ihm fortwährend Gelegenheiten, sich neugierig auch mit dem eigenen Anliegen zu befassen, was in neue Erkenntnisse münden kann.

Wir stellen uns vor, dass einige von Ihnen an diesem Punkt bestimmte Klient*innen vor Augen haben und im Stillen denken, dass das bei uns so einfach klingt. Sicher, das Abklären der therapeutischen Vereinbarung mag bei einigen gut funktionieren, aber was ist mit denen, die nicht antworten wollen? Anhand der fünf adaptiven Überlebensstrukturen als Betrachtungsrahmen können wir nachvollziehen, wie schwierig sich das Abklären der Vereinbarung gestalten kann, je nach den Herausforderungen, die mit der jeweiligen Überlebensstruktur zusammenhängen:

1. **Kontakt:** Da das Kerndilemma von Klient*innen hier damit zu tun hat, sich nicht gut genug aufgehoben zu fühlen, um sich wirklich zeigen und mit anderen in Kontakt treten zu können, könnte die Einladung, in diesem intimen Rahmen der Therapie mitzuteilen, was sie möchten, ein Gefühl von Unsicherheit und Argwohn auslösen. Die Betroffenen

reagieren eventuell ausweichend oder verweigern sich sogar der Kommunikation über das, was sie sich wirklich vom therapeutischen Prozess versprechen.

2. **Einstimmung:** Da das Kerndilemma hier darin besteht, dass es für das Gefühl der Betroffenen nicht gefahrlos möglich ist, ihre Bedürfnisse zu ermitteln und zum Ausdruck zu bringen, könnte die Einladung, die eigenen Bedürfnisse im Hinblick auf die Therapie anzugeben, dazu führen, dass die Betroffenen sich dafür schämen, »bedürftig« zu sein. Hierauf können sie so reagieren, dass sie die Auswirkungen ihrer inneren Not leugnen oder bagatellisieren. Sie erwarten eventuell, dass der Therapeut die Richtung des Therapieprozesses vorgibt.
3. **Vertrauen:** Da das Kerndilemma der Betroffenen damit zusammenhängt, anderen nicht über den Weg zu trauen beziehungsweise sich von niemandem abhängig fühlen zu wollen, kann schon die bloße Tatsache, vor einem Therapeuten zu sitzen, eine extreme Herausforderung für sie bedeuten. Manche möchten aufgrund ihrer Angst davor, kritisiert, gegängelt oder gedemütigt zu werden, vielleicht nicht authentisch sein beziehungsweise anderen nichts von ihren wunden Punkten verraten. Sie reagieren eventuell nicht auf die Einladung, ein Anliegen an die Therapie festzulegen, da derartiges als »Schwäche« erlebt werden mag. Stattdessen kann sich ihr Fokus womöglich darauf richten, wie sie im Therapieprozess die Oberhand gewinnen.
4. **Autonomie:** Da das Kerndilemma in diesem Fall damit zusammenhängt, bloß nicht von anderen manipuliert zu werden und sich ihrem Programm fügen zu müssen, nehmen sie die Situation vielleicht so wahr, dass der Therapeut etwas Bestimmtes von ihnen wolle. Dementsprechend können sie die Sorge haben, womöglich die falsche Antwort zu geben, oder sie reagieren darauf so, dass sie ihre wahren Gefühle vorenthalten. Oft verwechseln sie ein Anliegen mit einem Ziel und setzen den Therapeuten und sich selbst dahingehend unter den Druck, dass etwas passieren müsste, dass das »Problem behoben« werden müsste.
5. **Liebe / Sexualität:** Da sich das Kerndilemma dieser Gruppe darum dreht, sich nicht perfekt zu fühlen und sich zu scheuen, andere an dem »Gefühlschaos« in ihrem Herzen teilhaben zu lassen, bedeutet in Thera-

> pie zu sein für sie eine Art Eingeständnis, nicht so aufgestellt zu sein, wie sie sich vielleicht selbst sehen möchten oder der Welt gegenüber geben. Mit ihnen ihr Anliegen an die Therapie abzuklären, verlangt von ihnen, die eigene Unvollkommenheit einzugestehen. Manche können hierauf mit geschliffenen Antworten reagieren, was ihren Herzenswunsch eher übertüncht als klarstellt.

Wir gehen mit diesen Herausforderungen unterschiedlich um. Es kommt auf die Klient*innen an, deren Kapazität und das Ausmaß an Desorganisation sowie die zwischen uns entstandene Beziehung. So zum Beispiel ist das Abklären der Vereinbarung in einer ersten Sitzung meist eine größere Herausforderung als etliche Sitzungen später. Doch ungeachtet der diversen Herausforderungen, vor die Sie die Klärung der Vereinbarung stellen mag – vergessen Sie nicht den Punkt, den wir ja schon angesprochen hatten: was diese Person schon alles auf sich genommen hat, um in Ihre Praxis zu kommen. Etwas ist da, das sie offensichtlich dazu gebracht hat, sich in Therapie zu begeben. Irgendetwas verspricht sie sich davon. Wir könnten genau das zurückspiegeln: »Sie haben mir gesagt, dass Sie es nicht mögen, wenn ich Sie frage, was Sie für sich von unserer gemeinsamen Zeit mitnehmen möchten. Aber gleichzeitig ist mir bewusst, dass Sie ja nicht ohne Grund zu mir gekommen sind. Ich kann Ihnen nicht weiterhelfen, wenn wir es nicht schaffen, diesen Grund klarzustellen. Mir ist schon klar, dass das für Ihr Gefühl schwer sein mag, aber diese Frage ist für uns beide wichtig, damit wir wissen, wie wir weiter vorgehen.«

Hier noch eine Anmerkung: Wenn Sie mit jemandem arbeiten, für den eine Therapie von anderer Stelle angeordnet oder zur Auflage gemacht wurde – ob durch gerichtliche Verfügung, durch den Arbeitgeber, die Familie oder die Ehefrau –, kann sich die Abklärung der Vereinbarung anders gestalten. Die erste Säule funktioniert viel einfacher mit Personen, die sich aus freien Stücken für eine Therapie entscheiden. Kommt Ihr Gegenüber, weil es von anderer Seite dazu »verdonnert« wurde, bedeutet das allerdings nicht, dass es hier nicht funktioniert, zu einer Vereinbarung zu gelangen. Nur steckt die Person im Hinblick auf das Anliegen, mit dem sie kommt, in einer Zwickmühle. Sie sagt vielleicht, dass sie eigentlich gar nicht in Therapie sein wolle, sondern sich nur darauf einließe, weil das Gericht, der Chef oder die Familie es von ihr verlangten. Am besten fährt man damit, diesen Zwiespalt explizit zu benennen. Beim Abklären der Vereinbarung mit einem Klienten zum Beispiel, der auf Verlangen seiner Frau kommt: »Wie ich mitbekommen habe, wollen Sie gar nicht hier sein. Aber es scheint Ihnen wichtig, dass es in Ihrer Ehe gut läuft. Von daher kann ich gern näher mit Ihnen erkunden, welchen Anteil Sie daran haben, warum sie nicht so gut läuft.«

Ist jemand, der notgedrungen zur Therapie erscheint, bereit zu dem Versuch, die an ihn gestellten Forderungen zu erfüllen, wird er in der Regel widerwillig kundtun, dass es aus seiner Sicht unnötig sei, sich mit all seinen Themen auseinanderzusetzen. Damit haben wir die Anfänge einer Vereinbarung. Das Ganze kann dann wie folgt aussehen:

Therapeut: Was möchten Sie von unserer gemeinsamen Arbeit gern für sich mitnehmen?
Klient: Na ja, meine Frau hat mich dazu gebracht, zu Ihnen zu kommen.
Therapeut: Warum sollten Sie das?
Klient: Sie sagt, ich hätte ein Problem mit Wutausbrüchen und müsste lernen, meine Wut in den Griff zu bekommen.
Therapeut: Was ist mit Ihnen selbst – meinen Sie auch, Sie müssten lernen, Ihre Wut in den Griff zu bekommen?
Klient: Wenn ich meine Familie behalten will, dann schon. Sie ist mit den Kindern abgehauen und wohnt jetzt erst einmal bei ihrer Schwester.
Therapeut: Und deshalb sind Sie jetzt hier?
Klient: Ja. Ich halte ja nichts von Therapie, aber sie sagt, wenn ich nicht lerne, meine Wut in den Griff zu bekommen, war es das mit meiner Familie. Meinen Sie, Sie können mir bei meinem Wutproblem helfen?
Therapeut: Was erhoffen Sie sich davon, an Ihrem Wutproblem zu arbeiten?
Klient: Ich bekäme meine Familie zurück.
Therapeut: Tja, ich kann Ihnen nicht garantieren, dass Sie Ihre Familie zurückbekommen. Aber ich habe Sie sagen hören, dass Sie dazu lernen müssten, Ihre Wut in den Griff zu bekommen.

Klient: Ja, ich muss aufhören, sie und die Kinder anzuschreien. Dann kommt sie zurück.
Therapeut: Ich weiß, dass Sie gesagt haben, Sie hielten nichts von Therapie, aber sind Sie bereit, mit mir an Ihrer Wut zu arbeiten? Wenn ja, kann ich Ihre Probleme mit Wut gern näher mit Ihnen anschauen. Meine Hoffnung wäre, dass Ihnen das in Bezug auf Ihre Familie helfen wird.
Klient: Gut, ich probiere es. Ich würde alles tun, um sie zurückzugewinnen.

Obwohl der Klient berichtete, er hielte nichts von Therapie und käme nur wegen seiner Frau, haben wir hier ein tiefer reichendes Anliegen, auf das er hinzuarbeiten bereit ist. Der Klient ließ sich, wenn auch zögerlich, auf eine therapeutische Vereinbarung ein, und so hat der Therapeut nun einen Arbeitsauftrag und einen roten Faden, der ihm hilft, die Sitzung zu organisieren.

Die Klärung der therapeutischen Vereinbarung ist etwas, bei dem die Beziehung gefragt ist, und unabhängig davon, wie gefällig der Klient ist oder wie viel Widerstand von ihm kommt – die Zustimmung ist immer grundlegend wichtig. Bevor wir in Sachen Vereinbarung die nächsten Schritte tun, müssen wir sicherstellen, dass wir mit unserem Klienten an einem Strang ziehen. Das hilft, Fehleinstimmung, Voreingenommenheit und Ausagieren von beiden Seiten zu verhindern. Bevor ein Klient nicht ausdrücklich eingewilligt hat, weiterzumachen, gehen wir nicht zum Explorieren und Verarbeiten über. Wir machen weiter damit, das Anliegen zu klären, bis wir eine funktionierende Vereinbarung haben, auf die er sich einlassen kann. Unser Fokus ruht darauf, von Anfang an eine partnerschaftliche Zusammenarbeit aufzubauen.

Letzten Endes ist es eine ethische Frage, ob wir mit Klient*innen weiterarbeiten, ohne zu wissen, woran wir arbeiten, oder wenn uns keine Zustimmung vorliegt. Unsere ethische Verantwortung besteht darin, Klient*innen bestmöglich zu betreuen; ihre Autonomie zu fördern; ihnen Wahlmöglichkeiten zu lassen; Informationen zu übermitteln, die ihnen helfen, Risiken abzuschätzen und angemessene Behandlungsalternativen zu erörtern. Wenn wir mit der Behandlung vorpreschen, ohne zu wissen, was unser

Gegenüber wirklich für sich will, beziehungsweise ohne seine Zustimmung zu haben (und sei es in allerbester Absicht), inszenieren wir womöglich eine schädliche Beziehungsdynamik.

Denken Sie daran, dass wir den Therapieprozess zwar mit der Vereinbarung beginnen, dass diese Vereinbarung aber während der gesamten Therapie fortlaufend neu gefasst wird. Wenn sie NARM gerade erst erlernen, haben viele Therapeut*innen die Erwartung, sie sollten von vornherein eine funktionierende Vereinbarung haben, was sie selbst und ihre Klient*innen unter Druck setzen kann. Es kann vorkommen, dass das tatsächlich schnell und problemlos geschieht. Oft aber erfordert der Prozess Zeit und Geduld. Wichtig hierbei ist, dass wir uns gewahr bleiben, wie wichtig die Vereinbarung ist, und nicht davon ablassen. Neue NARM-Therapeut*innen geben mitunter zu leicht auf und dabei berichten sie, dass die Klient*innen ihre Frage nicht beantwortet hätten, obwohl sie auf die unterschiedlichsten Weisen nachgehakt hätten. Wir erinnern daran, dass allein schon die Fragen eine Einladung sind, auf eine neue Weise mit sich in Kontakt zu kommen. Solange sie von einem Ort der Offenheit kommen und ohne Druck gestellt werden, ist das Abklären der Vereinbarung eine permanente Einladung in Richtung größeren Selbstgewahrwerdens.

Ein Punkt ist noch der, dass viele neue NARM-Therapeut*innen aus dem Abklären der Vereinbarung einen zielorientierten Prozess machen, da sie glauben, die NARM-Therapie finge erst an, wenn die Vereinbarung steht. Wir erinnern sie daran, dass schon dieses Abklären als solches eine höchst wirkungsvolle Intervention darstellt. Es fördert einen tieferen Kontakt der Klient*innen mit sich selbst. Die Anliegen der Person im Hinblick auf sich selbst entfalten und entwickeln sich fortwährend weiter. Die erste Säule ist ein Prozess der Selbstentdeckung, den wir anbieten. Es geht um mehr als lediglich die Reduzierung der Belastungen durch die Symptome – es ist eine Einladung, bei sich zu Hause anzukommen. Bei diesem Prozess haben die Menschen, die zu uns kommen, eine unglaublich heilsame Gelegenheit, wieder in Kontakt mit dem zu kommen, was ihr Herz begehrt.

Der therapeutische Prozess bei der ersten Säule

Wie geht man die Anwendung der ersten Säule an?

1. Fragen Sie Ihre Klient*innen, was sie möchten (das Anliegen).
   Therapeut: Was würden Sie von unserer Zeit miteinander gern für sich mitnehmen?
   Klient: Ich will mich in sozialen Situationen wohler fühlen können.
2. Sammeln von Informationen zum Anliegen der Person.
   Therapeut: In allen sozialen Situationen? Oder gibt es bestimmte soziale Situationen, in denen Sie sich wohler fühlen möchten?
   Klient: So ziemlich in allen sozialen Situationen, vor allem aber in großen Gruppen.
3. Spiegeln Sie den Klient*innen noch einmal das Anliegen zurück, machen Sie daraus eine Exploration und vergewissern Sie sich, ob sie dieser Vereinbarung erst einmal zustimmen können.
   Therapeut: Ich erkunde gern mit Ihnen, was Ihnen in den Weg geraten könnte, wenn es darum geht, sich in sozialen Situationen und vor allem in großen Gruppen wohler zu fühlen. Klingt das okay als Ausgangspunkt für unsere gemeinsamen Erkundungen?
   Klient: Ja, das klingt gut.

Denken Sie daran: Wenn jemand will, dass sie sich mit ihm zusammen auf eine verhaltensorientierte Vereinbarung einlassen, landen Sie in einer Zwickmühle. Wenn es etwas gibt, das Klient*innen nach ihrer Auskunft eigentlich möchten, es jedoch nicht hinbekommen, macht uns das deutlich, dass ihre Geschichte noch eine andere Seite hat. Wenn wir uns darauf einlassen und mit ihnen einen Verhaltensplan vereinbaren, um ihnen beim Erreichen das benannten Ziels zu helfen, ignorieren wir diese andere Seite, die sich vielleicht gegen dieses Ziel wehrt. Wir möchten mit der Person alle Seiten dieser Dynamik erkunden, darunter auch, was ihr im Hinblick auf ihr Ziel im Weg steht. Wir können zwar nicht garantieren, dass solche Erkundungen automatisch zu dem von den Klient*innen benannten Ziel führen werden. Aber wir können ihnen Unterstützung und Anleitung dabei anbieten, den sehr komplexen inneren Kampf besser zu verstehen, der sie in Bedrängnis bringt. Hier ein Beispiel:

Klient: Ich brauche einfach mal einen Tritt in den Hintern, damit ich diese Bewerbungsbögen endlich ausfülle.
Therapeut: Tritte in den Hintern sind nicht so ganz mein Metier. Was ich aber tun kann, ist, mit Ihnen zu erkunden, was Ihnen dabei im Weg steht, die Bewerbungsbögen auszufüllen.
Klient: Was im Weg steht, ist meine Faulheit.
Therapeut: Wäre es in Ordnung für Sie, Erklärungen dazu erst einmal zurückzustellen? Vielleicht finden wir ja noch mehr über dieses Muster heraus.
Klient: Wenn es dazu führt, dass ich diese Bewerbungsbögen endlich ausfülle, von mir aus gern.
Therapeut: Ich kann Ihnen nicht garantieren, dass Sie die Bewerbungsbögen ausfüllen. Aber ich bin einmal neugierig … sagen wir mal, Sie schaffen es, diese Bewerbungsbögen auszufüllen – was versprechen Sie sich davon?
Klient: Na ja, zunächst einmal finde ich vielleicht einen neuen Job. Aber es würde auch mehr Hoffnung für mich bedeuten. So ein Gefühl, wirklich etwas für mich zu tun und nicht nur darauf zu warten, dass mein Chef mich feuert.
Therapeut: Diese Bewerbungsbögen fertigzustellen, könnte Ihnen also das Gefühl geben, Sie tun etwas für sich selbst?
Klient: Ja, etwas Produktives und Positives für mich, statt dass ich einfach nur in diesem Scheißjob vergammle.
Therapeut: Okay, ich bin gern bereit, mit Ihnen zu erkunden, was Ihnen in den Weg gerät, wenn es darum geht, etwas Produktives und Positives für sich selbst zu tun, vor allem diese Bewerbungsbögen auszufüllen. Die Hoffnung wäre, dass Sie dann ein besseres Gefühl dafür bekommen, was Sie für sich brauchen. Klingt das nach einem guten Ausgangspunkt?
Klient: Ja, klingt gut.

Beachten Sie, was der Therapeut hier nicht tut: Er wird nicht zielorientiert, indem er sich einen strategischen Plan zurechtlegt, wie er dem Klienten dazu verhelfen kann, seine Bewerbungsbögen auszufüllen. Er ergreift nicht für eine Seite Partei, noch gibt er einen Plan vor. Der Therapeut akzeptiert auch keine einfache Erklärung wie »meine Faulheit«. Er will besser verstehen, welche Beziehung sein Klient zu seinem Symptom und seiner gesamten Innenwelt hat. Er erkennt sein Dilemma – aufgrund der Tatsache, dass der Klient sagt, er möchte die Bewerbungsbögen ausfüllen, es aber de facto nicht tut. Sollte sich der Therapeut darauf einlassen, mit dem Klienten darauf hinzuarbeiten, dass er sein Ziel erreicht – die Unterlagen auszufüllen – ohne die Hindernisse zu verstehen, die ihm dabei in den Weg geraten, tappt er in eine Falle. Man kann diese Fallen als therapieinterne Inszenierungen zwischen Klient und Therapeut betrachten, die im Allgemeinen zu einem Machtkampf im therapeutischen Prozess führen und dazu, dass man nicht von der Stelle kommt.[32] Um eine solche Inszenierung zu vermeiden, gilt es für den Therapeuten, präsent, neugierig und an beiden Seiten des Dilemmas interessiert zu bleiben. Er beginnt mit der Ergründung der zugrunde liegenden Dynamiken, die dafür sorgen, dass das Symptom und die innere Not des Klienten fortbestehen. Er vertraut darauf, dass der Klient dann, wenn er mit wacherer Präsenz die Kämpfe in seinem Inneren wahrzunehmen beginnt, seine psychobiologische Kapazität erweitert und so authentischere, mündigere Entscheidungen für sich treffen wird.

Beachten Sie bei diesem klinischen Fallbeispiel, wie der Therapeut außerdem den Fokus auf mehr als eine Symptomlinderung und Verhaltensänderung richtet. Zu Beginn verabredet der Therapeut, »zu erkunden, was Ihnen dabei in den Weg gerät, die Bewerbungsbögen auszufüllen.« Das ist erst einmal ein guter Ausgangspunkt, im Allgemeinen ergründen wir mit unseren Klient*innen jedoch innere Befindlichkeiten, nicht nur eine Änderung des Verhaltens. Beachten Sie, wie der Therapeut im Anschluss fragt: »Sagen wir mal, Sie schaffen es, diese Bewerbungsbögen auszufüllen – was versprechen Sie sich davon?« Mit der Frage, was die Verhaltensänderung dem Klienten bringen könnte, lädt er ihn ein, zu reflektieren, was er wirklich möchte. Der Klient antwortet mit seinem eigentlichen Wunsch, seinem Anliegen: »... es würde auch mehr Hoffnung für mich bedeuten. So ein Gefühl, wirklich etwas für mich zu tun, und nicht nur darauf zu warten, dass mein Chef mich feuert … etwas Produktives und Positives für mich.« Das verweist auf einen inneren Zustand, der Verhaltensänderungen zugrunde liegt und sie unterstützt.

Zwar gibt es auch noch andere Möglichkeiten, wie NARM-Therapeut*innen eine solche Einladung in Sachen Anliegen so formulieren können, dass der innerliche Zustand im Fokus steht. Der zentrale Punkt, den es hier im Blick zu behalten gilt, ist jedoch der: Immer dann, wenn Klient*innen nach eigener Auskunft eine Verhaltensänderung und Symptomlinderung wünschen, fragen wir nach, was ihnen das innerlich bringt. »Wenn es Ihnen gelingen würde, Ihre Ängste abzubauen – was wäre im optimalen Fall das Ergebnis davon? Es muss nicht einmal realistisch sein.« Oder »Wenn Sie es dann geschafft haben, in Beziehungen nicht mehr auf alles so heftig zu reagieren – was erhoffen Sie sich davon?« Wir helfen Klient*innen dabei, zu unterscheiden zwischen den innerlichen Zuständen, die uns Menschen erstrebenswert scheinen – Dinge wie Zuversicht, Mitgefühl, Liebesfähigkeit oder die Fähigkeit, sich für sich einzusetzen –, und den Verhaltensstrategien, die wir entwickelt haben, um einfach so gut wie möglich mit den Gegebenheiten zurechtzukommen.

Formulierungsbeispiele zur ersten Säule

NARM-Sprache: Fragen zur Abklärung der therapeutischen Vereinbarung

1. Sprachliche Formulierungen von NARM für die Anbahnung der therapeutischen Vereinbarung
   - Was hätten Sie heute gern für sich ?
   - Was würden Sie von Ihrer Sitzung mit mir gern für sich mitnehmen?
   - Was wäre für Sie der wichtigste Gewinn aus unserer Therapie?
   - Was wäre für Sie das optimale Ergebnis unserer Arbeit? Es muss nicht einmal realistisch sein.

2. Manchen fällt es schwer, ein Anliegen zu formulieren, sie können aber problemlos ein Symptom benennen, an dem sich etwas ändern soll. Als Antwort auf »Ich habe die und die Ängste (oder ein beliebiges anderes Symptom) und würde sie gern loswerden«, könnte Ihr Angebot lauten:
   - Ich wäre gern bereit, mit Ihnen zu erkunden, was es mit Ihren Ängsten auf sich hat.
   - Ich kann Ihnen nicht garantieren, dass wir es heute hinbekommen, dass Sie Ihre Ängste loswerden. Aber ich bin gern bereit, mit Ihnen noch weiter anzuschauen, was Ihnen im Weg stehen könnte im Hinblick darauf, nicht mehr so oft diese Ängste zu erleben.
3. Neue Vereinbarung, wenn keine rechte Klarheit mehr hierzu besteht (für Sie oder die Klient*innen):
   - Mir ist es nicht mehr ganz klar – könnten Sie mir bitte noch einmal in Erinnerung rufen, was sie von dieser Sitzung gern möchten?
   - Sie hatten ja vorhin gesagt, Sie wollten Ihre Ängste (oder welches Symptom auch immer) näher anschauen, und jetzt höre ich gerade, wie Sie das Thema Wut anschneiden (oder ein sonstiges neues Thema).
   - Sie haben ja zuvor gesagt, dass Sie Ihre Selbstverurteilung näher erkunden wollen und was Ihnen dabei in den Weg gerät, unbeschwerter mit sich selbst umgehen zu können. Und jetzt bekomme ich gerade mit, wie Sie über Ihre Trauer sprechen. Was von beidem möchten Sie zuerst anschauen?

Therapeutische Grundsätze für die erste Säule in Kurzform

1. Die Klient*innen definieren ihr Anliegen bezogen auf die Arbeit – was möchte die Person wirklich für sich?
2. Das Anliegen der Klient*innen muss nicht realistisch sein; vielleicht möchten wir sogar zu einer Reflexion darüber einladen, was für ihnen das optimale Ergebnis oder der Herzenswunsch wäre.

3. Wir möchten darauf achten, den Klient*innen nichts von ihrer Eigenverantwortung abzunehmen. Dabei halten wir uns vor Augen, dass nicht ein von uns gesetztes Ziel, sondern das Anliegen der Klient*innen die treibende Kraft ist, die Veränderungen im therapeutischen Rahmen in Gang setzt.
4. Es ist grundlegend wichtig, sich mit den Klient*innen über ihr Anliegen zu einigen, bevor wir tiefere Ebenen des Erkundens in Angriff nehmen.
5. Die Vereinbarung gibt den Tenor der NARM-Therapie vor, die sich als Gemeinschaftswerk versteht.
6. Ein zentraler Punkt für den gemeinschaftlichen Aspekt der ersten Säule ist der, den Klient*innen im therapeutischen Prozess auf Augenhöhe zu begegnen.
7. Wir wollen immer wieder betonen, dass sich Klient*innen in ihrer Innenwelt am besten auskennen.
8. Therapeut*innen bewahren sich Offenheit und Neugier im Hinblick darauf, wie Klient*innen die eigene innere Welt organisieren.
9. Therapeut*innen fassen das Abklären der Vereinbarung als Prozess auf, der explorationsorientiert, nicht zielorientiert ist.
10. Therapeut*innen setzen sich selbst oder Klient*innen nicht unter Druck, »eine Vereinbarung hinzubekommen«.
11. Die Therapie beginnt nicht erst, nachdem die Vereinbarung steht – das Abklären der Vereinbarung selbst ist ein wichtiges Element des Heilungsprozesses.
12. Es ist sinnvoll, sich im gesamten Sitzungsverlauf immer wieder auf die ursprüngliche Vereinbarung zu besinnen, vor allem am Ende der Sitzung.
13. Bei Bedarf können Therapeut*innen und Klient*innen jederzeit eine neue Vereinbarung treffen.

Praktische Übung zur ersten Säule

Wir laden Sie ein, mit einem Klienten – oder zunächst einmal mit jemandem aus dem Freundes-, Bekannten- oder Kollegenkreis, wenn Ihnen das lieber ist – die folgenden Schritte durchzugehen:

1. Stellen Sie eine Eröffnungsfrage, mit der die Person eingeladen wird, über ihr Anliegen zu reflektieren. Zum Beispiel: »Was würden Sie von unserer gemeinsamen Sitzung gern für sich mitnehmen?«
2. Sammeln Sie Informationen zum Anliegen der Person. Zum Beispiel gibt Ihr Klient an, er hätte gern mehr Selbstvertrauen. Hier können Sie mit Fragen ansetzen wie: »Können Sie mir noch mehr ein Gefühl dafür vermitteln, wie ›mehr Selbstvertrauen‹ für Sie aussehen würde?«
3. Spiegeln Sie das Anliegen der Person noch einmal zurück, wandeln Sie es in eine Exploration um und hören Sie nach, ob die Person sich auf diesen Arbeitsauftrag einlassen mag. Zum Beispiel: »Ich höre, dass Sie in den unterschiedlichsten Situationen gern mehr Selbstvertrauen hätten. Ich kann gern mit Ihnen erkunden, was Ihnen vielleicht im Weg steht, wenn es um mehr Selbstvertrauen geht. Wie klingt das für Sie?«

Bitte hören Sie an dieser Stelle erst einmal auf (bis Sie wissen, was es mit den anderen drei Säulen auf sich hat). Wir laden Sie ein, Ihre Klient*innen zu fragen, wie es für sie war, das Anliegen zu klären. Nehmen Sie auch wahr, was für ein Gefühl es für Sie selbst war, dieses Anliegen herauszukristallisieren. Natürlich kann es Ihnen dabei so gehen wie mit jeder neu erlernten Fähigkeit: Das Ganze mag Ihnen erst einmal unbeholfen, albern oder künstlich vorkommen. Üben Sie sich darin, präsent, neugierig und offen dafür zu bleiben, etwas Neues zu lernen. Wir sind uns darüber im Klaren, dass es etwas dauern kann, dies reibungslos in Ihre Art zu arbeiten einzubauen. Aber wir haben mittlerweile genug Therapeut*innen weitergebildet, um mit Sicherheit sagen zu können: Wenn Sie diese Fähigkeit erst einmal in Ihre Praxis eingewoben haben, werden Sie merken, wie Sie weniger hart arbeiten, in Sitzungen zu größerer Klarheit gelangen und im therapeutischen Prozess generell eine optimalere Organisation feststellen.

4. Zweite Säule: Stellen von exploratorischen Fragen

»Ich habe keine besonderen Talente. Ich bin nur leidenschaftlich neugierig.«[33]

Albert Einstein

Neugier ist das, was den NARM-Ansatz antreibt. Ein Prozess aktiven Nachfragens hilft Klient*innen, enger mit sich selbst in Kontakt zu kommen. Wir verwenden die zweite Säule, das Stellen von Sondierungsfragen, um Therapeuten- und Klientenseite gleichermaßen dabei zu unterstützen, besser zu verstehen, wie Menschen ihre Innenwelt organisieren. Die meisten Menschen, die zu uns kommen, haben ihr ganzes Leben damit zugebracht, vor ihrer Innenwelt davonzulaufen, was bleibende Muster des Abgeschnittenseins vom Kontakt, der Desorganisation und letztlich des Leidens bedeutet. In diesem Kapitel bieten wir Anleitungen dazu, wie sich unterstützende exploratorische Fragen so einsetzen lassen, dass es Klient*innen hilft, wieder mit abgeschnittenen Teilen von sich selbst in Kontakt zu kommen, und ihnen somit die Möglichkeit größerer Organisation und Freiheit von ihrem Leidensdruck erschließt.

Die Kraft, die darin liegt, mit wirklicher Neugier auf einen anderen Menschen zuzugehen – was eine tiefe Intersubjektivität zwischen Therapeut*innen und Klient*innen beflügelt –, ist für die Heilung auf der Beziehungsebene absolut zentral. Man könnte einwenden, dass sich die meisten therapeutisch

Tätigen bereits bestens darauf verstehen, Neugier und nachforschendes Fragen in ihrer Arbeit einzusetzen. Aus unserer Sicht jedoch haben die meisten Therapeut*innen, deren Begegnung mit der Welt ja über ihre eigenen adaptiven Überlebensstrategien läuft, innerlich ihre eigenen Herausforderungen in Sachen Neugier und forschendes Nachfragen zu bewältigen.

Im Englischen sagen wir »Curiosity killed the cat« (»Neugier ist der Katze Tod«). Der Spruch dient als mahnender Zeigefinger, der davor warnt, allzu naseweis zu sein. Viele Kinder werden durch Familie, Gesellschaft, Religion und Erziehung frühzeitig indoktriniert, Neugier durch Wissen zu ersetzen. Nicht anders verhält es sich bei den meisten Angeboten im Bereich der Erwachsenenbildung und der beruflichen Aus- und Weiterbildung. Für Albert Einstein hatte Neugier einen hohen Stellenwert und er äußerte die Sorge, ob Neugier die formalen Bildungssysteme überstehen könne. Er sprach davon, nie die »heilige Neugier« zu verlieren und ehrfürchtig über den wunderbaren Aufbau der Realität nachzusinnen.[34] Bedauerlicherweise haben sich viele Menschen daran gewöhnt, Ungewissheit, Neuem und Andersartigkeit mit Angst zu begegnen. Sie klammern sich an vermeintliches Wissen, um so die Angst vor dem Unbekannten zu bewältigen.

Natürlich ist es wichtig, dass das Wissen, das uns zur Verfügung steht, in die psychologische Behandlung einfließt. Neugier jedoch ist das Lebenselixier der interpersonellen Arbeit bei der Psychotherapie. Doch der Trend in der modernen amerikanischen Psychotherapie ist eindeutig. Das Drängen auf Behandlungen, die den Schwerpunkt auf Symptomreduzierung legen, ist für die tiefenpsychologisch orientierten Therapieformen nicht ohne Folgen geblieben. Manualisierte Verfahren sind an die Stelle emotionaler, somatischer und anderer beziehungsorientierter Ansätze getreten. Damit sei nicht gesagt, dass Neugier und die therapeutische Beziehung nicht auch bei vielen anderen Therapieansätzen eine Rolle spielen. Aber wir glauben durchaus, dass ein übertriebenes Vertrauen auf standardisierte Protokolle einen mechanistischen therapeutischen Prozess hervorbringt, der unter Therapeut*innen eine Distanzierung von dem tiefenpsychologisch orientierten, interpersonellen In-Kontakt-Sein bewirkt, für das Neugier förderlich ist.

Transzendente menschliche Erfahrungen wie die, auf die Einstein anspielte, solche wie Lebendigkeit, Spiritualität und Liebe, sind schwer messbar.

Sie passen nicht ohne Weiteres zu dem psychologischen und wissenschaftlichen Theoriegebäude unserer Tage. Es bestehen Tendenzen, Komplexes zu reduzieren. Wir betrachten Neugier als einen Weg dazu, die Erfassung von Nuancen innerhalb der Komplexität zu unterstützen. Neugier erlaubt uns, im vollen Spektrum der menschlichen Erfahrungswelten zu existieren und es auskosten zu können. Sie befreit uns davon, Erklärungen finden zu müssen, und unterstützt uns stattdessen beim unmittelbaren, gelebten Erfahren.

Die zweite Säule, das Stellen von Sondierungsfragen, ist das therapeutische Medium, über das wir Neugier ins Spiel bringen. Es handelt sich um einen zutiefst interpersonellen Prozess. Wir unterstützen NARM-Therapeut*innen darin, neugierig auf das innere Erleben ihrer Klient*innen zu sein – wie diese das in ihrem Leben Erfahrene einordnen (»organisieren«) und welche Beziehung sie dazu haben. Daneben unterstützen wir therapeutisch Tätige dabei, neugierig zu erkunden, was in ihrem eigenen Inneren vorgeht, während Sie mit Klient*innen zusammensitzen. Diese schwerpunktmäßige Beschäftigung mit Fragen zum inneren Erleben auf Klienten- wie auch auf therapeutischer Seite schafft einen von Intersubjektivität getragenen Prozess – etwas, das viele traurigerweise von den Bezugspersonen, bei denen sie aufgewachsen sind, nicht erfahren haben. Viele haben in ihrem Leben nie jemanden gehabt, der wirklich Interesse an ihrer Innenwelt zum Ausdruck brachte und in der Lage war, sich dieser länger zuzuwenden – Ursprung gravierender zwischenmenschlicher Fehleinstimmungen. Neugier hingegen fördert Empathie und gute Einstimmung in Beziehungen, was wiederum ein tieferes Gefühl des Kontakts zu sich selbst und anderen unterstützt.

Warum ist Neugier bei der Heilung komplexen Traumas ein so wichtiger Aspekt? Wie schon dargelegt, betont die heutige Psychologie die Wichtigkeit eines Heranwachsens in einem sicheren und geborgenen Umfeld. Ein zentraler Bestandteil sicherer Bindung ist, dass sich die zentralen Bezugspersonen des Kindes für seine Innenwelt interessieren. Viele frischgebackene Eltern erfüllt beim ersten Kontakt mit ihrem Neugeborenen ein ehrfürchtiges Staunen, das aus tiefsten Schichten zu kommen scheint – eine ganz tiefe Neugier, wer dieses Wesen ist und welche Art von Unterstützung es brauchen wird, um ein gesundes Leben führen zu können. Sichere Bindung stützt sich auf echtes Einfühlungsvermögen. Und dieses kommt zustande, wenn die Bezugspersonen die Einzigartigkeit ihres Kindes erkennen und ihm mit Neugier, Offenheit und Interesse begegnen.

Viele Kinder wachsen nicht in einem solchen Umfeld auf – ihren Bezugspersonen geht es viel eher um das Verhalten des Kindes, um seine Leistungen, um Ziele und Ergebnisse, was dazu führen kann, dass sich das Kind auf elementare Weisen nicht gesehen fühlt. Es ist eine Form von Objektivierung, wenn Erwachsene nur Augen dafür haben, das Verhalten des Kindes zu korrigieren. Diese fehlende Empathie vermittelt dem Kind das Gefühl, dass sich niemand dafür interessiert, wer es jenseits der Verhaltensweisen eigentlich ist.

Dass ein Kind eine derartige Zurückweisung erfährt, hat im Wesentlichen zwei Auswirkungen. Die erste besteht in Hoffnungslosigkeit, Verzweiflung und Schmerz angesichts der so massiv fehlenden Einstimmung von Seiten anderer in seinem unmittelbaren Umfeld. Die zweite bezieht sich darauf, wie das Kind die erfahrene fehlende Einstimmung verinnerlicht. Das Versagen der Umwelt wird vom Kind als persönliches Versagen erlebt. Tragischerweise lernt das Kind daraufhin, sich selbst genau so zu behandeln, wie es von anderen behandelt wurde. Wird die kindliche Offenheit und Neugier gering geschätzt, nicht gefördert oder attackiert, lernt das Kind, sich selbst das Gleiche anzutun.

Ein chronisch fehleingestimmter Kontakt von Seiten der Bezugspersonen führt zu rein transaktionalen Beziehungen, während das Kind lernt, sich an die Erwartungen der Erwachsenen in seiner Welt anzupassen. Beziehungen unter Erwachsenen sind oft Transaktionen in dem Sinne, dass die eine Person etwas von der anderen haben will. Derartige Beziehungen können das Gefühl vermitteln, dass ständig die strategischen Optionen durchgespielt werden, als überlege man die nächsten Züge bei einem Schachspiel. Ob als Kinder oder als Erwachsene – selten ist da die Erfahrung, dass andere offen, neugierig und interessiert auf uns zugehen. Aus unserer Sicht leben wir in einer Zeit kollektiven Empathieversagens. Es zerreißt uns immer wieder das Herz, wenn wir mitbekommen, wie Menschen der neugierige und einfühlsame Umgang mit sich selbst, anderen und dem Leben selbst abhandenkommt.

Reflexionsübung

Wir laden Sie ein, sich an dieser Stelle fünf Minuten Zeit zu nehmen, um einfach neugierig zu sein.

1. Erlauben Sie sich, Ihrer spontanen Neugier nachzugeben – ob das bedeutet, neugierig auf etwas in Ihrer Umgebung zu werden; etwas außerhalb Ihres gegenwärtigen Umfelds zu erkunden (etwa, indem Sie nach draußen gehen) oder den Fokus nach innen zu richten und neugierig Ihre körperlichen Empfindungen, Ihre Emotionen und aufsteigende Bilder oder Gedanken zu erkunden.
2. Wir laden Sie ein, wahrzunehmen, wie einfach oder schwer es für Sie sein mag, sich in einen Raum der Offenheit und Neugier zu begeben.
3. Außerdem laden wir Sie ein, wahrzunehmen, wie sich diese Übung insgesamt für Sie anfühlt.

Viele Klient*innen berichten, sich in ihren Beziehungen zutiefst unverstanden zu fühlen. Ungeachtet unserer allerbesten Absichten können sie sich auch von Therapeut*innen unverstanden fühlen, und zum Teil erleben sie auch genau das. Indem wir Neugier, Offenheit und Interesse in die therapeutische Beziehung einbringen, unterstützen wir sie dabei, Neugier und Offenheit im Hinblick auf ihre eigene Innenwelt zu entdecken. In diesem Kontext entwickeln sie die Fähigkeit, sich auf Weisen zu regulieren und zu organisieren, die zum Anstoß für die von ihnen angestrebte Veränderung werden.

Auch wenn es durchaus Überschneidungen damit gibt, wie andere therapeutische Verfahren exploratorische Fragen einsetzen, ist das nachforschende Fragenstellen, das wir bei NARM einsetzen, ein relationaler, verkörperter und an der Wahrnehmung der eigenen Handlungsmacht (Agency) orientierter Prozess. Wie wir noch skizzieren werden, sind die von uns gestellten Fragen von der Beziehung getragen. Sie sind ein Produkt des gemeinschaftlichen Prozesses, das Anliegen unserer Klient*innen an ihre Therapie zu klären (erste Säule). Der Person Fragen zu stellen hilft, die Machtdynamiken zwischen Therapeut*innen und Klient*innen zurückzusetzen, während wir davon absehen, das von unserem Gegenüber Erlebte zu deuten; der Person zu sagen, was sie da eigentlich erlebt, oder ihr Vorgaben zu ihrem Prozess zu machen. Stattdessen laden wir ein, mit uns gemeinsam eine ergebnisoffene Exploration zu starten. Es ist ein verkörperter Prozess in dem Sinne, dass unsere Erkundungen alle Ebenen des Erlebens umfassen, mit Schwerpunkt auf den innerlichen Veränderungen, die ja oft körperlich gespürt werden (vierte Säule: Spiegeln psychobiologischer Veränderungen, worauf wir in Kapitel 6 noch näher eingehen).

Agency, die Wahrnehmung der eigenen Handlungsmacht, ist ein zentraler Aspekt der Explorationen bei NARM. Die zweite Säule ist ein Prozess, der stark auf Agency ausgerichtet ist, indem er zu einer neuen Beziehung zu sich selbst einlädt und eine solche in Gang setzt. Zu lernen, exploratorische Fragen zu stellen, ist ein zentraler Schritt, um Klient*innen zu helfen, ihre Innenwelt zu verstehen, zu organisieren und zu transformieren. Wir sind neugierig, wie Klient*innen die eigene innere Not sehen. Erwachsene Klient*innen mit unbewältigten Entwicklungstraumen neigen dazu, Probleme nach außen zu verlagern – »Immer wieder wird mir das vor den Latz geknallt« –, und dabei entgeht ihnen, was sich in ihrem Inneren abspielt. Diese Tendenz lässt sich bei den stärker Desorganisierten unter ihnen eindeutig beobachten. Allerdings können sich die meisten von uns darin wiederfinden, sich auf die Außenwelt zu fixieren, wenn wir uns in Bedrängnis fühlen. Natürlich gibt es immer äußere Umstände, die eine solche innere Not auslösen können, aber – wie wir im nächsten Kapitel besprechen werden – wir differenzieren zwischen dem, »was ist« (äußere Realität) und dem, »was wir mit dem anfangen, was ist« (Agency und innere Selbstorganisation).

Wir erkennen, dass unsere Klient*innen sich selbst und die Welt durch tief in ihnen verankerte adaptive Überlebensstrategien erfahren, die nicht ohne Weiteres fallengelassen werden. Genau diese Überlebensstrategien bringen sie jetzt in Bedrängnis und wir wollen uns daran machen, einen anderen Umgang mit ihrer Innenwelt zu fördern, der nicht auf alten Überlebensmustern basiert. Indem wir unseren Klient*innen mit Neugier begegnen – und nicht versuchen, uns einen Reim auf alles zu machen, ihnen Ratschläge zu geben, ihnen die Arbeit abzunehmen oder für eine Seite ihrer inneren Konflikte Partei zu ergreifen –, haben wir eine bessere Ausgangsposition, um sie im Erleben ihrer eigenen Agency zu unterstützen. Wir benutzen therapeutische Interventionen wie exploratorische Fragen, die ein wachsendes Gefühl von Agency und ein verkörpertes Erwachsenenbewusstsein fördern.

Das Explorieren dient der Desidentifikation. Wie in Kapitel 2 eingeführt, ist Desidentifikation der Prozess, dass jemand eine Qualität der Achtsamkeit in sein Bewusstsein bringt und dabei die eigenen Gedanken und Reaktionen weniger ernst nimmt. Es bedeutet, dass er nicht davon ausgeht, dass das, was er fühlt, die Wahrheit ist. Dass er erkennt, dass der Mensch, für den er sich gehalten hat, nicht das ist, was ihn ausmacht, und dass er letzten Endes seine adaptiven Überlebensstrukturen auflöst. Sobald die Wirkung dieser alten Muster verzerrter Identität und physiologischer Dysregulation nachlässt, sieht sich die Person immer weniger durch die Filter ihrer überlebensstrukturbedingten Identifikationen, was ihr hilft, sich von einem kindlichen Bewusstsein zu lösen und ins Erwachsenenbewusstsein einzutreten. Die exploratorischen Fragen bieten Unterstützung und Anleitung dabei, im Hier und Jetzt mit dem in Kontakt zu kommen, was für sie real ist.

Die zweite Säule in der Praxis

Wir unterstützen unsere Klient*innen dabei, mehr und mehr zu Expert*innen im Hinblick auf ihre Innenwelt zu werden. Unsere Aufgabe besteht darin, herauszufinden, wie sie ihre Innenwelt organisieren. Unser Expertenwissen entsteht aus zunehmend gezielteren Fragen, mit denen wir unseren Klient*innen zu einem besseren Kontakt mit ihrem innerlichen Erleben verhelfen. Fragen werden dazu eingesetzt, den Eigenanteil der Klient*innen an der Dynamik zu erkunden, die ihm oder ihr zu schaffen macht und in die Therapie geführt hat. Wir setzen uns immer wieder neugierig mit der Frage auseinander, wie die Person sich selbst im Weg steht, wenn es darum geht, das zu bekommen, was sie für sich möchte.

Nachforschende Fragen sind bei NARM ein Medium, das uns erlaubt, tiefer in Kontakt mit dem zu gelangen, was in unseren Klient*innen vor sich geht. Genau wie neugieriges Interesse an der inneren Welt des Kindes die Eltern oder Hauptbezugspersonen dabei unterstützt, gemeinsam mit ihm neue Entdeckungen zu machen, bietet NARM die optimalen Bedingungen für aus der Beziehung hervorgehende Erkundungen mit Klient*innen. Zu diesen optimalen Bedingungen gehört der Einsatz beziehungswichtiger Fähigkeiten wie Einstimmung, sensibles Beobachten, Spiegeln und Resonanz. Das exploratorische Fragenstellen geht über die Fragen als solche hinaus. Was auch dazugehört, ist unsere Präsenz und unsere aktive Annäherung an unsere Klient*innen – all das hilft ihnen, sich neu zu entdecken.

Exploratorische Fragen setzen bei dem Anliegen an, das unser Gegenüber in die Therapie geführt hat (erste Säule). Sie laden zu einer Reflexion darüber ein, was die Person für sich möchte und was es sein mag, das immer wieder dafür sorgt, dass sie in den von ihr angesprochenen Dynamiken und Symptomen stecken bleibt. Wir versuchen mit unseren Fragen nicht, Klient*innen von A nach B zu bringen. Zur Erinnerung: NARM ist kein zielorientierter Prozess – es ist ein explorationsorientierter Prozess, der auf einem wirklichen Erkundenwollen basiert. Viele Therapeut*innen tun sich schwer damit, in diesem Explorationsmodus zu bleiben. Sie berichten zum Teil, es wecke Ängste in ihnen, weil sie doch »irgendwohin kommen« müssten, oder dass sie mitunter das Gefühl hätten, sich zu verirren und nicht mehr wüssten, was sie noch fragen könnten. Wie wir die Teilnehmer*innen an unseren Fortbildungsveranstaltungen immer wieder erinnern: Verirren können wir uns nur dann, wenn wir versuchen, irgendwohin zu kommen.

Wir fragen nicht, um konkrete Antworten zu erhalten. Wir sind uns darüber im Klaren, dass das vielleicht nicht gleich einleuchtet, aber das Fragenstellen als solches ist eine heilende Intervention. »Fragen um des Fragens willen« heißt, dass wir Fragen stellen, um bei unserem Gegenüber einen Prozess der Selbsterforschung anzustoßen, auf dem dann die Fähigkeit zur Selbstreflexion aufbauen kann. Aus dieser Warte ist alles eine »Antwort«. Wenn wir eine Frage stellen und der Klient schweigt und sagt kein Wort, ist das eine Antwort. Wenn der Klient eine somatische oder emotionale Reaktion zeigt, ist das eine Antwort. Wenn er oder sie uns anschreit, ist das eine

Antwort. Auf unserer, der therapeutischen Seite, helfen uns Fragen, mehr darüber in Erfahrung zu bringen, wie unsere Klient*innen Erlebtes innerlich sortieren, bis hin dazu, wie die Fragen als solche bei ihnen ankommen und wie sie sie beantworten.

Beim Fragenstellen ist es am besten, eine einfache Sprache zu wählen. Allzu komplizierte oder auch zu wortreiche Formulierungen können Klient*innen in die Richtung lenken, zu sehr »vom Kopf her« heranzugehen. Fragen dieser Art bringen sie dazu, sich von ihrem verkörperten, emotionalen und beziehungsmäßigen Erleben im gegenwärtigen Moment abzuschneiden. Lassen Sie sich einmal den Wortlaut der folgenden Frage durch den Sinn gehen: »Was meinen Sie, warum Sie diese Gedanken haben, die auf Minderwertigkeitsgefühle Ihrerseits hinauslaufen, und wie könnten diese Gedanken die Reaktionen auslösen, die Sie Ihrem Chef gegenüber haben?« Diese Frage spricht einen sehr wichtigen Punkt an. Doch beachten Sie den Unterschied im Vergleich zu einer denkbaren Formulierung der Frage aus der NARM-Perspektive: »Was bemerken Sie, während Sie die Gedanken und Reaktionen wahrnehmen, die Sie in Bezug auf Ihren Chef haben?« Oder noch einfacher: »Wie ist es für Sie, über diese Reaktionen zu reflektieren?« Die Intention hier besteht darin, sich nicht in den Einzelheiten zu ergehen. Es kommt leicht vor, dass sich Therapeut*innen auf den Inhalt konzentriert in den Geschichten ihrer Klient*innen verlieren und in ihre verhaltensmäßigen Entscheidungen hineingezogen werden. Im dem zuerst genannten Fall erhält der Klient den Impuls, über das eigene Erleben nachzudenken. Im NARM-Beispiel befragt der Therapeut die Person nach ihrer Beziehung zu ihrer Erfahrung. Diese an Agency orientierte Frage richtet den Fokus auf die psychobiologischen Muster, die das gegenwärtige Erleben organisieren und die Geschichten und Verhaltensweisen des Klienten prägen. Simple, direkte und klare Fragen unterstützen Menschen dabei, sich mit größerer Neugier und Agency auf ihr gegenwärtiges Erleben einzulassen.

Was Klient*innen auf unsere Fragen antworten, fließt in unsere therapeutische Arbeitshypothese ein und lässt sie mehr und mehr Gestalt annehmen. Diese prägt wiederum unsere therapeutischen Interventionen. Beim Befragen entsteht bei uns ein tentatives Verständnis der innerlichen Konflikte, durch die Hindernisse entstehen, die Klient*innen bei dem in den Weg geraten, was sie am meisten für sich wollen. Das Ganze beginnt bereits beim Abklären der Vereinbarung (erste Säule) und mit unseren ersten Reflexionen über das Kerndilemma unseres Gegenübers. Die Person fühlt sich zum Beispiel einsam und isoliert und will mehr Nähe in ihrem Leben. Also können wir die Hypothese aufstellen, dass sich bei ihr eine tief reichende Ambivalenz rund um das Thema Kontakt finden dürfte. Der Klient oder die Klientin will vielleicht sehnsüchtig Kontakt und Verbundenheit (größere Nähe), während er/sie genau das gleichzeitig scheut wie der Teufel das Weihwasser (was ein Gefühl der Einsamkeit und Isolation hinterlässt). Diese am Anliegen der Klient*innen orientierte Arbeitshypothese hilft bei der Strukturierung der Sitzung. In diesem Fall hier können wir die Aufmerksamkeit auf Material lenken, das mit dem Thema Kontakt zusammenhängt, statt uns um Randphänomene zu kümmern, die nicht unmittelbar mit diesem Kernthema zusammenhängen.

Hier ein Beispiel dazu, wie Therapeut*innen die Arbeitshypothese in Fragen einfließen lassen können, die das Kerndilemma der Klient*innen in Sachen Kontakt aufgreifen. Geht es bei der therapeutischen Arbeit etwa um die Beziehung der Person zu ihren sozialen Ängsten, könnten wir fragen: »Sie merken also, dass da dieser innere Konflikt in Ihnen abläuft: Da ist ein Teil von Ihnen, der sich unbedingt zeigen will, wie Sie sagen, und ein anderer Teil hat das Gefühl, es ist sicherer, genau das zu vermeiden. Wie ist es, wahrzunehmen, was sich in Ihrem Erleben jetzt gerade abspielt, wo wir würdigen, dass es hier zwei Seiten gibt?«

Hier ein weiteres Beispiel: Eine Therapeutin lädt ihre Klientin zur Selbstreflexion über das Kerndilemma ein, um die innere Not der Betroffenen in Verbindung mit Beziehungen anzugehen:

Klientin: Ich möchte ja Beziehungen mit anderen. Eine Freundin, vielleicht sogar einen Partner. Aber ich komme mir vor wie von einem anderen Stern. Ich bin immer die Außenseiterin, egal in welcher Situation.
Therapeutin: Ich frage mich gerade, ob es vielleicht auch sein Gutes haben könnte, in sozialen Situationen die Außenseiterin zu sein?
Klientin: Ich denke nicht! Es schmerzt! Aber lassen Sie mich darüber nachdenken.

Therapeutin: Nehmen Sie sich Zeit …
Klientin: Nun ja, ich weiß eben, dass Beziehungen immer irgendwann zu Ende gehen. Und das tut verdammt weh. Da bin ich lieber für mich und komme allein klar. Da bin ich einfach auf der sichereren Seite. Ich schätze also, mich in Sachen Beziehungen immer außen vor zu fühlen, schützt mich vor diesem Schmerz.
Therapeutin: Sie fühlen sich also immer wie eine Außenseiterin, wie von einem anderen Stern, und doch sind sie lieber allein.
Klientin: Ja. Ich will den Kontakt und gleichzeitig will ich ihn nicht. Es ist zum Verrücktwerden!

Die Klientin selbst hat hier ihr Kerndilemma benannt: Sie will den Kontakt und gleichzeitig will sie ihn nicht. Solche Dynamiken bringen die Betroffenen in eine Bredouille. In diesem Fall dreht sich diese um Themen, die mit der Kontakt-Überlebensstruktur in Verbindung stehen: Die Klientin sehnt sich nach Kontakt, und doch hat Kontakt für sie etwas Bedrohliches.

Um dieses Kerndilemma anzusprechen, lädt die Therapeutin die Klientin hier ein, doch einmal neugierig zu erkunden, ob die Tatsache, dass sie sich als Außenseiterin erlebt, für sie auch etwas »Gutes« hat. Statt Partei für eine Seite des inneren Konflikts zu ergreifen – wie es etwa der Fall gewesen wäre, wenn sie mit der Klientin an der Verbesserung bestimmter sozialer Fähigkeiten gearbeitet hätte, die ihr helfen würden, besser auf andere zugehen zu können –, schlägt die Therapeutin die andere Richtung ein: Sie ergründet mit der Klientin, inwiefern es aus der Überlebenssicht klug sein kann, sich aus Beziehungskontakten weiter herauszuhalten. Die Klientin ist in der Lage, das Sich-Fernhalten von Beziehungen als eine Überlebensstrategie zu benennen: lieber für sich sein und sich aus sozialen Situationen heraushalten. Bei allem Verlangen nach Beziehungen zu anderen ist der Klientin auch viel daran gelegen, sich vor dem möglichen Verlust einer Beziehung zu schützen.

Wir können die Hypothese aufstellen, dass diese Strategien, sich vom Kontakt abzuschneiden, schon früh im Leben dieser Klientin entstanden, als es darum ging, den Schmerz rund um Beziehungsverlust zu vermeiden. Derartige Überlebensstrategien werden bis ins Erwachsenendasein weitergetragen. Überlebensstrategien wie die, sich aus Beziehungen herauszuhalten und lieber allein zu sein, waren für das Kind, das versuchte, ein frühes Trauma in Sachen Kontakt zu bewältigen, damals überaus sinnvoll. Heute allerdings sind diese Strategien nur noch Hindernisse, die dem im Weg stehen, was die erwachsene Klientin am meisten möchte: zwischenmenschliche Kontakte. Sie lösen so viel an emotionalem Schmerz aus, dass sich die Klientin in Therapie begibt.

Therapeutin: Wie ist es für Sie in diesem Moment, diesen Teil von sich zu erkennen, der Kontakt möchte, und dennoch gibt es da auch diesen Teil, der keinen Kontakt will?
Klientin: Na ja, das ist schon schmerzhaft. Frustrierend auch, weil es schon immer so war.
Therapeutin: Verstehe. Und wie ist es in diesem Moment jetzt, wenn Sie beides mitbekommen: Ihr Verlangen nach Kontakt und Ihre Vorliebe für das Alleinsein?
Klientin: Wissen Sie – so wie ich Sie das jetzt gerade noch einmal sagen höre, habe ich gar nicht das Gefühl, dass da ein so großer Konflikt besteht.
Therapeutin: Sie haben nicht das Gefühl, dass da ein so großer Konflikt besteht? Was an dem Ganzen fühlt sich in diesem Moment anders an für Sie?
Klientin: Ich weiß, dass nicht alle Beziehungen ein Drama sind oder ein schmerzhaftes Ende haben. Ich genieße es wirklich, mit meinem Freund Toni zusammen zu sein, und sollte sich daraus jemals das große Drama entwickeln, kann ich mir wieder mehr Raum für mich nehmen. Ich weiß, selbst wenn das passiert, muss der Kontakt nicht abreißen. In diesem Moment jetzt habe ich auch das Gefühl, selbst wenn die Beziehung zu Ende ginge, könnte ich damit umgehen.
Therapeutin: Wie ist es also, wenn Ihnen jetzt klar wird, dass Sie den Kontakt herstellen und auch wieder lösen können, wenn Sie das möchten? Dass diese beiden Möglichkeiten nicht immer im Konflikt miteinander stehen müssen?
Klientin: Es bringt mich sehr auf den Boden zurück. Ich habe das Gefühl, dass es neue Möglichkeiten erschließt – als hätte ich etwas vorher nicht gesehen, das für mein Gefühl jetzt möglich ist.

In dem Moment, wo diese Klientin in der Lage ist, beide Seiten ihres Kerndilemmas mit wacher Präsenz mitzubekommen – ihr Verlangen nach Kontakt und ihre Angst davor –, gelingt es ihr bereits ein Stück weit, etwas an den alten adaptiven Strategien zu ändern, und damit rückt die Möglichkeit näher, mehr in Kontakt mit ihrem innersten Selbst und anderen sein zu können.

Die Arbeitshypothese kann überaus nützlich sein, wenn es um den Umgang mit den diversen Entscheidungspunkten geht, die uns im Rahmen der Therapie begegnen. Bei Komplextraumatisierten bricht oft eine Flut von Geschichten, Assoziationen, Strategien und Symptomen über uns herein und die Sitzungen können sich desorganisiert und fragmentiert anfühlen. Das sich aus dem Abklären der Vereinbarung und dem Nachforschen herausschälende Kerndilemma zu ermitteln kann Struktur in den Therapieprozess bringen. Bei dem gerade geschilderten klinischen Beispiel behielt die Therapeutin das Anliegen der Klientin im Blick, Beziehungen eingehen zu können, womit ihr Kerndilemma in Sachen Kontakt ins Spiel kam. Die gestellten Fragen bezogen sich dann auf die Beziehung der Klientin zu ihrem innerlichen Konflikt rund um das Thema Kontakt.

In späteren Kapiteln soll es um weitere Faktoren gehen, die Einfluss auf die Arbeitshypothese haben. Punkte wie die psychobiologische Kapazität der Klient*innen, die Rolle von Scham als adaptiver Überlebensstrategie, unbewältigte Bedürfnisse und Emotionen und die Möglichkeiten der Therapeut*innen zur Selbsterforschung. Erinnern Sie sich: Die Arbeitshypothese wird durch Neugier auf die innere Welt der Klient*innen und Offenheit für sie kultiviert – und nicht durch Deutungen, die aufgrund unbewusster Voreingenommenheit und Gegenübertragungsreaktionen der Therapeut*innen verzerrt sein können. Wir gehen mit der Arbeitshypothese so um, dass durch sie das Erleben der Klient*innen nicht unangemessen simplifiziert wird, sondern sie wird für beide Seiten zum Ansporn, sich zunehmender Komplexität, Nuanciertheit und Tiefe auszusetzen.

Es ist wichtig, dass wir an unserer Arbeitshypothese nicht festhalten, als sei sie die absolute Wahrheit. Wir handhaben das, was wir in Erfahrung bringen, mit Bescheidenheit und Offenheit. Wir sind vorsichtig mit allen Schlüssen, die wir ziehen, und gewillt, jederzeit einzugestehen, dass wir uns geirrt haben. Wir lernen dazu und passen unser Zugehen auf die Klient*innen wie auch unsere Interventionen entsprechend an. Dieser Prozess ist einem grundlegenden Bestandteil sicherer Bindung nachempfunden. In der Kindheit ist die Fähigkeit der wichtigen Bezugspersonen, offen nachzufragen, was in ihren Kindern vorgeht, grundlegend für die Förderung von Einstimmung, Empathie und einer optimalen Entwicklung. Die Arbeitshypothese bei NARM ist ein Prozess, bei dem Intersubjektivität unterstützt wird.

Exploratorische Fragen ergeben sich aus der Arbeitshypothese und zielen darauf ab, eine zunehmende Intersubjektivität zu fördern. Wir nutzen exploratorische Fragen, um komplexe Muster zu analysieren, sodass sich unser Gegenüber bewusster werden kann, wie es sein inneres Erleben organisiert und welche Beziehung es zu sich selbst und der Welt unterhält. Sie helfen uns auch, besser zu verstehen, wie unsere Klient*innen mit dem umgehen, was sie in ihrem Leben erfahren, vor allem mit Erfahrungen, die sie belasten und dazu bringen, sich therapeutisch behandeln zu lassen.

Wir setzen beim Stellen exploratorische Fragen im Wesentlichen zwei Interventionen ein: Dekonstruktion von Erfahrungen und Nachbohren. Dekonstruktion von Erfahrungen meint, dass Therapeut*innen die Klient*innen einlädt, den Fokus auf eine bestimmte Erfahrung zu lenken, die emblematisch für die angesprochenen Schwierigkeiten ist. So erhalten wir in Echtzeit Zugang zu dem weitreichenderen Muster, das hinter der seelischen Not unseres Gegenübers steckt. Wir beginnen dann dieses Muster zu dekonstruieren, indem wir Fragen dazu stellen, wie die Person diese Dynamik im gegenwärtigen Moment somatisch, emotional und kognitiv erlebt. Oft benutzen wir die Dekonstruktion von Erfahrungen, nachdem das Anliegen der Klient*innen abgeklärt wurde (erste Säule). Sagen wir zum Beispiel, jemand hat mit Ängsten zu kämpfen und sein Anliegen lautet, dass er sich in seinem Leben weniger oft mit Ängsten herumschlagen möchte. Der Therapeut hat eine Zustimmung zu der Vereinbarung erhalten: »Ich erkunde gern mit Ihnen, was Ihnen im Weg steht dabei, nicht so oft mit Ängsten zu kämpfen zu haben.« Er könnte die Person jetzt nach einem konkreten Erlebnis dazu fragen, wie es für sie ist, von den Ängsten überwältigt zu werden. In der Regel fällt es Klient*innen relativ leicht, etwas von einer ganzen Latte von Erfahrungen auszuwählen, was bei ihnen Spuren hinterlassen hat. In diesem Beispiel schildert die Klientin eine Erfahrung am Arbeitsplatz: »Gestern war ich bei der Arbeit. Meine Chefin beobachtete mich und lauerte schon darauf, dass ich mal wieder etwas falsch mache. Ich hatte bis zum Ende des Tages einen Bericht abzugeben und ich wusste einfach, dass er ihr nicht gut genug sein würde.« Die konkrete Situation als solche steht für uns nicht im Mittelpunkt – wir betrachten uns das Grundmuster dahinter, das emblematisch für einen umfassenderen Prozess ist, der hinter den Ängsten der Klientin steckt. Die Therapeutin könnte sich dafür entscheiden, zu erkunden, welche Beziehung die Klientin zu ihrer Überzeugung hat, ihre Chefin würde sie beobachten und nur darauf warten, dass sie wieder Fehler macht.

Therapeutin: Was geschieht, wenn Sie glauben, dass Ihre Chefin Sie beobachtet und nur darauf wartet, dass Sie Fehler machen?
Klientin: Dann werde ich ganz ängstlich. Ich bin sicher, mein Bericht ist Murks.
Therapeutin: Während Sie sich also vorstellen, dass sie nur darauf wartet, dass Sie Fehler machen, werden Sie ganz ängstlich?
Klientin: Ja! Sie sitzt da und denkt bei sich, wie beschissen ich meinen Job mache.
Therapeutin: Während Sie sich jetzt vorstellen, wie sie da sitzt und Sie glauben zu wissen, was sie gerade denkt, was nehmen Sie da innerlich wahr?
Klientin: Ich fühle mich nervös. Ich will einfach nur weg.
Therapeutin: Sie werden also ängstlich und nervös und dann wollen Sie einfach nur weg. Bekommen Sie noch weitere Emotionen mit – außer dass Sie ängstlich werden?
Klientin: Ja, ich hasse sie! Ich bin wütend.

Die auf exploratorischen Fragen basierende Intervention der Dekonstruktion von Erfahrungen ist eine Gelegenheit, zu entschleunigen und Licht in oft sehr komplexe psychodynamische Elemente zu bringen, die ansonsten unbewusst und automatisch ablaufen können. Dieses psychodynamische Material gibt uns wichtige Hinweise darauf, wie wir diese adaptiven Überlebensmuster angehen können. Ein Haupthinweis für uns ist bei diesem Beispiel, dass sich unter den Ängsten und der Projektion der Klientin Wut verbirgt (auf die hier relevante Arbeit nach dem NARM-Modell der emotionalen Vervollständigung wird in Kapitel 7 noch eingegangen). Wenn wir Klient*innen gegenüber auf einer abstrakten oder theoretischen Ebene bleiben, wenn wir zum Beispiel von Ängsten allgemein sprechen, können wir dadurch eine gewisse Intellektualisierung verstärken, die wiederum dafür sorgt, dass die Person sich noch mehr vom Kontakt mit dem Erlebten abschneidet. Klient*innen zu einer gezielten, differenzierten Auseinandersetzung mit diesen komplexen Dynamiken einzuladen, erlaubt ihnen die Erfahrung eines verkörperten In-Kontakt-Seins mit ihrer inneren Landschaft.

Wir können auch die andere Richtung einschlagen, also dabei ansetzen, wie die Klientin eine Zeit erlebte, wo sie dieses Gefühl nicht hatte. Mitunter kann diese Frage schwerer zu beantworten zu sein, obwohl die meisten dann doch in der Lage sind, sich eine entgegengesetzte Erfahrung zu vergegenwärtigen, selbst wenn sich diese eher wie die große Ausnahme anfühlt.

Therapeutin: Könnten Sie einmal von einem Erlebnis in neuerer Zeit erzählen, bei dem Ihnen weniger ängstlich zumute war?
Klientin: Ich war an meinem Arbeitsplatz und meine Chefin war auswärts bei einem Meeting. Also waren nur ich und meine Kolleginnen da und mit denen komme ich gut klar. Im Büro war es richtig ruhig. Mir fiel auf, dass ich zum ersten Mal seit Langem tiefer durchatmen konnte. Ich fühlte mich entspannt.
Therapeutin: Was an der Tatsache, dass Ihre Chefin auswärts war, könnte denn dazu geführt haben, dass Sie tiefer durchatmen konnten und sich entspannter fühlten?
Klientin: Dass sie nicht dasaß und dachte, wie beschissen ich meinen Job mache.
Therapeutin: Und wenn Sie sich vorstellen, wie sie dasitzt und denkt, wie beschissen Sie Ihren Job machen, was geschieht da bei Ihnen?
Klientin: Mein Körper verspannt sich, ich fühle mich nervös und ängstlich.
Therapeutin: Und während Sie merken, wie Ihr Körper sich anspannt und Sie sich nervös und ängstlich fühlen, sind da auch irgendwelche Emotionen, die Sie wahrnehmen?

Klientin: Ich weiß nicht; ich bin unsicher, was ich tun soll. Aber vielleicht frustriert?
Therapeutin: Während Sie sich also vorstellen, wie sie dasitzt und denkt, wie beschissen Sie Ihren Job machen, sind Sie nicht sicher, aber vielleicht fühlen Sie sich frustriert?
Klientin: Nein, ich weiß es. Ich bin definitiv frustriert!

Achten Sie darauf, wie die Therapeutin diese Erfahrung dekonstruiert, bei der die Klientin sich weniger ängstlich fühlte. Hier haben wir ein weiteres Beispiel, das aufzeigt, wie wir ein komplexes Muster von Glaubenssätzen, Emotionen und Körperempfindungen in Reaktion auf eine bestimmte Dynamik zu entwirren versuchen. Die Therapeutin benutzt Fragen, um das globalere Muster von seelischer Not näher zu ergründen, das die Klientin als »Ängste« benannte.

Der Einsatz dieser Intervention der Dekonstruktion, des Rückbaus von Erlebnissen, hilft uns zu verstehen, wie einzelne Erfahrungen repräsentativ für umfassendere, unbewusste Muster psychischer Bedrängnis sind, die das Leben der Person aus dem Lot bringen und sie veranlassten, eine Therapie zu beginnen. In beiden Beispielszenarien unterstützen die exploratorischen Fragen die Klientin dabei, zu ihren eigenen Projektionen zu stehen und in Kontakt mit einer unbewältigten Wut zu kommen (»Ich bin wütend« und »Ich bin definitiv frustriert!«). Weiteres Explorieren wird erforderlich sein, um diesen Zusammenhang zwischen den wiederkehrenden Ängsten der Klientin und ihrem Hang zu Projektionen zu erkunden und ihr zu helfen, die unbewältigte Wut zu integrieren.

Reflexionsübung

Wir laden Sie ein, über Folgendes zu reflektieren:

1. Denken Sie an ein Thema in Ihrem Leben, das für Sie besonders fordernd ist. Es könnte zum Beispiel ein Bereich sein, in dem Sie sich oft nicht unterstützt oder missachtet fühlen oder wo Sie sich leicht getriggert fühlen.
2. Wenn Sie Ihr Thema haben, wählen Sie ein konkretes Erlebnis, bei dem es aufgetaucht ist. Wenn Sie zum Beispiel oft das Gefühl haben, keine Unterstützung zu haben, könnte Sie vielleicht vor Kurzem im Freundeskreis eine Party geplant haben und Sie hatten am Ende das Gefühl, dass die ganzen Vorbereitungen bei Ihnen abgeladen wurden.
3. Achten Sie beim Reflektieren über dieses konkrete Beispiel einmal darauf, ob Sie wahrnehmen, was sich in Ihren Gedanken, Emotionen und körperlichen Empfindungen abspielt.
4. Achten Sie vor allem darauf, welche Beziehung Sie zu dieser Erfahrung jetzt in diesem Moment haben. Kritisieren Sie sich selbst dafür? Ist es Ihnen peinlich? Würden Sie sich wünschen, damit anders umgegangen zu sein? Verspüren Sie Mitgefühl mit sich selbst und haben Sie Verständnis dafür?

Wir laden Sie ein, wahrzunehmen, welche Beziehung Sie im jetzigen Moment zu dieser konkreten Erfahrung und zum Thema insgesamt haben.

Nachbohren – die andere Hauptintervention, die wir einsetzen, um exploratorische Fragen zu stellen – ist ein Prozess, bei dem wir auf allen Ebenen des Erlebens noch mehr Informationen zusammentragen. Das einfachste Beispiel hierfür wäre, wenn Klient*innen Worte wie »es«, »das« oder gewisse Beschönigungen verwenden. Sagen wir zum Beispiel, ein Klient sagt: »Es ist einfach Scheiße!« Dann würden wir nachhaken: »Was ist einfach Scheiße? Sie sagen ›es‹.« Oder jemand sagt: »Ich komme einfach nicht darüber hinweg.« Hier würden wir nachfragen: »Worüber kommen Sie nicht hinweg?« Eine Klientin, die in Verbindung mit einem Konflikt in ihrer Ehe einen Euphemismus verwendet, könnte etwa sagen: »Vielleicht wird es Zeit, dass ich weitersehe.« Und wir könnten darauf antworten: »Was genau meinen Sie mit ›weitersehen‹?«

Sagen wir einmal, ein Klient fühlt sich depressiv und hoffnungslos und sein Anliegen ist, wieder Freude empfinden zu können.

Klient: Es ist jetzt schon so lange zappenduster bei mir; ich sehe kaum Licht.
Therapeutin: Was genau meinen Sie damit, wenn Sie sagen, es sei zappenduster bei Ihnen?
Klient: Es fühlt sich einfach trostlos an.
Therapeutin: Was ist das »Es«, das sich trostlos anfühlt?
Klient: Mein Leben, schätze ich.
Therapeutin: Ihr Leben fühlt sich also trostlos an?
Klient: Ja, trostlos.
Therapeutin: Haben Sie noch andere Worte, mit denen Sie dieses trostlose Gefühl beschreiben könnten?
Klient: Traurig. Ich fühle mich wirklich traurig.

Beachten Sie, wie die Therapeutin nicht von der Annahme ausgeht, sie würde verstehen, was der Klient zum Ausdruck bringt. Sie begegnet ihm mit Offenheit und Neugier und hört nicht auf, Fragen zu stellen, die dem besseren Verständnis dienen. Kommunikation kann unter Umständen mehr verbergen, als dass sie offenbart, also wollen wir den Prozess fördern, mehr Klarheit, Feinheit und Präzision in das innere Erleben der Klient*innen zu bringen.

Reflexionsübung

Wir laden Sie ein, einmal über Folgendes zu reflektieren:

1. Denken Sie an etwas, das Sie in neuerer Zeit frustrierend fanden oder über das Sie sich gegenüber Ihrem Partner, Ihrer Partnerin, im Freundeskreis oder in der Therapie beschwert haben – sei es Ihre Arbeit, Ihre Beziehung oder auch ein politisches oder soziales Thema.
2. Wir laden Sie ein, darüber zu reflektieren, was genau es ist, was Sie daran frustrierend finden.
3. Achten Sie auf die Sprache, mit der Sie Ihre Frustration beschreiben.
4. Versuchen Sie, Ihre Frustration zu konkretisieren.
5. Schauen Sie, während Sie größere Klarheit über den Ursprung Ihrer Frustration gewinnen, ob Sie noch weitere Informationen zu dieser Dynamik sammeln können.
6. Wir möchten Sie anregen, mit Neugier an dieses Thema heranzugehen, selbst wenn Sie sich schon viele Male Gedanken darüber gemacht haben.

Wir laden Sie ein, sich anzusehen, welche neuen Informationen für Sie auftauchen konnten, da Sie Neugier und Selbsterforschung praktizierten.

Das Nachforschen bezieht sich nicht auf historisches Material, sondern auf das gegenwärtige Erleben. Als phänomenologisches Modell stützt sich NARM auf das Explorieren der unmittelbaren Erfahrung und der Natur des eigenen Bewusstseins. Es gibt jedoch Anlässe, zu denen wir Informationen aus der Vorgeschichte des Klienten oder der Klientin ermitteln, die uns verstehen helfen, wie unser Gegenüber Erfahrungen in seinem Erwachsenenleben einordnet.

Kehren wir zu dem Klienten zurück, der sich depressiv und hoffnungslos fühlte. Hier möchten wir vielleicht mehr darüber in Erfahrung bringen, wie lange ihn solche Gefühle schon begleiten und ob es irgendwelche unmittelbaren oder proximalen Trigger für das Symptom gibt – etwa einen aktuellen Todesfall oder Verlust in seinem Leben. Das liefert uns wertvolle Informationen. Bei unseren Erkundungen lernen wir etwas über die Assoziationen, die Klient*innen ihrerseits haben und die womöglich zu ihren gegenwärtigen Symptomen beitragen.

Wenn wir mit Klient*innen in der Gegenwart arbeiten, wird im Allgemeinen Material aus der Entwicklung der Person ans Licht kommen. Das kann explizit erfolgen, etwa indem jemand sagt: »In meinem Elternhaus gab es viel Gewalt«, oder sich implizit in einer Bemerkung äußern wie: »Wann immer Autoritätsfiguren in meiner Nähe sind, steigt Angst in mir auf.« Eine der Herausforderungen hierbei ist die, zu entscheiden, wie viel an Informationen genug ist, sodass wir uns in den adaptiven Strategien unseres Gegenübers verlieren.

Eine gelegentlich angewandte Strategie unserer Klient*innen ist die, sich immer wieder auf die persönliche Geschichte einzuschießen, um so das Erleben von Agency zu vermeiden. So mag jemand, der gegenwärtig in seiner Beziehung mit Wutproblemen zu kämpfen hat, anfangen, Geschichten zu dem Missbrauch zu erzählen, den er in seiner Kindheit erlebt hat, und sagen, er hätte seine Wut eben nicht im Griff, da er in einem Elternhaus aufgewachsen sei, in dem die Erwachsenen unablässig herumwüteten. Dass der Klient seine heutige Neigung zu Wutausbrüchen mit seiner Geschichte in Verbindung bringt, heißt jedoch nicht, dass es nicht anders sein kann, denn schließlich haben die beiden Geschwister des Klienten heute keine Probleme mit Wut. Obwohl das Narrativ von Klient*innen immer wichtig ist, sehen wir die Geschichte nicht als die Stelle, an der sich etwas ändern kann. Vielmehr betrachten wir die heutige Beziehung des Klienten zu dem Erlebten als den Weg zu Heilung und Wachstum.

Klient*innen, die NARM selbst erleben konnten, haben uns berichtet, dass sich die Ausrichtung des Explorierens auf die Details ihres gegenwärtigen Erlebens – und nicht auf ihre Vergangenheit – befreiend angefühlt habe. Wie eine Klientin sagte: »Den Fokus nicht auf meinen familiären Hintergrund zu richten, hat mir erlaubt, Raum dafür zu schaffen, dass etwas Neues stattfinden kann. Die Geschichte stand mir nicht mehr im Weg, wenn es darum ging, mit neuen Erfahrungen in Kontakt zu kommen. So beängstigend es sich einmal anfühlte, nun fühlt es sich befreiend an, der Welt aus einem ›Anfängergeist‹ heraus zu begegnen.«

Die Vergangenheit als Orientierungshilfe für unsere Gegenwart und Zukunft zu benutzen, ist eine gängige Erfahrung. Wo unbewältigte komplexe Traumen bestehen, wird sich unsere Beziehung zu unserer Vergangenheit darauf auswirken, welche Beziehung wir zu unserer Gegenwart und Zukunft haben. Narrative haben im Kontext unbewältigter scham- und stolzbasierter Identifikationen besondere Überzeugungskraft. Bei der Arbeit beim gegenwärtigen Moment zu bleiben und dabei phänomenologisch orientiert Fragen zu stellen, erlaubt uns, tiefer zu schürfen bis zu dem, was sich unterhalb der Schichten von adaptiven Überlebensstrategien findet.

Die exploratorischen Fragen von NARM sind nicht verhaltensorientiert. Eine der Herausforderungen bei einer Form therapeutischer Arbeit, die sich primär auf Verhaltensweisen konzentriert, besteht darin, dass ein äußerlich gleiches Verhalten von unterschiedlichen inneren Orten herkommen kann. In den Vereinigten Staaten begegnet man zum Beispiel immer wieder Leuten, die sich mit dem Gedanken tragen, fünftausend Kilometer weit von ihrem Heimatort wegzuziehen, um von ihren Eltern wegzukommen. Was sie (innerlich) zu diesem (äußerlichen) Verhalten treibt, kann das kindliche Bewusstsein oder auch das Erwachsenenbewusstsein sein. Entspringt ein Verhalten dem kindlichen Bewusstsein, so steht dahinter ein ganzes Netzwerk von Identifikationen und Strategien, die mit Überlebensstrukturen zusammenhängen: Ist jemand im Erwachsenenbewusstsein, so resultieren Verhaltensweisen aus dem Kontakt mit den eigenen authentischen Bedürfnissen und Gefühlen sowie einem Erleben von Agency und Selbstaktivierung.

Als Weg, sich nicht in Strategien zu verwickeln, die einem kindlichen Bewusstsein entspringen, richten sich unsere Fragen auf die Antriebskraft hinter dem Verhalten. Wenn wir zum Beispiel mit einer Klientin arbeiten, die sich darüber klar werden möchte, ob sie an das andere Ende des Kontinents ziehen sollte, um weg von ihrer Familie zu kommen, stellen wir Fragen, die sich auf das Anliegen beziehen, nicht auf die Verhaltensebene. Wir könnten fragen: »Was finden Sie daran, sich vorzustellen, fünftausend Kilometer weit von Ihrer Familie entfernt zu wohnen? Was erhoffen Sie sich davon?« Diese Fragen können ein Impuls sein, die Beziehung der Person zu ihrem Verhalten zu beleuchten. Anstatt unmittelbar an den Verhaltensweisen zu arbeiten, vertrauen wir auf eine immer wieder gemachte Erfahrung: Wenn Klient*innen dabei unterstützt werden, neugierig und mit wacher Präsenz wieder mit sich selbst in Kontakt zu kommen, im Rahmen einer Beziehung, die von Verständnis und Mitgefühl geprägt ist, entwickeln sie zunehmend die Fähigkeit, Entscheidungen zu treffen, die in ein optimaleres Leben münden.

Der letzte zentrale Punkt, den wir hier betonen möchten, ist der, dass es – obwohl wir im Rahmen des Prozesses verschiedene Arten von Fragen benutzen – in NARM keine »richtigen« Fragen gibt. Wir möchten uns davon wegbewegen, uns selbst unter Druck zu setzen, uns müsste die richtige Frage einfallen. Vielmehr vertreten wir eine Haltung des »Nachforschens um des Nachforschens willen«. Diese Haltung unterstützt Intersubjektivität, die das Gegenteil davon ist, das Leben über Objektifizierung zu erfahren. Intersubjektivität bedeutet, die eigene innere Menschlichkeit zu würdigen, aus der heraus man zu dem zuinnerst Menschlichen in anderen in Beziehung treten kann. Vergleichbar mit dem auf dem indischen Subkontinent weit verbreiteten Geist des Namaste-Grußes, drückt sie eine zwischenmenschliche Anerkennung des Heiligen im Gegenüber aus.

Ein fundamentaler Baustein der Intersubjektivität ist das Fragenstellen. Hinter diesem Prozess stehen Neugier, Offenheit und Interesse. Diese Möglichkeiten des Umgangs mit sich selbst sind das genaue Gegenmittel zu einer Beziehung zu sich selbst, die von Selbstbeschämung, Selbstablehnung und Selbsthass geprägt ist. In Neugier kommt der Wunsch zum Ausdruck, hinzuzulernen und zu wachsen. Der Prozess des forschenden Fragestellens fördert die Einstimmung und führt so zu einem tieferen In-Kontakt-Sein mit sich selbst und anderen. Zur Unterstützung der Intersubjektivität und eines vertieften Kontakts möchten wir Sie anregen, ungezügelte Neugier walten zu lassen und sich keine Gedanken darüber zu machen, es »richtig zu machen«.

Der Therapieprozess rund um die zweite Säule

Wie gehen Sie es also an, die zweite Säule praktisch umzusetzen?

1. Dekonstruktion von Erfahrungen
   Therapeutin: Wir können gern zusammen erkunden, was Ihnen im Weg steht, wenn es darum geht, sich weniger isoliert und mehr in Kontakt zu fühlen. Wie klingt das? (Das ist die erste Säule: Klärung der therapeutischen Vereinbarung, was die Weichen für die nächste Phase, das Stellen exploratorischer Fragen stellt.)
   Klientin: Es klingt richtig.
   Therapeutin: Okay, Sie haben ja schon ein paar Beispiele erwähnt, wo Sie sich isoliert und vom Kontakt abgeschnitten gefühlt haben. Manchmal ist es hilfreich, ein konkretes Beispiel herauszugreifen, wo Sie sich so fühlen, damit wir die daran beteiligte Dynamik besser verstehen. Hatten Sie zum Beispiel ein konkretes Erlebnis, bei dem Sie sich innerlich mehr in Kontakt fühlen wollten, sich damit aber schwertaten?
   Klientin: Ja, gerade letzte Woche noch bei der Arbeit, als meine Kollegin vor mir zu weinen begann. Ich wollte auf sie zugehen, um sie zu trösten, wollte ihr meine Anteilnahme an ihrer Trauer zeigen. Doch stattdessen merkte ich, wie ich auf Distanz ging. Bei mir gingen richtig die Schotten runter und es kam kein Kontakt zustande.
   Therapeutin: Sie spürten also eine Sehnsucht danach, auf sie zuzugehen, aber das Verhalten, das dann von Ihnen kam, hatte mehr etwas von Distanzierung?
   Klientin: Genau.
   Therapeutin: Okay. Und was halten Sie davon, wo wir hier jetzt so zusammensitzen?
   Klientin: Ich finde es ganz schön Scheiße.

An diesem Punkt können wir zum Nachbohren übergehen, um besser zu verstehen, was genau für die Klientin daran »Scheiße« ist.

2. Nachbohren

Therapeutin: Sie haben ja gesagt, »es« sei ganz schön scheiße. Was ist »es«?

Klientin: Die Sehnsucht danach, Kontakt herzustellen, und dann doch allein zu sein, isoliert.

Therapeutin: Ihre Sehnsucht danach, Kontakt herzustellen und sich dann doch wieder allein und isoliert zu fühlen, ist scheiße?

Klientin: Ja! Und außerdem ist es auch scheiße, weil ich es nicht einmal mitbekam, bevor Sie mich darauf aufmerksam gemacht haben. Davor lief es einfach ganz automatisch ab.

Therapeutin: Was meinen Sie genau, wenn Sie »automatisch« sagen?

Klientin: Dass ich dieses Gefühl, dieses Muster gar nicht wahrgenommen habe.

Therapeutin: Es ist also nicht nur scheiße, die Gefühle zu haben, sondern auch, sie nicht wahrzunehmen?

Klientin: Ja. Ich hatte das komplett nicht auf dem Schirm, war vollkommen blind dafür.

Therapeutin: Was also hat Sie in die Therapie geführt?

Klientin: Die Sehnsucht nach Verbundenheit. Ich will lernen, Kontakt herzustellen.

Therapeutin: Das haben Sie also irgendwann doch von selbst erkannt?

Klientin: Ja, aber nur aus reiner Verzweiflung, wenn das das richtige Wort ist.

Therapeutin: Sie haben ja zuvor erwähnt, dass Sie viel Schmerz erlebt hätten.

Klientin: Ja.

Therapeutin: Hing der Schmerz mit Ihrer Sehnsucht nach Verbundenheit zusammen?

Klientin: Ja, absolut.

Therapeutin: Sie haben also gesagt, Sie seien aus reiner Verzweiflung in die Therapie gekommen, aber Sie haben auch gesagt, dass Sie diese Sehnsucht hätten, zu lernen, Kontakt herzustellen?

Klientin: Jetzt, wenn ich darüber nachdenke, schätze ich mal, es ist gar nicht so automatisch abgelaufen. Es ist ziemlich eindeutig, dass ich eine verzweifelte Sehnsucht nach Kontakt habe. Ich bin es leid, mich so isoliert zu fühlen.

Therapeutin: Wie ist es jetzt, wahrzunehmen, dass Sie nicht mehr blind für dieses Verlangen sind, Kontakt herzustellen, und für das Gefühl, allein und isoliert zu sein?

Klientin: Eigentlich ist das irgendwie cool. Allein schon dadurch, dass ich das erkenne, fühle ich mich ein bisschen weniger allein und kann es etwas lockerer nehmen.

Beachten Sie, wie wir darauf ausgerichtet bleiben, wirklich zu verstehen, was unser Gegenüber meint. Wir gehen nicht einfach davon aus, dass wir verstehen, was die Klientin damit zum Ausdruck bringt. Wir laden zu einer tiefer gehenden Neugier und Selbsterforschung ein. Bei diesem Beispiel unterstützen wir neue Möglichkeiten für sie – durch Dekonstruktion eines Erlebnisses, bei dem das Thema Isolation und Abgeschnittensein vom Kontakt präsent ist, und durch Nachbohren bis in tiefere Schichten des Verständnisses, wie die Klientin diese Erfahrung für sich einordnet und welche Beziehung sie zu ihr hat. Hier beginnt sich bei der Klientin etwas daran zu ändern, wie ihre Beziehung zu sich selbst immer von Selbstbeschämung, Selbstablehnung und Selbsthass geprägt war, und sie bewegt sich in Richtung von mehr Neugier, Selbstreflexion und letzten Endes Selbstannahme und Mitgefühl mit sich selbst.

Formulierungsbeispiele zur zweiten Säule

NARM-Sprache: Beispiele für das Formulieren exploratorischer Fragen

1. Was nehmen Sie innerlich wahr, während Sie diese Worte sagen?
2. Und während Sie jetzt über diese Situation sprechen, was geht dabei gerade in Ihnen vor?
3. Wie ist es für Sie, wenn Sie jetzt präsent bleiben für das, was in Ihnen gerade vorgeht?
4. Gibt es sonst noch irgendetwas, was Sie über dieses Gefühl sagen können?
5. Was geschieht bei Ihnen, während Sie über diese Erfahrung reflektieren?
6. Was geschieht, wenn Sie nun darüber sprechen?
7. Ich frage mich, was in Ihnen aufsteigt, wenn Sie jetzt diese Worte sagen?
8. Wie ist es, wenn Sie sich erlauben, das zu fühlen?
9. Wie ist es für Sie, wenn Sie das auf sich wirken lassen?
10. Sie haben jetzt von einer Seite dieses Dilemmas gesprochen – hat es auch noch andere Seiten?
11. Sie haben ja gerade berichtet, Sie würden gleichzeitig Wut und Liebe empfinden – wie ist es, sich diese Gefühle alle beide zu vergegenwärtigen?
12. Wie ist es, sich diesen beiden Gefühlen gleichzeitig auszusetzen?
13. Welche Emotion könnte bei Ihnen da sein?
14. Worauf bezieht sich die Emotion?
15. Was erleben Sie jetzt gerade insgesamt?

NARM-Sprache: Beispiele zur Dekonstruktion von Erfahrungen

1. Fällt Ihnen ein konkreter Vorfall ein, bei dem Sie diese Reaktion hatten, damit wir ihn näher betrachten können?
2. Haben Sie ein neueres Beispiel, wo dieser Punkt Thema wurde?
3. Erleben Sie es jetzt auch gerade mir gegenüber, dass dieses Gefühl der Ungeduld in Ihnen aufsteigt?
4. Sie sagten, Sie hätten Schwierigkeiten damit, sich über Ihre Gefühle im Klaren zu sein. Aber Sie haben sich mir ja gerade sehr klar mitgeteilt – wie ist es, das wahrzunehmen?
5. Wenn Sie mitbekommen würden, wie jemand Ihr Kind so behandelt wie Ihre Mutter Sie behandelt hat, mit welchen Gefühlen würden Sie das vielleicht beobachten?
6. Können Sie aus dieser Erwachsenenperspektive erkennen, was es mit diesem Beschützerimpuls auf sich hat?
7. Welche Bedeutung haben Sie aus dieser Erfahrung im Hinblick auf sich selbst und die Welt abgeleitet?

NARM-Sprache: Beispiele für das Nachbohren

1. Wenn Sie »es« sagen, worauf bezieht sich dieses »Es«?
2. Was genau meinen Sie damit?
3. Können Sie für mich einmal klarstellen, was Sie damit meinen?
4. Ich stelle fest, dass Sie mir gerade einen Gedanken geschildert haben, aber ich hatte ja gefragt: »Was fühlen Sie diesbezüglich?«
5. Wissen Sie, was es mit der Traurigkeit (oder einem anderen Gefühl oder einer anderen Erfahrung) auf sich hat?
6. Und gibt es irgendwelche Worte, mit denen diese Emotionen einhergehen?
7. Und was macht Ihnen an dieser Situation am meisten Angst?
8. Wenn Sie sagen, dass Sie Scham empfinden – mit welchen Botschaften beschämen Sie sich jetzt gerade?

9. Ich frage mich, ob diese Verletzlichkeit vielleicht noch weitere Elemente umfasst?
10. Was ist an diesem Punkt Ihre schlimmste Befürchtung?
11. Wie könnte es Ihnen vielleicht geholfen haben, bei Konflikten dicht zu machen und wegzugehen?

Therapeutische Grundsätze für die zweite Säule in Kurzform

1. Unsere Erkundungen folgen dem roten Faden der Sitzung, in den die therapeutische Vereinbarung einfließt (erste Säule).
2. Die treibende Kraft hinter den nachforschenden Fragen bei NARM ist eine tiefe Neugier auf die innere Welt der Klient*innen.
3. In der Arbeitshypothese spiegelt sich unser Anliegen, wirklich zu verstehen, wie unsere Klient*innen ihr inneres Erleben für sich einordnen.
4. Unsere Fragen sind primär auf das ausgerichtet, was im gegenwärtigen Moment geschieht, im Hier und Jetzt.
5. Unser Fokus richtet sich auf den Prozess, nicht unbedingt auf den Inhalt.
6. Wir konzentrieren uns auf die Beziehung, die die Klient*innen zu sich selbst haben, und nicht auf das konkrete Narrativ, das sie im Hinblick auf sich selbst parat haben.
7. Unsere Fragen richten sich auf das, was in der therapeutischen Beziehung im jeweiligen Moment auftaucht.
8. Wir versuchen, eine simple Sprache zu wählen und uns kurz zu fassen, da zu viele Worte und allzu komplexe Gedanken die Person aus ihrem gegenwärtigen Erleben herausbringen können.
9. Sämtliche Angaben werden für uns zu wertvollen Informationen, auf uns weiter neugierig sein lassen.

Praktische Übung zur zweiten Säule

Gehen Sie mit einem Klient – oder zunächst einmal mit jemandem im Freundes- oder Kollegenkreis, wenn Ihnen das lieber ist – diese Schritte durch. Wir würden vorschlagen, dass Sie sich für diese erste Übung ein Zeitlimit von fünf Minuten setzen:

1. Bitten Sie die andere Person, für sich ein Thema auszuwählen, über das sie gern mehr Klarheit gewinnen würde oder das ihr in ihrem heutigen Leben zu schaffen macht.
   Therapeutin: Ich lade Sie jetzt ein, sich einen Bereich in Ihrem Leben auszusuchen, der Ihnen etwas zu schaffen macht.
2. Frönen Sie in der Rolle des Therapeuten einfach Ihrer Neugier und fragen Sie nach. Hat Ihr Gegenüber auf die vorherige Frage »Arbeit« geantwortet, hier ein paar Beispiele für mögliche Fragen:
   - Was an der Arbeit ist für Sie immer wieder ein solcher Kampf?
   - Wie lange ist die Arbeit für Sie schon ein solcher Kampf?
   - Sie sagen, dass Ihr Chef einfach nur nervt – was genau tut Ihr Chef denn, das Sie stört?
   - Wie gehen Sie damit um, dass Ihr Chef an Ihnen herumkritisiert?
3. Sehen Sie, ob Sie mit Neugier auf die andere Person zugehen können, aus dem Herzen heraus, und nehmen Sie dabei wahr, was in Ihnen vorgeht.

Auch wenn Sie vielleicht den Eindruck haben, gut exploratorische Fragen in Ihre Beziehungen hineinbringen zu können, könnten Sie beobachten, wie es ist, einfach nur isoliert die Praxis des ganz elementaren Fragenstellens mit jemandem durchzuspielen. Viele Therapeut*innen werden sich dabei gewahr, wie hart sie mit ihren Klient*innen arbeiten: Sie versuchen, Dinge zu verstehen und zu analysieren und mühen sich ab, dem Gegenüber eine Hilfe zu sein, anstatt einfach mit Offenheit, Neugier und Interesse präsent zu bleiben. Unseren Klient*innen mit offenen Fragen zu begegnen, ist eine grundlegende Praxis, um als NARM-Therapeut*innen wirksamer arbeiten zu können.

5. Dritte Säule: Verstärken von Agency

»Die einzige wahre Reise [...] besteht nicht darin, neue Landschaften aufzusuchen, sondern andere Augen zu haben.«[35]

Marcel Proust

Eine der Herausforderungen beim Schreiben eines Buches, das die organisierenden Prinzipien eines lebendigen, psychobiologischen Prozesses in seiner Gänze darzulegen sucht, ist, dass vieles von dem, worüber wir schreiben, innerhalb einer gefühlten, verkörperten Erfahrung lebt. Es gibt konzeptionell vielleicht nichts Lebendigeres und nichts, was mehr von der gelebten Erfahrung bestimmt wird – und sich weniger durch schriftliche Ausführungen klarstellen lässt – als (Self-)Agency, das Erkennen der eigenen Handlungsmacht. Als Versuch, den Begriff lebendig in Aktion zu zeigen, haben wir diesem Kapitel einen Abschnitt mit Zitaten von NARM-Klient*innen hinzugefügt, in denen diese ihr Spürerleben dieses Prozesses beschreiben (nachzulesen in »Agency als gelebte Erfahrung«). In diesem Kapitel legen wir die Grundprinzipien von Agency dar und wie sie sich als Instrument für die Heilung komplexer Traumen einsetzen lässt.

Bevor wir hier den Rahmen für die Arbeit mit Agency abstecken, müssen wir zunächst einmal den Begriff der Strukturalisierung einführen. Strukturalisierung, konzeptionell mit Selbstorganisation zusammenhängend, bezieht sich auf die Art und Weise, wie Kinder ihre frühen Lebenserfahrungen verinnerlichen und »innere Arbeitsmodelle« ausbilden, anhand derer sich das Selbst formt. In der psychoanalytischen Phänomenologie bezieht sich Persönlichkeitsentwicklung auf die Strukturalisierung persönlicher Erfahrung.[36] Frühere psychologische Modelle vertraten die Theorie, dass dieser Strukturalisierungsprozess durch das Wechselspiel innerpsychischer Strukturen zustande käme. Heute verfügen wir über ein besseres Verständnis der spezifischen erfahrungsabhängigen neuronalen Schaltkreise, die die Entwicklung des Nervensystems vorantreiben. Aus der Sicht der Bindungsforschung und der Untersuchungen zu den Auswirkungen belastender Kindheitserfahrungen betrachtet kann man sagen, dass Kinder, die auf der Beziehungs- und Umweltebene Unterstützung erfahren, bessere Chancen haben, ein geschlossenes, kohärentes und stabiles Selbstgefühl zu entwickeln, während Kinder, die in ihren Beziehungen und ihrer Umwelt massives Versagen erleben, ein fragmentiertes, inkohärentes und instabiles Selbstgefühl ausbilden.

Wenn ein Kind das Erwachsenenalter erreicht, ohne ein stabiles Selbstgefühl entwickelt zu haben, zeigt sich eine Desorganisation zentraler psychobiologischer Fähigkeiten, was wiederum Störungen in der Selbstorganisation und Defizite im Hinblick auf die Gesundheit und Lebenszufriedenheit nach sich zieht (mehr dazu in Kapitel 9). Eine der essenziellen psychobiologischen Fähigkeiten, die hierbei beeinträchtigt wird, ist Agency. Wer in seinen frühen Lebensjahren Bindungsfehlschläge und ein Versagen seiner Umwelt erfahren hat, hat gelernt, die Schuld bei sich selbst zu suchen, sich selbst zu attackieren und sich zu hassen. Die Betroffenen verinnerlichen das Versagen ihrer Umwelt in Form von schambasierten Identifikationen, und damit organisiert sich das innerliche Arbeitsmodell ihres Selbstgefühls rund um Scham. Im Erwachsenenalter wird ihre Selbstorganisation dann zu etwas, das mit einem negativen Selbstbild verbunden ist und stark mit dem kindlichen Bewusstsein identifiziert bleibt. Menschen mit unbewältigten komplexen Traumen haben daher Schwierigkeiten damit, auf sich selbst zu hören, sich selbst zu kennen und zu regulieren. Sie können eine abgrundtiefe Hoffnungslosigkeit und Hilflosigkeit erleben. Sie reagieren heftiger auf Erfahrungen in ihrem Leben, etwa auf Beziehungsprobleme oder Schwierigkeiten in sozialen Situationen und im Arbeitsumfeld.

Für jemanden, dem ein verkörpertes Gefühl der eigenen Handlungsmacht fehlt, kann sich die Welt angsteinflößend und brutal anfühlen. Klient*innen berichten davon, sich überwältigt zu fühlen und wenig Hoffnung zu haben, dass sich etwas ändern könnte. Auf Agency abzielende Interventionen einzusetzen, um Mustern von Desorganisation und Fragmentierung zu begegnen, ist bei der Stärkung des Selbstwertgefühls und dem Erleben von Agency ein zentraler Aspekt. Agency fördert ein In-Kontakt-Kommen mit dem Erlebten (Erwachsenenbewusstsein) und nimmt den Strategien, sich vom Kontakt abzuschneiden (kindliches Bewusstsein), den Wind aus den Segeln. Die Person erhält die Chance, zu einem Umgang mit sich selbst zu finden, der mehr von Selbstannahme, Selbstfürsorge und Mitgefühl mit sich selbst getragen ist. Klient*innen im Erkennen ihrer eigenen Handlungsmacht zu bestärken, hilft ihnen, ihre psychobiologischen Möglichkeiten zu erweitern, darunter die Fähigkeit, in sich selbst hineinzuhorchen und sich zu regulieren, was in eine besser organisierte und geschlossenere Selbststruktur mündet.

Der therapeutische Prozess bei NARM basiert auf dem Verstehen, Identifizieren und Verstärken von Agency. Die dritte Säule hilft Menschen, in Kontakt mit ihrem Anteil an ihren emotionalen oder Beziehungsschwierigkeiten zu kommen. Agency beinhaltet auch die Einsicht, dass das, was man für die Realität gehalten hat, von unbewussten Identifikationen und Strategien geprägt ist, die entwickelt wurden, um frühe belastende Erfahrungen zu bewältigen. Beim Verstärken eines Erlebens von Agency geht es darum, Klient*innen zu unterstützen, sich stärker gewahr und darüber klar zu werden, welche Beziehung sie in der heutigen Zeit zu sich selbst und anderen haben. Agency ist ein entscheidendes Merkmal unseres Selbstbilds und Selbstwertgefühls und steht mit einer innerlichen Aneignung des eigenen Lebens in Verbindung. Eine Klientin, die in sich hineinspürte, als sich ein solches Gefühl größerer Agency einstellte, brachte das Erleben auf den Punkt: »Ich bin diejenige, die mein Leben lebt.«

Agency stammt vom Lateinischen *agere* für »handeln« ab und wird oft mit einem äußerlichen Agieren in Verbindung gebracht. Wir jedoch sehen die therapeutische Wirkungskraft von Agency im innerlichen Agieren. Hierzu gehören die Intentionen der Person – was sie bei ihrem Handeln antreibt –

und wie sich diese Intentionen auf sie und die Menschen in ihrem Umfeld auswirken. In einer erlebten Agency steckt die Haltung, dass Menschen mehr sind als lediglich reagierende und passive Beteiligte an ihrem eigenen Leben – sie sind komplexe Wesen, die ihre eigenen physischen, emotionalen, verhaltensmäßigen und Beziehungserfahrungen beeinflussen. Albert Banduras Definition dieser menschlichen Handlungsmacht ist hier sehr passend: »Menschen sind selbstorganisierend, proaktiv, selbstreflektierend und selbstregulierend, nicht nur reaktive Organismen, die von Umweltereignissen oder inneren Kräften geformt und in eine bestimmte Richtung gelotst werden.«[37]

Agency bietet einen Weg, den Zusammenhang zwischen Kindheitserfahrungen und Symptomen im Erwachsenenalter nachzuvollziehen. Agency dient als Brücke zwischen kindlichem Bewusstsein und Erwachsenenbewusstsein. Sie ist das Bindeglied zwischen der frühen Lebensgeschichte und dem aktuellen Erleben, zwischen unseren alten Wunden der Vergangenheit und unseren gegenwärtigen Symptomen. Während sich unsere Klient*innen dieser unbewussten Anpassungsmuster und ihres Zusammenhangs mit erlebten Symptomen stärker gewahr werden, unterstützen wir sie in den neuen Umgangsweisen mit sich selbst und der Welt, die mit einem Mal möglich werden. In dem Moment, wo sie aus ihrem Erwachsenenbewusstsein heraus zu den Erfahrungen in ihrer Vergangenheit eine Beziehung herstellen, stellt sich bei ihnen die Erfahrung ein, dass hinter ihren aktuellen Symptomen nicht das steckt, was ihnen in der Vergangenheit passiert ist, sondern die Art und Weise, wie ihre adaptiven Überlebensmuster ins Erwachsenenleben hineingetragen wurden. Bei diesem Prozess kommt es zu einem zunehmenden Erleben und Verkörpern von Agency.

Agency ist mehr als ein therapeutischer Kunstgriff – sie ist auch eine Funktion, die seelische Gesundheit mitbedingt. Margaret Mahler benutzte in ihrem bahnbrechendem Werk zu Ablösung und Individuation den Begriff »psychische Geburt«, um den Prozess zu beschreiben, der dazu führt, dass das Kind ein von seinen Bezugspersonen losgelöstes Selbstgefühl entwickelt.[38] Wenn sich Erwachsene nicht als autonom erleben können, kein ureigenes Gefühl für ein authentisches Selbst haben, das unabhängig von den Bezugspersonen ist, von denen einmal ihr Überleben abhing, vermindert dies ihre Wahrnehmung von Agency.

Wie schon erwähnt, mündet dies in eine Beziehung zur eigenen Innenwelt, die stark von Scham geprägt ist. Solche Klient*innen haben große Schwierigkeiten damit, eine unmittelbare Beziehung zu ihren inneren Zuständen zu finden, was es für sie erschwert, sich selbst zu regulieren. Sie können sich ständig ihren eigenen ausufernden Reaktionen ausgeliefert fühlen. Aus dieser Warte betrachtet gilt: Je weniger Agency, desto mehr Instabilität, Dysregulation und Desorganisation wird die betroffene Person erfahren. Paradoxerweise können Klient*innen auch permanent das Gefühl haben, auf Gedeih und Verderb anderen ausgeliefert zu sein. Menschen mit einem verminderten Gefühl von Agency haben einen starken Hang dazu, die Schuld bei anderen zu suchen und nicht ihren eigenen Anteil an den erlebten Beziehungs- und emotionalen Schwierigkeiten zu sehen. Ist die Wahrnehmung der eigenen Handlungsmacht beeinträchtigt, können Scham und Schuldzuweisungen zur vorherrschenden Art und Weise werden, mit Erfahrungen in seinem Leben umzugehen.

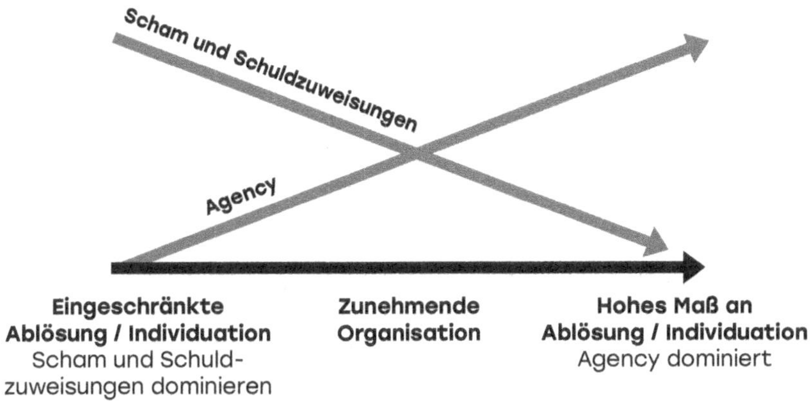

Agency ist das genaue Gegenteil davon, sich selbst und anderen die Schuld an etwas zu geben. Während Schuldzuweisungen dafür sorgen, dass Menschen in einer Sackgasse feststecken und sich hilflos fühlen, hilft das Erkennen der eigenen Handlungsmacht, Zugang zu den eigenen Möglichkeiten zu finden, auf reale oder mutmaßliche äußere Schwierigkeiten zu reagieren. De facto kann man Agency als den Treibstoff für die Möglichkeit betrachten, etwas zu unternehmen.

Ein gutes Beispiel ist das Problem, das so viele damit haben, die Verantwortung für ihre Handlungen zu übernehmen. Als Menschen machen wir in unserer Unvollkommenheit alle schon mal Fehler oder schätzen etwas falsch ein. Menschen mit einem eingeschränkten Gefühl von Agency aber können Schutz- und Abwehrmechanismen wie Verdrängung und Rechtfertigung einsetzen, um sich der Verantwortung für ihr Tun zu entziehen. Solche mit einem ausgeprägteren Gefühl von Agency übernehmen nicht nur die Verantwortung für ihre Handlungen, sondern rechnen sich auch die Auswirkungen ihres Verhaltens zu. Agency erlaubt uns daher auch eher, gutgläubig mit anderen in Beziehung zu treten.

Es ist keine einfache Aufgabe, die Rolle anzuerkennen, die man in seinem eigenen Leben spielt. Viele Menschen haben einen Hang zu Erklärungsversuchen für ihr Leiden, die ein Gefühl der Hilflosigkeit verstärken. Sie stützen sich auf simplifizierende Beschreibungen, auf bestimmte Etiketten und ein reduktionistisches Denken, was sie oft in ihrem Gefühl bestärkt, ein Opfer ihrer Geschichte zu sein. So zum Beispiel mag ein erwachsener Klient sagen, er sei Alkoholiker geworden, weil er bei Eltern mit einem Alkoholproblem aufgewachsen sei. Wir wissen jedoch, dass nicht alle, die bei solchen Eltern herangewachsen sind, am Ende Alkoholiker werden. Es kommt sehr häufig vor, dass persönliche Probleme als etwas erfahren werden, das auf äußere Einflüsse zurückgeht, statt zu erkennen, welche Rolle wir selbst dabei spielen, die eigene Realität zu organisieren. Das eigene Leben in seiner Komplexität derart zu reduzieren, verstärkt oft den Leidensdruck und ein Gefühl der Hilflosigkeit.

Agency bringt die Sichtweise ins Spiel, das wir Akteure in unserem eigenen Leben sind. Diese Perspektive hilft erwachsenen Menschen, ihr Leiden besser zu verstehen. Das ist ein heikles Terrain, vor allem für diejenigen unter uns, die auf dem Gebiet Trauma beruflich tätig sind, da wir ja niemandem die Schuld an dem zuschreiben wollen, was ihm passiert ist. Darum geht es bei Agency aber auch nicht. Wir geben ja sogar dem Wort den Vorzug gegenüber anderen Alternativen wie etwa Eigenverantwortung, da sich Eigenverantwortung auf ein Verhalten bezieht und mit Schuldzuweisungen gleichgesetzt werden kann. Agency ist eine innerliche Fähigkeit und geht nie damit einher, sich selbst oder andere zu beschuldigen. In NARM betonen wir, dass Agency das Gegenteil von Schuldzuweisungen und Scham darstellt. Wenn jemand beginnt, seinen Anteil an den emotionalen und Beziehungsschwierigkeiten welcher Art auch immer anzuerkennen, die er erfährt, wird er sich weniger wie ein Opfer anderer vorkommen und weniger das Gefühl haben, in Mustern aus der Vergangenheit stecken zu bleiben. Dieser Prozess birgt in sich ein größeres Potenzial dafür, sich in seinem Leben ermächtigt zu fühlen, während vermehrt Möglichkeiten zur Heilung und zum Loslassen des Altem gesehen werden.

Wenn keine Agency entstanden ist, suchen die Betroffenen immer außerhalb von sich. Sie glauben, wenn sich doch nur ihr Partner ändern würde, wenn sich ihre Freundin ändern würde, ihr Chef, die Gesellschaft, dann würden sie sich endlich okay fühlen. Ohne das Gefühl, Urheber der eigenen emotionalen Reaktionen zu sein, fühlt sich die Person ohnmächtig, hilf- und hoffnungslos. Natürlich gibt es im persönlichen Leben, in der Arbeitswelt und der Gesellschaft für jeden Menschen reale Herausforderungen. Wir wollen die Auswirkungen äußerer Schwierigkeiten nicht kleinreden, wie es bedauerlicherweise eine Psychologie ohne solide traumainformierte Perspektive getan hat, indem sie Menschen die Schuld für ihre Reaktionen auf abnormale und traumatische Situationen zuwies und sie dafür pathologisierte. Bei der Einzelarbeit mit Klient*innen jedoch ruht unser Fokus darauf, sich anzuschauen, welches Verhältnis die Person zu diesen äußeren Herausforderungen hat. Wir sagen gern: Es gibt das, was ist, und es gibt das, was wir aufgrund dessen mit uns machen.

Reflexionsübung

Wir laden Sie ein, sich ein paar Momente Zeit zu nehmen, um über die folgende Frage zu reflektieren:

1. Inwieweit »schützt« es Sie, Probleme in der Beziehung zu einem nahestehenden Menschen – mit dem Partner, einer anderen Person, die Sie lieben oder mit der Sie befreundet sind – als Fehler Ihres Gegenübers zu sehen?

Wir möchten Sie einladen, darauf zu achten, was Sie während dieser Reflexion in Ihren Gedanken, Ihren Emotionen und Ihrem Körper erleben.

Viele denken fälschlicherweise, Agency hätte etwas damit zu tun, aktiv zu werden. In NARM differenzieren wir zwischen Zuständen und Verhaltensweisen. Agency beschreibt einen inneren Zustand, kein Verhalten, obwohl dieses Erkennen der eigenen Handlungsmacht oft zur Initialzündung von Verhaltensweisen wird. Sagen wir zum Beispiel, Sie fühlen sich von einem Freund ausgenutzt. Sie haben lange Zeit gehofft, er würde das selbst merken und etwas daran ändern. Eines Tages beschließen Sie dann, ihn darauf anzusprechen, statt einfach weiter abzuwarten. Diese Handlung, mit Ihrem Freund zu sprechen, ist nicht das, was wir Agency nennen würden. Dass Sie entscheiden, den Mund aufzumachen, ist das Verhalten. Bei Agency geht es um eine Art von Beziehung zu sich selbst, die Ihnen den Raum dafür gibt, Ihre eigenen Bedürfnisse zu erkennen und ihnen Rechnung zu tragen – in der beschriebenen Situation, indem Sie zur Kenntnis nehmen, dass Sie sich ausgenutzt fühlen, und zu dem Schluss kommen, dass das für Sie so nicht mehr weiterlaufen soll. Agency ist das, was zu Verhaltensweisen antreibt. Die eigenen Bedürfnisse und Gefühle zu ehren, bringt die Möglichkeit mit sich, zu handeln oder nicht zu handeln, um diesen Bedürfnissen Rechnung zu tragen.

Agency wird mitunter auch mit Ermächtigung verwechselt. Die Begriffe sind zwar verwandt, aber Agency ist für uns die prinzipielle Fähigkeit, handeln zu können, nicht das Handeln selbst. Ermächtigung ist gegeben, wenn jemand in der Lage ist, von seiner eigenen Handlungsmacht in Form tatsächlichen Handelns Gebrauch zu machen. Bei Ermächtigung geht es um die Beziehung zu äußeren Erlebnissen und anderen Menschen, bei Agency um die Beziehung zum inneren Erleben und zu sich selbst.

Die Realität sieht so aus, dass wir allesamt vielschichtige Menschenwesen sind, die das, was sie in ihrem Leben erfahren, auf ganz bestimmte Weisen einordnen. Menschen sind viel zu komplex, um sie schlichtweg auf konditionierte Reaktionen reduzieren zu können. Das Modell der klassischen Konditionierung, wie wir es aus der Verhaltenspsychologie kennen, postuliert, dass das Individuum auf einen Reiz stößt und auf ihn reagiert. Das Element, das wir hier ergänzend einbringen, ist die Vermittlungsinstanz zwischen innerem und äußerem Erleben. Das Agency-Modell von NARM demonstriert, dass immer ein dynamischer Prozess stattfindet, wenn es darum geht, wie der einzelne Mensch Erfahrungen in seinem Leben einordnet und welche Beziehung er zu ihnen hat, und zwar über das »organisierende Selbst«. Menschen machen Bekanntschaft mit einem Reiz, organisieren oder sortieren ihr inneres Erleben dementsprechend und reagieren auf ihn. Aus therapeutischer Sicht sehen wir dabei, dass der Mensch aufgrund dessen, wie er Lebenserfahrungen betrachtet und was er mit ihnen anfängt, unablässig damit beschäftigt ist, seine Innenwelt auszuformen und zu gestalten.

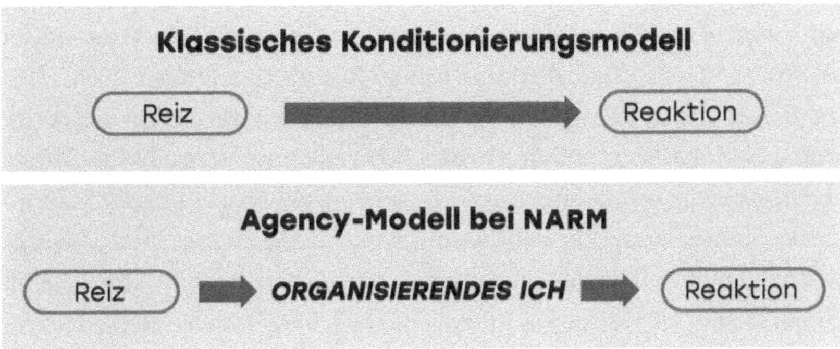

Um es noch einmal zu sagen: Es ist durchaus wichtig, anzuerkennen, dass der Fokus auf Agency nicht zu Lasten der Validierung der realen äußeren Umstände von Klient*innen geht. Wir glauben sogar, dass ihnen der Fokus auf Agency mehr Möglichkeiten an die Hand geben kann, Herausforderungen in der Außenwelt zu bewältigen. Wir nutzen Agency, um herauszufinden, wie jemand das innerlich Erlebte sortiert – und auf welche Hindernisse er innerlich stoßen mag, während er sich mit äußeren Schwierigkeiten abplagt.

Nehmen wir zum Beispiel einen Klienten, der berichtete, er habe das Gefühl, sein Vorgesetzter hätte ihn »auf dem Kieker«. Er erzählte von vielen konkreten Beispielen, die seine Sicht zu bestätigen schienen. Statt mit diesem Klienten daran zu arbeiten, einen Weg zu finden, wie er mit dieser Situation umgehen konnte, machten wir uns zunächst einmal daran, zu ergründen, wie er solche Erfahrungen erlebte. Was der Klient dabei sofort vor Augen hatte, war die Tatsache, wie vertraut ihm dieses Muster in seinem Leben war. Damit eröffnete sich ein viel umfassenderes Terrain, das sich mit ihm erkunden ließ und ihm neue Möglichkeiten erschloss. Mit zunehmender Selbstwahrnehmung konnte er mehr über die unterschiedlichen Optionen reflektieren, wie er in dieser Situation am Arbeitsplatz reagieren könnte. Als er in der nächsten Woche wieder zur Sitzung kam, berichtete er stolz, mehr Selbstvertrauen an sich erlebt zu haben und dass ihn das dabei unterstützt hätte, sich dem Vorgesetzten gegenüber erfolgreich für sich einzusetzen.

Eine Frage, die immer wieder gestellt wird, lautet: Wie nutzen wir Agency, um unsere Klient*innen zu ermächtigen, ohne ihnen die Schuld an Dingen zu geben, die sie nicht in der Hand haben? In einer Gesellschaft spielen sich zahllose ganz reale Dinge ab, die Auswirkungen auf das Gefühl von Autonomie und Selbstbestimmung haben. Wir wollen Menschen nie die Schuld daran geben, in solche Situationen zu geraten. Obwohl es natürlich alle erdenklichen äußeren Herausforderungen gibt, die Menschen ihrer Möglichkeiten berauben, frei und selbstbestimmt zu leben, können sie innerlich mit ihrem Gefühl von Agency in Kontakt bleiben. Vergessen Sie nicht, dass der Schwerpunkt von NARM als Therapiemodell nicht darauf liegt, wie Menschen in Reaktion auf Situationen in der Außenwelt handeln – uns geht es darum, welche Beziehung sie zu sich selbst und ihren äußeren Umständen haben.

Was wir in unserer Laufbahn immer wieder beobachten konnten, ist, dass Individuen in dem Moment, wo sie mehr mit ihrer persönlichen Handlungsmacht in Kontakt kommen, effektiver in ihren unterschiedlichen Beziehungen, Organisationen und Systemen tätig sein können. Je mehr jemand in Kontakt mit seinem inneren Erleben ist, desto besser ist die Informationsbasis, auf die sich sein Verhalten stützen kann, und desto effektiver kann er sein. Kommt man mit der eigenen Handlungsmacht in Kontakt, besteht eine viel geringere Wahrscheinlichkeit von Ein- und Ausagieren. Stattdessen gibt es ein im Körper angekommenes Gefühl, dass wir für unser eigenes inneres Erleben präsent sein und damit arbeiten können, selbst dann, wenn wir so einiges in unserer Außenwelt als belastend, schmerzhaft und schädlich erleben.

In *Über den Sinn des Lebens* schreibt Viktor E. Frankl über seine Zeit im Konzentrationslager der Nazis und darüber, wie es ihm gelang, innerlich in Kontakt mit Hoffnung, Liebe und Mut zu bleiben.[39] Auch Nelson Mandela, siebenundzwanzig Jahre lang inhaftiert und mit nicht enden wollender Isolation, Zwangsarbeit und Folter konfrontiert, fand einen Weg, sich die Verbindung zu seiner Würde und seinen Lebensgeistern zu bewahren.[40] Von Oprah Winfrey wissen wir um die unglaublichen Belastungen, die sie als Kind durchmachte – darunter Vernachlässigung und Verlassenwerden durch die Eltern, körperliche und sexuelle Gewalt, wirtschaftliche Not und Drangsalierungen wegen ihrer Hautfarbe. Als Kind hatte sie keine Möglichkeiten, auf die ganz realen Gegebenheiten in ihrem äußeren Umfeld einzuwirken. Als Erwachsene hat sie gelernt, innerlich etwas an den Mustern in Verbindung mit ihrer frühen Traumatisierung zu ändern, und das wurde zur Grundlage ihres Erfolgs.[41] Selbst wenn uns äußere Freiheiten genommen werden, so zeigen uns Frankl, Mandela und Winfrey, kann uns die innere Freiheit keiner nehmen. Wir wissen, dass nicht jeder Mensch die gleiche Resilienz und Stärke hat wie diese drei inspirierenden Vorbilder. Doch ihr Beispiel ruft uns in Erinnerung, dass wir alle selbst angesichts äußerer Schwierigkeiten ein wachsendes Gefühl von Agency erfahren können. Wenn Menschen in Kontakt damit kommen, wie sie ihr inneres Erleben unter widrigsten Umständen organisieren, entwickeln sie eine größere Fähigkeit, sich selbst als handelnde Akteure in ihrem Leben zu erfahren.

Reflexionsübung

Wir laden Sie ein, sich ein paar Momente Zeit zu nehmen, um über Folgendes zu reflektieren:

1. Denken Sie an irgendeine Erfahrung in Ihrem derzeitigen Leben mit jemandem im Freundes- oder Bekanntenkreis, Ihrem Partner, einem Klienten oder einer sonstigen Person, die sie als Herausforderung und frustrierend erleben.
2. Schauen Sie, ob es Ihnen gelingt, über Ihre eigene Rolle bei dieser fordernden und frustrierenden Beziehungserfahrung zu reflektieren.
3. Wenn Sie in der Lage sind, Verantwortung für Ihren eigenen Anteil an dieser Herausforderung auf der Beziehungsebene zu übernehmen, laden wir Sie ein, darüber zu reflektieren, welche Auswirkungen Ihr Verhalten vielleicht auf Ihr Gegenüber gehabt haben mag.

Während Sie sich diese Fragen durch den Sinn gehen lassen, laden wir Sie ein, wahrzunehmen, was in Ihren Gedanken, Ihren Emotionen und Ihrem Körper vor sich geht.

Einige Klient*innen tun sich anfangs vielleicht schwer mit Interventionen in Richtung Agency. Solche, die noch stark mit dem kindlichen Bewusstsein identifiziert sind, können es als Herausforderung empfinden, sich selbst in der Welt als erwachsen zu erleben. Ein wachsendes Gespür für die eigene Handlungsmacht ist jedoch ein zentraler Punkt, wenn es darum geht, bei unseren erwachsenen Klient*innen komplexe Traumen aufzulösen. Selbst wenn die Betroffenen sehr abgeschnitten vom Kontakt mit sich selbst sind, gehen wir mit der Haltung an sie heran, dass die Agency und das In-Kontakt-Sein bei ihnen potenziell immer weiter zunehmen können.

Eine wichtige korrigierende Erfahrung für Erwachsene mit Entwicklungstraumen kommt dann, wenn sie in der Lage sind, zu erkennen und tatsächlich zu verkörpern, dass sie als Kind zwar keine eigene Handlungsmacht hatten, als Erwachsene aber zunehmend Agency erfahren können.

Ein Gefühl für ihre eigene Rolle bei aktuellen Erfahrungen hilft ihnen, die permanenten Herausforderungen in ihrem Leben zu bewältigen. Das zunehmende Gefühl, selbst handelnde Akteure zu sein, bietet neue Möglichkeiten, auf sich und die Welt zuzugehen: mit mehr Neugier, Offenheit und mehr und mehr Akzeptanz für sich selbst.

Zu Agency gehören Selbstbezug und Selbstreflexion – und sie fördert die Selbstregulation. Wir sind bereits darauf eingegangen, welche Wirkung darin steckt, sich in der jeweiligen Beziehungsdynamik als Urheber*in des eigenen Anteils hieran sehen zu können, nicht nur als Opfer der eigenen Geschichte. Selbstbezüglichkeit bedeutet, den Blick nach innen zu richten und auf eine neue Weise in sich hineinzulauschen, was die Fähigkeit zur Selbstreflexion stärkt. Diese Fähigkeit geht mit einer sich stetig erweiternden Fähigkeit einher, mit wachen Sinnen die eigenen innerlichen Gefühle und Reaktionen mitzubekommen und zu regulieren. Mit zunehmender Selbstregulation kommt es zu einer größeren Toleranz gegenüber Gefühlen innerer Not. Zudem entwickelt sich immer mehr die Fähigkeit, sich Situationen auszusetzen, die verwirrend, ungewiss, fordernd und belastend sind, und weniger heftig und defensiv auf sie zu reagieren. Interventionen, die darauf ausgerichtet sind, Agency zu fördern, spielen eine wichtige Rolle bei der Strukturalisierung und Stabilisierung des Selbstgefühls.

Selbstaktivierung ist ein Begriff, der eine enge Verbindung zu Agency aufweist. Selbstaktivierung meint das Gewahrsein und Ausdrücken von Aspekten unseres authentischen Selbst. In dem Moment, wo jemand eine größere Fähigkeit zur Selbstaktivierung erlebt, können wir eine ganze Reihe verschiedener Qualitäten beobachten, darunter die Fähigkeit, differenzierter zwischen verschiedenen Gefühlen und Wünschen unterscheiden zu können; Achtsamkeit im Hinblick darauf, wie sich diese Gefühle und Wünsche am besten auf selbstunterstützende Weise ausdrücken lassen; die Fähigkeit, sich selbst angesichts fordernder Probleme im eigenen Umfeld Halt geben zu können; eine flüssigere Bewegung und ein kraftvolles Erleben der Lebensenergie sowie mehr Kontakt mit dem eigenen Individuationsprozess und ein vermehrter Ausdruck hiervon. Wir glauben, dass die Stärkung von Agency eine zentrale Rolle dabei spielt, diese Fähigkeiten zu mehren.

Mit zunehmendem Gewahrwerden der eigenen Handlungsmacht und der Stabilisierung ihres Selbstgefühls haben Klient*innen eine solidere Ausgangsbasis dafür, tiefer liegende Bedürfnisse, Emotionen und Zustände zu bearbeiten, die mit den Mustern ihrer alten Überlebensstrukturen zusammenhängen. In dem Moment, wo sie sich in ihrem Erleben immer mehr frei davon machen, die Welt durch die Augen eines Kindes zu betrachten, kommt es zu einer vertieften Wahrnehmung aus einem verkörperten Erwachsenenbewusstsein heraus. Dieser Prozess der Selbstaktivierung bringt zunehmend Möglichkeiten der Desidentifikation und innerlicher Freiheit mit sich.

Innerliche Freiheit bedeutet nicht, dass wir tun können, was immer wir wollen, oder alles bekommen, was wir haben möchten. Was allerdings dazugehört, ist, weniger abhängig von den Reaktionen anderer zu sein, wenn es darum geht, uns in unserer eigenen Haut wohlzufühlen. Und was auch dazugehört, ist, uns nicht einzuschränken, weil wir meinen, dass andere dann soundso auf uns reagieren könnten. Es ist ein gespürtes Erleben größerer Authentizität im Hinblick auf unsere Beziehung zu uns selbst und anderen. Im Kern sind zunehmende Agency und Selbstaktivierung immer eine Bewegung in Richtung einer gesteigerten Fähigkeit, mit uns selbst und anderen in Kontakt zu sein.

Agency als gelebte Erfahrung

Die folgenden Aussagen stammen von diversen Klient*innen und beziehen sich auf deren gelebte und gefühlte Erfahrung von Agency im therapeutischen Prozess von NARM.

1. »Agency verbindet mich damit, wie ich die Art und Weise, das Leben zu erfahren, gestalte und organisiere.«
2. »Agency zu entwickeln, hat mir geholfen, mich viel weniger wie ein Opfer zu fühlen, sondern eher wie eine Miterschafferin meines Lebens.«
3. »Ja zu Agency zu sagen, vermittelt mir die Erfahrung, dass ich nicht hilflos und machtlos bin.«

4. »Agency bedeutet, dass nicht in Stein gemeißelt ist, wer ich bin – ich habe die Wahl.«
5. »Agency ist das Gewahrwerden, dass ich etwas anderes wählen kann als das, was ich immer gewählt habe.«
6. »Agency ist das Gefühl, auf dem Fahrersitz zu sitzen statt auf der Rückbank.«
7. »Agency ist das Gewahrsein, dass ich keine Kontrolle über andere, über Situationen oder Umgebungen habe, aber dass ich das Sagen habe, wenn es darum geht, wie ich all das und mein eigenes Leben deichsle.«
8. »Agency spiegelt ein nuancierteres Verständnis von mir selbst in Beziehung zu anderen.«
9. »Agency ist, wo ich in Kontakt mit der Wahrheit in mir komme, die verschüttet gewesen war.«
10. »Agency meint die Art, wie ich mit dem in Kontakt komme oder mich von dem abschneide, was an mir am authentischsten ist.«
11. »Agency bedeutet, dazu zu stehen, wenn ich in meinem eigenen Sinne aktiv werde, aber auch klar zu sehen, wo es nicht so ist.
12. »Wenn ich auf eine Situation mit Agency reagiere, sind die Entscheidungen, die daraus folgen, für diesen Moment authentisch und keine alten, automatisch ablaufenden Reaktionsweisen.
13. »Agency fühlt sich an, als würde mein inneres Fassungsvermögen erweitert.«
14. »Ich erfahre Agency als eine Form von Selbstermächtigung.«
15. »Agency unterstützt eine Herzensverbindung, innen wie außen.«
16. »Ich erlebe Agency als ein Nachhausekommen zu mir selbst.«

Die dritte Säule in der Praxis

> »Heilung lässt sich durch beharrliche therapeutische aufmerksame Beobachtung der Art und Weise erzielen, auf die die Sprechweise und das unmittelbare Verhalten des Patienten seine echten Gefühle, Wünsche und Absichten nicht ausdrücken können oder diese meiden. Mit anderen Worten ... das Erleben des Patienten von Agency zu vergrößern, durch konsequente Beachtung der unmittelbarsten und allgemeinsten Weisen, auf die er diese Erfahrung meidet.«[42]
>
> *David Shapiro*

Was nun folgt, ist keine vollständige Auflistung der Wege, wie wir Agency in NARM einsetzen. Und doch hoffen wir, Ihnen hiermit eine gewisse Orientierung dafür zu bieten, die dritte Säule bei Ihrer Arbeit mit Klient*innen anzuwenden.

Lassen Sie uns zunächst einmal die therapeutische Beziehung selbst betrachten. Wie in diesem Buch immer wieder skizziert, tritt ein Entwicklungstrauma bei Kindern ein, deren Beziehung zu ihren primären Bezugspersonen in irgendeiner Form fehlgeschlagen ist. Das Machtgefälle zwischen hilflosem Kind und fähigem Erwachsenen ist enorm. Wenn ein Kind mit unbewältigtem Kindheitstrauma das Erwachsenenalter erreicht, kann es sehr sensibel für die Machtdynamiken sein, die in verschiedenen Bereichen seines Lebens zum Tragen kommen – und damit auch gegenüber Therapeut*innen und anderen Angehörigen von Helferberufen. Selbst wenn diese dabei die allerbesten Absichten haben, haben sie ihren Klient*innen gegenüber oft ein therapeutisches Konzept im Hinterkopf, das sich auf eine ganze Reihe komplexer Faktoren stützt – wie etwa ihren theoretischen Betrachtungsrahmen, ihre organisatorischen Verfahrensweisen, Auflagen des Kostenträgers (zum Beispiel der Krankenkasse) sowie Erwartungen an ihren Berufsstand. Wenn jemand, der als Kind objektifiziert wurde und zur Ohnmacht verdammt war, auf einen Therapeuten oder ein System stößt, der beziehungsweise das ihn in einem gewissen Maße zum Objekt macht oder von oben herab mit ihm umgeht, können hierdurch leicht die Dynamiken des frühen Beziehungstraumas reinszeniert werden.

Wie gehen wir als Therapeut*innen mit jemandem um, der leidet und unbedingt Hilfe braucht, ohne diese Formen von Machtungleichgewicht zu verstärken? Die Menschen, die zu uns kommen, können sich durch die Anamnese und die ersten Therapiesitzungen allzu leicht entmündigt vorkommen. Es kann das Gefühl entstehen, sich an Behandlungspläne oder Therapieprogramme halten zu müssen, die ihrer Wahrnehmung von Agency so gar nicht entsprechen. Es ist wichtig, den Klient*innen immer wieder in ihrem Gefühl von Agency zu bestärken. Dieser Prozess beginnt mit der ersten Säule: damit, abzuklären, was die Person von der Therapie möchte, und dem Zusammenwirken mit ihr bezogen auf dieses Anliegen – ein grundlegender Aspekt aller NARM-Interventionen.

Wenn wir als therapeutisch Tätige die Agency unserer Klient*innen nicht erkennen, werden wir sie womöglich infantilisieren. Das passiert dann, wenn Therapeut*innen ihre erwachsenen Klient*innen behandeln wie Kinder ohne jede Fähigkeit zum Erleben einer eigenen Handlungsmacht. Es tritt dann auf, wenn der Therapeut mit dem kindlichen Bewusstsein des Gegenübers zusammenwirkt, statt sich auf sein Erwachsenenbewusstsein einzustimmen. Infantilisierung kann auch dann zum Thema werden, wenn Therapeut*innen ihre eigenen Herausforderungen mit Agency haben und bei ihrer Arbeit aus einem kindlichen Bewusstsein heraus agieren. Es kommt nicht selten vor, dass sie ihre Klient*innen infantilisieren, indem sie ihnen die Verantwortung für ihren Prozess abnehmen, für eine Seite ihrer innerlichen Kämpfe Partei ergreifen oder sich als Ratgeber für sie betätigen, um nur einige Beispiele zu nennen. Damit nehmen sie ihnen Chancen, in Kontakt mit ihrer eigenen Handlungsmacht zu gelangen. Sie darin zu unterstützen, hilft Klient*innen, zu ihren Symptomen und Herausforderungen eine neue Beziehung herzustellen, sie aus einem anderen Blickwinkel zu betrachten. Der Weg heraus aus ihren alten adaptiven Überlebensmustern führt über die Entdeckung, dass sie als Kinder zwar nicht über Agency verfügten, als Erwachsene aber auf Fähigkeiten und Ressourcen zurückgreifen können, die sie in ihren Anliegen unterstützen. Allein schon die Entscheidung, sich in Therapie zu begeben, ist ein Ausdruck dieser Agency.

Zur Ausrichtung auf Agency gehört, Ausschau nach »Rissen« in alten Identitätsmustern und den entsprechenden Überlebensstrategien zu halten. Auch wenn unsere Klient*innen in Therapie kommen, um Punkte in ihrem Leben anzugehen, die ihnen zu schaffen machen, richten wir den Fokus nicht allein auf diese Bereiche. Wir hören genau hin und sind neugierig, ob es auch Erfahrungen gibt, die vom vertrauten Muster abweichen – das sind die besagten Risse. Wir möchten genau die Bereiche in den Fokus nehmen und dekonstruieren, wo sie für ihr Empfinden besser funktionieren, mehr in Kontakt kommen, mehr Lebendigkeit erfahren. Wenn Klient*innen ein Gebiet erwähnen, auf dem sie Fortschritte oder Wachstum bei sich beobachtet haben, möchten wir genau erkunden, welche Elemente im Einzelnen in diese Verbesserung einfließen. Die Veränderung an ihnen signalisiert einen Riss in den vertrauten Mustern, und durch diesen Riss hindurch kommt mehr von ihrem authentischen Selbst zum Vorschein. Das Gewahrsein der eigenen Handlungsmacht wird dadurch gestärkt, gezielter wahrnehmen zu können, was sich im Einzelnen zum Positiven verändert.

Sagen wir zum Beispiel, eine Klientin berichtet, es fiele ihr jetzt leichter, Nein zu sagen und andere in ihre Schranken zu verweisen. Statt diese Auskunft einfach nur entgegenzunehmen und als wichtige Veränderung zu würdigen, wollen wir uns die Zeit nehmen, ein umfassenderes Gewahrwerden des Veränderungsprozesses zu unterstützen. Abgestimmt auf die Interventionen im Rahmen der zweiten Säule, der Dekonstruktion dieser Erfahrung und des darauf folgenden Nachbohrens, würden wir ermitteln, welche Elemente eine Rolle dabei spielen, dass sich für die Person funktionell etwas so stark verändert hat. Wir wollen verstehen, was dieser konkrete Mensch im Hinblick darauf, anderen Grenzen aufzuzeigen, in seinem Erleben anders organisiert. Wir wollen erkunden, welche Veränderung hier stattgefunden hat, die die Klientin dabei unterstützt, sich deutlicher Ausdruck zu verleihen. Aus dem Prozess des Explorierens, Dekonstruierens und Nachbohrens an dem Riss im alten Muster kann die Klientin ein Gespür dafür bekommen, auf welche Weisen ihre persönliche Therapiearbeit Heilung und Wachstum fördert.

Die erste Säule klärt das Anliegen der Klient*innen und sorgt für einen roten Faden, an dem sich die Therapeut*innen dann weiter entlanghangeln können. Auch immer wieder auf den roten Faden der Sitzung zu sprechen zu kommen, verstärkt das Gefühl von Agency. Den roten Faden aufzuzeigen, ist eine therapeutische Intervention, die darauf abzielt, die innerliche Desorganisation der Klient*innen anzugehen und dabei auf der geistig-seelischen wie auch der körperlichen Ebene eine zunehmende Kohärenz in allen Systemen herzustellen. In der Bindungstheorie kommt der Begriff der narrativen Inkohärenz vor, der eine Person beschreibt, die als Kind unsichere und desorganisierte Bindungserfahrungen gemacht hat und mit dem Gefühl durch ihr Erwachsenendasein geht, sich desorganisiert, desorientiert und fragmentiert zu fühlen. Die Arbeit mit dem roten Faden wirkt einer innerlichen Desorganisation entgegen. Sie hilft Klient*innen, Verbindungen zwischen verschiedenen Glaubenssätzen, Emotionen, Körperempfindungen und Verhaltensweisen herzustellen, die zuvor als zusammenhanglose Fragmente ihres Erlebens erfahren wurden.

Ein simples Beispiel könnte ein Klient sein, der gerade noch über seine Beziehung zu seiner Mutter gesprochen hat und erlebt, wie eine gewisse Wut in ihm aufsteigt, und unmittelbar danach sagt er, er sei ganz durcheinander und erinnere sich nicht mehr, worum es im Gespräch gerade gegangen war. Als Intervention, die darauf abzielt, den roten Faden nachvollziehbar zu machen, könnte der Therapeut sagen: »Können wir das noch einmal in Zeitlupe anschauen? Gehen wir es Schritt für Schritt durch. Zuerst hatten Sie über Ihren Besuch bei Ihrer Mutter gesprochen, dann nahmen Sie eine gewisse Wut bei sich wahr, dann sagten Sie, Sie seien ganz durcheinander und könnten sich nicht erinnern, wovon Sie gerade gesprochen hatten.« Mit der Unterstützung, die der Klient dabei erfährt, deutlicher den Zusammenhang zwischen seiner Wut und dem »Durcheinandersein« danach wahrzunehmen, kann er sich stärker gewahr werden, wie er dieses Durcheinandersein – und andere Strategien – dazu nutzt, seine Wut zu meiden.

Wieder den Bogen zum roten Faden zu schlagen, kann auch zum Einsatz kommen, wenn jemand anfängt, eine Geschichte zu erzählen, und dann zu einer anderen umschwenkt. Oder wenn er beim Erzählen plötzlich »Mattscheibe« hat. Wenn erwachsene Klient*innen von erlebten Kindheitstraumen zu sprechen beginnen, sind die Geschichten oft unvollständig, fragmentiert oder unlogisch. Diese Desorganisation im Narrativ taucht in Therapiesitzungen häufig auf und spiegelt das generelle Maß an Desorganisation im inneren Erleben des Menschen. Das Aufgreifen des roten Fadens dazu zu benutzen, die Person in ihrer Handlungsmacht zu bestärken, hilft ihr dabei, voneinander abgetrennte Fragmente ihres Erlebens wieder zu einem einheitlicheren Selbstgefühl zusammenzufügen – ein Bestandteil einer erworbenen sicheren Bindung.[43] Eine nuancierte Art und Weise, wie wir Agency im Therapieprozess anwenden, geht über die Formulierung unserer Interventionen hinaus. Wir halten achtsam Ausschau nach Gelegenheiten für Formulierungen, die der Person auf eine Weise, die sie sich für sich selbst zunutze machen kann, etwas zur eigenen Agency spiegeln oder sie sogar konfrontieren.

Sagen wir zum Beispiel, eine Klientin schildert gerade, sie sei »stocksauer« auf ihre Partnerin, und sagt so etwas wie: »Ich brauche es, dass sie mehr aus sich herauskommt.« An dieser Stelle Agency einflechtend, könnten wir sagen: »Was genau glauben Sie von ihr zu brauchen?« Das »glauben« bringt Abstand zwischen das Selbst und das Bedürfnis. Es hilft, die Möglichkeit zu einer Selbsterforschung zu schaffen bezogen darauf, wie die Klientin selbst in dieser Erwachsenenbeziehung aus sich herauskommt. Gleichzeitig haben wir es auch mit der realen Gegebenheit zu tun, Einzelsitzungen mit dieser Klientin durchzuführen (ihre Partnerin ist nicht dabei), also können wir nur mit der Person arbeiten, die wir vor uns haben.

Ein anderes Beispiel für die Verwendung NARM-typischer Formulierungen wäre die Klientin, die sagt: »Ich bin in dieser Situation ganz hilflos und ohnmächtig.« Wir können ihr das Gesagte zurückspiegeln, indem wir sagen: »Wie ich höre, fühlen Sie sich in dieser Situation hilflos und ohnmächtig.« Das »Fühlen« hilft der Klientin, einen bestimmten Gefühlszustand oder eine Wahrnehmung zu identifizieren und Gefühle, Glaubenssätze und Auffassungen von der Realität zu unterscheiden. Es mag durchaus zutreffen, dass sie sich in einer Situation befindet, in der sie keine Veränderung herbeiführen kann. Aber das »Fühlen« verlagert den Fokus von der äußeren Situation zu ihrem innerlichen Erleben. Und von dort aus können wir ihr vielleicht helfen, mit dieser äußeren Situation anders umzugehen.

Oder stellen Sie sich jemanden vor, der sich zutiefst in der Wahrnehmung vergraben hat, nicht liebenswert zu sein und deshalb wohl keinen Partner zu finden. Wir könnten zu ihm sagen: »Sie haben also diese Idee, nicht liebenswert zu sein und deshalb keinen Partner zu finden.« Indem wir betonen: »Sie haben also diese Idee, dass ...« spiegeln wir, dass die Person etwas für eine Tatsache gehalten hat, was vielleicht gar keine ist. Der Klient selbst hat zum Beispiel gesagt, er sei bei der Partnersuche sehr wählerisch und hat schon anerkannt, dass ihm das in den Weg gerät dabei, einen Partner zu finden. Zumindest teilweise ist es hier wohl also Fakt, dass derart wählerisch zu sein dem Klienten bei der Partnersuche hinderlich gewesen ist.

Wie an diesen Beispielen zu sehen ist, benutzen wir die Sprache von Agency als eine Form von elementarem Realitätstest. Oft geschieht dies schon beim Formulieren der Vereinbarung (erste Säule). Klient*innen sagen immer wieder einmal, sie wüssten nicht, was sie von der Therapie wollten. Doch sofern jemand aus freien Stücken in die Therapie kommt, haben wir hier das implizite Verständnis, dass er nicht ohne Grund da ist. Er hat sich gezielt eine psychologische Begleitung gesucht und sitzt jetzt vor uns. Selbst wenn der Klient oder die Klientin also angibt, nicht zu wissen, was er möchte, werden wir diese mutmaßliche Realität behutsam hinterfragen. Jemand antwortet auf die Frage, die auf die Vereinbarung abzielt, vielleicht: »Ich weiß nicht – ich musste einfach in Therapie kommen. Mir blieb nichts anderes übrig.« Achten Sie darauf, wie dies in der Sprache nicht vorhandener Agency ausgedrückt wird: »Mir blieb nichts anderes übrig.« Die Person sitzt in der psychotherapeutischen Praxis – und es gibt eindeutig viele andere Alternativen, die ihr »übrig geblieben« wären. Wir können ihr also zurückspiegeln: »Sie sehen es also aus dem Blickwinkel, dass Ihnen nichts anderes übrig geblieben sei. Dabei haben Sie ja gerade gesagt, dass Sie schon überlegt hätten, den Termin abzusagen und in die Bar zu gehen, um Ihre Probleme in Alkohol zu ersäufen. Es gibt jede Menge anderes, womit Sie Ihre Zeit hätten verbringen können, aber Sie haben sich stattdessen dafür entschieden, sich mit mir – einer Psychotherapeutin – zusammenzusetzen.« Was wir hier tun, ist, das aktive Handeln der Person in diesem Zusammenhang hervorzuheben und wie sie dies als unmaßgeblich abtut. Wir wollen nicht mit ihrer Perspektive überein gehen, dass ihr nichts anderes übrig geblieben sei, da diese Einschätzung nicht der Realität entspricht. Wenn wir mit unzutreffenden Glaubenssätzen überein gehen, verstärken wir das kindliche Bewusstsein und schmälern die Möglichkeit, mit Agency in Kontakt zu kommen und ein zunehmendes Erwachsenenbewusstsein zu unterstützen.

Hier ein weiteres Beispiel dafür, Agency anzugehen: Ein Klient mag vielleicht nach eigener Aussage etwas Bestimmtes für sich wollen und handelt dann auf Weisen, die sich mit dieser Intention nicht vertragen. Die Person ist in Therapie gekommen, weil sie sich besser fühlen und damit aufhören will, sich ständig mit anderen zu vergleichen und sich schlecht zu machen. Im Laufe der Therapie offenbart sie Ihnen dann, dass sie geradezu zwanghaft ihre Accounts bei diversen sozialen Medien checkt und am Boden zerstört ist, wenn sie mitbekommt, wie gut es sich all ihre Freunde gehen lassen. Wir könnten ihr also den Spiegel vorhalten und fragen: »Wenn Sie Ihre Accounts bei sozialen Medien checken – passt das dazu, dass Sie ja gesagt haben, Sie wollten sich nicht mit anderen vergleichen?« Einige Minuten später können wir dann hinzufügen: »Und hilft Ihnen diese Art und Weise, wie Sie soziale Medien nutzen, sich besser zu fühlen im Hinblick auf sich selbst?«

Eine weitere auf Agency ausgerichtete Intervention besteht darin, Substantive in Verben zu verwandeln. Scham zum Beispiel betrachten wir nicht als Substantiv (und ebenso wenig als eine Emotion). Wir betrachten sie als ein Verb, einen Prozess: Jemand schämt sich. Es handelt sich um einen ganz spezifischen Prozess, der Mitbestandteil der fortwährenden Anpassungen an frühe Traumen ist. Statt von einer »Schamattacke« zu sprechen (Substantiv), sehen wir, dass die betreffende Person sich aktiv (be-)schämt (Verb). Wenn ein Klient oder eine Klientin also sagt: »Immer wenn die Wut auf meine Mutter in mir hochkocht, empfinde ich Scham«, könnten wir entgegnen: »Das klingt danach, dass Sie anfangen, sich zu schämen, wenn die Wut auf Ihre Mutter in Ihnen hochkocht.« Aus »Ich empfinde Scham« in »Sie schämen sich« zu machen, lädt zum Erleben von Agency ein.

Aus unserer Sicht überkommt uns Scham nicht einfach nur aus heiterem Himmel. Wir erkennen an, dass Scham überlebenssichernd sein kann. Wir helfen Klient*innen, über die Möglichkeit zu reflektieren, dass Prozesse wie Sich-Schämen eine Schutzfunktion erfüllen, auch wenn sich dieser Schutzbedarf in der Regel schon lange erledigt hat. Dieses Verständnis davon, wie

Menschen sich selbst beschämen, beleuchtet ihre eigene Rolle dabei, ihr Selbst zu attackieren, vor allem in Verbindung mit bestimmten Themen oder Situationen. In dem Beispiel mit unserem Klienten schämt sich dieser, wenn er Wut auf seine Mutter empfindet. Auch wenn sich Klient*innen anfangs vielleicht schwertun, diese Reflexion über Agency als Intervention zu akzeptieren, so ist es doch schon mal eine Einladung zum potenziellen Erkennen einer Selbstsabotage, die anhaltendes Leid hervorruft.

Reflexionsübung

Wir laden Sie ein, einmal wahrzunehmen, wie es sich anfühlt, Substantive in Verben zu verwandeln, indem Sie die jeweiligen Satzpaare in der linken und rechten Spalte lesen. Denken Sie dann an ein Szenarium in Ihrem Leben, für das dieses Thema relevant sein könnte, und experimentieren Sie damit, es zuerst so zu formulieren wie auf der linken Seite (zum Beispiel »Ich empfinde Scham, nachdem ich mich meinem Partner gegenüber so verletzlich gezeigt habe«) und dann nach dem Muster rechts (»Ich schäme mich, nachdem ich mich meinem Partner gegenüber so verletzlich gezeigt habe«).

Wir möchten Sie einladen, nach jedem Satzpaar innezuhalten und wahrzunehmen, was in Ihnen vorgeht: in Ihren Gedanken, Ihren Emotionen, Ihrem Körper und allgemein.

1. Ich empfinde Scham. → Ich schäme mich.
2. Ich empfinde Druck. → Ich setze mich unter Druck.
3. Ich verspüre Stress. → Ich stresse mich.
4. Ich habe einen Burn-out. → Ich brenne mich aus.
5. Ich bin ein Idiot. → Ich rede mir ein, dass ich ein Idiot bin.

Besonders reflexive Verben helfen unseren Klient*innen, ihren eigenen Anteil an einer aktuellen Schwierigkeit zu sehen, die sie erleben. Substantivierung verstärkt oft ein Gefühl der Hilflosigkeit (»Ich empfinde Scham« oder gar »Mich überkommt Scham«), während Verben die Aufmerksamkeit auf den Prozess lenken: das, was wir uns selbst antun (»Ich schäme mich«). Es ist der Unterschied zwischen dem Erleben, dass Dinge einfach so passieren, und dem Eingeständnis, dass ich dabei etwas mit mir selbst mache.

So zum Beispiel ein weit verbreitetes Problem: Burn-out. Die meisten Menschen betrachten einen Burn-out als etwas, das von außen kommt; der Burn-out »erwischt« sie. Sie führen ihn vielleicht auf ihren Job zurück – zu viele Überstunden; ein Arbeitgeber, der zu viel von ihnen verlangt, und gleichzeitig das Gefühl, zu wenig Anerkennung zu bekommen. In NARM helfen wir Klient*innen zu verstehen, wie sie sich ausbrennen. Was auch immer an realem äußerem Druck da sein mag – es bleibt ja immer die Frage, wie wir mit diesem Druck umgehen. Viele von uns haben aufgehört, auf ihren Körper und ihre Emotionen zu hören. Wir treiben uns vielleicht unnötig hart an. Wir setzen uns unter den Druck, etwas perfekt hinbekommen zu müssen. Wir zeigen dem Arbeitgeber angesichts seiner unrealistischen Erwartungen nicht auf, wo unsere Grenzen sind. Aus dieser Warte betrachtet, geht es nicht darum, die äußeren Anforderungen als die Schuldigen zu ermitteln, sondern der Punkt ist, wie wir mit diesen Forderungen umgehen. Damit erhöht sich die Wahrscheinlichkeit, dass wir dazu gelangen, einen anderen Umgang mit ihnen zu finden. Etwa indem wir auf unseren Körper und unsere Emotionen achten und damit aufhören, uns selbst ständig anzutreiben und unter den Druck zu setzen, alles perfekt machen zu müssen.

Die zur dritten Säule gehörigen Interventionen sind als Einladung an die Klient*innen gedacht, sich mehr gewahr zu werden, wie sie mit sich selbst umgehen. Therapeut*innen neigen sonst ja eher dazu, den Hauptfokus auf die Verarbeitung von Emotionen zu richten, indem sie Fragen stellen wie: »Was fühlen Sie gerade?« Agency hingegen erleichtert eine Strukturalisierung des innerlich Erlebten anhand von Fragen wie: »Wie ist es für Sie, Ihr Gefühl wahrzunehmen?« Wenn der Therapeut sagt: »Spüren Sie einmal in Ihre Traurigkeit hinein«, wird das Gegenüber damit zu einem unmittelbaren Erleben der Emotion eingeladen. Sagt der Therapeut aber: »Wie ist es für Sie, wahrzunehmen, dass da Traurigkeit ist?«, wird der Klient eingeladen, darüber zu reflektieren, welche Beziehung er oder sie zu dem innerlich Erlebten hat. Diese Unterscheidungen sind therapeutisch recht subtil und es gibt durchaus Anlässe, wo wir auch in NARM Fragen stellen, die der emotionalen Verarbeitung dienen (wie in Kapitel 7 zu sehen sein wird). Zunächst einmal ruht unser Fokus jedoch eher darauf, wie die Person mit sich umgeht, was die Antriebskraft hinter ihren Gefühlen ist.

Sobald Klient*innen mehr Zugang dazu erlangen, wie sie die Erfahrungen in ihrem Leben organisieren oder »einsortieren«, entwickeln sie eine größere Kapazität dafür, ihre emotionalen Reaktionen zur Unterstützung ihres Erwachsenenbewusstseins einzusetzen. Zu schnell in Emotionen hineinzugehen, kann überwältigend und desorganisierend sein und das kindliche Bewusstsein verstärken. Wir gehen von der Hypothese aus, dass Agency mit der Aktualisierung von Fähigkeiten des präfrontalen Kortex zusammenhängt, die eine Verbesserung der exekutiven Funktionen fördern oder das, was wir als Erweiterung der psychobiologischen Kapazität beschreiben. Mit hierzu gehört die Fähigkeit, ausgehend von einem stärker verkörperten Erwachsenenbewusstsein eine größere emotionale Ladung in sich zu halten und zu verarbeiten.

Der therapeutische Prozess bei der dritten Säule

Wie gehen Sie es also an, die dritte Säule anzuwenden?

Hier präsentieren wir das Beispiel einer jungen Klientin, die wir Destiny nennen werden. Die folgende Transkription gibt den Dialog zwischen ihr und ihrem NARM-Therapeuten wieder (es erfolgte im Sinne größerer Klarheit und um die Anonymität der Klientin sicherzustellen, eine geringfügige redaktionelle Bearbeitung).

Destiny war kurz zuvor aus einem Apartment ausgezogen, das sie mit einer Mitbewohnerin geteilt hatte, mit der sie heftige Konflikte erlebte. Seit ihrem Auszug kämpft sie mit heftigen Reaktionen wie etwa obsessiven Gedanken, Hypervigilanz und Meidung ihrer ehemaligen Nachbarschaft aus Angst, sie könnte ihrer Mitbewohnerin über den Weg laufen. Als Destiny zu dieser Sitzung eintraf, gab sie an, sich »traumatisiert« zu fühlen, und wollte die Reaktionen näher erkunden, die bei ihr auftreten, während sie versucht, in ihrem Leben ein neues Kapitel aufzuschlagen.

Das kurze klinische Beispiel zeigt auf, wie wir die dritte Säule dazu einsetzen, das wachsende Gefühl von Agency bei der Klientin zu unterstützen. In dem wiedergegebenen Dialog haben wir in Klammern einige Elemente eingefügt, die den Kontext erläutern. Der Dialog beginnt in der Mitte der Sitzung, als es gerade darum geht, Destinys Gefühle im Hinblick auf ihre ehemalige Mitbewohnerin auszuloten.

Therapeut: Was an dem, was sie zu Ihnen gesagt hat (von wegen »verrückt« zu sein und psychologische Hilfe zu brauchen) macht Sie am meisten wütend?
Klientin: Ich fühle mich dadurch wirklich kleingemacht. Als würde ich in meinem Leben nichts auf die Reihe bekommen.
Therapeut: Kann gut sein, dass sie das auch gezielt versucht – Sie kleinzumachen. Aber worauf ich neugierig wäre, das ist: Wie reagieren Sie darauf? Wenn jemand Sie zum Beispiel kleinmacht.

(Ich richte den Blick hier auf Agency, indem ich sie nach ihrer Reaktion auf die äußere Herausforderung frage. Die Exploration in Sachen Agency konzentriert sich auf den Umgang mit der Herausforderung. Denken Sie daran: Wir wollen äußerliche Herausforderungen nicht kleinreden. Der Fokus auf Agency soll Klient*innen helfen, mehr mit dem in Kontakt zu kommen, was sie innerlich erleben – den möglichen Antriebskräften hinter ihren Gefühlen, Reaktionen und Symptomen –, auch wenn Veränderungen in der Außenwelt schwierig oder unmöglich sind.)

Klientin: Ich regrediere dann ein Stück weit, bin wieder in meiner Kindheit und verstecke mich. Ich tue so, als würde es mich gar nicht geben, als wäre ich unsichtbar.

Therapeut: Ihre Mitbewohnerin fängt also an, Sie kleinzumachen, und Sie regredieren in Ihre Kindheit. Sie erwähnten vor ein paar Minuten eine »Flamme der Ermächtigung« – was passiert mit der?
Klientin: Über die ist gerade ein ganzer Wassertank mit kaltem Wasser ausgekippt worden. Ich fühle Scham. Und die Flamme verschwindet in einer Grube, im Erdboden. Die Scham gewinnt einfach völlig die Oberhand.
Therapeut: Sie hatten an anderer Stelle ja schon einmal gesagt, dass Sie die Psychoedukation hilfreich fanden – wäre es in Ordnung, wenn ich Ihnen auch hier etwas in diese Richtung sage?
Klientin: Gern!
Therapeut: Scham ist oft ein Weg, Wut gegen uns selbst zu richten, indem wir uns dazu bringen, uns wegen etwas schlecht zu fühlen, indem wir uns schämen. Und wenn jemand Sie kleinmacht, frage ich mich, ob Ihre Reaktion darin besteht, dass Sie auf eine Kindheitsstrategie zurückgreifen: sich selbst möglichst unsichtbar zu machen.
Klientin: Scheint so.
Therapeut: Für ein Kind ist das ja auch absolut nachvollziehbar – was bleibt Ihnen auch anderes übrig?

(Ich betone die adaptiven Überlebensstrategien, die wir als Kinder entwickeln. Der Kommentar »Was bleibt Ihnen auch anderes übrig?« kommuniziert Mitgefühl für das Kind, das keine anderen Optionen hatte. Gleichzeitig übermittle ich implizit die Haltung, dass die Klientin heute als Erwachsene weitaus mehr Optionen hat als bislang wahrgenommen, darunter die von ihr erwähnte – Wut zu verspüren, statt resigniert in sich zusammenzusacken.)

Klientin: Das ist wirklich wertvoll für mich.
Therapeut: Was daran ist wertvoll für Sie?

(Beachten Sie, dass ich nicht einfach annehme, ich wüsste genau, was sie als wertvoll für sich erlebt. Ich möchte wirklich genau wissen, was an meiner Psychoedukation ihr weiterhilft, also hake ich nach.)

Klientin: Ich habe das Gefühl, ich verstehe so manches aus einem anderen Blickwinkel, und das ist wertvoll für mich. Es löst sich eine Sperre dabei. Es verändert sich energetisch etwas in mir. (Lässt den Blick schweifen.) Ich sehe sogar klarer.
Therapeut: Während Sie also wahrnehmen, was bei Ihrem Prozess jetzt gerade geschieht, und während Sie mehr Klarheit erleben und während sich etwas in Ihnen verändert – wie gehen Sie da mit Ihren inneren Erfahrungen um?

(Wenn ich sie frage, wie sie mit ihren inneren Erfahrungen umgeht, lade ich sie damit ein, die zunehmende Verkörperung wahrzunehmen, die sie gerade erlebt und die sich in diesem Fall darin spiegelt, dass sie klarer sehen kann. Es bewirkt mehr Agency, wenn Klient*innen sich gewahr werden, welche Faktoren positive Veränderungen in ihrem Erleben fördern.)

Klientin: Ich fühle mich mehr in Kontakt.
Therapeut: In Kontakt mit …?
Klientin: In Kontakt mit mir selbst … und Ihnen.
Therapeut: Und was unterstützt diesen wachsenden Kontakt jetzt gerade?

(Diese Intervention, ihr die eigene Beziehung zu ihrem wachsenden Gefühl von Verkörperung und In-Kontakt-Sein zu spiegeln, ist dazu gedacht, ein zunehmendes Gefühl von Agency zu fördern.)

Klientin: Ich denke, es war der Punkt, als Sie sagten: »Was blieb Ihnen auch anders übrig?« Da kam mir sofort der Gedanke: »Nun ja, als Kind musste ich mich unsichtbar machen, aber heute muss es ja nicht so laufen.« Es ist nicht so, als würden Sie mir sagen, was ich zu tun oder zu glauben hätte. Sie stellen nur auf eine ganz eigenartige Weise die Möglichkeit in den Raum, dass ich anders damit umgehen kann, was für mich wirklich wertvoll ist.

(Beachten Sie, wie Destiny in dieser letzten Zeile das Gefühl einer Erlaubnis und der Unterstützung dafür schildert, ihre eigene Beziehung zu dem innerlich Erlebten zu haben. In dem Moment, wo Klient*innen eine Beziehung zu Aspekten ihres eigenen Erlebens finden, die zunehmend von Autonomie und Selbstbestimmung geprägt ist, stellt sich oft auch das Gefühl ein, mehr Möglichkeiten und Fähigkeiten zu haben. Wir können es so betrachten, dass sie vom kindlichen Bewusstsein zum Erwachsenenbewusstsein gelangen. Wie wir in NARM sagen: Agency ist die Brücke zwischen dem kindlichen und dem Erwachsenenbewusstsein.

Ich richte den Fokus nun weiter darauf, wie die Klientin bislang mit dieser alten Überlebensstrategie umgegangen ist, sich »unsichtbar« zu machen, wenn sie sich kleingemacht fühlt.)

Therapeut: Wenn Sie also noch einmal dieses Bild davon heraufbeschwören, wie sie Sie kleinmacht – Ihnen sagt, sie seien verrückt, gehörten in die Geschlossene und wären mit Ihrem Psychologiestudium völlig fehl am Platz –, lade ich Sie ein, wahrzunehmen, was Sie damit machen?
Klientin: Jetzt habe ich gerade beschlossen, sie etwas näher heranzulassen.
Therapeut: Warum?
Klientin: Weil ich mich sicher genug fühle.

(Beachten Sie: In dem Moment, wo sie eine wachsende Agency erlebt, muss sie nicht mehr auf alte Überlebensstrategien zurückgreifen. Sie verspürt mehr innere Sicherheit, um sich dieser Situation stellen zu können.)

Therapeut: Und wie ist es für Sie, wenn Sie jetzt beschließen, sie etwas näher heranzulassen?
Klientin: Ich möchte ihr sagen: »Meine Gefühle sind verletzt worden.«

(Hier steht sie also für sich selbst ein und lenkt ihre Aggressionen in gesunde Kanäle.)

Therapeut: Und was geschieht, während Sie das sagen?

Klientin: Ich spüre so ein Stärkerwerden … und so etwas, als würde sich in meinem Brustkorb etwas öffnen.
Therapeut: Und was geschieht, wenn sie das nicht versteht und nicht sieht und Sie weiter kleinmacht?

(Diese an Agency orientierte Frage schafft Raum für die Möglichkeit, dass Destinys Reaktion in ihrem Erwachsenenbewusstsein nicht von der Reaktion anderer abhängig ist. Die Ausrichtung von NARM auf Agency bringt es oft mit sich, dass sich Klient*innen als zunehmend unabhängig von der Reaktion ihrer Umgebung erleben, während sie ermitteln, wie authentisch sie sich selbst erleben können. Das ist die Erfahrung von Agency.)

Klientin: Ich fühle mich stark genug, dass ich mir den Schuh nicht anziehen muss – das mit ihren Urteilen.
Therapeut: Okay, was fühlen Sie also jetzt gerade, wo Sie sich den Schuh nicht anziehen werden, obwohl sie das zu erreichen sucht?
Klientin: Ich spüre ganz viel Entspannung. Ich atme wieder. Ich fühle mich zur Ruhe gekommen. Und ich kann sehen, wie ich das, was sie da gesagt hat, persönlich genommen habe.

(Ihre Fähigkeit, zu sehen, wie sie diese Erfahrung persönlich nahm, ist ein großartiges Beispiel für zunehmende Agency.)

Therapeut: Die Realität sieht so aus, dass es da draußen durchaus Leute gibt, die Sie vielleicht kleinmachen wollen. Aber auch hier lautet die Frage wieder: Was machen Sie damit?

(Ich betone erneut, wie wichtig der Punkt ist, wie sie mit diesen Erfahrungen umgeht; dass sie bei der gelebten Erfahrung selbst Akteurin ist.)

Klientin: Ich habe das Gefühl, selbst wählen zu können, ob ich mir das anziehe oder nicht.
Therapeut: Und wie ist es, diese Wahl zu haben?
Klientin: Ich kann die »Flamme der Ermächtigung« wieder spüren! (lacht)

(An dem Punkt, wo sich Destiny stärker gewahr wird, wie sie mit diesem Beziehungskonflikt umgeht, und es als ihr aktives Tun erkennt, verändert sich ihr inneres Erleben. Nicht mehr von früheren adaptiven Überlebensstrategien angetrieben, die bei ihr zu den Symptomen führten, die sie in die Therapie brachten, fühlt sie sich jetzt organisierter, mehr zur Ruhe gekommen und innerlich sicherer. Ihre Sitzung ist ein Beispiel dafür, wie Klient*innen durch den NARM-Prozess der Unterstützung wachsender Agency die verkörperte Erfahrung machen, in ihrem Leben mehr Kapazität zu haben.)

Formulierungsbeispiele zur dritten Säule

NARM-Sprache: Beispiele für die Verstärkung von Agency

1. Was fangen Sie damit an?
2. Wie gehen Sie innerlich mit dieser Information um?
3. Was sagen Sie sich selbst, wenn Sie das erleben?
4. Was glauben Sie zu brauchen?
5. Wie ist es für Sie, diesen ganzen Druck auf sich auszuüben?
6. Mir fällt auf, dass Sie sich wirklich selbst zu schämen beginnen, wenn Ihnen das Gefühl kommt, ______.
7. Ich stelle fest, wenn Sie diese zarten Gefühle im Hinblick auf ______ haben, fangen Sie an, sich selbst zu bewerten.
8. Es kommt mir so vor, als würden Sie in dem Moment, wo Sie wütend werden, anfangen, sich selbst Schuldgefühle zu machen.
9. Mir ist aufgefallen, dass Sie bei Erwähnung Ihrer Freundin gerade den Unterkiefer angespannt und die Luft angehalten haben.
10. Ist es für Sie in Ordnung, die Tränen kommen zu lassen?
11. Wenn Sie sich vorstellen, wie Ihre Mutter / Ihr Vater Sie anschreit, schalten Sie sofort ab und machen dicht; aber wenn Sie sich vorstellen, wie

Ihre Mutter / Ihr Vater Ihr eigenes Kind anschreit, macht es Sie wütend und Sie haben das Gefühl, es beschützen zu müssen. Was ist für Sie der Unterschied zwischen den beiden Szenarien?

Therapeutische Grundsätze für die dritte Säule in Kurzform

1. Agency dreht sich darum, den eigenen Anteil an inneren und äußeren Dynamiken zu erkennen und dazu zu stehen.
2. Jede Intervention, die Klient*innen dabei unterstützt, zu reflektieren, welches Verhältnis sie zu dem von ihnen Erlebten haben, ist eine Gelegenheit, Agency zu unterstützen.
3. Selbst wenn Klient*innen ihre Fähigkeit zu Intentionalität und Agency nicht erkennen können oder sich aktiv davon wegbewegen, vermitteln wir in unserer Haltung die Möglichkeit erhöhter Agency.
4. Wir gebrauchen eine Sprache, die die Möglichkeit vermehrter Agency bestärkt.
5. Agency ergibt sich aus dem Anliegen der Klient*innen (erste Säule).
6. Wir erkunden dann, wie sich das, was die Person nach eigener Auskunft für sich will, nicht damit verträgt, wie sie ihr Leben führt.
7. Es gibt ein ganzes Spektrum von – von Einladungen zur Selbstreflexion bis hin zu direkter Konfrontation.
8. Agency ist das Gegenteil von Schuldzuweisung und Beschämung.
9. Heilung stellt sich dann ein, wenn Klient*innen erkennen, dass sie als Kinder zwar keine Agency hatten, als Erwachsene aber durchaus.
10. Agency unterstützt Explorationen zu der Rolle, die wir dabei spielen, uns von unserem authentischen Selbst abzuschneiden (kindliches Bewusstsein) und uns wieder mit unserem authentischen Selbst zu verbinden (verkörpertes Erwachsenenbewusstsein).
11. Agency ist die Brücke, die Klient*innen vom kindlichen Bewusstsein zu einem verkörperten Erwachsenenbewusstsein führt.

Praktische Übung zur dritten Säule

Wir laden Sie ein, mit einem Klient – oder mit jemandem aus Ihrem Freundes-, Bekannten- oder Kollegenkreis, wenn Ihnen das lieber ist – folgende Schritte durchzugehen:

1. Reflektieren Sie mit Ihrem Gegenüber über einen Bereich in seinem Leben, wo es Frustration verspürt, das Gefühl hat, nicht weiterzukommen, hoffnungslos ist oder sich wegen etwas schämt. Die Person mag zum Beispiel berichten: »Ich habe das Gefühl, als Mutter / Vater zu versagen.«
2. Gehen Sie von der Seite der Agency an diese Aussage heran und helfen Sie dem anderen, Elemente in der eigenen Geschichte zu ermitteln, die nicht zu dem benannten Gefühl passen. Versuchen Sie sich nicht in Überzeugungsarbeit, unterstützen Sie einfach nur Reflexion und Neugier. Beispiel: »Obwohl Sie der Überzeugung sind, als Vater zu versagen, erinnere ich mich an einen berührenden Moment von letzter Woche, von dem Sie mir erzählt haben: Sie haben Ihr Kind aufgefangen, als es einen richtig heftigen Schultag hinter sich hatte. Sie sagten noch, dass Sie stolz darauf waren, wie Sie sich für Ihr Kind eingesetzt haben.«
3. Fragen Sie die andere Person, wie es für sie ist, das zurückgespiegelt zu bekommen.
   Beispiel: »Wie ist es für Sie, zu merken, dass Sie mir, obwohl Sie ja der Überzeugung waren, als Vater zu versagen, kurze Zeit vorher noch etwas ganz anderes erzählt hatten?«

6. Vierte Säule: Spiegeln psychobiologischer Veränderungen

»Die Erfahrung, in Kontakt mit uns selbst und anderen zu sein, stillt die Sehnsucht, uns durch und durch lebendig zu fühlen.«[44]

Laurence Heller und Aline LaPierre

Die vierte Säule, das Spiegeln psychobiologischer Veränderungen, rückt die Reorganisation innerer Zustände in den Fokus. Als somatisch orientiertes Modell, in das neurobiologische Aspekte einfließen, unterstützt NARM »die Förderung neuronaler Integration«, die zu strukturellen und funktionellen Veränderungen im Gehirn und anderen Systemen des Körpers führt.[45] Natürlich sind kognitive und verhaltensbezogene Veränderungen im Leben von Menschen wichtig. Im Fokus von NARM stehen jedoch die tieferliegenden psychobiologischen Muster der Dysregulation und Desorganisation, die die treibende Kraft hinter Symptomen auf der kognitiven und Verhaltensebene sind. Reorganisation findet in dem Moment statt, wo Klient*innen beginnen, lebenslange adaptive Überlebensmuster in ressourcenorientiertere, resilientere und selbstaktivierte Zustände zu überführen. In diesem Kapitel stellen wir vor, auf welche Weisen wir psychobiologische Veränderungen ermitteln, spiegeln und unterstützen, die bei unseren Klient*innen zu mehr Organisation, Gesundheit und Lebenszufriedenheit führen.

Wirkliche Veränderung ist in der Therapie – und bei jeder persönlichen Arbeit – schwierig zu erwirken. Viele Klient*innen haben uns mitgeteilt, dass ihnen eine vorherige Therapie vorübergehend Entlastung verschafft, aber nicht zu einer langfristigen Veränderung geführt hätte. Um zu verstehen, warum das so ist, müssen wir uns eingehend die zugrunde liegenden psychobiologischen Muster und inneren Konflikte anschauen, die Überbleibsel früher Traumen sind und therapeutischen Fortschritten im Weg stehen. Ausgehend davon können wir verstehen, wie wir als Therapeut*innen wirkliche Veränderung und wahres Wachstum für unsere Klient*innen voranbringen können.

Wie schon an früherer Stelle ausgeführt, sehen wir die Möglichkeit, dass Veränderung von der Beziehung beeinflusst wird, die Klient*innen zu ihren Kerndilemmata haben. Wir erkennen an, dass sie in der Tat wachsen und sich ändern wollen, und gleichzeitig haben sie ein Interesse daran, dass sich nichts ändert. Es besteht unbewusst eine Loyalität, die sie dazu bringt, nicht weiterkommen zu wollen. Wir wissen, dass das widersinnig klingen mag. Klient*innen kommen mit dem verzweifelten Wunsch in die Therapie, etwas zu ändern; doch Wachstum, Erfolg und Erfüllung bedrohen ihre auf Scham basierenden Identifikationen. Das hilft uns zu verstehen, warum es vielen, die zu uns kommen, so schwerfällt, sich das, was sie in ihrer Therapie und ihrem persönlichen Wachstum erfahren, wirklich zu eigen zu machen und es zu nutzen. Wenn wir auf solche Überlebensmuster stoßen, die sich nicht ohne Weiteres ändern, haben wir es mit dem zu tun, was traditionell Widerstand genannt wird. Klient*innen nutzen oft raffinierte Selbstsabotage-Strategien, um gegen wirkliche Veränderung »Widerstand« zu leisten.

Die psychobiologischen Veränderungen bei Klient*innen zu spiegeln, ist eine ressourcenbasierte Fähigkeit, die der Neigung entgegenwirkt, in alten, traumabedingten Mustern stecken zu bleiben. Aus neurowissenschaftlicher Sicht kann man Identifikationen als konditionierte Nervenbahnen betrachten, die jeweils mit bestimmten Hirn- und Körperreaktionen zusammenhängen. Diese neuronalen Bahnen werden im kindlichen Gehirn und Nervensystem in Reaktion auf die zentralen Bezugspersonen und das Umfeld des Kindes auf eine bestimmte Weise verschaltet. Auf Scham basierende Identifikationen, die sich aus der Anpassung an fehlgeschlagene Bindung und Umweltversagen ergeben, sowie die hieraus resultierenden neuronalen Störungen werden auch ins Erwachsenenalter mitgenommen und bilden die Grundlage des kindlichen Bewusstseins. Zum diesem gehört, weniger innere Ressourcen und eine geringere psychobiologische Kapazität an sich zu erleben. Das verkörperte Erwachsenenbewusstsein hingegen geht damit einher, größere innere Ressourcen und mehr psychobiologische Kapazität zu erleben. Wir setzen unterstützende Ressourcen ein, um Elemente der Innenwelt von Klient*innen zu eruieren, die organisierter und kohärenter sind und besser funktionieren.

Reflexionsübung

Wir laden Sie ein, sich einige Momente Zeit zu nehmen für Folgendes:

1. Spüren Sie in sich hinein und achten Sie darauf, wie Sie sich in diesem Moment fühlen.
2. Erinnern Sie sich an eine Zeit in Ihrem Leben, in der Sie Reichtum oder Fülle erfahren haben, und sei es nur für einen kurzen Augenblick.
3. Reflektieren Sie über die diversen Bilder und Gedanken sowie die emotionalen und sensorischen Details zu dieser Erfahrung.
4. Achten Sie darauf, ob Sie psychobiologische Veränderungen an Ihrem gegenwärtigen Erleben feststellen – kognitiv, emotional oder somatisch.
5. Was nehmen Sie jetzt im Vergleich zu dem wahr, was Sie vor dieser Übung gefühlt haben?

Eine der Hauptressourcen in Verbindung mit einem verkörperten Erwachsenenbewusstsein ist die Fähigkeit, der heftigen Scham und Selbstablehnung sowie dem massiven Selbsthass entgegenzuwirken, die unsere Identität mehr oder weniger geprägt haben, und sie durch neue Erfahrungen der Akzeptanz, des Mitgefühls und der Herzenswärme gegenüber uns selbst zu ersetzen. Die Veränderung in Richtung Selbstannahme und Mitgefühl mit sich selbst entsteht dann, wenn wir mehr Selbstgewahrsein entwickeln. Sich seiner selbst gewahr zu sein – was durch zunehmende Fähigkeiten in Sachen Selbstbezug und Selbsterforschung unterstützt wird – ist, zusammen mit einem größeren Gefühl von Agency, das Rohmaterial für den Prozess der emotionalen Vervollständigung (auf den wir in Kapitel 7 eingehen werden). Er mündet oft in Desidentifikation und einer tiefer gehenden Fähigkeit, aus dem Herzen heraus zu leben.

Eine psychobiologische Veränderung ist, könnte man sagen, ein »Riss im Monolith« der Identifikationen mit unserer Überlebensstruktur. Sobald wir irgendetwas an Bewegungen in Richtung größeren In-Kontakt-Seins, mehr Regulation und Organisation sehen, wird dies zu wichtigen Ressourcen, die es Klient*innen zurückzuspiegeln gilt. Sie sind schließlich mit den alten Mustern identifiziert und es ist ihnen nicht ohne Weiteres möglich, diese innerlichen Veränderungen wahrzunehmen oder zu erspüren. Viele werden sie gar nicht weiter beachten. Es ist unsere Aufgabe, sie zu benennen, während wir sie beobachten. Diese Veränderungen geschehen in Echtzeit und bieten Klient*innen die Gelegenheit, einen Kontakt und eine Beziehung zu sich herzustellen, die von Achtsamkeit, Neugier und Akzeptanz geprägt ist. In dem Moment, wo es ihnen gelingt, einen neuen Umgang mit sich zu erleben – zunehmend frei von alten Identifikationen, Strategien und Gefühlen der Hilflosigkeit und Hoffnungslosigkeit – können Offenheit und Zuversicht Platz finden.

Bei der vierten Säule geht es darum, die inneren Kapazitäten zu spiegeln, die die Klient*innen mitbringen oder in der Therapie entwickeln. Wir spiegeln und beleuchten diese Veränderungen zwar, betätigen uns aber nicht als Cheerleader. Natürlich liegt es uns am Herzen, dass unsere Klient*innen positive Veränderungen in ihren Leben erfahren, aber wir verstehen und respektieren auch die Hindernisse, die ihrer Veränderung im Weg stehen. Wir würdigen und respektieren ihr Kerndilemma. Ein primärer Weg, wie wir die vierte Säule einsetzen, besteht sogar darin: Wir verfolgen, wo ein Kontakt zustande kommt und wo die Person sich vom Kontakt abschneidet – eine Form von dualem Gewahrsein, auf die wir später in diesem Kapitel noch eingehen werden. Wir stellen den Kontakt nicht über den Nicht-Kontakt, wir arbeiten mit der Beziehung, die die Person zu beidem hat. Wenn wir Partei in ihrem inneren Dilemma ergreifen, mündet das oft in einer Sackgasse. Wir machen jedoch die Erfahrung, dass die Betroffenen dann, wenn die erlernten Hindernisse und Ängste in Sachen Kontakt durchgearbeitet werden, zunehmend mehr In-Kontakt-Sein erfahren, das ja auch unserem natürlichen Zustand entspricht.

Die vierte Säule ist der Prozess, die neuen Arten des Umgangs mit sich selbst bei den Klient*innen zu beobachten, zu unterstützen und zu spiegeln, auf allen Ebenen des Erlebens, und diese Veränderungen im körperlichen Erleben zu verankern. Wenn wir psychobiologische Veränderungen spiegeln, mögen die Klient*innen sie nicht immer als »positiv« erleben. So zum Beispiel trifft man häufig auf Zustände von Verwirrung, Orientierungslosigkeit oder sogar Schwindel, die größere psychobiologische Veränderungen begleiten – sie verweisen auf eine grundlegende Reorganisation in den neuronalen Bahnen von Gehirn und Körper. Wie verwenden dafür gern die Analogie der Raupe, die sich in einen Schmetterling verwandelt. Wir können uns vorstellen, dass die Erfahrung, ihre physische Gestalt zu sehr zu verändern, für die Raupe verwirrend, desorientierend und schwindelerregend ist. Und dennoch stellt die Transformation in einen Schmetterling den nächsten Schritt ihrer Evolution dar.

Wenn wir solche Momente mit unseren Klient*innen erleben, wollen wir präsent für die Möglichkeit sein, dass diese Zustände, die vielleicht erst einmal als beunruhigend erfahren werden, zu einem größeren Gefühl der Expansion und des Wachstums führen können. Wie Momente eher »positiver« Veränderungen, können auch diese beunruhigenden Momente bedeutungsvolle Veränderungen unterstützen. Und die Momente der Verkörperung – sich in seinem Körper, seinen Emotionen und der vollen Palette von Gefühlen häuslich niederzulassen – bewirken, dass sich die Subjektivität der Person entwickelt: Sie wird »jemand«.

Die Wiederherstellung des Kontakts ist oft mit beträchtlichen Herausforderungen verbunden. Mit zunehmender Verkörperung und Organisation zeigt sich oft auch vermehrt eine innerliche Bedrängnis, die sich in schmerzhaften Emotionen, negativen Glaubenssätzen oder anderen psychobiologischen Symptomen zeigt. An dieser Stelle ist das duale Gewahrsein absolut grundlegend. Auch wenn es den meisten Klient*innen nicht leichtfällt, möchten wir ihnen helfen, auf dem Weg in Richtung zunehmender Organisation präsent zu bleiben, während wir gleichzeitig die Strategien beobachten, wie sie sich vom Kontakt abschneiden. Klient*innen brauchen Hilfe dabei, die belastenden Emotionen, Glaubenssätze und Symptome aus einem verkörperten Erwachsenenbewusstsein heraus zu bewältigen.

Wenn sie ihre Fähigkeit ausbilden, präsent für größere Verkörperung und Organisation zu bleiben und sie zu erfahren, erleben viele Klient*innen gewisse »Aha«-Momente und es ist, als würden sie zum ersten Mal mit bestimmten Teilen ihrer selbst in Kontakt kommen. Wir beobachten das oft, wenn sie:

1. die Welt mit neuen Augen sehen.
2. das Gefühl haben, eine Last sei von ihnen genommen worden.
3. das Gefühl erleben, zur Ruhe zu kommen, gelöster und ruhig zu werden.
4. ein Aufwallen von Energie verspüren.
5. sich regulierter und mehr im Gleichgewicht fühlen.
6. neue emotionale Reaktionen erleben.
7. neue Erkenntnisse haben.
8. neue Narrative und Perspektiven einbringen.
9. akzeptierender und mitfühlender mit sich umzugehen beginnen.
10. erleben, wie ihre körperliche Anspannung abnimmt.
11. das Gefühl beschreiben, innerlich mehr Raum zu erleben.
12. mehr Offenheit und Interesse an sozialem Kontakt erfahren.
13. das Gefühl verspüren, »den Kinderschuhen zu entwachsen«, »erwachsener zu werden«.

Allerdings geschehen diese Veränderungen, wie schon erwähnt, nicht immer ganz so locker und bequem. Wir können es auch mit einer Reorganisation zu tun haben, wenn Klient*innen:

1. Verwirrung erleben
2. sich unruhig, desorganisiert, desorientiert fühlen
3. sich entwurzelt, ungeerdet fühlen

4. Schwindel und Übelkeit erleben
5. für sich nicht klar wissen, wovon sie reden
6. sich unsicher fühlen, wohin es für sie weitergeht
7. sich unsicher fühlen, was sie tun sollen
8. bei ihren Therapeut*innen nach Orientierung, Anleitung, Antworten suchen

Zwar liegen uns zu dieser Therapiephase noch keine Untersuchungen mit Neuroimaging vor, unsere Hypothese lautet aber, dass diese Reorganisation dadurch entsteht, dass neue Nervenverbindungen entstehen, also neue neuronale Bahnen angelegt werden. Wenn ein Kind fehlgeschlagene Bindung und ein Versagen seiner Umwelt erlebt, werden die neuronalen Netzwerke in seinem Gehirn in einem Kontext von Angst, Hilflosigkeit und Hoffnungslosigkeit verschaltet. Wir können uns vorstellen, dass Menschen in dem Moment, wo sich etwas an diesen eingefahrenen Mustern zu ändern beginnt, diverse Reaktionen auf diesen Reorganisationsprozess erleben.

Diese Reorganisation ist der Heilungsprozess bei komplexen Traumen. Auch wenn dieser sich für Klient*innen manchmal beunruhigend und verwirrend anfühlen mag, unterstützen wir sie dabei, nicht vor diesen inneren Veränderungen davonzulaufen. Dieser Prozess, ungeachtet der inneren Not dabei, auch in sehr expansiven Zuständen mit sich selbst in Kontakt zu bleiben, erlaubt ihnen, eine größere Kapazität dafür aufzubauen, mehr und mehr Lebensenergie tolerieren zu können. So beschrieb ein Klient: »Seit meiner Sitzung habe ich gespürt, wie diese Energie frei wurde und nach außen fließt. Als würde sich ganz buchstäblich mein Gehirn ausdehnen. Als würde diese Energie mein Ich umstrukturieren. Das Gefühl von Expansion fühlt sich so an, wie zu mir nach Hause zurückzukommen.«

Wenn Klient*innen mehr von ihrer Lebenskraft erfahren, tauchen sie tiefer in ihre wahrste Natur ein. Die Erhöhung der psychobiologischen Kapazität gehört mit zu diesem umfassenderen Prozess posttraumatischen Wachstums und posttraumatischer Desidentifikation. Posttraumatisches Wachstum ist damit verbunden, dass keine Lebensenergie mehr für Strategien aufgewendet wird, sich vom Kontakt abzuschneiden. Wo nun zunehmend mehr an Lebensenergie verfügbar ist, fördert der Desidentifikationsprozess ein Leben, dass in vollerem Umfang und authentisch gelebt werden kann. Das ist die Erfahrung, sich aus dem kindlichen Bewusstsein heraus und in ein verkörpertes Erwachsenenbewusstsein hinein zu bewegen.

Zu posttraumatischem Wachstum und Desidentifikation gehört die Entwicklung von mehr Selbstgewahrsein und Achtsamkeit. Es gehört dazu, dass wir unsere Gedanken und Reaktionen weniger ernst nehmen und ein Leben führen, das von mehr Neugier, Offenheit, Präsenz und Mitgefühl geprägt ist. Wir werden in Sachen Selbstorganisation und Selbstwertgefühl weniger abhängig von anderen, zunehmend frei, der eigenen Autonomie und Kreativität nachzugehen, während wir gleichzeitig zugänglicher für ein gesundes In-Kontakt-Sein und wirkliche Nähe werden. Es besteht kein Konflikt mehr damit, mit sich selbst in Kontakt zu bleiben, während wir gleichzeitig den Kontakt mit anderen unterhalten. Sich mit sich selbst und anderen zu verbinden, wird zu etwas wechselseitig Unterstützendem.

Dieser wachsende Kontakt mit dem Selbst und anderen beruht auf einem tieferen Angebundensein an die eigene Lebenskraft. Intentionalität führt zu Agency und sie wiederum zu einer Aktivierung des authentischen Selbst. Im Laufe der Jahre haben Psycholog*innen diesen Prozess anhand diverser Begriffe zu fassen versucht: Integration, Selbstaktualisierung, Selbstverwirklichung und Individuation. James Hollis, ein Jungianischer Psychoanalytiker, beschrieb diesen Prozess mit den Worten: »Es ist das lebenslange Projekt, mehr der ganze Mensch zu werden, wie es uns zugedacht war – was die Götter mit uns vorhatten, nicht die Eltern oder unser Stamm oder das leicht eingeschüchterte oder aufgeblasene Ego. Bei aller Ehrerbietung vor dem Mysterium anderer ruft unsere Individuation jeden von uns auf, in der Gegenwart unseres eigenen Mysteriums zu stehen und in vollerem Umfang verantwortlich dafür zu werden, wer wir bei dieser Reise, die wir unser Leben nennen, sind.«[46]

Reflexionsübung

Wir laden Sie ein, sich ein paar Momente Zeit zu nehmen, um über Folgendes zu reflektieren:

1. Gibt es einen Bereich in Ihrem Leben, der für Sie immer ein sehr wunder Punkt gewesen ist und wegen dem Sie Hemmungen hatten (etwa Ihre Intelligenz, Ihr Aussehen ...) und jetzt ist dies nicht mehr der Fall.
2. Was hat Ihnen geholfen, mit diesem wunden Punkt besser fertigzuwerden oder diesbezüglich weniger sensibel zu reagieren?
3. Reflektieren Sie mit Neugier über alle Aspekte, die zu dieser folgenreichen Veränderung in Ihrer Innenwelt geführt haben.

Während Sie sich diese Fragen durch den Sinn gehen lassen, laden wir Sie ein, wahrzunehmen, was in Ihren Gedanken, Ihren Emotionen und Ihrem Körper vor sich geht.

Die vierte Säule in der Praxis

Es gibt vielfältige Möglichkeiten, im Laufe einer Sitzung über die psychobiologischen Veränderungen bei Klient*innen zu reflektieren, auf die wir in diesem Teil eingehen werden. Fangen wir jedoch zunächst einmal bei der Ausrichtung an, auf derartige Veränderungen zu achten. Auch wenn sie manchmal wie unwesentliche Veränderungen wirken, können sie oft recht folgenreich in Richtung Heilung und Wachstum weisen.

Veränderungen, die alte Muster und Identifikationen durchbrechen können, geschehen auf allen Ebenen des Erlebens – auf der kognitiven, der verhaltensbezogenen, der emotionalen, der physiologischen, beziehungsmäßigen und sogar spirituellen. So zum Beispiel wollte ein Klient daran arbeiten, was ihm dabei im Weg steht, Selbstvertrauen zu empfinden und für sich einzutreten, vor allem in der Beziehung zu seiner Mutter. Der Klient berichtete, er käme nicht weiter, wenn es darum geht, sich Gehör verschaffen zu können. Es sei ein lebenslanges Muster, das sich massiv auf ihn auswirke. Der Klient begann von einer Begegnung kurz zuvor zu erzählen, bei der er sich von seiner Mutter gedemütigt gefühlt hatte. Er hatte sich dagegen verwehren wollen, fühlte sich aber bei dieser Begegnung »wie erstarrt«. Als der Klient von dieser Erfahrung berichtete, wurde der Therapeut darauf aufmerksam, wie der Klient eine Beziehung zu sich unterhielt, die von Selbstbeschämung, vernichtender Selbstkritik und Attacken auf sich selbst geprägt war. So zum Beispiel bemerkte er über sich selbst: »Ich bin so schwach und erbärmlich. Ich meine, ich bin ein dreiunddreißigjähriger Mann und ich ducke mich immer noch vor meiner Mutter! Das wird nie anders.« Der Therapeut nahm insgesamt eine körperliche Anspannung bei dem Klienten wahr, eine flache Atmung, eingezogene Schultern und einen zusammengepressten Kiefer. Der Klient berichtete, sich traurig und unterlegen zu fühlen, wenn er mit seiner Mutter spricht. Auf der Beziehungsebene erlebte der Therapeut den Klienten als ein Stück weit vom Kontakt abgeschnitten und distanziert.

Der Klient fügte dann hinzu, später an diesem Abend, nach diesem Schlagabtausch, hätte er sich derart aufgeregt, dass er seiner Mutter eine SMS schickte. Anfangs schalt er sich mit den Worten: »Ich bin ein solcher Schlappschwanz, dass ich meiner Mutter eine SMS schicken musste.« Als der Therapeut nachforschte, mit welcher Absicht er sie abgeschickt hatte, antwortete der Klient: »Ich musste mir einfach Luft machen. Ich musste endlich einmal meine Gefühle loswerden!« Der Therapeut, der erkannte, dass dieses Verhalten neu für den Klienten war, spiegelte ihm – zuerst auf der kognitiven Ebene –, dass es ihm doch immerhin gelungen war, den Mund aufzumachen, was ihm in seiner Geschichte bisher sehr schwergefallen war. Der Klient tat die gespiegelte Beobachtung zunächst einmal ab, doch als der Therapeut dieses Verhalten mit dem lebenslangen Muster verglich, wurde dem Klienten klar, dass er dieses Mal etwas anders gemacht hatte. Er sagte, er wisse es sehr zu schätzen, die Sache aus dieser Perspektive zu sehen. Er hätte sich nämlich dafür geschämt, so feige gewesen zu sein, ihr nur eine SMS zu schicken. »Ich hatte das gar nicht gesehen. Ich dachte, es sei Schwäche, aber ich schätze, es stimmt schon – früher konnte ich das nicht.«

Im Anschluss hieran bemerkte der Therapeut eine emotionale Veränderung. Während der Klient zuvor affektiv traurig und am Boden wirkte, spürte der Therapeut nun etwas anderes. Er erkundigte sich nach einer möglichen emotionalen Veränderung und der Klient bestätigte, dass er jetzt »ein klein wenig Stolz und ein klein wenig Selbstvertrauen« erlebe. Der Therapeut spiegelte ihm daraufhin, wie bei den Worten »Stolz« und »Selbstvertrauen« tiefer durchgeatmet hatte und seine Schultern und seinen Kiefer zu lockern schien. Der Klient stimmte zu und sagte: »Ich fühle mich insgesamt etwas leichter.« Auf der Beziehungsebene nahm der Therapeut wahr, dass der Klient sich mehr auf ihn einzulassen schien, und spiegelte ihm zurück: »Ich weiß nicht, was gerade in Ihnen vorgeht, aber mir kommt es so vor, als seien Sie jetzt mehr im Raum hier, als würden Sie sich aktiver auf mich einlassen.« Der Klient nickte bestätigend, um dann hinzuzufügen: »Obwohl es nur eine SMS war, fühlt es sich wie eine Riesensache an. Ich habe das Gefühl, von mir ist eine Last abgefallen. Wirklich, ich habe noch nie etwas in der Art gemacht. Dreiunddreißig Jahre lang war ich nicht in der Lage gewesen, meiner Mutter meine Gefühle mitzuteilen. Es fühlt sich sehr erwachsen an.«

Mitunter kann der Eindruck entstehen, es gäbe am Erleben der Person so vieles, was es zu verfolgen gälte. Bei Menschen, die gerade daran arbeiten, Veränderungen bei sich anzustoßen, spielt sich so vieles ab. Es geschieht vieles gleichzeitig. Auf Seiten der Therapeut*innen braucht es Übung, dabei präsent, offen und neugierig zu bleiben, um aufnahmefähiger für die verschiedenen Elemente zu sein, die dabei zum Vorschein kommen.

Man kann sich in dem Glauben, dass die Geschichten der Klient*innen Veränderungen anstoßen könnten, leicht in ihnen verlieren. Unsere Sichtweise dabei ist die, dass nicht die Geschichte Veränderungen bewirkt, sondern dass diese sich in den ihr zugrunde liegenden inneren Zuständen abspielen. Bei vielen Klient*innen kommt es allerdings zu einem interessanten Phänomen, nämlich dass sich ihre Geschichten verändern, sobald sich die inneren Zustände wandeln, die sich hinter ihnen verbergen. Alte Narrative wandeln sich und die Person hat mit einem Mal ein anderes Verhältnis zu Erinnerungen. Also wollen wir uns zwar nicht in den Geschichten verlieren, aber wir wollen durchaus auf Veränderungen auf der Ebene des Narrativs achten.

So zum Beispiel bezeichnete sich der gerade erwähnte Klient immer als schwach und erbärmlich. Er erinnerte sich, dass er immer das »dickköpfige und widerspenstige Kind« war, obwohl er damals nie ausagierte. Im weiteren Verlauf seiner Arbeit wurde ihm klar, dass er in einer Atmosphäre von heftiger Scham und Gewaltandrohungen aufgewachsen war. Sein Narrativ begann sich zu wandeln. Ihm dämmerte, dass der Punkt gar nicht der war, dass er schwach, erbärmlich, dickköpfig oder widerspenstig war, sondern dass sich in all dem bei ihm als Kind spiegelte, auf welche Weisen er sich vor den Bedrohungen aus seiner Umgebung schützen musste. Er begann, seine Familie wie auch sich selbst mit völlig neuen Augen zu sehen.

Zwar gibt es auf allen Ebenen von dem, was jemand erlebt, eine Menge Einzelheiten zu beobachten, aber es gibt noch einen globaleren Prozess, der eine Rolle dabei spielt, psychobiologische Veränderungen zu unterstützen, nämlich zu verfolgen, an welchen Punkten die Person in Kontakt ist und wo sie sich vom Kontakt abschneidet. Wir versuchen nicht aktiv, ein In-Kontakt-Sein herbeizuführen. Allerdings wollen wir solche Zustände durchaus verstärken, wenn wir sie beobachten, denn sie stellen wichtige Momente der Integration und Organisation dar. An diesem Punkt beziehen wir uns auch, wie zuvor beschrieben, auf den Körper. Aber wir messen dem Kontakt keinen größeren Wert bei als dem Nicht-Kontakt. Wir verstehen, dass beides Hand in Hand geht, wie Einatmung und Ausatmung. Wir helfen, die Fähigkeit zu einer zweigleisigen Wahrnehmung zu entwickeln, die den Klient*innen erlaubt, Zustände des In-Kontakt-Seins wie auch des Sich-Abschneidens vom Kontakt aufmerksam verfolgen zu können.

Wir wollen uns in Erinnerung rufen, dass die meisten unserer Klient*innen unbewusst aus ihrem Abgeschnittensein vom Kontakt nicht ohne Weiteres herauskommen. Sie haben ein enormes Interesse daran, diese adaptiven Überlebensmuster aufrechtzuerhalten, da diese einmal eine wichtige Überlebensfunktion hatten. Wir müssen daher darauf gefasst sein, dass unser Gegenüber eine von uns gespiegelte Zunahme an Kontakt und psychobiologischer Kapazität kleinreden, abtun, von ihr ablenken oder sie geradewegs ablehnen mag. Hier sind ein paar grundlegende Beispiele dafür, wie das ablaufen könnte: Da ist der Klient, der gerade mit Trauer über den frühen Verlust seines Vaters in Berührung zu kommen beginnt, als Sie merken, wie er sich von etwas ablenken lässt und wegdriftet. Ein anderer Klient beginnt sich vielleicht gerade in seinem Körper entspannt zu fühlen und schwenkt auf einmal ganz schnell dazu über, Ihnen zu erzählen, wie nervtötend es war, in der Nähe Ihrer Praxis einen Parkplatz zu finden. Jemand bekommt gerade zärtliche Gefühle für sich selbst und beginnt sich dann plötzlich selbst für irgendetwas zu verurteilen. Das sind Momente des In-Kontakt-Seins, die in Strategien übergehen, sich vom Kontakt wieder abzuschneiden. Vergessen Sie nicht: Diese Veränderungen können auf allen Ebenen des Erlebens stattfinden, und bei der vierten Säule geht es darum, wie wir diese psychobiologischen Veränderungen in jedem einzelnen Moment verfolgen und sie dort, wo es angemessen ist, den Klient*innen zurückspiegeln.

Es beschert uns als therapeutisch Tätigen eine Menge Frustration, wenn Klient*innen immer wieder auf diese Muster zurückkommen, sich vom Kontakt abzuschneiden, und sich gegen unsere Interventionen sträuben oder sie zurückweisen. Sie stecken darin fest – ein Stichwort, das bei so vielen Therapeut*innen, die wir weiterbilden und supervidieren, immer wieder fällt. Therapeut*innen haben oft das Gefühl, mit den Klient*innen nicht weiterzukommen, und auch diese können das Gefühl haben, dass es nicht weitergeht. Die Beziehung zwischen In-Kontakt-Sein und Sich-Abschneiden vom Kontakt zu verstehen, hilft uns, besser mit diesen Reaktionen zu arbeiten. Außerdem bietet es uns einen Rahmen dafür, wie wir mit diesen Mustern umgehen können, wenn sie im therapeutischen Prozess auftauchen.

Wenn ein Therapeut das Gefühl hat, mit jemandem nicht weiterzukommen, wendet er sich leicht den vertrauten Mitteln zu, um eine Veränderung herbeizuführen. Oft wird dann versucht, das Gegenüber dazu zu bringen, mehr in Kontakt zu sein. Doch wie schon zuvor erwähnt, nutzen wir die vierte Säule nicht dazu, Kontakt zu forcieren. NARM ist ein ressourcenorientiertes Modell, das Zustände des In-Kontakt-Seins unterstützt, sobald sie im therapeutischen Prozess organisch zustande kommen. Eine wichtige Ressource für unsere Klient*innen ist die zunehmende Fähigkeit, den Wechsel zwischen In-Kontakt-Sein und Abgeschnittensein vom Kontakt aktiv mitzuverfolgen. Die vierte Säule lenkt die Aufmerksamkeit auf Veränderungen, die den Kontakt zu sich selbst und anderen unterstützen, wozu auch die zunehmende Fähigkeit gehört, innere Not und Zustände des Abgeschnittenseins vom Kontakt auszuhalten.

Es Klient*innen zurückzuspiegeln, wenn sie sich vom Kontakt abschneiden, ist eine wichtige Intervention. Wir tun es wertfrei und ohne zu deuten, einfach beobachtend. Um zum Beispiel noch einmal zu dem Klienten von eben zurückzukehren, könnten wir sagen: »Sie haben gerade ein klein wenig Stolz und ein klein wenig Selbstvertrauen empfunden, wie Sie gegenüber Ihrer Mutter aus sich herausgegangen sind. Aber als Ihre Mutter nicht auf Ihre SMS reagierte, begannen Sie sich wieder als schwach und erbärmlich zu beschimpfen. Wie ist es, in diesem Moment, sich beide Seiten von dem zu vergegenwärtigen, was Sie gerade erleben?« Das ist ein Beispiel dafür, ein stattfindendes In-Kontakt-Sein im Kontext eines Sich-Abschneidens vom Kontakt zu spiegeln, also den »positiven« wie auch den »negativen« Zustand. Es bietet dem Klienten die Möglichkeit, sich Komplexität auszusetzen und einen neuen Weg zu erfahren, eine neue Beziehung zu den alten Strategien des Nicht-Kontakts.

Wir versuchen uns davon fernzuhalten, die Erfahrung unserer Klient*innen zu deuten, und stützen uns lieber darauf, zu beobachten und zu beschreiben. Statt aus dem, was wir sehen, eine Bedeutung abzuleiten, spiegeln wir, was wir sehen, und unterstützen unser Gegenüber dabei, einen eigenen Sinn darin zu finden. Sagen wir zum Beispiel, der Klient beginnt in Reaktion auf unsere vorherige Frage zu weinen. Statt zu sagen: »Ich sehe, dass Sie traurig sind« oder »Ich kann Ihre Traurigkeit verstehen«, würden wir sagen: »Ich sehe, dass Sie weinen« oder »Ich nehme Ihre Tränen wahr«. Die Intention dabei, zu beschreiben, was wir beobachten, und es nicht zu interpretieren, ist, die eigenen Möglichkeiten der Person zu fördern, Agency, Selbstwahrnehmung und Selbstbestimmung zu erfahren. So gut wir unsere Klient*innen auch kennen mögen – wirklich kennen werden wir die innere Welt eines anderen nie. Wir können beobachten, wir können spiegeln, wir können Fragen stellen, aber wir wollen uns hüten, einfach etwas anzunehmen oder uns Bedeutungen für unsere Klient*innen zurechtzulegen. Das erlaubt unserem Gegenüber, das Erlebte so zu integrieren, wie es das braucht, und nicht so, wie es unser Betrachtungsrahmen oder Plan vorsieht.

Auch wenn wir Interpretation möglichst vermeiden wollen – Psychoedukation als Element der Unterstützung psychobiologischer Veränderungen kann sehr nützlich sein. Zur Psychoedukation gehört die Vermittlung von Informationen zu psychologischen Prinzipien, die unmittelbar mit dem in Verbindung stehen, was Klient*innen erleben, und die helfen können, Verständnisprozesse zu fördern und das Erlebte zu validieren. Viele Klient*innen wissen es zu schätzen und genießen es regelrecht, mehr über Trauma zu erfahren sowie darüber, wie Gehirn und Körper auf traumatische Erfahrungen reagieren. Es kann dazu beitragen, ihre Erfahrungen zu normalisieren. Mitunter sagen Klient*innen sogar, bevor sie verstanden hätten, was da bei ihnen ablief, seien sie sich einfach nur »verrückt« vorgekommen, jetzt aber ergäbe alles einen Sinn. Allein das schon kann organisierend und heilend sein.

Wenn wir Psychoedukation wirksam anwenden wollen, gilt es drei wichtige Aspekte zu beachten:

1. **Die Beziehungsebene einbinden:** Das bedeutet, die Beziehung zu unseren Klient*innen nicht abreißen zu lassen und die Person nicht zu schulmeistern, nicht zu versuchen, sie von irgendetwas zu überzeugen, oder das, was sie erlebt, zu manipulieren. Die Intention ist die, mehr Unterstützung für die stattfindende Reorganisation zu geben. Wir wollen darüber reflektieren, wie sich unsere psychoedukativen Kommentare am sinnvollsten einsetzen lassen, um den bei unserem Gegenüber stattfindenden Prozess zu unterstützen.
2. **Möglichst nah am Körper bleiben:** Das bedeutet, nicht zu weit in Richtung Theorie und Verstandesmäßiges abzugleiten. Bei einigen Klient*innen finden wir uns im Handumdrehen in intellektuellen Debatten wieder, die von dem stattfindenden Integrationsprozess ablenken. Wir wollen unsere psychoedukativen Kommentare simpel, kurz und direkt halten, sodass diese Informationen auch ankommen und die Person ihre eigenen emotionalen oder physischen Reaktionen darauf fühlt und sie für die Integration nutzen kann.
3. **Prüfen, wie die Psychoedukation beim anderen ankommt:** Damit wären wir wieder beim ersten Aspekt, die Beziehungsebene einzubinden. Wir möchten herausfinden, wie unsere psychoedukativen

Kommentare bei den Klient*innen ankommen. Wir möchten uns gute Antennen dafür bewahren, welche Wirkung die psychoedukativen Informationen auf unsere Klient*innen haben könnten, etwa inwieweit er in der Lage ist, sich diese Informationen im weiteren Verlauf zunutze zu machen (Stärkung von Agency) und mögliche Integration (psychobiologische Veränderungen).

Behalten wir bei der Psychoedukation alle drei Aspekte im Hinterkopf, so kann sie Veränderungen in Richtung von mehr In-Kontakt-Sein und Organisation unterstützen. Wenn Menschen mehr über die Abläufe bei Komplextraumatisierungen lernen und darüber, wie sich die entsprechenden Muster auf ihr Leben auswirken, sehen sie ihre Schwierigkeiten oft in einem neuen Licht. Wir haben schon viele Beispiele dazu gehört, wie NARM zur Psychoedukation von Einzelnen, Paaren, Familien und Gruppen eingesetzt wurde. Wir haben mit therapeutisch Tätigen und Lehrkräften zusammengearbeitet, die NARM-Psychoedukation in Wohneinrichtungen, Kliniken, Bildungsstätten und Organisationen eingeführt haben. Und wir hoffen, dass dieses Buch hilft, die NARM-Prinzipien noch leichter für psychoedukative Zwecke zugänglich zu machen.

Ein weiterer Aspekt der vierten Säule ist das, was als Selbstoffenbarung des Therapeuten bezeichnet wird. Wenn wir unsere Klient*innen daran teilhaben lassen, dass wir uns von ihnen berührt fühlen, kann das zu einem überaus bedeutsamen Moment der Verbundenheit führen. Oft sind Therapeut*innen bewegt, wenn sie erleben, wie anders Klient*innen nun im Vergleich zu früheren Zeitpunkten in der Therapie mit sich selbst umgehen. Wenn zum Beispiel jemand, der vorher sehr grob mit sich umgesprungen war und sich selbst pausenlos kritisierte, mit einem Mal einen wohlwollenderen, akzeptierenderen und mitfühlenderen Blick auf sich richtet. Der Therapeut mag etwa mit den Klient*innen teilen, wie es sich anfühlt, diese innere Wandlung mitzubekommen, und sei es mit einer simplen Aussage wie: »Es berührt mich, wenn ich sehe, wie Sie freundlicher mit sich selbst umgehen« oder »Es ist schön, mitzubekommen, dass Sie mehr Mitgefühl mit sich haben«. Natürlich wäre es nicht angemessen, wenn Therapeut*innen die Sitzung ihrer Klient*innen dazu benutzten, den Fokus auf sich umzulenken oder eigene Bedürfnisse erfüllt zu bekommen. Handelt es sich aber um ein authentisches Mitteilen von Gefühlen, bei dem aufmerksam darauf geachtet wird, wie es beim Gegenüber ankommt, erhöht es eine mögliche Vertiefung von Kontakt und Nähe.

Ein wichtiges Element der vierten Säule besteht darin, den Klient*innen reichlich Raum und Zeit zu geben, um gezielt ihre psychobiologischen Veränderungen zu beobachten. Wir werden in Kapitel 8 noch mehr auf die Integrationsphase von NARM eingehen, aber manchmal sagen wir scherzhaft, dass man die vierte Säule auch als die Savasana-Phase von NARM bezeichnen könnte (Savasana beschreibt im Yoga die Integrationsphase). Es kann Klient*innen und Therapeut*innen gleichermaßen leicht passieren, dass bedeutende innerliche Veränderungen fast unbemerkt an ihnen vorbeirauschen. Es kann sogar eine Strategie sein, schnell darüber hinwegzugehen und sich nicht länger auf eine Erfahrung einzulassen. Zu einem solchen Zeitpunkt können wir etwas Simples sagen wie: »Wäre es in Ordnung, sich einfach noch ein wenig Zeit hierfür zu nehmen, bevor wir zum nächsten kommen?«

Oft wollen Klient*innen schnell auf eine andere Geschichte zu sprechen kommen. In diesem Fall heißt es etwas direktiver vorzugehen. Eine Klientin spürt vielleicht ansatzweise, wie sich die Verspannung in ihren Schultern löst, und spricht dann sofort ein anderes Thema an, ein Problem mit ihrem Mann. Hier könnten wir sagen: »Ich würde durchaus gern mehr über Ihre Frustration mit Ihrem Mann hören, aber Sie haben sich ja gerade in die Verspannung hineingespürt, die sich in Ihren Schultern löste, und ich frage mich, ob es okay ist, wenn wir dabei noch etwas verweilen, bevor es weitergeht.«

Wenn Klient*innen dazu neigen, sich schnell vom Kontakt abzuschneiden, müssen Therapeut*innen vielleicht sogar noch direktiver sein und das Muster von Kontakt / Nicht-Kontakt selbst hinterfragen: »Ich nehme wahr, dass Sie schnell das Thema gewechselt haben. Wie wäre es für Sie, sich diesem Gefühl, wie sich die Verspannung löst, noch etwas länger auszusetzen und wahrzunehmen, wie das ist?« Hier brauchen die Klient*innen unsere Unterstützung, sonst werden solche Momente leicht verpasst. Noch einmal: Es ist völlig in Ordnung, wenn Klient*innen zu Strategien übergehen, die damit verbunden sind, sich vom Kontakt abzuschneiden. Wir wollen nicht versuchen, ihnen Zustände des In-Kontakt-Seins aufzunötigen, wir wollen sie jedoch zu einer Entschleunigung einladen, wenn wir gerade beobachten, wie ein solcher Zustand auftritt.

Wie wir in Weiterbildungen oft sagen: Jede neue Erkenntnis entpuppt sich als ein Hindernis, das der nächsten Erkenntnis im Weg steht. Wir wissen, dass Momenten der Expansion und des Kontakts meist eine Welle der Kontraktion und des Nicht-Kontakts folgt. Der drohende Verlust unserer vertrauten Überlebensstrategien rüttelt an unserem elementaren Fundament: daran, für wen wir uns in der Welt halten, an unserer Identität. Wer sind wir ohne unsere Identifikationen? Wenn Klient*innen einen flüchtigen Blick darauf erhaschen, wie es ist, sich von diesen alten Persönlichkeitsmustern zu befreien, etwa in Momenten innerer Stille und des Zur-Ruhe-Kommens, steigt oft Angst in ihnen auf. Und an diesem Punkt können Strategien auftauchen, sich vom Kontakt abzuschneiden.

So zum Beispiel wollte ein Klient »mehr Leichtigkeit in sich« erleben, fühlte sich aber von der Last der ganzen Verantwortung in seinem Alltag niedergedrückt. Er erlebte sich als innerlich angespannt und aufgewühlt und hatte mit Ängsten, Schlaflosigkeit und hohem Blutdruck zu kämpfen. In der Sitzung hatte er gerade eine wesentliche Veränderung in seinem Körper wahrgenommen, die er als ein Gefühl von Leichtigkeit beschrieb. Er berichtete, dass es sich anfühlte, als würde eine Last von ihm genommen. Er saß ein paar Sekunden lang ruhig da und berichtete dann, dass dieser Zustand jetzt wieder vorbei sei und nun sei er wieder damit beschäftigt, an die Zukunft zu denken und daran, was er tun müsse, um sich um alles und alle zu kümmern. Er sagte, dass diese Gedanken in seinem Körper wieder Anspannung und Aufruhr hervorriefen. Der Therapeut gab ihm zu bedenken: »Mir ist aufgefallen, dass Sie ganz schnell wieder dazu übergegangen sind, an all da zu denken, was es für Sie zu tun gibt, und das schien Anspannung und Aufruhr auszulösen. Wie wäre es, noch etwas länger bei dieser Leichtigkeit zu verweilen?« Der Klient versuchte es mehrmals und jedes Mal kam wieder der Punkt, wo er sich angespannt und aufgewühlt fühlte. Der Therapeut beschrieb daraufhin, was er gerade beobachtet hatte: »Sie haben die Leichtigkeit erfahren, von der Sie ja gesagt haben, das sei es, was Sie sich am meisten wünschen, und dann haben Sie schnell wieder umgeschwenkt und die Anspannung und Unruhe gespürt. Mir ist aufgefallen, dass Sie das jetzt schon mehrmals gemacht haben. Ich frage mich, ob es für Sie in Ordnung wäre, wenn wir das einmal näher erkunden?« Wir können dabei die Hypothese haben, dass der Klient in dem Moment, wo er dem näherkommt, was er am meisten will, Angst bekommt, worauf er wieder in seine alten Strategien verfällt. Der Therapeut lädt hier ganz wertfrei dazu ein, einmal neugierig zu sein und die Beziehung zwischen beiden Seiten des Prozesses, Kontakt und Sich-Abschneiden vom Kontakt, zu erkunden.

Eine eindrückliche Gelegenheit, die vierte Säule einzusetzen, bietet sich immer dann, wenn jemand eine tief reichende Veränderung erfährt, die im Einklang mit seinem ursprünglichen Anliegen stehen (abgeleitet aus der ersten Säule). Eine Klientin, die soziale Ängste erlebte, sagte, ihr Anliegen sei es, mit einem Zustand »entspannten Engagements« in Kontakt zu kommen. In der Sitzung erkundete sie, auf welche Weisen sie soziale Situationen für sich als bedrohlich erlebte, dazu den Druck, unter den sie sich setzte, und das Unbehagen, das in Beziehungen in ihr aufstieg. Selbst in der Beziehung mit ihrem Therapeuten war sie ständig in Hab-Acht-Stellung und nervös. Gegen Ende der Sitzung, als sie sich zunehmend gewahr wurde, welche Muster ihr im Weg waren, begann sie irgendwann auffallenden Veränderungen in ihrem Körper nachzuspüren, und lehnte sich auf ihrem Stuhl zurück. Nach ein paar Momenten der Stille sagte sie: »Ich möchte in meinem eigenen Erleben ruhen. Wenn ich in meinem eigenen Erleben ruhe, fühle ich mich mehr verbunden. Es fühlt sich wirklich gut an.« Der Therapeut beobachtete sie schweigend, wie sie zurückgelehnt auf ihrem Sitz saß, und gab ihr den Raum und die Zeit dafür, diese somatischen Veränderungen zu erspüren. Nach einigen Momenten der Stille spiegelte der Therapeut zurück: »Ich frage mich, ob Sie das gemeint haben, als Sie ›entspanntes Engagement‹ sagten?«

Der Desidentifikationsprozess kommt zustande, wenn die Betroffenen in der Lage sind, aus Überlebensmustern herauszukommen, und zu einer Art des Daseins finden, die mit dem harmoniert, was sie am meisten für sich wollen. Diese Momente des Kontakts mit dem Authentischsten an ihnen können transformativ sein. Zwar kann es sein, dass Klient*innen versuchen, an Zuständen des In-Kontakt-Seins krampfhaft festzuhalten, aber das kann schon für sich genommen eine Strategie sein, sich vom Kontakt abzuschneiden. Solche Zustände des In-Kontakt-Seins spielen sich nur im Jetzt ab, in diesem Moment. Als NARM-Therapeut*innen unterstützen wir den Desidentifikationsprozess, indem wir im Jetzt damit arbeiten, wie Klient*innen Kontakt herstellen und sich von ihm abschneiden. Dieser Punkt spiegelt das phänomenologische Herangehen bei diesem Prozess. Wir bleiben präsent für das, was der Klient in genau diesem Moment erfährt. Wir bleiben neugierig darauf, was sich in unserem Gegenüber abspielt. Und wir beobachten wachsam immer weiter die tiefere Dynamik seiner Bewegung in Richtung Organisation, Wachstum, Resilienz und innere Freiheit.

Reflexionsübung

Für diese Übung müssten Sie sich bitte mit jemanden zusammentun.

Sie können Ihren Partner einladen, ein bestimmtes Thema zu wählen, zu dem er gern mehr Klarheit hätte oder das ihm zu schaffen macht. Zum Beispiel: »Ich will damit aufhören, so unsicher zu sein, wenn ich mit Freunden und Bekannten zusammen bin.«

Ihre Intention besteht einfach in Folgendem:

1. Zu diesem Thema Fragen zu stellen – worin es sich äußert, wie es sich auf das Leben Ihres Gegenübers auswirkt und was sich der andere als Änderung erhofft.
2. Psychobiologische Veränderungen zu spiegeln – nehmen Sie wahr und teilen Sie mit, was Sie bemerken, während der andere über dieses Thema reflektiert.

Vielleicht nehmen Sie wahr, wie die Gesichtszüge des anderen weicher werden; beobachten eine Träne im Auge, einen tieferen Atemzug, einen Ausdruck von Erleichterung oder Hoffnung, vermehrten Blickkontakt oder eine neue Art, dieses Thema wahrzunehmen. Spiegeln Sie diese Veränderungen behutsam

zurück, ohne sie zu interpretieren – beschreiben Sie einfach, was Ihnen auffällt.
Sie könnten Ihr Gegenüber auch fragen, wie es für ihn war, Ihre Spiegelungen zu hören.
Und was Sie selbst anbelangt, nehmen Sie wahr, wie es für Sie war, einfach neugierig zu sein und diese (oft subtilen) Veränderungen zu spiegeln.
Sind Ihnen Wechsel zwischen In-Kontakt-Sein und Sich-Abschneiden vom Kontakt aufgefallen?
Was meinen Sie, welche Wirkung im Umgang mit diesem Thema selbst diese kleine Übung auf Ihren Partner haben könnte?

Der therapeutische Prozess bei der vierten Säule

Wie gehen Sie es also an, die vierte Säule anzuwenden? Wir werden Ihnen an zwei Beispielen aufzeigen, wie wir in der NARM-Therapie psychobiologische Veränderungen zurückspiegeln. Bei beiden gibt es bemerkenswerte Momente des In-Kontakt-Seins. Bitte achten Sie darauf, wie die Therapeuten die vierte Säule dazu einsetzen, die wachsende psychobiologische Kapazität der Klient*innen zu unterstützen.

Das erste Beispiel ist das einer Vierzigjährigen, die gerade dabei ist, ein neues Leben als alleinerziehende Mutter zu beginnen, nachdem sie sich aus einer gewalttätigen Ehe gelöst hat. Sie wünscht sich dringend, mit mehr Selbstvertrauen an ihr Dasein herangehen zu können, um sich selbst und ihren Kindern ein gesünderes, glücklicheres Leben zu ermöglichen. Mit dem Ausstieg aus ihrer Ehe verließ sie auch eine fundamentalistische Religionsgemeinschaft, in der sie sich »indoktriniert« fühlte im Hinblick darauf, was es bedeutete, eine Frau zu sein und dass sie ihrem Mann, ihrer Familie und ihrer Gemeinde zu dienen hätte. Der folgende Dialog beginnt kurz vor dem Ende der Sitzung.

Klientin: Mir ist aufgefallen, dass dieses Muster lief, mich selbst kleinzumachen, bis ich dann angefangen habe, etwas daran zu ändern.
Therapeut: Hat Ihre Arbeit daran Einfluss auf Ihre Entscheidung im Hinblick auf Ihre Ehe gehabt?
Klientin: Ja.
Therapeut: Ich habe bei Ihnen gerade etwas mitbekommen, was für mich ein klein wenig so aussah, als würde bei meiner Frage Ihr Gesicht aufleuchten. Was für ein Gefühl haben Sie jetzt gerade im Hinblick darauf, etwas an diesem Muster zu ändern, sich kleinzumachen?

(Achten Sie darauf, wie ich mich bei der Klientin nach einer Veränderung erkundige, die ich beobachtet habe. Denken Sie daran: Wir verfolgen auf allen Ebenen des Erlebens, was sich bei unseren Klient*innen abspielt. In diesem Moment fiel mir vor allem auf, wie ein Leuchten in ihr Gesicht und ihre Augen trat. Sich selbst überlassen, werden viele Derartiges übergehen, also möchte ich die Reaktion noch einmal in Zeitlupe vergegenwärtigen und die Klientin danach fragen. Sie hat ja gerade klargestellt, dass sie ein altes Muster geändert hätte, was dazu führte, dass sie für sich und ihre Kinder eine wesentliche und positive Lebensentscheidung traf. Nachzuhören, was sich in ihr gewandelt haben mag, könnte also ihr Selbstgefühl fördern. Ich wollte die Gelegenheit nutzen, diese mögliche Integration zu unterstützen.)

Klientin: Ich kann endlich sagen: »Sieh mal an, so weit bin ich tatsächlich schon gekommen. Ich habe mich für diese Schritte entschieden, um an diesem Punkt zu gelangen. Und es war nicht nur so, dass ich das alles so kommen und über mich ergehen ließ. Ich habe mich tatsächlich dafür entschieden.« Dieser Perspektivwechsel war also eine Riesensache.
Therapeut: Ja. Wie ist es für Sie, wenn wir jetzt von den Fortschritten sprechen, die Sie seit einiger Zeit machen? Der Entscheidung, die Sie da für sich treffen?
Klientin: Nun ja, es ist eigentlich wirklich ermutigend für mich.

Therapeut: Und was nehmen Sie innerlich wahr, wenn Sie sich in dieses »ermutigende« Gefühl hineinspüren?
Klientin: Ich kann mir sagen: Das ist etwas, das ich immer gemacht habe – dieses Muster, mich ganz furchtbar zu fühlen im Hinblick auf mich selbst. Und jetzt bin ich in der Lage, nicht mehr so negativ mir gegenüber eingestellt zu sein, sondern mir nur zu sagen: An dem Punkt bin ich eben jetzt. Ich kann nachvollziehen, dass andere vielleicht nervös sind, ich aber bin es nicht. Das ist schon toll, das tun zu können. Das ist ein Riesending.

(Nun berichtet sie über die Erfahrung, für sich selbst abweichende Entscheidungen treffen zu können, auch wenn andere darauf vielleicht ablehnend reagieren. Trotz dieser Reaktionen ist sie zuversichtlich, dass sie mitbekommen kann, was bei ihr abläuft, und dass es ihr gelingt, in Kontakt mit sich zu bleiben. Ich möchte damit weitermachen, über ihre Beziehung zu diesen wichtigen Veränderungen im gegenwärtigen Moment zu reflektieren.)

Therapeut: Und was fühlen Sie jetzt gerade in diesem Moment, wo Sie mir das mitteilen mit diesem Riesending, das Sie da für sich auf den Weg gebracht haben?
Klientin: Wissen Sie was? Es ist komisch. Es ist komisch, dass ich nicht sagen kann, dass ich mich stolz fühle. Und doch fühle ich mich stolz. Ich kann das innerlich spüren. Aber es fällt mir schwer, es mir zuzugestehen. Was wirklich traurig ist. Weil ich tatsächlich stolz bin! Ich bin stolz auf mich, dass ich das alles durchgestanden habe. Und es war schwer, ich meine, es war wirklich schwer, das Schwerste, was ich hätte tun können. Und ich hätte nicht gedacht, dass ich es je schaffen würde, diese Übergangszeit durchzustehen. Ich habe bis aufs Messer gekämpft, um das durchzuziehen, und ich weiß, dass es das Richtige war. Von daher ist es eine wunderschöne Erfahrung.
Therapeut: Können wir uns, wenn das okay ist, einmal einen Moment Zeit nehmen hierfür? Und es ist auch in Ordnung, falls etwas anderes hochkommt. Jedenfalls werde ich Sie einladen, sich einfach einmal einen Moment Zeit zu nehmen, um hierbei zu verweilen, bei dieser wunderschönen Erfahrung. Bei der ganzen Arbeit, die Sie da hineingesteckt ha-

ben. Dem ganzen Einsatz für Sie selbst, für Ihre Kinder. Und nehmen Sie wahr, wie es ist, all das vor sich zu sehen.

(Beachten Sie, wie ich sie vorwarne, dass der Kontakt wieder verloren gehen kann, und dass es in Ordnung ist, wenn das geschieht. Letzten Endes wollen wir in der Lage sein, Kontakt und Nicht-Kontakt gleichermaßen präsent sein zu lassen. Menschen schützen sich ja vor einem Kontaktverlust, indem sie sich vom Kontakt abschneiden. Ich will also darauf hinweisen, dass das passieren könnte und dass wir, selbst wenn es dazu kommt, den Prozess dennoch weiter aufmerksam beobachten können.)

Klientin: Mir sind, ehrlich gesagt, wirklich eine ganze Menge veränderter Muster aufgefallen. Das zeigt sich immer bei Triggern wie: »Auweia, ich bin nicht gut genug« oder »Das habe ich verbockt«. Ich schaffe es jetzt, mich zu entspannen und zu sagen: Das ist mein Prozess und da stehe ich eben. Es muss nicht in anderer Leute Schubladen passen. Es ist einfach nur der Punkt, an dem ich gerade bin. Und ich habe das Gefühl, damit kann ich zur Ruhe kommen.

(Hier identifiziert sie ein innerliches Gefühl, zur Ruhe zu kommen, und ich möchte sie dabei unterstützen, es so weitgehend wie möglich mitzubekommen.)

Therapeut: Ja, und ich lade Sie ein, einmal wahrzunehmen, wie es sich emotional und in Ihrem Körper anfühlt, wenn Sie dem wirklich nachspüren.
Klientin: Das fühlt sich echt knallhart an! Ehrlich gesagt schon. Ich fühle so ein … Ja!
Therapeut: Es ist schön, zu sehen, wie Sie damit wieder in Kontakt kommen. Ich lade Sie ein, sich ruhig Zeit zu nehmen für dieses Gefühl.

(Beachten Sie meine simple Selbstauskunft und dann meine Einladung zur Entschleunigung, um der Integration mehr Zeit zu geben.)

Klientin: Ja, knallhart!
Therapeut: Und was wir ja zuvor gesehen haben, was wir darüber vorhin herausgefunden haben, das ist, dass sich dann, wenn Sie sich knallhart vorkommen, wenn Sie sich in Ihre Kraft hineinspüren, ein anderer Teil von Ihnen meldet und das Ganze sabotiert.

(Beachten Sie auch hier wieder, wie ich ihr eine Information zu dem Sich-Abschneiden vom Kontakt gebe, das damit einherging, dass sie sich stärker fühlte und mehr den Eindruck hatte, innerlich zur Ruhe zu kommen. Das hilft der Klientin, im Kontext der ganzen neuen Ressourcen, die sie gerade für sich erlebt, die alten Strategien deutlicher wahrzunehmen, die dafür gesorgt hatten, dass es für sie nicht weiterging.)

Klientin: Ja.
Therapeut: Okay. Wie wäre es also, sich einfach einmal ein wenig länger bei diesem Gefühl von ›knallhart‹ aufzuhalten und zu sehen, was dann passiert?

(Raum und Zeit zur Verfügung zu stellen, ist wichtig, um die Integration zu fördern. Auch hier gilt wieder, dass Klient*innen oft zum Nächsten übergehen wollen und mitunter die Einladung oder Anleitung brauchen, sich dem, was sie in diesem Moment erleben, wirklich auszusetzen. Wir versuchen nicht, die Person in eine bestimmte Erfahrung hineinzudrängen. Was wir aber schon möchten, ist, sie dabei zu unterstützen, diese Chance zu nutzen, mit wacher Präsenz mitzubekommen, was sie in diesem Augenblick erlebt.)

Klientin: Ich bin stolz. Ich bin einfach so stolz auf mich. Ich fühle mich stark in meinem Körper und stolz!
Therapeut: Es berührt mich sehr, wenn ich sehe, wie Sie sich selbst erlauben, stolz zu sein. Und wieder nehme ich wahr, wie sich ihre Miene erhellt, wenn Sie sich das gönnen.

(Beachten Sie hier eine weitere simple Selbstoffenbarung und danach die weitere unmittelbare Beobachtung.)

Klientin: Ja, das ist wirklich ein Riesending. Ich bin so weit gekommen. Und ich weiß, dass ich hierauf aufbauen kann, während es in meinem Leben heißt: Auf zu neuen Ufern!

Wir möchten hervorheben, inwiefern die Interventionen im Rahmen der vierten Säule Dinge beschreiben, die wir tatsächlich beobachten, statt sie zu deuten. Der Therapeut bleibt neugierig und begleitet die Klientin dabei, aus dem Erlebten eine Bedeutung abzuleiten. Der Therapeut verfolgt Vorgänge auf allen Ebenen des Erlebens und spiegelt von ihm beobachtete Veränderungen zurück. Achten Sie darauf, wie er während des gesamten Dialogs Kontakt und Sich-Abschneiden vom Kontakt verfolgt. Er bedenkt, dass Strategien, sich vom Kontakt abzuschneiden, auftauchen können. Während er die Klientin dabei unterstützt, bei der Integration dieser tiefen Ressourcen, die in Richtung Kontakt führen, wirklich präsent zu sein, spiegelt er dies auch in Verbindung mit alten Strategien, die in die entgegengesetzte Richtung führen. Während der Therapeut offenbart, was die Erfahrung der Klientin mit ihm macht, achtet er zudem darauf, nicht den Cheerleader zu spielen und sich nicht in den Prozess der Klientin einzuschalten. Er fühlt sich berührt, als er die Klientin dabei beobachtet, wie sie auf eine zutiefst bedeutsame Weise mit sich selbst in Kontakt kommt. Seine Antennen für die Beziehungsebene lassen ihn entscheiden, sein Herz zu öffnen und sie an seiner Reaktion teilhaben zu lassen, womit der die intersubjektive Natur dieses Prozesses verkörpert.

Das zweite Beispiel ist das eines Siebenundzwanzigjährigen, der gern offener für Beziehungen sein und in diesen mehr Verbundenheit erfahren möchte. Er hat im Hinblick auf Beziehungen am Arbeitsplatz, innerhalb seiner Familie, in seinem Freundeskreis und in der Liebe diverse Herausforderungen erlebt. Er stammt aus einer Familie, die in die Vereinigten Staaten immigriert ist, und sie alle haben kulturelle und intergenerationale Traumen durchlebt. Der folgende Dialog beginnt gegen Ende der Sitzung.

Therapeut: Wie geht es Ihnen jetzt gerade?
Klient: Ich kann mehr in Kontakt bleiben. Ich schneide mich nicht mehr so ab.

(Hier benennt er eine Veränderung. Wir hatten Muster erkundet, nach denen er sich in Beziehungen vom Kontakt abschneidet. Also möchte ich ihm das Erlebnis, in diesem Moment in Kontakt zu sein, zurückspiegeln.)

Therapeut: Und wie ist das für Sie, wenn Sie jetzt wahrnehmen, dass Sie mehr in Kontakt sein können und sich nicht so sehr vom Kontakt abschneiden?
Klient: Es ist okay.
Therapeut: Darf ich etwas mit Ihnen teilen, was ich körperlich an Ihnen beobachtet habe?

(Beachten Sie, wie ich hier um Erlaubnis bitte. Es ist sehr nützlich, sich zu vergewissern, ob der Klient für unser Feedback überhaupt offen ist. Es hilft, den Kontakt in der therapeutischen Beziehung zu stärken und Vertrauen zu schaffen.)

Klient: Ja, sicher.
Therapeut: Ihr Gesicht und Ihre Augen sehen für mich jetzt weicher aus. Ich weiß nicht, was Sie dabei für ein Gefühl haben, ich habe jedenfalls dabei ein Weicherwerden wahrgenommen.

(Ich beschreibe hier meine Beobachtungen und bin sorgsam darauf bedacht, dass er weiß, dass ich ihm nicht sage, wie sein inneres Erleben beschaffen sein mag.)

Klient: Ich schätze mal, ja. Ich schätze, mein Gesicht fühlt sich entspannter an. Nachdem ich geweint habe.
Therapeut: Ja, wie Sie schon sagten, haben Sie eine Menge Schmerz in sich getragen. Außerdem habe ich Sie sagen hören, dass Sie sich selbst dafür verurteilt und emotional fertiggemacht haben. Aber wie wir gesehen haben, erfüllte das für Sie ja alles eine wirklich wichtige Funktion, wo Sie diesen ganzen Schmerz in sich getragen haben. Sie haben ja erwähnt, dass Ihre Mutter Ihnen das beigebracht hätte und wie tief diese Muster in Ihrer Kultur verwurzelt sind.

Klient: Und sie hatte es wiederum von ihrer Mutter. Und mein Vater hat es von seiner Mutter gelernt. Wir alle haben diese gleiche Botschaft erhalten.
Therapeut: Diese Botschaft, ja. Und aus meiner Warte denke ich, dass es wichtig ist, diese Strategien, sich vom Kontakt abzuschneiden, nicht einfach über Bord zu werfen. Schließlich haben sie Ihnen geholfen, sich vor diesem Schmerz zu schützen. Da es ja vorkommt, dass Leute über Sie urteilen oder sogar noch mehr als das, stelle ich mir einmal vor, dass manchmal Bedrohungen im Raum stehen. Und in solchen Momenten brauchen wir Strategien dieser Art, um uns vor ihnen zu schützen. Wie ist es für Sie, das zu hören?

(Hier haben wir ein Beispiel für Psychoedukation wie auch für das Verfolgen der Beziehung zwischen Kontakt und Nicht-Kontakt. Ich normalisiere die Strategien, sich vom Kontakt abzuschneiden, die er an sich verurteilt und gehasst hat und auf die er innerhalb seiner Familie reagierte. Ich benenne hier einen wichtigen Kontext, über den wir kurz zuvor gesprochen hatten: dass er als Farbiger und Angehöriger einer Immigrantenfamilie in den Vereinigten Staaten ja tatsächlich ganz realen Bedrohungen ausgesetzt ist. Davor hatte er beschrieben, dass er sich Gedanken mache, wie andere über ihn urteilen mochten, und es wird an ihm sein, auch weiterhin zu lernen, die mutmaßlichen Urteile von realen Bedrohungen zu unterscheiden. Wenn er ganz real bedroht wird, braucht er Strategien, um sich zu schützen. Beim Versuch, mit anderen in Kontakt zu kommen, geraten ihm diese Strategien dann allerdings in den Weg.)

Klient: Das leuchtet mir ein.
Therapeut: Wir wollen einfach nur nicht von diesen Strategien gesteuert werden. Schon gar nicht in Umfeldern, wo wir den Kontakt ja möchten und uns sicher genug fühlen, ihn herzustellen. (Weitere Psychoedukation.)
Klient: Man muss sich davon lösen.
Therapeut: Ja, Sie lernen, die Strategien entsprechend anzupassen: je nachdem, ob sie gerade gefragt sind oder nicht.
Klient: Ja, auf jeden Fall.

Therapeut: Ich bin sicher, Ihre Eltern haben beide ihr Bestes gegeben, soweit sie dazu in der Lage waren. Aber vielleicht haben sie nicht die Unterstützung gehabt, um zu lernen, diese Strategien für sich anzupassen.

(Diese Schwierigkeit, offen für Kontakte zu bleiben, war das Grundthema der Sitzung. Es flossen wichtige intergenerationale Überlegungen ein. Ich konnte spüren, dass das für ihn in diesem Moment alles andere als eine Kleinigkeit war – es schienen jede Menge Verbindungen hergestellt zu werden.)

Klient: Ja, offen für andere zu sein, ist ihnen eindeutig nicht leicht gefallen. Ich kann sehen, wie sie immer auf der Hut waren, wenn es darum ging, Leute näher an sich heranzulassen. Aber ich will ja den Kontakt mit anderen, ich will sie ja an mich heranlassen. Mir war nicht klar gewesen, dass sich ein Teil von mir vor diesem Bedürfnis schützen wollte. Ich will nicht, dass mir meine Strategien dabei in den Weg geraten. Ich will offen sein für Beziehungen.
Therapeut: Und genau das sehe ich bei Ihnen: dass Sie sich das gerade kreieren.
Klient: Es ist auf jeden Fall ein befreiendes Gefühl. Es gibt so viele Schichten von Freiheit.

In diesem Beispiel verfolgte der Therapeut den roten Faden noch einmal nach, um die Integration verschiedener Elemente aus unterschiedlichen Teilen der Sitzung zu fördern. Darüber hinaus benutzte er psychoedukative Kommentare, um die Integration zusätzlich zu verstärken. Der Respekt vor den adaptiven Überlebensstrategien und ihre Anerkennung waren zentrale Elemente, die dem Klienten halfen, eine andere Beziehung zu dem Erlebten herzustellen. Nicht nur eröffnete ihm das neue Möglichkeiten, mit sich selbst in seinem Verlangen nach Kontakt umzugehen – es kann auch Auswirkungen auf die Beziehung zu seinen Eltern haben. Die intergenerationale Weitergabe adaptiver Überlebensstrategien zu verstehen – und wie sich diese auf uns und unsere Beziehungen ausgewirkt haben – kann wirklich transformierend wirken.

Formulierungsbeispiele zur vierten Säule

NARM-Sprache: Beispiele zum Spiegeln psychobiologischer Veränderungen

1. Was nehmen Sie innerlich gerade wahr?
2. Wäre es okay für Sie, einfach einmal etwas hierbei zu verweilen?
3. Wie ist es für Sie, das an sich heranzulassen?
4. Ich lade Sie ein, einmal darauf zu achten, wie Sie dieses »gute« Gefühl erleben.
5. Ich nehme wahr, da kommt wieder ein Lächeln bei Ihnen, während Sie das sagen.
6. Mir fällt auf, dass Sie jetzt aufrechter dasitzen.
7. Ich sehe, dass Ihnen jetzt Tränen in die Augen treten.
8. Mir ist gerade Ihr Lachen aufgefallen.
9. Ich beobachte, wie Sie scheinbar entschleunigen und sich umschauen.
10. Ich nehme wahr, wie Sie Blickkontakt herstellen und dann wegsehen. Wie ist es, wenn Sie sich das jetzt gerade zugestehen?
11. Es klingt danach, als würde sich bei Ihnen jetzt ansatzweise das Gefühl einstellen, dass Sicherheit möglich ist.
12. Das klingt so, als würden Sie sich selbst eher erlauben, __________.
13. Klingt ganz danach, als würden Sie sich jetzt gerade mehr in Kontakt mit sich selbst fühlen.
14. Ich möchte Sie einladen, wahrzunehmen, wie es für Sie ist, während Sie hier, in diesem Moment, ein wenig mehr zur Ruhe kommen können.
15. Wir möchten Ihnen alle Zeit der Welt dafür geben, um Raum für dieses Zur-Ruhe-Kommen und diese Integration zu schaffen.
16. Zuerst beruhigt sich also etwas in Ihnen und dann kommt ein klein wenig Kontraktion.
17. Ich denke, es ist wirklich hilfreich zu sehen, dass jedes Mal, wenn Sie etwas zur Ruhe kommen, danach eine gewisse Anspannung einsetzt. Und ein Teil der Herausforderung besteht darin, wie wir erlauben kön-

nen, dass die Anspannung durch uns hindurch kann, ohne dass wir uns in ihr verfangen.

18. Als Sie diese Gelöstheit das letzte Mal erlebten, setzten bei Ihnen gewisse Ängste ein. Was geschieht dieses Mal dabei?
19. Es ist ein schönes Gefühl, mitzubekommen, wie Sie das auf sich wirken lassen können.
20. Es berührt mich, wie Sie das jetzt mit mir teilen.

Therapeutische Grundsätze für die vierte Säule in Kurzform

1. Die vierte Säule bezieht sich darauf, Klient*innen zu ressourcieren, indem man psychobiologische Veränderungen in Richtung zunehmenden In-Kontakt-Seins und vermehrter Organisation identifiziert, spiegelt und verstärkt.
2. Wir verfolgen die physischen, emotionalen, kognitiven, verhaltensbezogenen, beziehungsmäßigen und spirituellen Veränderungen, die alte Muster und Identifikationen durchbrechen.
3. Wir unterstützen ein zweigleisiges Gewahrsein, wozu die Fähigkeit gehört, Zustände des Kontakts und des Nicht-Kontakts zu verfolgen.
4. Wir reflektieren über Momente des In-Kontakt-Seins im Kontext von Strategien, sich vom Kontakt abzuschneiden.
5. Die vierte Säule unterstützt die Wahrnehmung von Kontakt, Reorganisation, Integration und Transformation sowie die Wichtigkeit des Punktes, Zeit zu geben dafür, all das in neue neuronale und physiologische Bahnen zu integrieren.
6. Wir unterstützen die Möglichkeit größerer Verkörperung, wenn wir auftretende somatische Veränderungen spiegeln.
7. Wenn wir psychobiologische Veränderungen mitbekommen, interpretieren wir nicht – wir beobachten einfach nur und spiegeln den Klient*innen zurück, was wir wahrnehmen.

8. Wir spiegeln psychobiologische Fähigkeiten, die bereits vorliegen, wie auch solche, die in Entwicklung begriffen sind.
9. Psychoedukation, Normalisieren und angemessene Selbstoffenbarung sind oft Bestandteil dieses Prozesses.
10. Nach einer entscheidenden Veränderung, die erhöhte Agency, psychobiologische Kapazität und Desidentifikation unterstützt, spiegeln wir vielleicht noch einmal das ursprüngliche Anliegen, die Vereinbarung.
11. Bei der vierten Säule geht es darum, die Fähigkeit unserer Klient*innen zu fördern, zunehmend mehr Zustände des Fließens, der Verbundenheit, der Gesundheit und Lebendigkeit auszuhalten.

Praktische Übung zur vierten Säule

Wir laden Sie ein, mit einem Klienten – oder zunächst einmal mit jemandem aus Ihrem Freundes- oder Kollegenkreis, wenn Ihnen das lieber ist – die folgenden Schritte durchzuführen:

1. Bitten Sie Ihr Gegenüber, von einer positiven, unterstützenden Beziehung oder Lebenssituation zu sprechen, die für ihn als Ressource fungiert.
2. Ermutigen Sie die Person, diese Ressource näher auszuführen: Bitten Sie sie, möglichst detailliert zu beschreiben, wie es sich innerlich anfühlt, über diese positive Ressource zu reflektieren.
3. Verfolgen Sie alles an beobachtbaren Hinweisen darauf, dass Ihr Gegenüber zur Ruhe kommt, sich entspannt, weicher wird, lächelt oder irgendwelche anderen psychobiologischen Veränderungen, die ihnen auffallen und die in Richtung von mehr In-Kontakt-Kommen gehen.
4. Spiegeln Sie Ihre Beobachtungen an Stellen, an denen es sich anbietet, ganz simpel und ohne Interpretation zurück.
5. Laden Sie die Person ein, darauf zu achten, wie es für sie ist, über diese Ressource zu reflektieren, vor allem in Bezug auf eventuelle innerliche Veränderungen, die sie mitbekommt.

7. NARM-Modell der emotionalen Vervollständigung

»Wenn ich von der Therapie komme, fühle ich mich lebendiger. Ich fühle mich tapfer. Weil sie das emotionale Spektrum erweitert hat, hat sie mir die Ressourcen zur Verfügung gestellt, um mich durch meine Emotionen hindurchzunavigieren, sodass ich folglich in bestimmten Punkten anders handle. Es hat mich dazu gebracht, mich mehr auf meine Fähigkeiten zu konzentrieren. Und genau das ist daran so bereichernd: der Fokus auf meine Ressourcen und Fähigkeiten – nicht auf Diagnosen, Herausforderungen oder Einschränkungen. Diese können einfach ein Ausgangspunkt für die Exploration sein. Der NARM-Prozess wirkt sich auf alle Bereiche meines Lebens aus. Dort, wo ich vorher nur die Farben weiß, schwarz und grau auf meiner Gefühlspalette hatte, geht es jetzt bunt zu. Und vor allem bin ich es, die den Pinsel in der Hand hat.«

NARM-Klientin

Kindheitstraumen drehen sich um ein gebrochenes Herz. Wenn ein Kind auf die Welt zugeht, um von dort Unterstützung, Freundlichkeit und Liebe zu erfahren, und auf die tragische Realität von fehlschlagenden Bindungsversuchen und Umweltversagen stößt, bleiben bei ihm Erfahrungen von Hilflosigkeit, Hoffnungslosigkeit und Verzweiflung zurück. Eine Überlebensstrategie von Kindern, um sich vor dem Schmerz zu schützen, der mit diesem gebrochenen Herzen einhergeht, sowie vor weiteren Verlusterfahrungen, besteht darin, sich vom Kontakt mit ihrem Herzen abzuschneiden. Wenn das Kind dann groß wird, nutzt es weiterhin die Strategie, sich von seinen Emotionen abzuschneiden. Das Abgeschnittensein von den eigenen Emotionen sorgt auf dem Weg ins Erwachsenenalter für Schwierigkeiten und emotionales Leid und hat langfristige Auswirkungen auf die Beziehungen, die Gesundheit und die Lebenszufriedenheit. Ein Leben mit allem, was dazugehört zu führen, erfordert, dass Menschen sich von Erfahrungen in ihrem Leben berühren und von den Emotionen leiten lassen, die ihnen helfen, in Kontakt mit sich selbst und anderen zu kommen. In diesem Kapitel richten wir den Fokus auf das klinische Modell zur emotionalen Vervollständigung, das ein zentrales Element des Neuroaffektiven Beziehungsmodells zur Auflösung und Heilung komplexer Traumen darstellt.

Reflexionsübung

Zu Beginn dieses Kapitels über Emotionen laden wir Sie ein, sich ein paar Momente Zeit zu nehmen, um über Folgendes zu reflektieren:

1. Gibt es eine positive Erfahrung in Ihrem Leben, wo Sie einem anderen Menschen wirklich Ihr Herz öffnen konnten – gegenüber einem Liebespartner, einem Freund, einem Elternteil oder anderen Familienmitglied?
2. Während Sie über diese Erfahrung reflektieren, wirklich Ihr Herz zu öffnen, laden wir Sie ein, wahrzunehmen, welche Wirkung es auf Sie hat.
3. Außerdem laden wir Sie ein, darüber zu reflektieren, wie sich diese Erfahrung auf Ihr weiteres Leben ausgewirkt haben mag.

Die Gefühlswelt des Menschen ist komplex. Es gibt viele psychologische Theorien, die versuchen, die reiche innere Landschaft menschlicher Emotionen zu erfassen. Untersuchungen zeigen, dass Emotionen eine zentrale Rolle dabei spielen, wie wir unser Selbstgefühl organisieren und zu anderen und der Welt in Beziehung treten.[47]

Emotionen tragen dazu bei, uns neurobiologisch und in Bezug auf die Systeme in uns zu prägen, die Bindung, Verhalten, Wahrnehmung, Aufmerksamkeit, Lernen und Erinnerungen regulieren. Unbewältigte Emotionen, die frühe Traumen hinterlassen haben, erzeugen eine Desorganisation des Selbst. Unser Anliegen hier ist, ein praxisbezogenes Verständnis davon zu präsentieren, wie unbewältigte emotionale Reaktionen die kindliche Entwicklung beeinflussen. Das Modell der emotionalen Vervollständigung bei NARM unterstützt Klient*innen dabei, unbewältigt gebliebene Emotionen zu identifizieren, Kontakt zu ihnen herzustellen und sie zu integrieren – ein zentraler Faktor beim Angehen komplexer Traumen und die Unterstützung dabei, wieder mit dem authentischen Selbst in Kontakt zu kommen.

In den beiden folgenden Grafiken stellten wir die Entwicklung sicherer Bindung dem gegenüber, was bei einem Entwicklungstrauma stattfindet. Wir führen aus, wie primäre Emotionen bei der Entwicklung des kindlichen Selbstgefühls eine zentrale Rolle spielen.

Im ersten Bild begegnet ein Kind der Welt mit diversen Kernbedürfnissen, beginnend mit seinem Bedürfnis und der Notwendigkeit, Nahrung zu erhalten, und anderen überlebenswichtigen Grundbedürfnissen. Emotionen sind ein Mittel, über das Kinder ihre Grundbedürfnisse mitteilen. Erwachsene sagen vielleicht, das Baby sei »quengelig«, wenn es schreit oder unruhig reagiert. Diese Quengeligkeit bedeutet nichts anderes, als dass das Kind, so gut wie es das ohne Worte kann, zum Ausdruck bringt, dass es etwas braucht, um das es sich zu kümmern gilt. Wenn Babys auf diese Weise kommunizieren, liegt es oft daran, dass sie hungrig oder müde sind, eine nasse Windel oder das Bedürfnis haben, dass man mit ihnen auf und ab geht. Die Quengeligkeit des Kindes ist eine Form von Protest, eine Frühform von Wut oder Ärger. Kinder protestieren, wenn sie in Bedrängnis sind – als Weg, eine Reaktion der Umwelt zu erwirken. Die Botschaft des Kindes an die Umgebung bedeutet, dass es die Erfahrung braucht, dass sein Bedürfnis anerkannt wird und man ihm Rechnung trägt.

Wächst es in einem Umfeld relativer Sicherheit auf, in dem zuverlässig auf seine Bedürfnisse eingegangen wird – was wir als sichere Bindung bezeichnen –, werden seine Grundbedürfnisse anerkannt, die Umgebung hat entsprechende Antennen für das Kind und gibt ihm, was es braucht. Werden Kinder von ihrer Umgebung bei diesem Prozess unterstützt, sich an andere zu wenden und eine angemessene Erfüllung ihrer Bedürfnisse zu erleben, ist die bei ihnen zustande gekommene emotionale Reaktion damit abgeschlossen. Die Emotion hat ihren Zweck erfüllt und muss nun, wo das Bedürfnis ja erfüllt wurde, nicht mehr mobilisiert werden. Der drei Monate alte Säugling hört auf zu schreien und unruhig zu strampeln, wenn seine Bezugsperson erkennt, dass er Hunger hat und ihn füttert oder stillt. Der Protest war erfolgreich: Das Baby hat die angemessene Reaktion seiner Umwelt erfahren. Nachdem sein Bedürfnis erfüllt wurde, muss sich das Kind diesbezüglich nicht weiter mitteilen. Damit wird seine Aufmerksamkeit und Energie frei für Erkundungen und Spiel. Zu einer einfühlsamen Kindererziehung gehört eine Begleitung des Kindes, die auf sein jeweiliges Entwicklungsstadium eingeht und so eine optimale Entwicklung unterstützt.

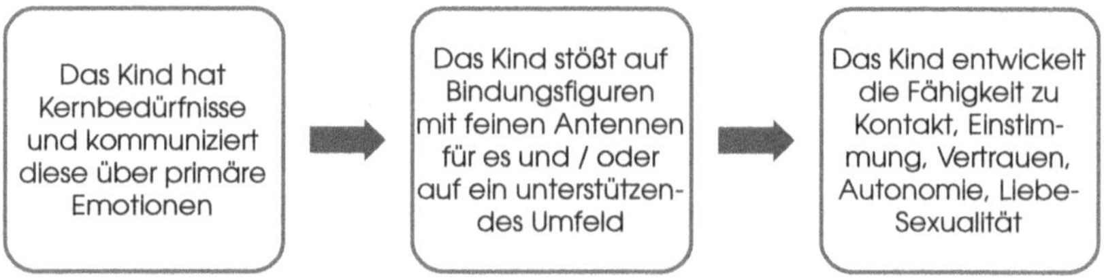
Das Kind hat Kernbedürfnisse und kommuniziert diese über primäre Emotionen
Das Kind stößt auf Bindungsfiguren mit feinen Antennen für es und / oder auf ein unterstützendes Umfeld
Das Kind entwickelt die Fähigkeit zu Kontakt, Einstimmung, Vertrauen, Autonomie, Liebe-Sexualität

Sichere Bindung

Angesichts von Bindungsfehlschlägen und Umweltversagen jedoch muss das Kind seine Bedürfnisse zum Schweigen bringen und im Anschluss daran die Emotionen, die damit verbunden sind. Stellen Sie sich ein Baby vor, das in seinem Bettchen liegt und weint und schreit, damit sich jemand um es kümmert. Irgendwann kommt ein Punkt, an dem es schlichtweg zu riskant für seinen Stoffwechsel wird, wenn es unentwegt kostbare Lebensenergie aktiviert, um ein Bedürfnis mitzuteilen, das dann doch nicht erfüllt wird. Bei Vernachlässigung und chronisch ausbleibender Einstimmung ist es realistisch betrachtet so, dass die Bedürfnisse des Kindes wohl kaum erfüllt werden dürften, zumindest nicht beizeiten und auf angemessene Weise. Hinzu kommt, dass das Kommunizieren von Emotionen auf Seiten des Kindes in einem Umfeld von Missbrauch und Gewalt in Repressalien münden kann, die dem Kind schaden. Tragischerweise gibt es allzu viele Fälle von Schütteltraumen bei Säuglingen und Kleinkindern, deren Eltern einfach wollten, dass ihr Kind zu schreien aufhört. Bei fehlschlagenden Bindungsbeziehungen und versagter Einstimmung ist abzuschalten und sich von emotionalen Reaktionen abzuschneiden in der frühen Kindheit eine Überlebensstrategie.

»Erlernte Hilflosigkeit« wird das Phänomen in der Psychologie des Öfteren genannt. Es beschreibt, dass jemand jede Erwartung aufgibt, elementare Bedürfnisse erfüllt zu bekommen. In ähnlichen Zusammenhängen finden wir zudem den Begriff »Gedeihstörungen«, wie man sie bei extrem vernachlässigten und traumatisierten Kindern antrifft, die sich schwertun, grundlegende Entwicklungsmeilensteine zu bewältigen, und jeden Lebenswillen verloren zu haben scheinen. Wenn es nichts gibt, was das Kind tun kann, um Einfluss auf die Reaktion seiner Umwelt zu nehmen – hier haben wir die Ursprünge gestörter Agency –, gibt das Kind auf, sackt passiv in sich zusammen und schneidet sich von seinen Gefühlen ab, um so mit dem unerträglichen Schmerz und der Hoffnungslosigkeit fertigzuwerden – womit wir bei den Ursprüngen der Verdrängung von Emotionen wären.

Aus der zweiten Illustration gehen die Strategien hervor, auf die das Kind zurückgreift, um sich vom Kontakt mit Erlebtem abzuschneiden, und die zu Störungen seiner Entfaltungsmöglichkeiten führen und die kindliche Entwicklung beeinträchtigen. Soweit das eindeutige Ergebnis der wissenschaftlichen Erforschung belastender Kindheitserfahrungen (ACEs). Hier richten wir den Fokus auf die Rolle, die Emotionen bei diesem Entwicklungsprozess spielen. Der Ausdruck von Emotionen ist ein Weg, wie Kinder anderen ihre Bedürfnisse mitteilen. Angesichts eines Versagens ihrer Umgebung und der Aussicht, ihre Kernbedürfnisse nicht erfüllt zu bekommen, beginnen die Kinder Emotionen schlechthin mit Gefahr in Verbindung zu bringen. Sie lernen, sich als Überlebensstrategie von ihren authentischen Gefühlen abzuschneiden. Diese Kinder bauen als Überlebensmechanismus dann statt auf authentische Verbundenheit und Kommunikation auf Muster, sich vom Kontakt abzuschneiden. Genauso wie es bei einem im Käfig gehaltenen Vogel vorkommen kann, dass er irgendwann gar nicht erst weitere Flugversuche unternimmt, so ist es im Sinne des Überlebens durchaus sinnvoll, dass sich das Kind von den eigenen Bedürfnissen und Emotionen abschottet. Allerdings hat dieser Überlebensmechanismus einen hohen Preis. Wie aus der ACE-Pyramide hervorgeht, sind frühe Traumen mit psychischen, sozialen und physiologischen Krankheitsbildern im späteren Leben verknüpft. Die adaptiven Überlebensstrategien lassen das Leben verkümmern und führen zu fortwährender Bedrängnis und Formen von Leiden, die etliche Menschen dann in die Therapie führen.

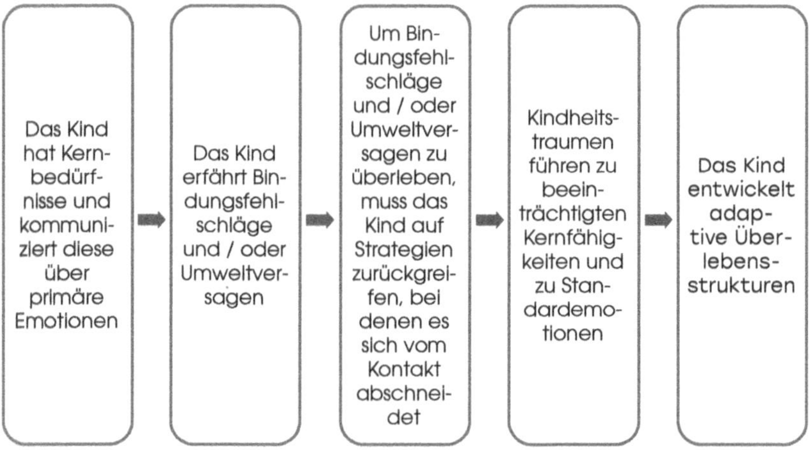
Das Kind hat Kernbedürfnisse und kommuniziert diese über primäre Emotionen
Das Kind erfährt Bindungsfehlschläge und / oder Umweltversagen
Um Bindungsfehlschläge und / oder Umweltversagen zu überleben, muss das Kind auf Strategien zurückgreifen, bei denen es sich vom Kontakt abschneidet
Kindheitstraumen führen zu beeinträchtigten Kernfähigkeiten und zu Standardemotionen
Das Kind entwickelt adaptive Überlebensstrukturen

Bindungs-, Beziehungs- und Entwicklungstraumen

Reflexionsübung

Wir laden Sie ein, sich ein paar Momente Zeit zu nehmen, um über Ihre Beziehung zu Ihren Emotionen zu reflektieren – die Arten und Weisen, auf die Sie mit Ihren Emotionen in Kontakt kommen und sich vom Kontakt mit ihnen abschneiden.

1. Kontakt mit Emotionen: Ob »positive« Emotionen wie Freude, Dankbarkeit und Liebe oder »negative« wie Angst, Wut und Trauer – wir laden Sie ein, über die Arten und Weisen zu reflektieren, auf die Ihre Emotionen zu Ihrem Erwachsenenleben beitragen und es vielleicht bereichern. Während Sie über die Rolle reflektieren, die Emotionen dabei spielen, Sie als erwachsenen Menschen zu unterstützen, laden wir Sie ein, wahrzunehmen, was Sie körperlich und emotional erleben.
2. Sich-Abschneiden von Emotionen: Wir laden Sie ein, sich ein paar Momente Zeit zu nehmen, um darüber zu reflektieren, auf welche Weisen Sie gelernt haben, Ihren Emotionen aus dem Weg zu gehen und Sie von sich weg zu schieben. Während Sie darüber nachsinnen, in welcher Hinsicht Sie gelernt haben, sich von Ihren Emotionen abzuschneiden, laden wir Sie ein, wahrzunehmen, wie sich das innerlich anfühlt.

Auch wenn wir Menschen ein breites Spektrum von Emotionen erfahren, richtet sich unser Fokus hier auf zwei wesentliche Emotionen, die unmittelbar mit einem Versagen der Umwelt zusammenhängen: Wut und Trauer. Für Kinder können Wut und Trauer Erfahrungen sein, die sie als bedrohlich erleben, also werden sie verdrängt und aus dem Bewusstsein verbannt. Authentische Emotionen dieser Art werden abgespalten, unterdrückt, geleugnet, dissoziiert, auf anderes verlagert, somatisiert und auf andere schädliche Weisen verzerrt. Wenn das Kind nicht mehr das Gefühl hat, gefahrlos in Kontakt mit seinen echten Emotionen kommen zu können, stehen ihm Emotionen auch nicht mehr als Mittel zur Verfügung, seinem Umfeld Grundbedürfnisse mitzuteilen, die für sein Überleben, Wachstum und Wohlbefinden wichtig sind. Authentische emotionale Reaktionen werden so als unvollständige, unbewältigte emotionale Kommunikationen in Gehirn und Körper des Kindes eingebettet. Das allerdings hat einen hohen Preis.

Die Durcharbeitung unbewältigter emotionaler Reaktionen von Wut und Trauer spielt bei der Heilung von Mustern, die mit Bindungstraumen einhergehen, eine zentrale Rolle. Andere emotionale Reaktionen sind zwar auf jeden Fall relevant dafür, wie die Traumaheilung bei jemandem abläuft; unser Hauptschwerpunkt wird jedoch darauf ruhen, wie NARM die Auflösung unbewältigter Wut und Trauer unterstützt. Bevor wir uns daran machen, Wut und Trauer zu besprechen, ist es jedoch wichtig, auch zu erkennen, welche Rolle Angst und Ängste bei Entwicklungstraumen spielen.

Angst und Ängste

In NARM unterscheiden wir zwischen Angst und Ängsten im Sinne einer generellen, unspezifischeren Angstneigung. Angst bezieht sich auf unsere Reaktion auf eine potenziell tödliche Bedrohung (es geht um Leben oder Tod). Angst hängt eng mit Reaktionen auf Schocktraumen zusammen, in denen sich Erfahrungen niederschlagen, in denen es um Leben oder Tod geht und die nach sofortigen Reaktionen verlangen. Wenn Sie im Wald von einem Bären angefallen werden, wird Angst ausgelöst. Ihre Funktion besteht darin, ein System von Bedrohungsreaktionen zu aktivieren, das die Überlebenschancen optimiert. Angst aktiviert subkortikale Hirnprozesse, die die elementaren Überlebensreaktionen Kampf, Flucht und Erstarrung mobilisieren.

Bei Kindern, deren Umwelt ihnen ihre Bedürfnisse versagt, wird Angst getriggert. Die Gefahr eines Verlustes der zentralen Bindungsbeziehungen ist in der frühesten Kindheit die allergrößte Angst überhaupt. Ein Kind, dessen Überleben zu 100 Prozent von seinen Bezugspersonen abhängt, wird der Verlust dieser Beziehung als lebensbedrohlich wahrgenommen. Für uns als Erwachsene steht und fällt unser Überleben weniger mit anderen. Zwar kann der Verlust von Beziehungen dennoch bewirken, dass wir uns am Boden zerstört fühlen, in den meisten Fällen jedoch ist er keine todbringende Gefahr. So schmerzhaft Beziehungsverlust für Erwachsene auch ist – in den meisten Fällen reagieren sie nicht mit nackter Angst, sondern mit diversen

Ängsten vagerer Art. Während es viele Formen von Schocktraumen gibt, die für Erwachsene in der Tat eine tödliche Bedrohung darstellen und eine Angstreaktion auslösen, stehen hinter den Symptomen komplexer Traumen oft eher unterschiedliche Ängste und unabgeschlossene emotionale Reaktionen.

Ängste zu durchleben, ist ein Prozess, der mit Bedrohungsquellen zusammenhängt, die vom inneren Erleben angetrieben werden. Diese Bedrohungen implizieren keine unmittelbar bestehende tödliche Gefahr, sie gefährden vielmehr die Sicherheit des eigenen Selbstgefühls. Meist zeigen sie sich in Form antizipierter Bedrohungen, die mit etwas zusammenhängen, das uns passieren könnte. Wir sprechen hierbei von futuristischen Erinnerungen. Es handelt sich um den Vorgang, etwas in die Zukunft zu projizieren, was uns de facto bereits passiert ist. Futuristische Erinnerungen korrelieren mit der Theorie des »inneren Arbeitsmodells«, das zu erklären hilft, wie die frühe Entwicklung das Selbstbild von Menschen und ihre Erwartungen an andere prägt.[48] Kinder, die beispielsweise Ablehnung von seinen Bezugspersonen erfahren haben, nehmen möglicherweise den Glauben ins Erwachsenendasein mit, dass sie unwürdig seien, geliebt zu werden, und machen sich ständig Sorgen, in Beziehungen zurückgewiesen zu werden. Als Erwachsene finden sich die Betroffenen vielleicht in einer Beziehung mit jemandem wieder, der ihnen sehr zugetan ist und nicht die leiseste Absicht hat, aus der Beziehung auszusteigen. Und doch glauben sie ungeachtet aller Gegenbeweise, dass er sie irgendwann zurückweisen wird. Reale oder vorgestellte Erfahrungen des Verlassenwerdens können emotional und auf der Verhaltensebene heftige Reaktionen auslösen.

Wir benutzen den Begriff Ängste hier analog zu dem psychoanalytischen Begriff der Signalangst. Er bezeichnet eine psychobiologische Reaktion, die uns anzeigt, dass es da etwas in unserem Inneren gibt, das unbewältigt ist und nach Aufmerksamkeit verlangt.[49] Unbewältigtes im Seelenleben von Erwachsenen hat in der Regel mit kindlichen Grundbedürfnissen und Emotionen zu tun, auf die in ihren frühen Lebensjahren nicht angemessen eingegangen wurde. In dem gerade zitierten Beispiel wurde das Bedürfnis des Kindes, angenommen zu werden und eine sichere Bindung zu erfahren, nicht angemessen erfüllt, was unbewältigte Gefühle von Trauer und Wut hinterließ. Als Erwachsene, die in einer engen Beziehung eine sichere Bindung anstreben, sind die Betroffenen dann von Ängsten geplagt. Aus dieser Perspektive sind nicht die Ängste das Problem, sondern das Problem liegt darin, was die Ängste kommunizieren. Wir unterstützen unsere Klient*innen dabei, eingehender hinzuhören, was es mit den Ängsten auf sich hat und was sie mitzuteilen suchen. Man kann es mit der Schmerzreaktion vergleichen, die uns warnt, dass ein bestimmter Teil unseres Körpers nach Aufmerksamkeit verlangt.

Wie in den folgenden Abschnitten von uns beschrieben, signalisieren Ängste oft, dass gerade Wut oder Trauer aufsteigt. Um noch einmal zu dem vorgenannten Beispiel zurückzukehren: Wir können uns den tiefen Schmerz vorstellen, den so ein Mensch als Kind angesichts der erfahrenen Ablehnung empfand. Wir können uns die starken emotionalen Reaktionen vorstellen, bei denen das Kind das Gefühl hatte, sie nicht gefahrlos kommunizieren zu können. Und wir können uns auch leicht vorstellen, wie es diese unabgeschlossen gebliebenen Emotionen triggert, wenn dieser Mensch einem anderen in einer Beziehung näherkommt. Indem wir uns bei unserer Arbeit den primären Emotionen zuwenden, die die Ängste signalisieren, können wir die unbewältigten emotionalen Muster zu entwirren beginnen, die dafür sorgen, dass unsere Klient*innen in Altem feststecken und in eine Misere geraten.

Ein weiteres Beispiel dafür, wie Ängste unbewältigte Emotionen anzeigen können, erleben wir bei einer Klientin, die schon ihr ganzes Leben lang unter ausgeprägten sozialen Ängsten leidet. Sie hat gerade Bekanntschaft mit einer potenziellen neuen Freundin gemacht und will sie dazu einzuladen, mit ihr Essen zu gehen. Als sie jedoch Anlauf nimmt, sie zu fragen, fühlt sie sich mit einem Mal ziemlich beklommen. Die futuristische Erinnerung zeigt Wirkung, da die Klientin davon überzeugt ist, die neue Bekanntschaft wird sie zurückweisen. Diese Ängste basieren nicht auf gegenwärtig Erlebtem, da die Klientin ja nicht unmittelbar bedroht ist. In Wirklichkeit hätte sich die neue Bekannte sehr wahrscheinlich über das Angebot gefreut und wäre gern mit ihr Essen gegangen. Die Klientin aber hat eine verzerrte Wahrnehmung der Realität, zum Beispiel dahingehend, dass sie sich einredet, ihr Gegenüber würde sich vielleicht nur darauf einlassen, um sie nicht vor den Kopf zu stoßen, hätte aber im Grunde keine Lust dazu. Auf diese verzerrte Wahrnehmung reagiert sie dann körperlich mit Herzrasen oder schweißnassen Handflächen. Vielleicht schilt sie sich selbst, das Ganze sei doch wirklich keine große Sache, und (be)schämt sich, weil sie ein solches Drama daraus macht. In solchen Momenten, in denen Ängste aufsteigen, die eine futuristische Erinnerung spiegeln, begegnen die Betroffenen der Gegenwart durch die Filter ihres kindlichen Bewusstseins. Das prägt auch das Verhalten – schließlich hat die Klientin unter diesen Umständen so massive Ängste, dass sie beschließt, gar nicht erst zu fragen, und sich so womöglich eine bedeutsame Freundschaft verbaut.

In unserem heutigen Leben haben Ängste dieser Art oft gar nichts mit der Realität zu tun. Selbst für den Fall, dass die Klientin sich auf ihre Frage einen Korb geholt hätte, ist das nicht dasselbe, wie wenn ein Kind von einer zentralen Bezugsperson zurückgewiesen wird, von der es voll und ganz abhängig ist. Realistisch betrachtet werden Erwachsene in ihrem Leben immer wieder einmal zurückgewiesen. Der erwachsene Mensch ist in der Lage, mit Zurückweisung völlig anders umzugehen, als es ihm als abhängigem und hilflosem Kind möglich war. Ängste sind jedoch nicht realistisch, da sie nicht mit einer tatsächlichen Bedrohung in Verbindung stehen. Wenn sie getriggert werden, verweist dies auf zugrunde liegende unbewältigte Muster – eine verzerrte Identität, ein Sich-Abschneiden vom Kontakt, Selbstablehnung und Desorganisation.

Wir wollen Klient*innen zwar nicht tiefer in ihre Ängste führen, gleichzeitig möchten wir aber doch die zugrunde liegenden innerlichen Dynamiken verstehen, die nach Bewältigung verlangen. Um herauszufinden, was ihre Ängste ihnen signalisieren könnten, laden wir sie ein, diese Ängste neugierig zu betrachten. Wir reflektieren über die Fragen: Wovor fürchten sie sich? Welche Dynamiken stecken hinter den Ängsten?

Auftauchende Ängste sind oft ein Hinweis darauf, dass sich jemand gerade einem Kerndilemma nähert. Wenn Klient*innen zum Beispiel in einer neuen Beziehung sind und ihr Herz öffnen, mag die Befürchtung kommen, zurückgewiesen oder verlassen zu werden. Die Ängste, die im gegenwärtigen Moment erlebt werden, signalisieren unbewältigte Emotionen in Verbindung mit Erfahrungen von früher. Indem wir die Ängste unserer

Klient*innen durch geschickte Fragen näher ergründen, können wir sie dabei unterstützen, mit unbewältigten primären Emotionen in Kontakt zu kommen.

Wir können Ängste als etwas sehen, in das ein sehnlicher Wunsch eingebettet ist. Dieser verdeckte Wunsch ist die Bewältigung von Kindheitstraumen. Das Ironische daran, sich nicht von Ängsten leiten zu lassen ist: Je mehr wir den Ängsten zuhören und verstehen, was sie kommunizieren, desto mehr legen sie sich.

Reflexionsübung

Wir laden Sie ein, sich ein paar Momente Zeit zu nehmen, um über Folgendes zu reflektieren:

1. Ihre Beziehung zu Ihren eigenen Ängsten. Wählen Sie vielleicht etwas Konkretes, das Ängste in Ihnen auslöst – etwas an Ihrer Beziehung zum Beispiel, am Arbeitsplatz oder bezogen auf eine wichtige Entscheidung in Ihrem Leben.
2. Welches Bedürfnis oder welche Emotion könnte hinter Ihren Ängsten stecken?
3. Wenn es Ihnen gelingt, das zu identifizieren, was nehmen Sie beim Reflektieren über das tiefere Bedürfnis oder diese tiefer liegende Emotion hinter Ihren Ängsten wahr?
4. Was nehmen Sie innerlich wahr, während Sie über Ihre Beziehung zu Ängsten reflektieren?

Wut

Wenn wir verstehen, dass Ängste oft ein unerfülltes Bedürfnis anzeigen, können wir nach und nach verstehen, dass sie oft einen unbewältigt gebliebenen Protest signalisieren. Kinder, deren Kernbedürfnisse ständig nicht erfüllt werden, versperren sich den Zugang zu Wut und Protest. Die Emotion der Wut, die über das sympathische Nervensystem zustande kommt, fühlt sich für ein kleines Kind zu bedrohlich an. Also richtet es seine Wut nach innen. Sobald das Kind älter wird, werden Protest und Wut von Resignation und Kollaps abgelöst. Wenn es im Erwachsenenalter dann Wut zu empfinden beginnt, schneidet es sich von ihr ab, und es bleiben in seinem Erleben dann nur die Ängste. Zwar werden viele Klient*innen in der Lage sein, die Ängste zu erkennen, doch haben sie Schwierigkeiten, sie mit dem unbewältigten Protest in Verbindung zu bringen, der dahinter steckt. Wie wir noch beschreiben werden, ist die Wiederherstellung des Kontakts zu unbewältigtem Protest und unbewältigter Wut ein wichtiges Element dabei, Klient*innen zu helfen, ihre Beziehung zu sich selbst von Grund auf zu verändern.

Wenn ein Kind mit drohendem Bindungsverlust und einem Versagen seiner Umwelt konfrontiert ist, aktiviert es in Reaktion darauf Protest. Zwar wird es für das Kind nie die erste Wahl sein, wütend auf seine Bezugspersonen zu sein, aber die ursprüngliche Absicht hinter dem Protest ist ja die, auf die Umgebung einzuwirken, damit man sich um seine Bedürfnisse kümmert. Protest, als Ausdruck von Wut, ist deshalb eine Mitteilung an seine Umwelt, dass das, was da gerade geschieht, nicht in Ordnung ist.

Ein kleines Kind, das das Gefühl hat, es stünde ihm zu, gefüttert, im Arm gehalten oder beruhigt zu werden, wird zunächst einmal schreien, bis jemand diesen elementaren Bedürfnissen Rechnung trägt. In einem solchen Protest steckt eine gewisse Absicht. Sind die Bezugspersonen in der Lage, mit feinen Antennen auf das Bedürfnis einzugehen und sich darum zu kümmern, ist die emotionale Reaktion damit abgeschlossen – der Protest war erfolgreich. Bleibt das Bedürfnis unbeachtet, war der Protest erfolglos und die Kernbedürfnisse sind unerfüllt geblieben, was das Kind als bedrohlich erlebt. Der Protest kann sich daraufhin steigern und in Aggression und Zorn umschlagen. Häufiger jedoch gibt das Kind jede Hoffnung auf, dass sich jemand um es kümmern wird. Es lernt, sich von seinen Kernbedürfnissen und von den Emotionen, die diese ausdrücken, komplett abzuschneiden.

Wie schon erwähnt, sind Protest und Wut auf die zentralen Bezugspersonen für ein kleines Kind beängstigend. Für viele Kinder ist der Ausdruck von Wut oder Aggression gegenüber den Bezugspersonen ganz real bedrohlich.

Schließlich kann es Repressalien auslösen, die in dieser frühen Lebenszeit das Überleben gefährden können. Außerdem kann die verspürte Wut für kleinere Kinder sehr heftig und potenziell überwältigend sein, da sie noch wenig Möglichkeiten haben, eine hohe Erregung des sympathischen Nervensystems auszuhalten.

Erfolgt auf den Protest keine Reaktion der Bezugspersonen, gerät das Kind in eine Zwickmühle. Kinder sind nicht in der Lage, gleichzeitig Liebe und heftige Wut gegenüber ihren Bezugspersonen zu empfinden. Und Wut auf die Person, die eigentlich für es zu sorgen hätte, stellt für das Kind eine enorme Bedrohung dar. Ein Weg, wie Kinder dieses Dilemma bewältigen, führt über die Spaltung. Wie in Kapitel 2 beschrieben, ist es aus der kindlichen Perspektive besser, das nicht liebenswerte Kind liebender Eltern zu sein als das liebenswerte Kind liebloser Eltern. Wenn das Kind seine Bezugspersonen als Menschen erlebt, die gar nicht in der Lage sind, es zu lieben, ist dies das Ende jeder Hoffnung.

Spaltung und eine Identifikation mit dem »bösen Selbst« schafft Raum für Hoffnung. Wenn das Kind nämlich die Seiten von sich loswerden kann, die seine Bezugspersonen nicht zu mögen scheinen – so seine Fantasie –, wird es von ihnen geliebt. Oder es sagt sich, wenn es sich wirklich anstrengt, so zu werden, wie sie es von ihm erwarten, dann würde es geliebt. Das Versagen der Umwelt als das eigene Versagen zu verinnerlichen, führt zu schambasierten Identifikationen, die das Kind subjektiv schützen und ihm helfen, sich die Hoffnung zu bewahren. Es schützt die Bindungsbeziehung. Es sorgt für den Erhalt der Möglichkeit, dass es noch Liebe im Universum gibt. So schmerzhaft es ist, sich als mit Mängeln behaftet, voller Fehler und nicht liebenswert zu fühlen – es schenkt dem Kind die Hoffnung, dass es all das eventuell beheben kann, und dann würde es vielleicht geliebt.

Zu diesem auf Scham basierenden Prozess gehört die Abspaltung von Elementen der Erfahrungswelt und deren Verbannung aus dem Bewusstsein. Selbstbeschämung ist ein parasympathisch dominierter Prozess des Abschaltens und Dichtmachens auf allen Ebenen, der das Kind schützt. Wie schon erwähnt, führen Protest und Wut, die nicht direkt erfahren oder ausgedrückt werden können, oft zu Ängsten. Daneben führen sie beim Kind – und späteren Erwachsenen – zu Verhaltensweisen wie diversen Formen des

Ein- und Ausagierens. Ein Einagieren beobachten wir bei Kindern in der Form, sich nicht auf ihre Umgebung einzulassen, sich zurückzuziehen, zu regredieren und sich selbst Schaden zuzufügen. Ausagieren zeigt sich darin, dass sie sich mit anderen prügeln, schreien, lügen, andere mobben und in sonstigen Formen von Trotzverhalten und Autoritätsabwehr. Bei Erwachsenen erleben wir Einagieren in Form von Selbstbeschämung, Selbsthass, Co-Abhängigkeit, gestörtem Essverhalten, Substanzmissbrauch und selbstschädigenden Verhaltensweisen und Ausagieren in Form von Schuldzuweisungen sowie kontrollierenden, manipulativen, missbräuchlichen und gewalttätigen Verhaltensweisen.

Eine Klientin zum Beispiel war mit chronisch fehlender Einstimmung und mit Gewalt und Missbrauch aufgewachsen. Sie hatte nicht gelernt, mit ihrer unterschwelligen Wut umzugehen, dafür aber, sich von ihr abzuschneiden. Als Erwachsene berichtet sie, dass sie damit zu kämpfen hätte, sich selbst (Einagieren) und andere (Ausagieren) pausenlos zu bewerten. Sie nimmt nicht wahr, wie sie ihre unbewältigte Wut auf sich selbst überträgt und projiziert und wie diese Muster des Ein- und Ausagierens mit eben dieser unbewältigten Wut zusammenhängen. Wenn der Therapeut ihr die Heftigkeit ihrer Angriffe auf sich selbst und andere zurückspiegelt, kommt es durchaus vor, dass sie diese Information dazu verwendet, sich selbst noch mehr zu attackieren (sie sei ja eine solche Cholerikerin – Einagieren) beziehungsweise andere zu beschuldigen (sie brächten sie ja auch zur Raserei – Ausagieren). Dieser ständige Zyklus der Aktivierung von Wut in Reaktion auf unerfüllte Bedürfnisse und dann die Neigung, ihre Wut an sich selbst und anderen auszulassen, führt zu einer ganzen Reihe psychobiologischer Symptome. Ohne Aufarbeitung des tiefer liegenden unbewältigten emotionalen Zustands, der Wut, wird es sehr schwierig, die Symptome anzugehen.

Viele Symptome und Störungen lassen sich durch die Brille einer Wut verstehen, die abgespalten und aus der bewussten Wahrnehmung verbannt wurde. So zum Beispiel können wir Formen von Projektion und Paranoia aus diesem Blickwinkel betrachten. Nehmen wir einmal ein Kind, das Angst vor einem Ungeheuer hat, das bei ihm im Kleiderschrank haust. Die abgespaltene Wut, mit der das Kind nicht in Kontakt gelangen kann und mit der es auf Dinge in seinem Leben reagiert, können auf das bedrohliche Monster übertragen werden. Dasselbe erleben wir bei Erwachsenen in Form von Projektionen jeder erdenklichen Art, in Wahnvorstellungen und Verschwörungstheorien. Ein Mensch, der nicht mit seiner Wut umzugehen weiß, wird sich von ihr abschneiden und eine Zerrversion von ihr gegen sich selbst oder andere richten. Zielscheibe hiervon können leicht auch Therapeut*innen werden. Nicht wenige hegen einen gewissen Argwohn gegenüber der Psychotherapie und glauben, so ein »Seelenklempner« würde irgendeine Form von Gedankenkontrolle ausüben, sei nur auf Geld aus oder hätte irgendwelche Hintergedanken. All das kann die Herstellung eines therapeutischen Bündnisses erschweren.

Wenn Kinder ihrer Wut in ihrem eigenen Umfeld nicht direkt Ausdruck verleihen können, wenn sie sich von ihrer Fähigkeit abgeschnitten haben, sich energisch für die Erfüllung ihrer Bedürfnisse einzusetzen, bleibt ein Gefühl der Hilflosigkeit und Verletzlichkeit zurück und ein mangelndes Empfinden von Agency. Dies setzt sich dann bis ins Erwachsenenalter fort und spiegelt sich darin, wie die erwachsene Person ihrem Leben begegnet. Sie mag so wirken, als sei sie im Widerstand oder feindselig, darunter aber verbirgt sich oft die futuristische Erinnerung der Aussichtslosigkeit.

Für das Kind ist mit dem Protest anfänglich Hoffnung verbunden. Ein Kind, das aufbegehren kann, wenn ihm seine Umwelt Wichtiges versagt, ist noch in Kontakt mit einem Gefühl der Hoffnung: dem Glauben, dass sich etwas in seiner Außenwelt ändern könnte, und dann ist alles gut. Wenn das Kind seinen Protest versiegen lässt und aufgibt, entsteht Hoffnungslosigkeit in ihm. Es erwartet nicht mehr, dass sich im Äußeren irgendetwas ändern wird und dass das Ganze für es selbst gut ausgeht. Jahre später haben wir dann depressive Klient*innen vor uns, die sagen: »Was soll das bringen?« oder »Das wird doch immer so sein«.

Helfen wir Klient*innen, wieder in Kontakt mit der primären Emotion von Wut zu gelangen, kann das neue Hoffnung wecken. Es ist die Hoffnung eines erwachsenen Menschen, der zuversichtlich ist, seinem Leben mit Agency, Selbstbestimmtheit und Selbstaktivierung begegnen zu können.

Reflexionsübung

Wir laden Sie ein, sich ein paar Momente Zeit zu nehmen, um über Folgendes zu reflektieren:

1. Welche Beziehung haben Sie zu Ihrer eigenen Wut?
2. Werden Sie leicht wütend?
3. Muss schon eine Menge passieren, damit Sie wütend werden?
4. Fühlen Sie sich nie wütend?
5. Auf welche Weisen richten Sie vielleicht gelegentlich Ihre Wut nach innen, gegen sich selbst?
6. Auf welche Weisen richten Sie Ihre Wut vielleicht manchmal nach außen, gegen andere?
7. Was nehmen Sie innerlich wahr, während Sie über Ihre Beziehung zu Wut reflektieren?

Trauer

Kindheitstraumen machen das Kind nicht nur wütend – sie brechen ihm das Herz. Kinder kommen ja schließlich mit der Erwartung auf die Welt, dort willkommen zu sein und von ihrem Umfeld unterstützt zu werden. Das kindliche Gehirn ist dazu angelegt, mit anderen auf eine Weise zu interagieren, die die gesunde Entwicklung des Kindes unterstützt. Wenn das nicht eintritt, wenn sein frühes Umfeld diesbezüglich versagt, ist das ein tiefgehender Verlust.

Wie bereits angesprochen, kommt es zunächst einmal zum Protest – als Weg, Bedürfnisse mitzuteilen und potenziell einen Kontakt herzustellen. Erfolgt auf den Protest keine Reaktion (oder die Reaktion fällt nicht unterstützend aus), so lernt das Kind, dass Kontakt und Unterstützung nicht möglich sind. Wenn es dann die Hoffnung verliert, dass seine Bezugspersonen in der Lage sind, sich auf es einzustimmen und es in seinen entwicklungsrelevanten Bedürfnissen zu unterstützen, wird es tiefe Trauer erleben.

Zu trauern ist ein Weg, wie sich Menschen mit einem unwiederbringlichen Verlust arrangieren. Trauer ist die Erfahrung, einen Beziehungsverlust zu verarbeiten. Sie ist ein wichtiger Überlebensmechanismus, der erlaubt, dass wir einen Verlust erfahren können, und danach geht unser Leben dennoch weiter. Trauer hilft uns, uns zu lösen. Da Trauer in den meisten westlichen Kulturen eher ignoriert wird, betrachten wir sie als negative Emotion – als etwas, das es zu vermeiden gilt. Aus der NARM-Perspektive heraus betrachtet kann Trauer herzöffnend und lebensbejahend sein, wenn jemand die entsprechende Unterstützung dabei erfährt, mit seinen traurigen Gefühlen in Kontakt zu bleiben. Wir sehen an anderen Kulturen und kulturellen Traditionen, dass zu trauern uns helfen kann, unser gebrochenes Herz zu heilen.

In NARM betrachten wir Trauer als eine Emotion, die uns wieder mit unserem Herzen verbindet. In Verbindung mit der Besprechung der ersten Säule haben wir ja den Begriff Herzenswunsch verwendet. Wir betrachten den Therapieprozess als von einem größtenteils unbewussten Verlangen danach angetrieben, wieder in seinem eigenen Herzen anzukommen – das, was wir »das Herz auf der Suche nach sich selbst« nennen. Kinder mit frühem Trauma mussten sich von dieser zentralen, dieser Kernemotion der Traurigkeit abschneiden. Sie mussten lernen, sie von sich zu weisen und zu unterdrücken, um überleben zu können, und blieben so von ihrem Herzen abgeschnitten. Während das Kind eine Bezugsperson brauchte, die ihm bei der Verarbeitung seines Verlusts hilft, ist es bei Erwachsenen der Trauerprozess, der Verlusterfahrungen zu verarbeiten hilft. Von daher fungiert Trauer als etwas, das uns wieder mit unserem Herzen in Kontakt bringt. Wenn Klient*innen in der Lage sind, das Verlorene wirklich zu betrauern, kann dies zutiefst herzöffnend und belebend sein.

Es bedeutet eine tiefe Trauer für ein Kind, ganz zentrale Bedürfnisse nicht erfüllt zu bekommen. Hinzu kommt später eine abgrundtiefe Trauer darüber, die Beziehung, die es mit seinen Bezugspersonen wollte und brauchte, nie gehabt zu haben. Diese Realität zu akzeptieren, ist Teil der Verlagerung vom kindlichen Bewusstsein zum Erwachsenenbewusstsein. Erwachsene sind in der Lage, einen herben Verlust zu betrauern und diese emotionale Erfahrung dafür zu nutzen, ihr Leben zu bereichern.

Eine klinische Herausforderung, vor der wir immer wieder stehen, ist die, dass es viele Klient*innen gewohnt sind, vor ihrer Trauer davonzulaufen. Sie haben Angst, in ein bodenloses Loch der Verzweiflung zu fallen, wenn sie sich ihrer Trauer aussetzen. Einige äußern die Befürchtung, wenn sie erst einmal anfangen würden, zu weinen, könnten sie nie wieder aufhören. Wir unterscheiden zwischen Depression und Trauer. Depressionen betrachten wir als einen kollabierten energetischen Zustand, der mit dem Gefühl verbunden ist, in etwas festzustecken, verzweifelt und hoffnungslos. Trauer ist für uns ein energetisch lebendiger Zustand, der damit verbunden ist, neue Möglichkeiten zu Wachstum, Transformation und Wiedergeburt zu erahnen. Trauer ist ein Abschluss mit einem bleibenden Verlust und ein Weg, sich mit diesem zu arrangieren. Sie erlaubt Menschen, wieder mit dem Schmerz in Kontakt zu kommen, der mit dem Verlust verbunden ist, ihn zu verarbeiten und dann mit ihrem Leben fortzufahren.

Wenn Menschen Verlusterfahrungen meiden, verschließen sie ihr Herz. Wenn sie ihr ganzes Leben abgeschnitten von ihrem Herzen verbringen und es vermeiden, den Verlust zu fühlen, kennt der Schmerz kein Erbarmen. Auch wenn es stimmt, dass es mitunter schwierig und schmerzhaft sein kann, wieder mit seiner Trauer in Kontakt zu kommen, so ist das doch nichts verglichen mit dem nie enden wollenden Schmerz, den es bedeutet, dieses so zentrale Gefühl zu verdrängen.

Das wurde in dem Pixar-Film »Alles steht Kopf« von 2015 ganz wunderbar demonstriert. Basierend auf einem neurowissenschaftlichen Verständnis von Emotionen wird darin dargestellt, was geschieht, wenn eine kindliche Verlusterfahrung unverarbeitet bleibt.[50] Riley, der Hauptfigur, fällt es schwer, zu akzeptieren, welche Auswirkungen es hat, dass ihre Familie in eine neue Stadt umzieht. Sie tut, was immer sie kann, um ihre Trauer zu verdrängen, und driftet in Richtung Verzweiflung und Depressionen. Alles wird anders, als Riley schließlich dazu gelangt, mit ihrer Trauer in Kontakt zu kommen und den erlittenen Verlust zu akzeptieren. Die Geschichte zeigt den zentralen Stellenwert von Trauer im Dienst der Heilung auf der persönlichen Ebene und für ein wirkliches In-Kontakt-Sein in Beziehungen.

Wenn jemand aufhört, vor sich selbst wegzulaufen, dient Trauer der Wiederherstellung des Kontakts mit der eigenen Lebensenergie und mit deren

Ausdruck. Zusammen mit der Entwicklung der Fähigkeit, sich der eigenen Trauer mit wacher Präsenz auszusetzen, entsteht auch vermehrt die Fähigkeit, andere Herzensgefühle wie Zärtlichkeit, Dankbarkeit, Mitgefühl und Liebe zu erfahren.

Reflexionsübung

Wir laden Sie ein, sich ein paar Momente Zeit zu nehmen, um über Ihre Beziehung zu Ihrer eigenen Trauer zu reflektieren:

1. Erlauben Sie sich, die Trauer über einen einschneidenden Verlust zu empfinden?
2. Braucht es viel, damit Sie Trauer verspüren?
3. Wie unterscheiden Sie zwischen Trauer und Depression?
4. Erinnern Sie sich an eine Zeit, wo Sie sich voll und ganz zu trauern erlaubt haben?
5. Was nehmen Sie innerlich wahr, während Sie über Ihre Beziehung zu Trauer nachsinnen?

Primäre und Standardemotionen

NARM unterscheidet zwischen zwei Aspekten menschlicher Emotionen: primäre Emotionen und Standardemotionen. Wir fragen immer: Unterstützt diese Emotion eine zunehmende psychobiologische Kapazität (Erwachsenenbewusstsein) oder eine stärkere Identifikation mit alten adaptiven Mustern (kindliches Bewusstsein)? Bewirkt diese Emotion mehr In-Kontakt-Sein oder weniger?

Primäre Emotionen bewirken einen tieferen Kontakt zu uns und eine Bewegung in Richtung Desidentifikation. Standardemotionen verstärken ein Sich-Abschneiden vom Kontakt und sorgen so dafür, dass wir an alte, mit unseren Überlebensstrukturen zusammenhängende Identifikationen und

Mustern gebunden bleiben. Jede Emotion kann eine primäre oder auch eine Standardemotion sein. Hierbei kommt eine ganze Reihe unterschiedlichster Faktoren zum Tragen und der ganze Prozess ist ziemlich komplex. Im Mittelpunkt der Therapie sollte jedoch die Frage stehen, ob die Emotion Strategien in Richtung des Sich-Abschneidens vom Kontakt verstärkt (kindliches Bewusstsein) oder eine Bewegung in Richtung zunehmenden In-Kontakt-Seins und Desidentifikation (Erwachsenenbewusstsein).

Reflexionsübung

Wir laden Sie ein, über Folgendes zu reflektieren:

1. Denken Sie an Emotionen, die Ihnen ein Stück weit vertrauter sind und die Sie häufiger erleben. Nehmen Sie wahr, welche Beziehung Sie zu diesen Emotionen haben und auch, wie es sich innerlich anfühlt, über sie zu reflektieren.
2. Danach laden wir Sie ein, über Emotionen zu reflektieren, die Ihnen weniger vertraut sind und die Sie weniger oft erleben. Nehmen Sie Ihre Beziehung zu diesen Emotionen wahr und auch, wie es sich innerlich anfühlt, über sie zu reflektieren.

Standardemotionen sind gewohnheitsmäßige und automatisch ablaufende emotionale Reaktionen, die jemanden im eigenen Inneren auf vertrautes Terrain führen. Derartige Emotionen haben eine regressive Qualität in dem Sinne, dass sie die hilflose Sichtweise des Kindes von sich, seinen Beziehungen und der Welt verstärken. Ganz gleich, wie oft sich die Person in diese Emotion einfühlt, es ändert nichts Grundlegendes an ihrem inneren Erleben. Standardemotionen können innerlich als körperliche Kontraktion erlebt werden, als Überwältigung, Feststecken, Antriebslosigkeit und wenig oder keine erlebte eigene Handlungsmacht (Agency). Diese emotionalen Reaktionen sind die treibende Kraft hinter Dysregulation und Desorganisation. Funktionell fühlen sich Standardemotionen vertraut an, da sie Teil der adaptiven Überlebensstrategien sind, die dazu dienen, vor primären Emotionen zu schützen, die wir in der Kindheit als bedrohlich empfanden.

Eine Klientin zum Beispiel, die eine ganze Reihe von Enttäuschungen erlebt hatte, reagierte prinzipiell immer mit Wut. Kurz zuvor hatte sie sich in diversen Situationen unfair behandelt gefühlt, etwa in Verbindung mit einem Konflikt mit jemandem in ihrer Familie; als sie nicht zu einem Anlass eingeladen wurde, zu dem andere zusammenkamen, und als eine Freundin sie nach einem Anruf ihrerseits nicht zurückrief. Jedes Mal reagierte die Klientin mit Anschuldigungen und Wut. Sie erlebte sich als Opfer dieser Erfahrungen und sagte: »So etwas passiert mir ständig. Immer soll ich schuld sein. Aber was ist mit denen? Sie sind doch diejenigen, die mich nicht fair behandeln!« Doch so oft sich die Klientin auch in ihre Wut hineinspürte und sie zum Ausdruck brachte – nichts schien sich zu ändern. Die Ressentiments nahmen sogar zu und ihre Reaktionen fielen immer heftiger aus.

Die Klientin kann so oft sie will versuchen, Enttäuschungen auf diese ihr vertraute Weise zu verarbeiten – über Anschuldigungen und Wut –, das Ergebnis dürfte immer wieder genauso ausfallen: noch mehr Enttäuschung und noch mehr Wut. Im Allgemeinen suchen wir zu ergründen, ob mithilfe des Standardrepertoires an Emotionen bei unserem Gegenüber der Kontakt mit irgendwelchen primären Emotionen vermieden wird. Wir können in NARM mit der simplen Frage starten: »Ist Ihnen Wut vertraut?« Oder wenn man mit einem bestimmten Klienten oder einer Klientin schon eine Weile gearbeitet hat, sogar noch direkter: »Mir fällt auf, dass Sie in diesen ganzen Situationen, in denen Sie eine Enttäuschung erlebt haben, mit Wut reagierten. Nehmen Sie dabei vielleicht auch noch andere Emotionen wahr?« Diese Frage ist der Auftakt zum Ergründen eventueller weiterer Emotionen, die sich hinter der Wut verbergen könnten.

Vielleicht hat die Klientin als kleines Kind eine abgrundtiefe Trauer über die von ihr erfahrenen Verluste erlebt. Die damit verbundene Hilflosigkeit zu ertragen, wurde ihr irgendwann zu viel. Um aus der Hilflosigkeit und diesem Schmerz herauszukommen, hat sie sich vielleicht auf Situationen, in denen potenziell ein Verlust drohte oder sie subjektiv einen solchen wahrnahm, so eingestellt, dass sie mit Wut und Anschuldigungen auf sie reagierte. Eine erfolgreiche Bewältigung der Erfahrung von Hilflosigkeit und Schmerz dürfte wohl kaum durch Verarbeitung der ihr vertrauten Emotion der Wut zustande kommen (Standardemotion), sondern eher durch die der ihr nicht vertrauten Emotion: Trauer (primäre Emotion).

Primäre Emotionen bringen mehr Kontakt mit sich und unterstützen die emotionale Tiefe, da es sich um die authentischen, spontanen Gefühle handelt, die sich in unserem inneren Erleben abspielen. Primäre Emotionen führen zu einer verstärkten Ablösung / Individuation, einem Gefühl von Agency und zur Selbstaktivierung. Innerlich werden sie tendenziell mehr als Zur-Ruhe-Kommen und als erdend wahrgenommen und unterstützen ein Gefühl der Expansion und des In-Fluss-Seins. Energetisch betrachtet sind es lebendige Zustände. Funktionell betrachtet unterstützen primäre Emotionen die innere Regulation, Kohärenz sowie eine zunehmende psychobiologische Kapazität. Therapeutisch betrachtet unterstützen primäre Emotionen auch den Desidentifikationsprozess und eine aktive Beschäftigung mit dem authentischen Selbst.

Die folgende Übersicht bietet eine einfache Zusammenfassung der Unterschiede zwischen diesen Emotionen.

Standardemotionen	**Primäre Emotionen**
Vertraut, gewohnheitsmäßig, automatisch	Unvertraut, authentisch, spontan
Verstärken Regression	Unterstützen Ablösung und Individuation
Verstärken eine oberflächliche Emotionalität	Erhöhen die emotionale Tiefe
Verstärken Hilflosigkeit und Ohnmacht	Fördern Agency und Selbstaktivierung
Somatisch angespannt oder schlaff	Somatisch geerdet, entspannt oder mit Ausdehnung verbunden
In der Regel ausagiert und einagiert	In der Regel auf verkörperte Weise empfunden
Oft als schlecht beherrschbar und überwältigend erlebt	Oft als beherrschbar und organisierend erlebt

Standardemotionen	Primäre Emotionen
Führen oft dazu, sich ausgelaugt und erschöpft zu fühlen	Führen oft dazu, sich erfrischt und energiegeladen zu fühlen
Verstärken Abgeschnittensein vom Kontakt, Dysregulation und Desorganisation	Unterstützen In-Kontakt-Sein, Regulation und Organisation
Beeinflussen störend die psychobiologische Kapazität	Erhöhen die psychobiologische Kapazität
Verstärken die mit der Überlebensstruktur zusammenhängenden Identifikationen und das kindliche Bewusstsein	Unterstützen Desidentifikation und ein verkörpertes Erwachsenenbewusstsein

Reflexionsübung

Wir laden Sie zu Folgendem ein:

1. Erstellen Sie eine Liste Ihrer Standardemotionen – der Emotionen, die Ihnen vertraut sind und zu denen Sie leicht Zugang haben.
2. Erstellen Sie eine Liste mit Ihren primären Emotionen – den Emotionen, die Ihnen vielleicht weniger vertraut sind und zu denen Sie nicht ohne Weiteres Zugang haben.

Während Sie über Ihre Listen reflektieren – zuerst bezogen auf Ihre Standardemotionen und dann auf Ihre primären Emotionen – was nehmen Sie da in Ihrem inneren Erleben wahr? Jede Emotion kann für eine bestimmte Person primäre Emotion sein oder auch Teil des Standardrepertoires.

Oft erleben wir Traurigkeit als Standardemotion bei Klient*innen, die die Verbindung zu ihrer Primäremotion Wut verloren haben, die einmal hinter ihrem Protest gewesen war. So zum Beispiel können wir oft sehen, dass sich eine Person in Reaktion auf alles, was sie in ihrem Leben emotional triggert, traurig fühlt und zu weinen beginnt, selbst dann, wenn es den Anschein erweckt, dass eher Wut die angemessene Reaktion wäre. Wie schon erwähnt, fühlt sich Wut für Kinder gefährlich an, und viele Erwachsene haben gelernt, sich von ihrer Wut zu distanzieren. Abgesehen davon verstärken einige psychologische und spirituelle Ansätze Methoden, Wut zu umgehen. Wenn wir das tun, laufen wir jedoch Gefahr, Kontaktlosigkeit, Ängste und Depressionen zu verfestigen.

Viele Klient*innen meiden ihre Wut, da sie Emotionen mit Verhaltensweisen gleichsetzen. Es ist daher sinnvoll, ihnen zu helfen, zwischen Emotion und Verhalten zu unterscheiden. Kindern, die früh traumatisiert werden, fällt es schwer, dies auseinanderzuhalten. Viele Kinder haben gelernt, ihre Emotionen zu fürchten, da sie dazu gelangt sind, Emotionen mit beängstigenden Impulsen in Verbindung zu bringen. Für viele Menschen besteht diese Assoziation bis ins Erwachsenenleben fort. Sie haben vielleicht Angst davor, dass sie ihre Emotionen fühlen und dann wie unter einem Zwang auch auszuagieren. In einigen Fällen haben Klient*innen das Gefühl, keine Kontrolle über ihre Handlungen zu haben, also unterdrücken sie Emotionen, um zu vermeiden, dass irgendwelche Impulse in Richtung Ausagieren getriggert werden.

So zum Beispiel haben viele Angst davor, ihre Wut zu spüren, da sie Angst haben, sie könnten gewalttätig werden. Nicht wenige Menschen haben Fantasien, wie sie ihre Wut aggressiv an anderen oder sich selbst auslassen. Wir möchten dabei helfen, zwischen Gewaltausübung und Wut als primärer Emotion zu unterscheiden. Gewalt zielt im Allgemeinen darauf ab, eine andere Person beziehungsweise die Menschheit oder Dinge zu verletzen, zu bestrafen oder »kaputt zu machen«. Wut, wenn es für sie irgendwann einen sicheren haltenden Rahmen gibt und sie integriert werden konnte, ist ein energetisch lebendiger Zustand, der Protest kommuniziert. Während Gewalt dafür sorgt, dass wir in alten, sinnlos gewordenen Mustern feststecken, mobilisiert uns Wut als primäre Emotion, uns aktiv darum zu kümmern, dass unsere Bedürfnisse erfüllt werden. Bei Erwachsenen nimmt primäre Wut die Gestalt von Selbstbehauptung, Selbstvertrauen und gesunder Aggression an.

So grundlegend es für Klient*innen ist, unabgeschlossen Gebliebenes in Sachen Wut noch zum Abschluss zu bringen und ihre Wut zu integrieren –

so wird es gleichzeitig auch darum gehen müssen, die tiefer liegende Trauer über ihre unerfüllt gebliebenen ganz elementaren Bedürfnisse anzugehen. Es gibt eine tiefe Trauer darum, mit unseren Bezugspersonen nicht die Beziehung gehabt zu haben, die wir gewollt und gebraucht hätten. Trauer hilft uns, mit dem Verlust abzuschließen. Klinisch betrachtet lässt sich sagen, dass Klient*innen in dem Moment, in dem sie in Kontakt mit ihrer primären Wut kommen, oft eine primäre Trauer um die Bezugspersonen erleben, die sie nie gehabt haben; die Kindheit, die sie nie haben konnten, und andere einschneidende Verluste in ihrem Leben. Sofern Trauer nicht als Standardstrategie eingesetzt wird, um vor Protest und Wut wegzulaufen, kann in der Trauerarbeit tiefe Heilung liegen.

Ebenso wie Trauer als standardmäßige Reaktion dazu genutzt werden kann, die eigentlich primäre Wut zu umgehen, kann standardmäßige Wut dazu eingesetzt werden, einen weiten Bogen um die eigentlich primäre Trauer zu machen. So zum Beispiel erleben wir viele Klient*innen, die zu toben beginnen, ganz gleich, was in ihrem Leben gerade geschieht. Sie können ihren Zorn an anderen auslassen, an Objekten oder Systemen oder sie richten ihn gegen sich selbst. Für viele ist Trauer ein bedrohliches Gefühl. Wut kann von ihnen als der Motor erlebt werden, der sie antreibt, etwas zu tun – Hauptsache, handeln. Trauer dagegen fühlt sich an wie aufzugeben. Der hohe Erregungszustand, der mit Wut verbunden ist, verleiht ihnen vielleicht das Gefühl, den Schmerz um das Verlorene besiegen zu können. Viele Klient*innen haben enorme Ängste davor, in Kontakt mit ihrer Trauer zu kommen. Dahinter steht die Angst, dann in ein bodenloses Loch der Verzweiflung zu fallen, aus dem sie nie wieder herauskommen.

Viele setzen Trauer mit Depression gleich. In NARM betrachten wir die Depression beziehungsweise Depressivität als Standardemotion. Depressionen werden oft als ein Zustand erlebt, in dem jemand schlaff in sich zusammensackt; ein Zustand der Leblosigkeit. Wir jedoch betrachten Trauer als primäre Emotion. So sehr Trauer auch schmerzt – sie kann als ein Zustand erlebt werden, der mit einer energetischen Ausdehnung verbunden ist. Wir möchten Klient*innen unterstützen, zwischen standardmäßig erlebter Depression im Sinne eines kraftlosen und festgefahrenen Zustands einerseits und der primären Emotion der Trauer andererseits zu unterscheiden. Letztere bringt uns wieder in Balance und verbindet uns mit unserer Ganzheit. Die primäre Emotion, die Trauer, unterstützt uns dabei, mit einem unwiederbringlichen Verlust zurechtzukommen. Sie erlaubt uns, uns wieder mit der erfahrenen Verletzung zu verbinden, sie wirklich loszulassen und zu neuen Ufern aufzubrechen.

Wie uns eine NARM-Therapeutin nach dem plötzlichen und tragischen Verlust ihres Sohnes berichtete: »Als ich mir selbst erlaubte, meine Liebe zu diesem Kind zu fühlen, tot oder lebendig, und den Stachel von Trauer, Verlust und Schmerz heftigster Art spürte, als ich all das fühlte – und es wehtat – fühlte ich mich mit ihm verbunden. Und damit fühlte ich mich gleichzeitig auch mit mir selbst in Kontakt.«[51]

Eine der größten Ursachen von Schmerz für uns Menschen ist, vom eigenen Herzen abgeschnitten zu sein. Wenn sich Menschen ihrer Beziehung zu einem Verlust nicht stellen wollen, verschließen sie ihr Herz. Zu trauern verbindet sie wieder mit ihm. Sobald sie nicht länger vor sich selbst und ihren Verlusterfahrungen davonlaufen, wird eine emotionale Vervollständigung möglich.

Zu lernen, sich Emotionen auszusetzen, ohne auf sie zu reagieren, ist eine wesentliche Voraussetzung für die Entwicklung eines verkörperten Erwachsenenbewusstseins und für zunehmende Selbstorganisation. NARM nutzt ein therapeutisches Herangehen, bei dem unmittelbar mit innerlichen Zuständen gearbeitet wird, nicht mit Verhaltensweisen. Der Fokus liegt also auf emotionalem Containment, nicht darauf, die Emotion auszudrücken. Anders als viele Therapiemodelle, die expressivere Wege unterstützen, um Emotionen zu verarbeiten, nutzt NARM ein auf Containment abzielendes Vorgehen, um Klient*innen in ihren Möglichkeiten zu stärken, mit ihren primären Emotionen in Kontakt zu sein. Wir verhelfen ihnen dazu, tiefe, schwierige Gefühle aus einer zunehmend verkörperten, erwachsenen Perspektive zu erleben, durch die sie lernen, für innerliche Zustände präsent zu sein, ohne einzuagieren oder auszuagieren. Genau darin besteht der Containment-Prozess: nicht vor Emotionen davonzulaufen, sondern sie anzuerkennen, zu fühlen und uns ihnen auszusetzen, während wir verstehen, was sie uns mitzuteilen haben. Auf diese Weise wird die Ausrichtung auf die Strukturalisierung der Selbstorganisation zur Plattform für die Verarbeitung von Emotionen (um diesen therapeutischen Prozess soll es im nächsten Abschnitt gehen).

Die Intention des NARM-Modells der emotionalen Vervollständigung besteht darin, die Person bei dem Lernprozess zu unterstützen, präsent für ihre primären Emotionen zu bleiben, die dabei mitgelieferten Informationen aufzunehmen und sich beleben zu lassen. Nach jahrelangem Abgeschnittensein die eigenen primären Emotionen zu verkörpern und zu integrieren, verändert unsere Beziehung zum eigenen Selbst. Je mehr Klient*innen in die Lage versetzt werden, sich Affekten auszusetzen, desto mehr können sie die eigenen Gefühle mit wacher Präsenz wahrnehmen, ohne sich von ihnen überwältigt zu fühlen und sich so von ihnen abschneiden zu müssen. Wenn wir unsere Klient*innen darin unterstützen, ihre Fähigkeit auszubauen, stärker präsent für »positive« Gefühle wie Verbundenheit, Ausdehnung, Lebendigkeit und Vergnügen zu werden, entwickeln sie gleichzeitig vermehrte Möglichkeiten, mit mehr Präsenz »negative« Gefühle wie Abgeschnittensein, Kontraktion, innere Not und Schmerz wahrzunehmen. Diese Fähigkeit, mit der vollständigen Palette der eigenen authentischen emotionalen Zustände in Kontakt zu sein, führt zu einer größeren emotionalen und beziehungsmäßigen Kapazität.

Reflexionsübung

Wir laden Sie ein, über Folgendes zu reflektieren:

1. Welche Möglichkeiten, emotional mit sich selbst in Kontakt zu bleiben, haben Sie erlernt?
2. Was hat Ihnen geholfen, zu lernen, für Ihre Emotionen präsent zu bleiben?
3. Wie hat sich dies auf Ihr persönliches und berufliches Leben ausgewirkt?

Der therapeutische Prozess rund um das NARM-Modell der emotionalen Vervollständigung

> »Wenn wir in Berührung mit all unseren Emotionen sind … sind wir eher Verb als Nomen, eher eine Bewegung als ein Ding.«[52]
>
> *Francis Weller*

Das Modell der emotionalen Vervollständigung bei NARM beschreibt Möglichkeiten, auf dem Weg zur Auflösung von Entwicklungstraumen in Kontakt mit primären Emotionen zu kommen. In NARM ermutigen wir nicht zum Ausdruck von Emotionen, ehe die Klient*innen klargestellt haben, was sie für sich selbst von der Therapiesitzung möchten (erste Säule) und bevor Agency hergestellt ist (dritte Säule). Gehen wir in der klinischen Praxis verfrüht zur Verarbeitung von Emotionen über, bevor die Vereinbarung steht und Agency aufgebaut ist, laufen wir Gefahr, Standardemotionen und damit letztlich das kindliche Bewusstsein zu verstärken.

Es kann vorkommen, dass Klient*innen möchten, dass ihre Therapeut*innen sofort mit der Bearbeitung von Emotionen beginnen – in dem Glauben, sie würden sich besser fühlen, wenn sie Gefühle ausdrücken und sie sich »von der Seele reden können«. Da wir den Schwerpunkt in erster Linie auf Containment legen, nicht auf Ausdruck oder Katharsis, möchten wir nicht verfrüht zum Bearbeiten von Emotionen übergehen. Ansonsten besteht das Risiko, dass wir an Standardemotionen geraten. Wir erkennen an, dass die Arbeit mit Standardemotionen nicht auf neues Terrain führen wird und alte maladaptive Muster in der Regel eher verstärken wird, darunter Abgeschnittensein vom Kontakt, Fragmentierung und Desorganisation.

Aus unserer Warte besteht ein gängiger Fehler bei einigen Therapieansätzen darin, Klient*innen in ihre Emotionen hineinbringen zu wollen. Vergessen Sie nicht: Die Betroffenen haben ihr ganzes Leben damit verbracht, vor ihren Emotionen wegzulaufen, und das aus gutem Grund: Emotionen waren für ihr Gefühl überwältigend und schreckenerregend. Wir wählen eine andere Vorgehensweise. Wir verstehen die Funktion des Sich-Abschneidens von seinen Emotionen. Wenn wir versuchen, Klient*innen in ihre Emotionen zu bringen, setzen wir womöglich ihre Strategien außer Kraft, die sie davor schützen, und verpassen die Chance, wirklich die bedeutende Überlebensfunktion des Nicht-Kontakts zu verstehen.

Wir beginnen dort, wo die Klient*innen gerade stehen, was meist bedeutet, die Abneigung der Person gegen ihre primären Emotionen zu erkunden. Wir »gehen mit dem Widerstand«, was bedeutet, dass wir mit der Angst vor dem Gefühl arbeiten, anstatt zu versuchen, die Person direkt in ihre Gefühle zu bringen. Sobald Klient*innen eine andere Beziehung zu diesen Schutzstrategien finden, fühlen sie sich oft weniger unter dem Zwang, sich vor Emotionen zu schützen, was ihnen einen direkteren Zugang zu ihren primären emotionalen Zuständen ermöglicht.

Wir halten Ausschau nach den primären Emotionen, die im therapeutischen Prozess auftauchen, und arbeiten mit ihnen. Wie wir in NARM gern sagen, reiten primäre Emotionen auf dem Rücken der Handlungsmacht. Das heißt, der Zugang zu primären Emotionen wächst, wenn wir es mit einem sich positiv verstärkenden Zyklus zu tun haben, in dem immer mehr Agency entsteht. Wir müssen uns als Therapeut*innen bei unseren Klient*innen nicht auf die Suche nach primären Emotionen machen: Sobald jemand mit einer verstärkten Wahrnehmung von Agency in Kontakt kommt, strukturalisiert sich seine innere Welt auf eine Weise, die jene Stabilität ermöglicht, die für die Verarbeitung ehemals bedrohlicher primärer Emotionen erforderlich ist. Auch hier ist es wiederum wichtig, zu betonen, dass Klient*innen dann, wenn wir zu schnell zum Aufarbeiten von Emotionen übergehen, ohne dass über die Klärung der Vereinbarung und die Entwicklung von Agency ausreichend Strukturalisierung stattgefunden hat, in regressive Zustände eines kindlichen Bewusstseins gelangen können, was sie eventuell noch weiter destabilisiert. Unser Fokus ruht darauf, die Voraussetzungen dafür zu schaffen, dass Klient*innen auf eine Weise wieder an ihren Emotionen andocken können, die eine potenzielle größere Verbindung, Integration, Organisation und Transformation unterstützt.

Das NARM-Modell zur emotionalen Vervollständigung beruht auf drei klinischen Schritten, mit deren Hilfe über die Affektebene komplexe Traumen aufgelöst und eine Desidentifikation gefördert werden soll:

1. Ermitteln der primären Emotion. Dieser Schritt beginnt damit, dass Klient*innen die abgespaltene und abgewehrte primäre Emotion anerkennen und als tatsächlich in ihnen anzutreffend würdigen.
2. Reflektieren über das, was die Emotion mitzuteilen hat. Bei diesem Schritt geht es darum, zu einer Reflexion über die implizite Mitteilung einzuladen, die sich in der Emotion der Klient*innen verbirgt. Was hat es mit der Emotion auf sich? Was versucht sie zu bewirken?
3. Unterstützen einer neuen Beziehung zu unbewältigten emotionalen Konflikten. Dieser Schritt unterstützt Klient*innen dabei, die Energie wahrzunehmen, die inhärent in der Emotion vorhanden ist, und zu helfen, sie sicher in sich halten zu können. Der Fokus ruht dabei nicht auf Ausdruck, Entladung oder Katharsis, sondern auf Integration, Organisation und Transformation.

Schritt 1: Ermitteln der primären Emotion

Der erste Schritt beim Prozess der emotionalen Vervollständigung dreht sich um die so genannte Psychological Ownership – mit anderen Worten darum, Klient*innen dabei zu unterstützen, sich ihren primären Emotionen auszusetzen und sie als ihre eigenen anzuerkennen, statt vor ihnen wegzulaufen. Menschen können ihr ganzes Leben damit zubringen, vor sich selbst davonzulaufen, und zahllose Strategien anwenden, jeden Kontakt mit ihren authentischen Gefühlen zu vermeiden. Bei diesem ersten Schritt helfen wir Klient*innen, ihr eigenes Vermeidungsverhalten zu erkennen. Wir setzen diverse Interventionen ein, um ihre Überlebensmechanismen zu hinterfragen, die dazu angetan sind, Gefühle zu meiden. Die Frage, die wir hierbei immer stellen, lautet: Ist diese Emotion eine Spur, die zu einer möglichen emotionalen Vervollständigung führt?

Anhand der adaptiven Überlebensstile als Betrachtungsrahmen können wir beginnen, einige der adaptiven Strategien für das Meiden von Gefühlen zu verstehen:

1. **Kontakt:** Klient*innen können Vermeidungsstrategien wie Dissoziation, Spaltung, Intellektualisieren und Spiritualisieren anwenden. Es kann zu einer generellen Einschränkung des Lebens kommen, indem das emotionale Gewahrsein und Sozialkontakte beschnitten werden.
2. **Einstimmung:** Klient*innen können Antennen für ihre eigenen Emotionen verweigern oder das Gefühl haben, eigene Bedürfnisse und Gefühle stünden ihnen nicht zu. Sie sind vielleicht ganz darauf ausgerichtet, für die Bedürfnisse anderer da zu sein und deren Gefühle im Blick zu haben, was zu Lasten jedes Kontakts mit ihren eigenen Bedürfnissen und Gefühlen geht.
3. **Vertrauen:** Klient*innen können darauf hinarbeiten, die Begegnung mit Situationen zu minimieren, die sie nicht unter ihrer Kontrolle haben. Hierunter fallen auch Situationen jeder Art, in denen ihnen abverlangt wird, sich mit Blick auf ihre Bedürfnisse und Gefühle verletzlich zu zeigen. Sie konstellieren Situationen gegebenenfalls so, dass sie es vermeiden können, andere an ihren Emotionen teilhaben zu lassen.
4. **Autonomie:** Klient*innen können jede Bezugnahme auf sich selbst und einen unmittelbaren Ausdruck ihres authentischen Selbst vermeiden. Es kann dazu kommen, dass sie Situationen aus dem Weg gehen, in denen es angebracht und sinnvoll wäre, direkt über ihre wahren Gefühle zu sprechen.
5. **Liebe / Sexualität:** Klient*innen können authentische Emotionen vermeiden, indem sie den Fokus auf Errungenschaften und Leistung richten. Sie vermeiden möglicherweise Intimität und Nähe und generell Beziehungen, in denen man sie einladen könnte, ihr Herz zu öffnen.

Wie schon an früherer Stelle eingebracht, besteht eine landläufige Strategie, sich von primären Emotionen abzuschneiden und sich vor ihnen zu schützen, darin, nur ein Standardrepertoire an Emotionen an den Tag zu legen. Wir wollen mit unserem Gegenüber die Möglichkeit erkunden, ob es vielleicht neben den Emotionen, die ihm am vertrautesten sind und die automatisch ablaufen, noch andere geben mag, zu denen es Zugang finden kann. Wenn wir zum Beispiel mit einer Klientin arbeiten, von der wir wissen, dass sie leicht in eine »Depression« verfällt, würde es sich anbieten, noch weitere Möglichkeiten auszuloten, während sie sich mit der Erfahrung auseinandersetzt, sich von einem Mitarbeiter schlecht behandelt zu fühlen. Die Klientin sagt: »Ich habe einfach das Gefühl, das ist alles so aussichtslos. Es deprimiert mich. Warum tut er mir das an?« Wir können hierauf mit der Frage reagieren, ob die Person noch weitere Emotionen bei sich wahrnimmt. Etwa mit einer Äußerung wie: »Ihr Mitarbeiter hat sich also Ihrer Belegschaft gegenüber negativ über Sie ausgelassen, hat gelogen über etwas, was Sie angeblich getan hätten, und weigert sich zuzugeben, dass es da ein Problem gibt. Als ich Sie fragte, wie das für Sie sei, sagten Sie, es fühle sich für Sie aussichtslos an und Sie seien deprimiert. Ich frage mich, ob vielleicht auch noch ein anderes Gefühl in Ihnen aufsteigt, wenn Sie an diese Situation mit Ihrem Mitarbeiter denken?« Ohne irgendeine bestimmte Emotion vorzugeben, erkundigen wir uns einfach nach einer eventuellen weiteren Emotion, die für die Klientin weniger offenkundig sein mag.

Mitunter brauchen Klient*innen ein wenig Zeit und den Raum dafür, innerlich zu reflektieren, um schließlich in Ansätzen eine primäre Emotion zu erfahren. In diesem Fall kann die Klientin sagen: »Es fühlt sich einfach so aussichtslos an. Nichts ändert sich. Ich schätze einmal, es ist auch ein Stück weit frustrierend, dass er mir das antut.« Nun, da die Klientin das Wort »frustrierend« eingeflochten hat, würden wir nachbohren, welche Beziehung sie zu der Frustration hat. Möglicherweise könnte das für sie der erste Schritt sein, der sie in Kontakt mit ihrer primären Emotion, der Wut bringt. In der Depression können wir energetisch auf Protest stoßen. In diesem Fall würden Hoffnungslosigkeit und Depressivität als Standardemotionen betrachtet werden und die gegenüber dem Mitarbeiter zum Vorschein kommende Frustration (Wut) würde als eine primäre Emotion betrachtet.

Ein weiteres Beispiel ist das der Klientin, die immer wieder zu ihrer Sitzung kommt und Wut im Hinblick auf ihre Beziehung verarbeiten will. Sie wissen aus vorherigen Sitzungen, dass sie sehr leicht Wut empfindet und dass aggressives Ausagieren für sie eine vertraute Strategie in Beziehungen ist. So viele Male sie auch ihrer Wut auf ihren Partner Luft macht – nichts scheint sich für sie oder in ihrer Beziehung zu ändern. In dieser Situation möchten wir vielleicht mit ihr näher ergründen, welche Funktion diese Strategie des Ausagierens erfüllt. Einschließlich der Möglichkeit, dass vielleicht neben Wut noch weitere Emotionen vorhanden sein mögen. So zum Beispiel könnten wir sagen: »Wir haben Ihre Wut auf Ihren Partner ja jetzt schon eingehend erkundet und dennoch scheint sich, wie Sie mir ja gerade berichtet haben, nichts zu ändern. Könnte es sein, dass Sie in Ihrer Beziehung außer Wut noch weitere Gefühle erleben?«

Mitunter hinterfragen wir Überlebensstrategien unserer Klient*innen, die dazu angetan sind, Gefühle zu meiden, auch direkt. Das lädt sie dazu ein, sich ihren Bezug zu ihrer emotionalen Innenwelt mehr zu eigen zu machen. Sagen wir zum Beispiel, eine Klientin ist kurz zuvor von ihrem Lebensgefährten verlassen worden. Statt die primären Emotionen zu erleben, die mit diesem Verlust verbunden sind, dreht sie sich unentwegt im Kreis und pendelt zwischen heftigen Anschuldigungen und ebenso heftiger Scham. Dabei sucht sie die Schuld an der Misere aktiv bei ihrem Expartner oder sich selbst. Wir könnten etwas zurückspiegeln wie: »Ich merke, dass Sie jedes Mal, wenn Sie anfangen, von Ihrem Expartner zu sprechen, entweder ihn oder sich selbst beschuldigen. Wenn Sie die Schuld nicht bei sich selbst oder Ihrem Partner suchen würden – was meinen Sie, welches Gefühl Sie vielleicht erleben würden?«

Oft ist es für Klient*innen nicht einfach, über ihre primären Emotionen zu reflektieren. Wir gehen nicht davon aus, dass sie solche direkten Fragen ohne Weiteres beantworten. Wir nutzen andere Herangehensweisen, um sie dabei zu unterstützen, ihre primären Emotionen zu ermitteln. Ein Beispiel wäre, die Person einzuladen, Empathie für andere aufzubringen. Sagen wir einmal, die Klientin, die von ihrem Partner verlassen wurde, verfällt immer wieder in Schuldzuweisungen und Scham. In diesem Fall könnten wir eine Frage nachschieben wie: »Wie wäre es, wenn Ihre beste Freundin gerade von ihrem Partner verlassen worden wäre? Wie würde sie auf diese Zurückweisung wohl reagieren, wie würde sie sich fühlen?« Den Fokus vom unmittelbaren eigenen Erleben der Klientin oder des Klienten wegzulenken und stattdessen auf jemanden aus ihrem unmittelbaren Umfeld zu schauen, kann andere emotionale Möglichkeiten erschließen. In diesem Fall antwortet die Klientin: »Ich schätze einmal, sie wäre ganz schön wütend.« Wir können es dann einfach dabei belassen und sie kann darüber reflektieren. Oder wir könnten vielleicht direkter werden und sagen: »Ihre Freundin wäre also wütend – und Sie?«

Wir drängen die Person zwar nicht, Emotionen zu empfinden und auszudrücken, aber wir wollen auch nicht dabei mitwirken, wenn sie sich von ihren Emotionen entfernt. Nicht einmal dann, wenn diese Emotionen beunruhigend oder beängstigend scheinen. Wir unterstützen die wachsende Fähigkeit der Klient*innen, aus dem Erwachsenenbewusstsein heraus mit den eigenen Emotionen umzugehen, wo sie mehr Agency und Stabilität erfahren.

Hier ein Beispiel aus einer klinischen Weiterbildung von uns, das helfen mag, die kraftvolle Wirkung dieses Prozesses zu beleuchten. In einem Übungsteil in einer Kleingruppe erhielten je zwei Teilnehmende den Auftrag, mit verteilten Rollen (Therapeut*innen und Klient*innen) die grundlegenden NARM-Skills zu üben. Die Klientin in einer Gruppe reflektierte über ihre Beziehungsschwierigkeiten mit ihrer Mutter und begann sich »aktiviert« zu fühlen. Sie berichtete von einer Verspannung und Unruhe in ihren Schultern. Die Therapeutin machte sich daran, Wege vorzuschlagen, wie sie diesen belastenden Empfindungen Ressourcen entgegensetzen konnte, um die Aktivierung in den Griff zu bekommen. Irgendwann kam ein Punkt, an dem die Therapeutin erzählte, dass sie eine somatisch orientierte Weiterbildung absolviert hätte. Sie fragte, ob es okay wäre, die Klientin behutsam an der Schulter zu berühren, um so zu helfen, die Aktivierung zu senken. Die Klientin stimmte zu. Nach einigen Minuten behutsamer Berührung an den Schultern berichtete die Klientin, sie hätte das Gefühl, die Aktivierung hätte sich ein gutes Stück weit beruhigt. Die Therapeutin begab sich zu ihrem Stuhl zurück und die Sitzung ging weiter. Am Ende kamen wir zur Nachbesprechung dieses praktischen Übungsteils. Dabei erkundigte sich eine der Beobachterinnen bei der Klientin, wie es gewesen sei, als Ressource angesichts der Aktivierung direkt von der Therapeutin berührt zu werden, und die Klientin gab zurück, es hätte zwar die Unruhe und Anspannung reduziert, aber sie hätte es nicht gemocht. Sie sagte: »Ich denke, die Aktivierung, die ich da spürte, hing damit zusammen, dass ich etwas von der Wut auf meine Mutter in mir anzapfte, die ich lange in mir vergraben hatte. Es war ein sehr beängstigendes Gefühl für mich, näher damit in Kontakt zu kommen. Aber ich hatte das Gefühl, diese Aktivierung zu beruhigen, verstärkte im Grunde etwas in mir, was ich so viele Jahre praktiziert habe, um meiner Wut nicht begegnen zu müssen. Ich bin ihr schon viel zu lang aus dem Weg gegangen und ich will sie spüren. Also hat es sich angefühlt wie eine verpasste Möglichkeit, sie fühlen zu lernen und mich ihr auszusetzen. Ich denke, die Wut versucht etwas Wichtiges auszudrücken. Sie trägt vielleicht Antworten in Bezug auf meine Beziehung zu meiner Mutter in sich, auf die ich noch nicht gekommen bin.«

Menschen drehen sich im Kreis, wenn sie gegen ihre primären Emotionen ankämpfen. Viele verwenden unbewusst Unmengen Lebensenergie darauf, sich mit Händen und Füßen dagegen zu wehren, ihre authentischen Emotionen zu fühlen. Wir fördern den Kontakt von Klient*innen mit ihrer emotionalen Innenwelt durch Offenheit, Interesse und Neugier. Der erste große Schritt in Richtung einer Integration ehemals bedrohlicher primärer Emotionen besteht darin, dass sie sich ihrerseits offen, interessiert und neugierig an ihr inneres Erleben herantasten, statt daraus einen zielorientierten Prozess zu machen, der darauf ausgerichtet ist, dass etwas Bestimmtes geschehen soll oder etwas behoben wird. Indem sie einfach nur würdigen, welche Beziehung sie zu ihren primären Emotionen haben, bekommen Klient*innen zunehmend ein Gespür dafür, dass sich ihre tiefsten Emotionen gar nicht unbedingt so beängstigend und überwältigend anfühlen müssen, sondern sogar als befreiend, belebend und ermächtigend erfahren werden können.

Schritt 2: Reflektieren über das, was die Emotion mitzuteilen hat

Der zweite Schritt beim NARM-Prozess der emotionalen Vervollständigung ist darauf ausgerichtet, die implizite Absicht der primären Emotion zu verstehen. Wir reflektieren über die Fragen: Welche Botschaft sucht die Emotion zu vermitteln? Was versucht die Emotion zu erreichen?

Wie schon angesprochen, betrachten wir Emotionen als Botschaften an die Person selbst wie auch an ihre Umgebung. Wenn es ihr gelingt, eine primäre Emotion zu identifizieren, würden wir dann mit ihr zu ergründen suchen, was diese primäre Emotion mitteilen will. Es ist essenziell, dass wir wissen, worum es bei den Emotionen dieses Menschen tatsächlich geht. Wir können nie davon ausgehen, genau zu wissen, was unsere Klient*innen empfinden oder was ihre Emotionen antreibt. Wir bleiben offen und neugierig, um es herauszufinden.

Wie schon an früherer Stelle angesprochen, sind primäre Emotionen der Weg, auf dem Kinder ihre Grundbedürfnisse mitteilen. Erfährt das Kind ein Versagen seiner Umwelt, so lernt es, sich an diese Situation anzupassen, indem es sich von eigenen Kernbedürfnissen und -gefühlen abschneidet. Im Erwachsenenalter hat sich das Zeitfenster für die Erfüllung dieser Bedürfnisse im Entwicklungsverlauf längt geschlossen. Der emotionale Prozess, zu versuchen, diese Bedürfnisse mitzuteilen, ist jedoch nicht zum Abschluss gekommen und bleibt unbewältigt. Während das Bemühen, das Bedürfnis noch erfüllt zu bekommen, den Klient*innen hilft, kann die Wiederherstellung des Kontakts mit der Emotion, die das ursprüngliche Bedürfnis zu kommunizieren suchte, eine Auflösung des kindlichen Bewusstseins unterstützen.

Die Absicht primärer Emotionen zu verstehen, ist ein entscheidender Schritt in die Richtung, mit unbewältigt gebliebenen Emotionen abzuschließen. Dieser Schritt allein führt jedoch nicht zur emotionalen Vervollständigung. So zum Beispiel mögen einige Therapieansätze Klient*innen anleiten, mit ihren unerfüllten Bedürfnissen in Berührung zu kommen, damit sie die hiermit verbundenen Emotionen ausdrücken können. Oft erfolgt dies im Namen einer »Ermächtigung« – die Person soll in die eigene Kraft gelangen. Sich in seiner Kraft oder ermächtigt zu fühlen, aktiviert unsere Bedürfnisse, sorgt für die Energie, sie auszudrücken, und gibt vorübergehend oft ein gutes Gefühl. Ohne jedoch zum dritten Schritt weiterzugehen – mit wacher Präsenz die energetische Seite der Emotionen zu beobachten und in sich zu halten – ändert sich dadurch nicht unbedingt etwas an den emotionalen Mustern und es unterstützt nicht unbedingt eine erhöhte psychobiologische Kapazität. De facto kann die Ausrichtung darauf, lediglich in seine Kraft zu kommen, indem »unsere Emotionen raus können«, auf der Verhaltensebene vermehrt zu einem Ein- und Ausagieren führen.

So zum Beispiel kam ein erwachsener Klient mit seiner Kindheitswut auf einen Elternteil in Kontakt und drückte sie in den Worten aus: »Geh doch zum Teufel! Ich bin nicht dein Besitz!« Für den Klienten war es ein Gefühl, das ihn in seine Kraft brachte. Er hatte lange Zeit Angst vor seinen Aggressionen gehabt und war noch nie zuvor in der Lage gewesen, sie zu fühlen und auszudrücken. Einige Therapeut*innen werden ihn beim Erreichen eines solchen Meilensteins vielleicht anfeuern und coachen, wie er diese neu gefundene Ermächtigung in seine aktuellen Beziehungen einbringen könne – etwa um ihm zu helfen, für sich selbst einzustehen.

Der gleiche Klient kam jedoch zur nächsten Sitzung wieder und berichtete, er würde in Beziehungen jetzt zwar energischer für sich eintreten, hätte aber noch immer das Gefühl, auf alles Mögliche überheftig zu reagieren, als sei noch etwas unerledigt. »Nachdem ich erst einmal die Fluttore zu meiner Wut darüber geöffnet hatte, meine Bedürfnisse nicht erfüllt zu bekommen, ist da einfach nur so ein Gefühl, auf alles und jeden wütend zu sein.« So sehr ihn diese Wut anfangs in seine Kraft brachte – er merkte schnell, dass diese Bedürfnisse und Emotionen mit seiner Ablösung und Individuation in Bezug auf die primären Bindungspersonen in seiner Kindheit zusammenhingen, und nicht unbedingt mit seinen Beziehungen im Erwachsenenalter. Die »Reaktivität« des Klienten begann ihm in den Weg zu geraten, wenn es darum ging, sich in seinen engsten Beziehungen offen und verletzlich zu zeigen – etwas, das er nach eigener Aussage für sich wollte. Er nahm sogar wahr, wie er andere von sich weg schob.

Im Rahmen des Nachbohrens zu Schritt 2 wurde der Klient gefragt: »Was meinen Sie, was das ›Ich bin nicht dein Besitz!‹ zu kommunizieren versucht?« Nach etwas Selbstreflexion gab der Klient zurück: »Ich bin eine eigenständige Person.« Diese Aussage verkörpert Ablösung / Individuation. Der Klient ist sich seines fehlenden Gefühls von Unabhängigkeit und Autonomie als Kind stärker gewahr geworden, was zu seiner Reaktivität als Erwachsener beigetragen hat. Mit dem Nachbohren fortfahrend, hakte der Therapeut nach, was es für den Klienten bedeute, »eine eigenständige Person« zu sein, worauf der Klient etwas noch Tiefergehendes zu würdigen begann: »Ich kann meine eigenen Gedanken und Gefühle haben und dennoch okay sein.« Als der Klient zu erkunden begann, welche Beziehung er zu dieser Selbstbestätigung hatte (ein Prozess, der unter Schritt 3 noch näher beschrieben wird), beschrieb er ein Gefühl, mehr zu »landen«, und nach einigen Momenten stillen Nachsinnens ergänzte er: »Innere Ruhe, mich nicht mehr wütend fühlen und ins Reagieren gehen … Nachhausekommen.«

Diese Wiederherstellung des Kontakts zu sich selbst über die emotionale Vervollständigung von Unabgeschlossenem erhöht die psychobiologische Energie, die dann im Erwachsenenleben für die Selbstaktivierung zur Verfügung steht. Dieser zweite Schritt im Rahmen dieses Prozesses mündet dann in den dritten Schritt, in dessen Mittelpunkt die Unterstützung des verkörperten Erwachsenenbewusstseins steht. In dem Umfang, in dem Klient*innen damit vorankommen, mit bislang unbewältigten emotionalen Reaktionen abzuschließen, stellen sie zunehmend eine neue Beziehung zu sich selbst her – einen Umgang, der die Möglichkeit einer zunehmenden Wahrnehmung von innerer Freiheit unterstützt.

Schritt 3: Unterstützen einer neuen Beziehung zu unbewältigten emotionalen Konflikten

Schritt 3 des NARM-Modells zur emotionalen Vervollständigung fördert die Integration der kraftvollen Lebensenergie, die primären Emotionen letztlich innewohnt. NARM baut auf Containment, was bedeutet, dass wir unsere Klient*innen dabei unterstützen, ihren primären Emotionen gegenüber auf verkörperte Weise präsent zu bleiben. Der Ansatz konzentriert sich darauf, neue Wege des Umgangs mit den eigenen inneren Zuständen anzubieten, die eine erhöhte psychobiologische Kapazität und Desidentifikation mit sich bringen.

In NARM unterscheiden wir zwischen dem Ausdruck und der Vervollständigung von Emotionen. Wir verwenden keine Interventionen, die zu Ausdruck, Entladung oder Katharsis von Emotionen anregen. Zwar kann es für Klient*innen ein bereicherndes Gefühl sein, heftige emotionale Reaktionen auszudrücken, aber dies kann auch erfolgen, ohne der emotionalen Energie mit wacher Präsenz zu begegnen und sie zu integrieren. Bei NARM lernen Klient*innen dagegen, sich der lebensbejahenden Energie dieser tief gehenden und machtvollen Affekte auszusetzen und sie in sich zu halten. Wir vertrauen darauf, dass sich dann, wenn die Person die in ihren primären Emotionen vorhandene Energie integriert, ihre Beziehung zu sich selbst und anderen verändert, was ihr mehr Möglichkeiten gibt, mit ihren gegenwärtigen Bedürfnissen umzugehen und ihre authentischen Emotionen auszudrücken.

Unbewältigte Emotionen sind der Klebstoff, der dafür sorgt, dass die schambasierten Identifikationen und Überlebensstrategien bestehen bleiben. Zu einer Vervollständigung dieser primären Emotionen kommt es dann, wenn Klient*innen in der Lage sind, die emotionale Energie als ihre eigene anzuerkennen, sie zu fühlen und zu integrieren. Dadurch löst sich der Kleber auf und alte Identifikationen und Überlebensstrategien verändern sich. Die Selbstorganisation erhöht sich, während der oder die Betroffene eine neue Art und Weise findet, das innerlich Erlebte zu strukturalisieren – weg von Selbstbeschämung und Selbstablehnung, hin in Richtung von mehr Akzeptanz und Mitgefühl sich selbst gegenüber.

So zum Beispiel hatte ein Klient kurz vor seiner Therapiesitzung erfahren, dass sein Partner ihn wieder einmal betrogen hatte – mittlerweile war es das dritte (ihm bekannte) Mal in ihrer fünfjährigen Beziehung. Bei seinen früheren Versuchen, mit derartigen Erfahrungen umzugehen, wo er sich verletzt und verraten fühlte, hatte er alle möglichen Strategien angewandt, nicht an seine Wut zu rühren, indem er hauptsächlich sich selbst die Schuld gab und schnell in Hoffnungslosigkeit und Resignation versank. Als er über den NARM-Prozess Unterstützung dafür erfuhr, über seine Reaktion auf diese aktuelle Erfahrung zu reflektieren, gelang es ihm, einen neuen Umgang mit ihr zu finden. Obwohl zunächst einmal Selbstbeschuldigungen zum Vorschein kamen, konnte der Therapeut dem Klienten helfen, für sich eindeutig zu benennen, dass er wirklich wütend war (Schritt 1). Als er eingeladen wurde, über die Intention dieser Wut zu reflektieren (Schritt 2), konstatierte er: »Das habe ich nicht verdient.« Auf die Einladung hin, wahrzunehmen, wie es für ihn war, das zu sagen (Schritt 3), sagte er wie aus der Pistole geschossen: »Selbstbewusst!« Der Therapeut fragte ihn, was er sonst noch daran wahrnahm, sich selbstbewusst zu fühlen, und er gab zurück: »Ich fühle mich mehr zur Ruhe gekommen, im Gleichgewicht, stärker. Nach dem Motto: ›Ich schaffe das!‹« Während er früher die Schuld bei sich selbst gesucht und die Verfehlungen ignoriert hatte – sein Mantra lautete immer: »Verzeihen, vergessen und loslassen« –, hatte er jetzt das Gefühl, mit neuen Möglichkeiten ausgestattet an diese Situation herangehen zu können.

Die Aussage dieses Klienten: »Das habe ich nicht verdient« und sein verkörpertes Selbstbewusstsein spiegeln einen Wandel in ihm: heraus aus schambasierten Identifikationen, vom kindlichen Bewusstsein ins Erwachsenenbewusstsein. Statt sich durch die Brille von Scham und Selbsthass zu betrachten und das Gefühl zu haben, er hätte das Schlimme, was ihm widerfahren war, verdient, konnte er präsent bleiben für seine persönliche Wahrheit und zu ihr stehen. Obwohl er weiterhin unsicher war, was er im Hinblick auf seinen Partner tun sollte, stand er nicht mehr unter dem Zwang, vor seinen authentischen Gefühlen davonzulaufen. Er sagte, es sei für sein Empfinden »lebensverändernd«, Zutrauen zu sich selbst zu haben in dem Wissen, dass er sein Bestes tun würde, und was auch geschehen würde, er wäre okay.

Schritt 3 des Modells zur emotionalen Vervollständigung überschneidet sich mit der vierten Säule, bei der wir Klient*innen darin unterstützen, psychobiologische Veränderungen mit wacher Präsenz zu verfolgen. Wir nutzen somatische Achtsamkeit, gezielte Entschleunigung und Einladungen zur Selbstreflexion, um Klient*innen zu helfen, die Ausdehnung aushalten zu lernen, die mit dem Fühlen ihrer authentischen Emotionen einhergeht. Das kann über etwas ganz Simples laufen wie die Frage: »Ist es in Ordnung für Sie, sich der Trauer in diesem Moment einfach einmal auszusetzen?« Mitunter werden wir vielleicht auch konkreter mit unseren Fragen, etwa: »Was nehmen Sie innerlich jetzt wahr, wo Sie sich diese Zeit gönnen, um in Ihre Trauer hineinzuspüren?« Und manchmal werden wir vielleicht auch sehr konkret, zum Beispiel: »Sie haben erwähnt, dass es sich eigentlich gut anfühlt, Ihre Trauer zu empfinden – wo genau nehmen Sie diese guten Gefühle in Ihrem Körper wahr?«

Die Energetik emotionaler Reaktionen, vor allem Wut und Trauer, hat große Kraft. Wenn jemand diese Ausdehnung von Energie zu erfahren beginnt, kann das Ganze schnell kippen und die Erfahrung kann als belastend oder überwältigend erlebt werden. Um diese emotionale Ladung zu bewältigen, kommt es dann oft zu Verhaltensweisen in Richtung Ein- oder Ausagieren. Aus therapeutischer Sicht können wir diese Bewegung von primären Emotionen zu alten Strategien als Teil des Fokus der vierten Säule auf das Beobachten von Kontakt und Nicht-Kontakt antizipieren. Wenn Klient*innen in Kontakt mit ihren primären Emotionen kommen, greifen sie oft auf alte Strategien zurück, um sich vom Kontakt abzuschneiden. In solchen Situationen können wir Bemerkungen einflechten wie: »Während Sie also Ihre Wut mitbekommen, fangen Sie an, sich einzureden, Wut sei reine Zeitverschwendung und Sie müssten sich einfach darauf konzentrieren, positiv zu sein. Wie ist es für Sie, beides wahrzunehmen: Ihre Wut und den Impuls, sich von ihr zu entfernen?« Selbst wenn jemand nur für einen kurzen Moment bei der emotionalen Energie verweilen kann, betrachten wir diese Momente als Gelegenheiten, zunehmend die Fähigkeit aufzubauen, sich dem Erfahren der eigenen Lebensenergie auszusetzen.

Wenn jemand in der Lage ist, bei der verkörperten Begegnung mit seinen primären Emotionen länger präsent zu bleiben, erhöht das die Affekttoleranz. Das wiederum vertieft die Fähigkeit, sich einer großen Bandbreite an Affekten auszusetzen, bis hin zu komplexen und sogar gegensätzlichen emotionalen Zuständen. So zum Beispiel können erwachsene Klient*innen, denen als Kinder von ihren Bezugspersonen Schlimmes zugefügt wurde, eine tiefe Heilung erfahren, wenn sie sich mit wacher Präsenz länger ihren komplexen und widerstreitenden Gefühlen gegenüber ihren Bezugspersonen aussetzen können. Wenn die Person lernt, bei ihrer Liebe, Wut und Trauer im Hinblick auf ihre frühkindlichen Bezugspersonen verweilen zu können, ohne in die Abspaltung zu gehen und ein Vermeidungsverhalten oder andere Strategien einzusetzen, um von ihren primären Emotionen wegzukommen, werden Traumalösung und Heilung möglich.

In NARM liegt unser Schwerpunkt darauf, Klient*innen dabei zu unterstützen, zunehmend mehr Ladung und Lebendigkeit zu tolerieren – eine Fähigkeit, die wir im Laufe der Sitzungen anhand des NARM-Persönlichkeitsspektrums verfolgen. Es dient der Einschätzung der psychobiologischen Kapazität und wird in Kapitel 9 näher vorgestellt. In der Wiederaneignung verdrängter, abgelehnter und abgespaltener Anteile von uns selbst liegt tiefe Heilung. Der Prozess der emotionalen Vervollständigung verleiht Klient*innen das innere Wissen, dass sie für ihre emotionalen Reaktionen präsent bleiben können – selbst wenn diese überaus intensiv und übermächtig sind. Statt dass die Lebensenergie dann in langjährige Strategien und Symptome umgeleitet wird, steht mehr Energie für expansive, herzvolle menschliche Zustände wie In-Kontakt-Sein, Freude, Vergnügen, Liebe, Intimität, Kreativität, Selbstvertrauen, Mitgefühl, Humor, Spiel, Dankbarkeit und ein Gefühl von Lebendigkeit zur Verfügung.

Reflexionsübung

Wir laden Sie ein, sich einmal die Zeit zu nehmen, über Ihre Beziehung zu den folgenden emotionalen Zuständen zu reflektieren:

1. In-Kontakt-Sein
2. Mitgefühl
3. Selbstvertrauen
4. Hoffnung
5. Spiel / Humor
6. Vergnügen
7. Lebendigkeit
8. Dankbarkeit

Während Sie sich diese Fragen durch den Sinn gehen lassen, laden wir Sie ein, wahrzunehmen, was in Ihren Gedanken, Ihren Emotionen und Ihrem Körper vor sich geht.

Therapeutische Grundsätze für das NARM-Modell zur emotionalen Vervollständigung in Kurzform

Das NARM-Modell zur emotionalen Vervollständigung unterstützt Klient*innen:

1. sich ihre primären Emotionen anzueignen.
2. die implizite Intention in ihren Emotionen zu verstehen.
3. mit wacher Präsenz die Energie wahrzunehmen, die der Emotion innewohnt, und sie in sich halten zu können, ohne Ausrichtung auf Ausdruck, Entladung oder Katharsis.

Praktische Übung zum NARM-Modell zur emotionalen Vervollständigung

Wir laden Sie ein, mit einem Klienten – oder zunächst einmal mit jemandem aus Ihrem Freundes-, Bekannten- oder Kollegenkreis, wenn Ihnen das lieber ist – die folgenden Schritte durchzuspielen:

1. Bitten Sie Ihr Gegenüber, über eine fordernde Beziehungserfahrung zu reflektieren, die diese Person in neuerer Zeit erlebt hat, und fragen Sie, ob sie irgendeine Emotion identifizieren kann, die mit dieser nicht ganz einfachen Beziehungsdynamik zusammenhängt.
2. Wenn die andere Person eine solche Emotion benennen kann, fragen Sie sie, was diese Emotion möglicherweise über diese Erfahrung kommuniziert.
3. Während sie über die Botschaft dieser Emotion reflektiert, laden Sie sie ein, wahrzunehmen, wie sie sich innerlich fühlt – wie es für sie ist, derart präsent ihren innerlichen Zustand mitzubekommen.

8. Das NARM-Beziehungsmodell

»Lerne zu unterscheiden, wie deine Intuition klingt, die dich leitet, und was nach deinen Träumen klingt, die dich in die Irre führen.«

Unbekannt

Zwar geht es in diesem Kapitel in erster Linie um die Beziehung zwischen Klient*innen und Therapeut*innen, doch lässt sich dieses Modell auch auf sonstige Beziehungen jeder Art anwenden. Wir laden Sie ein, beim Lesen dieses Kapitels darüber zu reflektieren, wie Sie das NARM-Beziehungsmodell auch in anderen beruflichen und persönlichen Beziehungen unterstützen könnte.

Wo Therapeut*innen oft in eine Sackgasse geraten

Das R in NARM – die relationale Seite, hier die Beziehung zwischen Therapeut*innen und Klient*innen – ist für die Wirksamkeit dieser Arbeit zentral, wie in diesem Kapitel immer wieder geschildert wird. Wir arbeiten auf vielfältigen Ebenen unbewältigter Beziehungstraumen und die therapeutische Beziehung ist ein zentrales Element bei der Wiederherstellung eines gesunden Beziehungslebens. Natürlich macht dies die Arbeit noch komplexer, als sie ohnehin schon ist, aber es erhöht auch das dynamische Sich-Einlassen aufeinander beim Therapieprozess. Wir können lernen, die therapeutische Beziehung wirksam dazu einzusetzen, tief eingegrabene psychobiologische Muster zu verändern. Das Augenmerk auf die Beziehungselemente zu richten, erweckt den Veränderungsprozess zum Leben.

Das NARM-Beziehungsmodell bietet Therapeut*innen eine Herangehensweise, die auch ihr eigenes Wohlbefinden erhöht. Viele besuchen unsere Weiterbildungen, weil sie das Gefühl haben, mit Klient*innen nicht weiterzukommen. Sie wissen vielleicht nicht, was sie mit bestimmten Personen tun oder was sie ihnen sagen könnten. Sie haben das Gefühl, ihre Interventionen zeigten keine Wirkung. Sie suchen die Schuld daran vielleicht bei sich selbst – sie seien als Therapeut*innen eben nicht gut genug. Vielleicht suchen sie die Schuld auch bei ihren Klient*innen, die nicht gut genug seien. Ihre Schwierigkeiten können bewirken, das sie ständig Verwirrung, Zweifel und innere Not erleben. Das innerliche Erleben von Therapeut*innen, herkömmlicherweise als Gegenübertragung bezeichnet, enthält eine Menge Informationen zu dem, was sich innerhalb der therapeutischen Beziehung abspielt.

Die Realität sieht ganz einfach so aus, dass die Arbeit mit Klient*innen, wenn wir auf dem Gebiet von Komplextraumatisierungen tätig sind, oft kompliziert und fordernd ist. Unsere Klient*innen kommen mit komplexen Vorgeschichten bei uns an. Viele von uns therapeutisch Tätigen bringen unsererseits eine komplexe Vorgeschichte mit. Und dann stellen wir eine Beziehung zwischen zwei komplexen Menschenwesen her. Diese Gemengelage aus unbewältigten Traumen unserer Klient*innen und unseren eigenen ergibt ein potenziell sehr forderndes Beziehungsfeld. Mit dieser Komplexität zu jonglieren, kann Therapeut*innen oft an Punkte bringen, wo sie das Gefühl haben, nicht weiterzukommen. Sie fühlen sich frustriert und hilflos. Aus unserer Sicht sind diese Gefühle gar nicht das Problem – ein Problem haben wir dann, wenn Therapeut*innen versuchen, diese Gefühle klein zu reden, zu leugnen oder ihnen auszuweichen. Wir betrachten das Feststеcken, die Frustration und Hilflosigkeit als Botschaften, auf die wir hören und von denen wir lernen können. Wenn wir als Therapeut*innen in der Lage sind, offen und neugierig mit dem innerlich Erlebten in Kontakt zu bleiben, sehen wir die Gegenübertragung als sehr nützlichen Aspekt bei der Heilung komplexer Traumen.

Ganz gleich, in welchem Land oder in welchem Umfeld wir als Dozenten unterwegs sind – es gibt einen roten Faden, der sich bei so vielen professionellen Helfer*innen durchzieht, die an unseren Weiterbildungen teilnehmen: Alle arbeiten so richtig hart. Wir sprechen dabei von einer Anstrengung, die das Erleben von Therapeut*innen kennzeichnet, die sich bei ihrer Arbeit extreme Mühe geben, sich auf unterschiedliche Weise antreiben und unter Druck setzen – und manchmal auch ihre Klient*innen antreiben und unter Druck setzen. Für viele therapeutisch Tätige war dieser Drang, Probleme zu lösen und zu beheben, ja genau das, was sie überhaupt zu diesem Berufsfeld geführt hat. Therapeut*innen sind tendenziell gut in Derartigem. Viele von ihnen sind damit aufgewachsen, diejenigen zu sein, an die man sich wenden konnte, wenn man Probleme hatte. Sie fanden einen Wert darin, für andere da zu sein. Aber für andere da zu sein, ist wenigsten teilweise eine Kompensation und eine Strategie, um sich mit den eigenen Bedürfnissen nicht auseinandersetzen zu müssen, und ein Weg, sich »Liebe zu verdienen«. Wie gehen Therapeut*innen mit der Komplexität und mitunter der Hilf- und Hoffnungslosigkeit um, mit der sie bei der Therapie konfrontiert sein können? Oft so, dass sie sich doppelt so viel Mühe geben. Sie strengen sich noch mehr an.

In den Vereinigten Staaten berichtet Jahr für Jahr ein hoher Prozentsatz von therapeutisch Tätigen von dem Gefühl, ausgebrannt zu sein. Compassion Fatigue, eine Fürsorgemüdigkeit und Erschöpfung des Mitgefühls, die Burn-out wie auch eine Sekundärexposition im Hinblick auf traumatische Belastungen umfasst, ist in unseren Kreisen ein sehr reales Berufsrisiko. Das NARM-Beziehungsmodell zielt darauf ab, das Sicheinlassen auf das Gegenüber in der Therapie zu fördern und dabei gleichzeitig die Gefahr einer Compassion Fatigue zu minimieren. Wenn wir die Komplexität nicht verstehen, die damit verbunden ist, auf der Beziehungsebene mit Menschen zu arbeiten, die sich mit unbewältigten Entwicklungs- und Beziehungstraumen herumschlagen, laufen wir Gefahr, uns selbst auszubrennen und dabei sogar unseren Klient*innen zu schaden.

Reflexionsübung

Wir laden Sie ein, sich ein paar Minuten Zeit für eine Reflexion über Folgendes zu nehmen:

1. Warum haben Sie sich dafür entschieden, therapeutisch tätig zu werden oder einen Helferberuf zu wählen?
2. Gab es irgendwelche frühen Lebenserfahrungen, die Sie bei Ihrer Berufswahl beeinflusst oder inspiriert haben könnten?
3. Was haben Sie aus Ihren frühen Lebenserfahrungen gelernt, was Sie dabei unterstützt, wirksam in diesem Beruf tätig zu sein?
4. Was haben Sie aus Ihren frühen Lebenserfahrungen gelernt, was es Ihnen erschweren könnte, in diesem Beruf tätig zu sein?

Während Sie sich diese Fragen durch den Sinn gehen lassen, laden wir Sie ein, wahrzunehmen, was sich in Ihren Gedanken, Ihren Emotionen und Ihrem Körper abspielt.

Viele Therapeut*innen haben in ihrer Kindheit selbst Hilflosigkeit erlebt. Wir haben vielleicht von früh an gelernt, so richtig gut darin zu werden, ganz feine Antennen für unser Umfeld zu entwickeln und die Gedanken anderer zu lesen. Fähigkeiten dieser Art vermitteln dem Kind ein Gefühl von Kontrolle. Hinter diesen Fähigkeiten steckt jedoch oft ein profundes Gefühl von fehlender Kontrolle und von Hilflosigkeit. Schließlich konnten die meisten Kinder – was sie auch tun mochten – nichts an ihrem Umfeld ändern.

Unsere frühe Erfahrung von Hilflosigkeit hat uns als Erwachsene vielleicht dazu inspiriert, anderen helfen zu wollen. Als Therapeut*innen, die wir ja meist ebenfalls in unserer frühen Lebenszeit Hilflosigkeit erfahren haben, kann es unsere eigene Hilflosigkeit triggern, wenn wir uns auf unsere Klient*innen einstimmen. Wir stellen vielleicht infrage, ob wir dieser Person wirklich helfen können. Viele Klient*innen sind fest davon überzeugt, ganz grundlegende Makel zu haben, an denen sich nichts ändern lässt. Sie glauben vielleicht nicht, dass Sie – oder überhaupt jemand – ihnen helfen kann. Die von uns selbst erlebte Hilflosigkeit kann sich dann mit der unserer Klient*innen mischen und zu einer Situation führen, wo wir das Gefühl haben, mit der Therapie nicht weiterzukommen.

Für uns als Therapeut*innen ist es unabdingbar, unsere eigene Hilflosigkeit anzuerkennen, um uns den realen Grenzen stellen zu können, die wir mit Klient*innen erleben. Die ganz elementare Wirklichkeit sieht so aus, dass wir nicht allen helfen können, so schwer es auch sein mag, das zu akzeptieren. Außerdem sind wir vielleicht nicht für jeden Klienten und jede Klientin der richtige Therapeut bzw. die richtige Therapeutin. Therapeut*innen können sich immens unter Druck setzen, für alle Klient*innen da zu sein und ihre Bedürfnisse zu erfüllen. Sie können sich schwertun, ganz reale Grenzen zu akzeptieren, an die sie vielleicht stoßen. Mitunter setzen Therapeut*innen eine Beziehung zu Klient*innen um jeden Preis fort. Wenn sie nicht in der Lage sind, sich die eigene Hilflosigkeit einzugestehen, fallen sie in alte Überlebensstrategien zurück, die massive Auswirkungen auf ihre Gesundheit und ihr Wohlbefinden haben können.

Es gibt den alten Witz: »Wie reguliert man einen Therapeuten? Man setze einen Klienten vor ihn.« Sich um andere zu kümmern als Weg, für uns selbst zu sorgen, ist eine alte Überlebensstrategie, die uns an einem bestimmten Punkt in unserem Leben geholfen hat. Für viele von uns war das auch eine Motivation, überhaupt therapeutisch tätig zu werden. Eben diese Fähigkeiten, die wir als Kinder so hervorragend beherrschten, können für uns als Menschen, die sich das Helfen zum Beruf gemacht haben, ziemliche Folgen haben.

Therapeutische Fähigkeiten, die uns dabei unterstützen, offen zu sein für das Leiden des Gegenübers und die entsprechenden Antennen zu haben, sind das, was irgendwann schließlich zu Burn-out und Compassion Fatigue beitragen kann. Als Therapeut*innen geraten wir damit in eine Zwickmühle, weil genau das, worin wir so gut sind – uns auf Menschen einzulassen und auf sie einzugehen – mit daran beteiligt sein kann, dass wir mitunter das Gefühl haben, nicht weiterzukommen und uns frustriert, hilflos und überfordert zu fühlen. Wir wissen zwar, dass wir unsere therapeutischen Fähigkeiten mit den allerbesten Absichten in den Dienst derer stellen, die zu uns kommen. Allerdings vertreten wir in NARM die Sichtweise, dass diese Fähigkeiten, sofern wir die treibende Kraft hinter ihnen nicht verstehen, eine wirksame beziehungsorientierte Therapie stören können.

Für uns als Angehörige von Helferberufen ist es wichtig, uns darüber im Klaren zu sein, worauf unsere Impulse, anderen hilfreich zur Seite zu stehen, zurückgehen. Die Intention zu kennen, die hinter einer Intervention steht, ist wichtig. Wenn wir mit einem Klienten zusammensitzen, können wir uns fragen: Woher kommt mein Impuls, helfen zu wollen? Woher weiß ich eigentlich so genau, welche Art von Hilfe dieser Mensch von mir braucht? Versuche ich in meinem Bemühen, zu helfen, Gefühle zu meiden oder als irrelevant abzutun? Was ist die Intention hinter dieser Intervention? Wie mag sich diese Intervention auswirken?

Der empathiegetriebene Impuls, dabei zu helfen, das Leiden anderer zu lindern, ist bei uns Menschen stark ausgeprägt. Empathie wird von den Schaltkreisen des sozialen Gehirns aktiviert, um uns mit der resonanzgeprägten, gefühlten Erfahrung von dem zu erfüllen, was unser Gegenüber gerade erlebt. Wir profitieren von Empathie dahingehend, dass wir Dank ihrer andere dort abholen können, wo sie sind. Dass wir uns auf einer tiefergehenden Ebene gewahr sind und verstehen, was andere gerade erleben. Daneben erlaubt sie uns, von anderen beeinflusst zu werden, und bietet Gelegenheiten für Zustände der Sicherheit, des Kontakts und miteinander geteilter Freuden.

Reflexionsübung

Für diese Übung benötigen Sie einen Partner. Es gibt mehrere Namen für sie: mitunter sprechen wir vom Spiegelneuronen-Tanz, dann wieder vom Einstimmungstanz oder Resonanztanz.

1. Entscheiden Sie mit der anderen Person, wer führt und wer spiegelt.
2. Nachdem die Rollenverteilung klar ist, hat die Person, die führt, fünf Minuten Zeit dafür, sich so frei, wie sie möchte, in ihrer Umgebung zu bewegen.
3. Die Aufgabe des »Spiegels« besteht einfach darin, Verhaltensweisen und Ausdrucksformen der führenden Person zu verfolgen und nachzuahmen. Um den Fokus ganz auf das innerlich Erlebte zu lenken, schweigen besser beide.
4. Wenn Sie fertig sind, erkundigen Sie sich zuerst, wie es sich für die Person, die geführt hat, angefühlt hat, gespiegelt zu werden. Was ist Ihnen (als der Person, die die Führung hatte) an der Spiegelung aufgefallen? Was haben Sie vor allem bemerkt, als Ihr Partner (der Spiegel) mit Ihnen im Einklang war im Vergleich zu Momenten, wo das nicht zutraf? Wie wirkte sich dies auf Ihr inneres Erleben aus?
5. Erkundigen Sie sich dann bei Ihrem Spiegel, wie es sich angefühlt hat, der Spiegel zu sein. Was ist dem Spiegel dabei aufgefallen, sich auf Sie einzustimmen und Ihnen zu folgen? Was spielte sich beim Spiegel innerlich ab? Versuchte er angestrengt, es richtig zu machen? Bewertete oder kritisierte er sich selbst, wenn er das Gefühl hatte, etwas falsch zu machen? Konnte er präsent für das sein, was in ihm selbst vorging, und sich gleichzeitig auf sein Gegenüber einlassen?
6. Nachdem Sie wechselseitig nachgehört haben, tauschen Sie die Rollen und spielen den gesamten Ablauf in Ihren neuen Rollen durch.

Auch wenn Empathie im Allgemeinen als grundlegender Bestandteil jeder wirksamen Unterstützung gilt, müssen Therapeut*innen vorsichtig sein, was den Sog einer unkontrollierten Empathie anbelangt. Unkontrollierte Empathie kann aussehen und sich so anfühlen wie Fürsorge; die treibende Kraft dahinter können jedoch Impulse sein, tiefen Gefühlen auszuweichen, vor allem solchen der Hilflosigkeit. Wir sind immer dann anfällig für ein Gefühl der Hilflosigkeit, wenn wir Empathie mit dem Leid eines anderen, aber keinen Einfluss darauf haben. Viele von uns, die frühe Traumen erlebt haben, führt dies geradewegs wieder in die eigene Angst vor Hilflosigkeit. Wir fragen uns vielleicht: Wie kann ich mit dem Leid anderer umgehen? Schaffe ich es, präsent zu bleiben? Oder versuche ich geradezu zwanghaft, etwas zu ändern?

Zu den Hauptrisiken unkontrollierter Empathie gehört eine übermäßige Identifikation mit unseren Klient*innen und dem, was sie durchmachen. Wir können ein Verschwimmen der Grenzen erleben – Schwierigkeiten damit, unsere Gefühle von denen unserer Klient*innen zu unterscheiden. Wir beginnen uns vielleicht übermäßig verantwortlich für unser Gegenüber zu fühlen, fokussieren uns beharrlich oder sogar zwanghaft auf sein Wohl. Dieses übermäßige Verantwortungsgefühl kann zu einer Infantilisierung unserer Klient*innen führen und bei ihnen eine ungesunde Abhängigkeit von uns mit sich bringen. Über unkontrollierte Empathie zu reflektieren, ist wichtig, um sicherzustellen, dass wir nichts an unseren Klient*innen ausagieren. Und ebenso wichtig ist es, dafür zu sorgen, dass wir nicht einagieren und uns nicht gegen uns selbst richten.

Wir möchten an dieser Stelle zwei Beispiele von professionell Helfenden schildern, die uns alle beide aufgrund eines Burn-outs aufsuchten, was die Gefahren unkontrollierter Empathie verdeutlicht. Die erste Person war ein Therapeut in eigener Praxis, der irgendwann bei seinen Sitzungen mit Klient*innen immer wieder zu überziehen begann. Er entwickelte Schuldgefühle im Hinblick darauf, die Sitzung zu beenden, und wollte den Klient*innen noch mehr Zeit geben. Das führte dazu, dass der Therapeut am Abend und am Wochenende berufliche Telefonate führte, E-Mails schrieb und SMS-Nachrichten beantwortete. Anfangs hatte er noch das Gefühl, seinen Klient*innen zu helfen, indem er für sie da war. Aber bald wurde die Erwartung, für sie da sein zu müssen, komme was da wolle, für ihn zur Belastung. Das Ganze gipfelte in einer Klientin, die sagte, sie bräuchte noch mehr Zeit mit ihm, und dann begann, ihn zu Hause aufzusuchen und ihm an öffentlichen Orten nachzustellen. Er begab sich selbst in Therapie, da sein Unvermögen, Grenzen zu setzen, Auswirkungen auf sein persönliches Leben hatte. Er gestand, dass er sich ernsthaft mit dem Gedanken trug, die Praxis zu schließen und sich einen neuen Beruf zu suchen.

Das andere Beispiel ist das einer Klientin, die im Sozialdienst tätig war und der man im Rahmen einer Beurlaubung wegen Überlastung zur Auflage gemacht hatte, Therapiestunden zu nehmen. Sie war extrem engagiert im Hinblick auf ihre Arbeit, mit der sie den vulnerabelsten Menschen in ihrer Gemeinde zu Diensten war. Bei ihrer ersten Sitzung berichtete sie stolz, wie viele Urlaubs- und Krankheitstage sie schon angehäuft und nie genutzt hatte. Und doch: Jetzt fiel sie wegen Überlastung aus. Sie selbst hatte als Kind mit Sozialeinrichtungen zu tun gehabt und sagte, sie könne keine Ruhe finden, wenn sie wüsste, dass auch nur ein Kind nicht in Sicherheit sei. Obwohl unverkennbar war, dass sie ein großes Herz hatte, großzügig und fürsorglich war, hatte ihre fehlende Fähigkeit, auch für sich selbst zu sorgen, ernste emotionale und körperliche Gesundheitsprobleme nach sich gezogen. Beurlaubt zu sein, vergrößerte ihre innere Not noch, da sie so außerstande war, die Arbeit zu tun, die für sie Berufung war. Sie sagte selbst: »Die Empathie bringt mich noch um.«

Viele therapeutisch Tätige identifizieren sich damit, dem Bild der fürsorglichen, eingestimmten Therapeut*innen zu entsprechen, die unermüdlich arbeiten, um ihren Klient*innen zu helfen. Diese Identifikation bewirkt, dass sie sich schwertun, zu erkennen, wann ihr therapeutisches Eingehen auf Ihr Gegenüber von unkontrollierter Empathie geleitet ist. Wir wollen definitiv nicht den Schluss nahelegen, dass sich Therapeut*innen distanziert, unnahbar und unbeteiligt geben sollten. Wir glauben, dass es sogar grundlegend ist, dass sie einen Kontakt mit ihren Klient*innen unterhalten, der von Wärme, Anteilnahme und aktivem Engagement geprägt ist. Dennoch müssen sie hier die entsprechende Balance finden: einerseits ihren Klient*innen von einem Ort authentischer Fürsorge und echten Mitgefühls her zu begegnen und andererseits die Agency des Klienten oder der Klientin und ihre eigene Selbstfürsorge zu respektieren. Und sollten Klient*innen mehr an Leistungen oder Zeit benötigen, als der Therapeut oder die Therapeutin bieten kann, ist es grundlegend, dass unkontrollierte Empathie nicht das Berufsethos trübt. Hierzu kann auch gehören, dass sich der Therapeut um Supervision, Therapie und Weiterbildung für sich selbst kümmert, den Klient*innen zusätzliche Ressourcen empfiehlt oder einen Plan für einen guten Übergang aufstellt, wenn an eine geeignete Stelle weiterverwiesen werden soll.

Reflexionsübung

Hilflosigkeit: Wir laden Sie ein, sich ein paar Momente Zeit zu nehmen, um über Folgendes zu reflektieren:

1. Hilflosigkeit und Ihre Beziehung zu Ihrer eigenen Hilflosigkeit.
2. Weisen, auf die sich eine unbewusst von Ihnen erlebte Hilflosigkeit auf Ihren therapeutischen Umgang mit Ihren Klient*innen auswirken könnte.
3. Wir laden Sie ein, sich ein paar Momente Zeit zu nehmen, um darauf zu achten, wie Sie sich insgesamt fühlen – vor allem, mit welchen Gefühlen Sie sich selbst begegnen.

Empathie: Wir laden Sie ein, sich einige Momente Zeit zu nehmen, um über Folgendes zu reflektieren:

1. Empathie und die diversen Weisen, auf die Sie in Ihrem Leben Empathie erfahren und zeigen.
2. Weisen, auf die sich Ihre Empathie auf Ihre therapeutische Begegnung mit Ihren Klient*innen auswirken könnte.
3. Wie Sie sich insgesamt fühlen – vor allem, mit welchen Gefühlen Sie sich selbst begegnen.

Hilflosigkeit + Empathie: Wir laden Sie ein, sich einige Momente Zeit zu nehmen, um:

1. gezielt zu unterscheiden zwischen der von Ihnen erlebten Empathie und Ihrem dringenden Bedürfnis, etwas mit ihr zu »machen«.
2. zu überlegen, auf welche Weisen dies für Sie als Therapeut ins Spiel kommen könnte.
3. sich gewahr zu werden, wie Sie sich insgesamt fühlen – vor allem, mit welchen Gefühlen Sie sich selbst begegnen.

Für einige Therapeut*innen fühlt es sich zu neutral an, wenn sie nicht aus unkontrollierter Empathie heraus führen. Es wirkt für sie zu distanziert, so als lägen Ihnen die Klient*innen nicht genug am Herzen, und dann erliegen sie dem Sog, sich um die Person zu kümmern oder sie anzufeuern. Wir wollen Therapeut*innen, die das Bedürfnis verspüren, ihre Empathie zu zeigen, daran erinnern, dass eine sorgende Präsenz nicht durch das kultiviert wird, was wir tun, sondern damit steht und fällt, wer wir als Mensch sind. In einem Helferberuf tätig zu sein, sollte keine Aufführung sein. Es ist die Qualität des hergestellten Kontakts zu uns selbst und anderen, die ein bedeutsames Miteinander und therapeutische Wirksamkeit herstellt. Mit anderen Worten, unsere therapeutische Präsenz entsteht nicht aus unserem Tun, sondern aus unserem Sein heraus. Aus dem Sein heraus kommen Präsenz, Neugier, Empfänglichkeit, Einstimmung und die Fähigkeit zum Vorschein, uns beim Kontakt mit unseren Klient*innen ein offenes Herz zu bewahren.

Der Einsatz des NARM-Beziehungsmodells

> »Einfach präsent zu sein, zugänglich und in sich stimmig – als Mensch aus Fleisch und Blut da zu sein – das ist es, was unsere Klienten am meisten brauchen ... Präsenz muss bei der Behandlung unsere grundlegende Ausrichtung sein. Es mag immer wieder die Versuchung bestehen, vor dem zurückzuschrecken, was uns eine echte Beziehung abverlangt, und uns in die Sicherheit einer wie auch immer gearteten Technik zu flüchten. Doch diesbezüglich heimzukehren zu dem, was menschliche Beziehungen wirklich bedeuten, so schwierig sie mitunter auch sein mögen, das wird Klient und Therapeut gleichermaßen aufatmen lassen. Es ist der eigentliche Zement, der die ganze restliche Behandlung zusammenhält.«[53]
>
> *Stephen Johnson*

Eines ist klar: In der heutigen Psychotherapie wimmelt es von hochempathischen Menschen. Anders sollte es auch nicht sein. Dennoch kann unkontrollierte Empathie, wie bereits erklärt, Therapeut*innen auf die falsche Spur bringen und bei Klient*innen das Gefühl hinterlassen, sich auf fundamentale Weise missverstanden und sogar schlecht behandelt zu fühlen. Stellen Sie sich zum Beispiel eine Klientin in großer innerer Not vor, die mit Schmerzsymptomen zu kämpfen hat. Diese Klientin kommt zu einer Therapeutin, die darin geübt ist, feine Antennen für ihre Klient*innen zu haben. Die Therapeutin stimmt sich also auf die tiefe innere Not und den Schmerz der Klientin ein und geht von dort aus sofort dazu über, diverse therapeutische Fähigkeiten umzusetzen, um etwas an den Symptomen der Klientin zu ändern. Klingt vielleicht gar nicht so schlecht. Die Therapeutin versucht, ihrer Klientin zu helfen, den Leidensdruck zu lindern. Doch Klienten sind keine Objekte, die man einfach so repariert. Die Beziehung ist für den Heilungsprozess zentral. Kommt der Sprung in Richtung »Heilemachen« zu schnell, kann es gut sein, dass wichtige Schritte auf dem Weg dorthin übersprungen werden. Und ohne diese Schritte kann es sehr gut sein, dass die Therapeutin die eigene Gegenübertragung an der Klientin ausagiert.

Das Beziehungsmodell von NARM unterstützt eine therapeutische Präsenz, indem Seins-Zustände zwischen Therapeut*innen und Klient*innen kultiviert werden. Es fördert einen Prozess der Intersubjektivität. Obwohl wir ein klar umrissenes Modell vorstellen, möchten wir anregen, sich nicht unter Druck zu setzen, alles richtig zu machen. Es handelt sich nicht um ein Verfahren nach Schema F, sondern um einen verkörperten, dynamischen Prozess, der als Unterstützung dabei gedacht ist, sich im Rahmen Ihrer 50:50-Balance Klient*innen gegenüber mehr zu zeigen.

Im Sinne größerer Klarheit und um das Lernen zu vereinfachen, haben wir einen ganzheitlichen interpersonellen Prozess dekonstruiert und auf klar abgrenzbare innere Zustände heruntergebrochen, die zwischenmenschliche Fähigkeiten prägen und in sie einfließen (siehe die folgende Abbildung). Die hier gemeinten drei inneren Zustände sind Neugier, Präsenz und Bereitschaft zur Selbsterforschung. Die zwischenmenschlichen Fähigkeiten sind Einstimmung, Akzeptanz, Reflexion und Exploration, achtsame Interventionen und Integration.

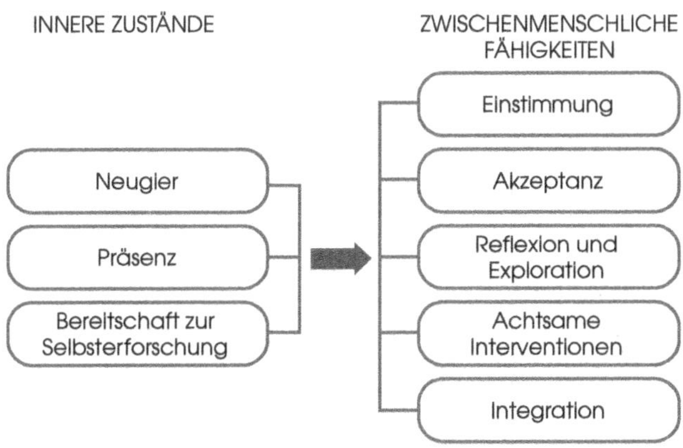

Anwendung des NARM-Beziehungsmodells

Obwohl wir diese therapeutischen Fähigkeiten hier in einer gewissen Abfolge präsentieren, gehen sie im Sitzungsverlauf letztlich immer wieder ineinander über. Es ist, wie wenn man ein Instrument zu spielen lernt: Anfangs muss man sich eine Menge merken, mit mehr Übung jedoch rücken die Schritte irgendwann in den Hintergrund und der Prozess beginnt organischer zu fließen.

Mit der richtigen Art von zwischenmenschlicher Unterstützung werden Klient*innen zu Expert*innen im Hinblick auf ihre eigene innere Welt und der Veränderungsprozess wird aus ihrem eigenen Inneren heraus vorangetrieben. Das NARM-Beziehungsmodell – und vor allem die inneren Zustände, die die Therapeut*innen verkörpern – unterstützen die vier Säulen und das Modell der emotionalen Vervollständigung, die in den vorherigen Kapiteln vorgestellt wurden, sowie die in diesem Kapitel dargelegten zwischenmenschlichen Fähigkeiten. Die drei bedeutenden inneren Zustände, bei denen wir hier anfangen, sind Neugier, Präsenz und Bereitschaft zur Selbsterforschung.

Innere Zustände: Neugier, Präsenz und Bereitschaft zur Selbsterforschung

> »NARM ist meine erste Weiterbildung, bei der therapeutisch Tätige eine Rolle spielen. In anderen Weiterbildungen wurde über Gegenübertragung gesprochen, bei NARM aber hat man sich wirklich die Zeit genommen, zu entpacken, was Gegenübertragung bedeutet, und sie zu einer verkörperten, gelebten Erfahrung zu machen. Bei meiner Arbeit mit komplexen Traumen hat das alles verändert.«
>
> *Eine NARM-Seminarteilnehmerin*

Einen Zustand der Neugier zu kultivieren, fördert unsere Fähigkeit, offen, empfänglich, flexibel und permanent im Lernmodus zu sein. Neugier erlaubt uns, auch angesichts hochgradiger Komplexität präsent zu bleiben. Anstatt uns selbst unter Druck zu setzen, wir müssten eigentlich alles wissen, oder zuzulassen, dass andere Druck auf uns ausüben, können wir einfach präsent und aufnahmefähig für Neues bleiben.

Ein guter Ausgangspunkt ist die simple Anerkennung der Tatsache, dass wir wirklich nicht wissen, was Klient*innen innerlich erleben, und dass wir es nie vollständig wissen werden. Statt bestrebt zu sein, die allwissenden Experten zu sein und den Klienten oder die Klientin als passiven Empfänger unserer Interventionen zu betrachten, gehen wir von der Grundhaltung aus, dass Therapie ein gemeinschaftlicher Erkundungsprozess ist. Sie bedeutet, sich für die Komplexität dessen zu öffnen, was in einem anderen Menschen vorgeht, anstatt die Komplexität dessen, was diese Person erlebt, zu reduzieren, indem wir bestimmte Etiketten oder Theorie dazu benutzen, ihre innere Realität zu definieren.

Indem wir Klient*innen mit Neugier begegnen, können wir etwas über ihr gegenwärtiges Erleben in Erfahrung bringen und darüber, wie sich alte Anpassungsmuster darauf auswirken, inwieweit sie ihr jetziges Leben freier und gesünder führen können. Wir gehen mit der Intention an die Sache heran, da zu sein, um etwas von ihnen und über sie zu lernen und sie in dem Prozess zu unterstützen, mehr über sich selbst herauszufinden.

Eine stärkere therapeutische Präsenz entwickelt sich aus Neugier heraus. Um dem Erleben von Klient*innen im Hier und Jetzt Rechnung tragen zu können, müssen Therapeut*innen auch selbst präsent sein können. Auch wenn es viele innere Fähigkeiten gibt, die sich darauf auswirken, wie präsent wir sein können: hier einige Kompetenzen, die für das NARM-Beziehungsmodell unmittelbar von Bedeutung sind:

1. offen sein für neue Erfahrungen; uns nicht immer unter Druck setzen, wir müssten alles wissen
2. anerkennen und respektieren, dass die Klient*innen letztlich die Experten sind, wenn es um ihren inneren Zustand geht
3. offen sein für ein wirkliches Lernen, selbst aus Fehlern

4. wertfrei mit uns selbst und anderen umgehen
5. unseren Klient*innen aus einem Zustand der Empfänglichkeit heraus begegnen statt aus einem Zustand des Machens
6. unseren Klient*innen liebevoll und mit offenem Herzen entgegenkommen

Wenn es Therapeut*innen gelingt, sich im Umgang mit Klient*innen fester im gegenwärtigen Moment zu verwurzeln, werden neue Informationen verfügbar. Wir stützen uns auf einen phänomenologischen Ansatz, in dessen Mittelpunkt das Hier und Jetzt steht. Wenn unser Gegenüber Geschichten aus seiner Vergangenheit erzählt oder in allen Einzelheiten Symptome schildert, die es gerade erlebt, sind wir neugierig, welche Beziehung die Person zu diesen Geschichten und Symptomen im Hier und Jetzt hat und was die Symptome mitzuteilen versuchen. Hier haben wir es mit einem fortwährenden Prozess zu tun, bei dem es sich in jedem einzelnen Moment mit den komplexen Dynamiken zu befassen gilt, die gerade in Erscheinung treten.

Zur Verfolgung der intersubjektiven Dynamik müssen Therapeut*innen in der Lage sein, sich in einen rezeptiven Zustand zu versetzen. Befinden sie sich in einem aktiven Zustand des »Machens«, wie er über das sympathische Nervensystem hergestellt wird, könnten ihnen wichtige Elemente im therapeutischen Prozess entgehen. So zum Beispiel kommt es auf beiden Seiten oft zu somatischen und emotionalen Veränderungen, die Therapeut*innen leicht entgehen können, wenn sie den Fokus zu sehr auf Denken, Analysieren, strategisches Planen und die Umsetzung von Vorhaben richten. All dieses Machen ist mit einer Menge innerem Getöse verbunden. Dieser innerliche Geräuschpegel kann verstörend und überwältigend werden. Was dann zu einer Überkompensierung auf Seiten der Therapeut*innen führt, indem sie zwanghaft tun, was immer sie können, um dem anderen hilfreich zur Seite zu stehen und sich selbst als erfolgreich helfende Therapeut*innen zu sehen. Dieser innerliche Lärm und die Strategien, die aus ihm resultieren, können zum Gewohnheitsmuster werden und den intersubjektiven Prozess stören.

In NARM versuchen wir es therapeutisch Tätigen leichter zu machen. Anstatt uns selbst unter Druck zu setzen, etwas an unserem Gegenüber zu »reparieren«, besteht unser Ziel einfach nur darin, ihm gegenüber im jeweiligen Moment offen zu sein. Aus einem rezeptiven Zustand des »Seins« heraus, der über das parasympathische Nervensystem herbeigeführt wird, nehmen wir vielleicht wichtige Elemente wahr, die gerade in Erscheinung treten, einschließlich der somatischen und emotionalen Veränderungen, die für den therapeutischen Prozess zentral sind. Denken Sie daran: Auf der Beziehungsebene des Therapieprozesses kommt es auf jedes Detail an. Statt diese Einzelheiten von einem Ort her zu sehen, wo wir zwanghaft meinen, etwas an ihnen machen zu müssen, können wir innerlich von einem Ort kommen, wo wir offen, neugierig, präsent und empfänglich für alle Details der intersubjektiven Erfahrung sind. Die Entwicklung dieser zwischenmenschlichen Fähigkeiten fördert eine innere Stille, die es Therapeut*innen erlaubt, empfänglicher für das zu sein, was sich bei ihren Klient*innen abspielt. So können sie letztlich wirksamer die Auflösung alter Traumamuster fördern.

Reflexionsübung

Wir laden Sie ein, sich einige Momente Zeit zu nehmen, um über die in Ihnen ablaufenden Strategien des Machens und der Anstrengung bei der Arbeit mit Klient*innen zu reflektieren:

1. Es könnte helfen, sich hierzu einen bestimmten Klienten oder eine bestimmte Klientin vorzunehmen und darüber zu reflektieren, wie stark Ihre Strategien hier durchschlagen – Sie können sich hierzu einen Lautstärkeregler vorstellen, der von zehn (stärkster innerer Geräuschpegel) bis null (geringster innerer Geräuschpegel) reicht.
2. In welchem Bereich bewegt sich Ihr innerer Geräuschpegel, wenn Sie mit diesem Menschen zusammensitzen?
3. Wie wirkt sich Ihr innerer Geräuschpegel auf Ihre Fähigkeit aus, präsent und neugierig zu sein?
4. Was wissen Sie sonst noch über die Auswirkungen Ihres inneren Geräuschpegels?

Wenn Therapeut*innen in der Lage sind, in tiefere Zustände der Neugier und Präsenz zu gelangen, stellt sich eine innere Ruhe ein, die sowohl für sie selbst als auch für ihre Klient*innen zum Geschenk wird. Ausgehend von einem Ort innerer Ruhe mit Klient*innen zu arbeiten, selbst dann noch, wenn sich bei der Therapie gerade eine Menge abspielt, erfordert, eine fortwährende Beziehung zu unserem eigenen inneren Erleben zu kultivieren, während wir mit Klient*innen zusammensitzen, wobei die 50:50-Gewichtung im Blick zu behalten ist. Dieser Selbsterforschungsprozess spielt bei der Stärkung aller Beziehungen eine zentrale Rolle.

Selbsterforschung als zwischenmenschliche Fähigkeit verschafft unseren erwachsenen Klient*innen die Chance, zu einer verdienten sicheren Bindung zu gelangen. Eine der essenziellen Zutaten einer sicheren Bindung, die bei vielen Kindern fehlt, ist die aktive Selbsterforschung auf Seiten ihrer Bezugspersonen. Was Kinder von ihren Bezugspersonen brauchen, um sich gesehen und gewertschätzt zu fühlen, ist, dass diese darüber reflektieren, was in ihnen selbst in Bezug auf die Kinder vor sich geht. Vor allem brauchen Kinder das Gefühl, dass ihre Bezugspersonen in der Lage sind, sich Gedanken darüber zu machen, welche Auswirkungen sie auf ihr Kind haben. Es würde vieles an entwicklungsbezogenen Schäden abgewendet, wenn die kindlichen Bezugspersonen – und unsere Gesellschaft generell – achtsamer wären im Hinblick auf die Innenwelten von Kindern und in Bezug darauf, wie sich Verhaltensweisen der Bezugspersonen auf die Kinder auswirken.

Diese Bindungsdynamik zu verstehen, liefert die Basis für das Verständnis, wie wichtig der Selbsterforschungsprozess auf Seiten der Therapeut*innen ist. Vor allem bei der Arbeit an den Auswirkungen von Bindungs- und Beziehungstraumen ist es unabdingbar, dass der Therapeut oder die Therapeutin die Fähigkeit mitbringt, über den eigenen Einfluss auf den Klienten zu reflektieren. Fehlende Selbstreflexion mündet oft in therapeutische Fehleinstimmung und bedeutet eine ungünstige Behandlungsprognose. Eines der Haupthindernisse für Selbsterforschung und Selbstreflexion ist die therapeutische Gegenübertragung.

Unser Verständnis von Gegenübertragung geht auf Sigmund Freud zurück, den Erfinder der Psychoanalyse, der vor einer Gefahr warnte: zuzulassen, dass sich die Gefühle des Therapeuten mit denen des Klienten verstricken. Seit damals sind viele verschiedene Interpretationen von Übertragungs- und Gegenübertragungsprozessen aufgekommen. Dabei wurde Gegenübertragung meist als Negativaspekt des therapeutischen Prozesses betrachtet. Wie schon an vorheriger Stelle skizziert, sind unkontrollierte Empathie und Sich-Anstrengen zwei gute Beispiele für die negative Seite von Gegenübertragungsdynamiken. Ohne sonderliches Gewahrsein in dieser Hinsicht können Therapeut*innen selbst mit den allerbesten Absichten an ihren Klient*innen ausagieren. Der Aussage, dass Gegenübertragung in der Therapie ein großes Hindernis sein kann, stimmen wir zwar im Prinzip zu. Wir sehen aber auch, dass sie achtsam eingesetzt werden kann, um die therapeutische Beziehung zu vertiefen.

In NARM sprechen wir von zwei Formen von Gegenübertragung, was sich auch mit den neueren psychologischen Betrachtungsansätzen deckt, die zwischen einer Gegenübertragung unterscheiden, die mit der Person der Therapeut*innen und dem zusammenhängt, was in ihnen wachgerufen wird (»persönliche Gegenübertragung«), und einer »diagnostischen Gegenübertragung«, die uns Informationen zu dem liefert, was in Klient*innen vor sich geht.

Die Idee hinter der persönlichen Gegenübertragung ist die Vorstellung, dass es sich störend auf den therapeutischen Prozess auswirkt, wenn es uns nicht gelingt, uns unserer unbewussten emotionalen Reaktionen auf Klient*innen bewusst zu werden. Wenn Therapeut*innen nicht in der Lage sind, präsent zu sein und die Person, mit der sie es zu tun haben, ganz klar und direkt als die zu sehen, die sie ist, mitsamt ihrer Fähigkeiten, sehen sie diese vielleicht durch die Brille der eigenen Strategien des Ausagierens und Einagierens. So zum Beispiel könnten sie sich damit identifizieren, rettende Instanz oder unzulängliche Hilfe zu sein. Dann sehen sie den Klienten entweder als rettungsbedürftig oder als unrettbar verloren.

Die diagnostische Gegenübertragung – auch somatische Gegenübertragung oder simpler Resonanz genannt – meint den in der Regel unbewusst ablaufenden Prozess, auf nonverbalem Weg Informationen von Klient*innen zu sammeln. Therapeut*innen können über viele Kanäle Informationen über Klient*innen mitbekommen – durch Resonanz. So zum Beispiel nehmen Therapeut*innen vielleicht verschiedene Körperempfindungen wahr –

etwa Schmerzen in einer bestimmten Körperregion –, die ihnen davor noch nicht aufgefallen waren. Sie beobachten vielleicht eine somatische Reaktion an sich, etwa sich plötzlich völlig erschöpft zu fühlen oder Übelkeit zu verspüren. Sie spüren vielleicht bestimmte Impulse wie etwa einen unvermittelten Drang, sich aus dem Staub zu machen oder das Gegenüber zu attackieren. Sie fühlen vielleicht eine starke Emotion, etwa ein Gefühl von Traurigkeit, das sie regelrecht durchflutet. Sie sehen plötzlich ein Bild vor sich, etwa das Gesicht einer Person oder eine Situation. Diese Dynamiken, die sich auf unzählige Weisen zeigen, können allesamt nützliche Informationen enthalten, die uns helfen, besser zu verstehen, wie unsere Klient*innen ihre Innenwelt organisieren.

Die persönliche Gegenübertragung galt historisch als pathologisch – von daher, dass sich diese innerlichen Reaktionen der Therapeut*innen störend auf ihre Fähigkeit auswirken, einen Kontakt zu einem realen Menschen aufzubauen, der da vor ihnen sitzt. Die diagnostische Gegenübertragung hingegen kann außerordentlich großen Nutzen mit sich bringen. Man kann letztere als Erweiterung davon betrachten, Klient*innen mit Offenheit, Neugier, Empfänglichkeit und Empathie zu begegnen. Wenn wir feststellen, dass Klient*innen Auswirkungen auf uns haben, ermöglicht uns das, sie und den zwischenmenschlichen Therapieprozess besser zu verstehen. Auf ähnliche Weise hilft uns die Wahrnehmung zwischenmenschlicher Auswirkungen auch, uns selbst im Umgang mit unseren Klient*innen besser zu verstehen.

Der schwierige Punkt allerdings ist der, zu unterscheiden, ob wir gerade eine persönliche oder eine diagnostische Gegenübertragung erleben. Woher wissen wir zum Beispiel, wenn uns plötzlich ein Drang zur Flucht überkommt, ob er auf den Klienten zurückgeht oder vielleicht unsere eigene innerliche Reaktion darstellt? Um es einfach zu machen: In NARM lehren wir, dass das Einzige, was therapeutisch Tätige mit ihrer Gegenübertragung machen müssen, einfach darin besteht, präsent und neugierig an sie heranzugehen. Das ist die Praxis der Selbsterforschung.

Wenn wir imstande sind, das innerlich Erlebte mit wacher Präsenz und Neugier zu verfolgen – ob es auf eine persönliche oder eine diagnostische Gegenübertragung zurückgeht –, reflektieren wir über diese Information und überlegen, woher sie kommen mag und wie sie uns im Umgang mit uns selbst und unserem Gegenüber vielleicht unterstützen könnte. Mit zunehmend guter Verwurzelung in unserem In-Kontakt-Sein mit den Gefühlen und Reaktionen in uns können unsere Interventionen dann mehr auf die Person abgestimmt sein, die genau in diesem Moment vor uns sitzt. Selbsterforschung ist ein fortlaufender Prozess, der bei den Therapeut*innen innere Zustände der Neugier und Präsenz fördert und eine größere Einstimmung auf unsere Klient*innen mitträgt.

Auch wenn es achtsam zu sein gilt im Hinblick darauf, persönliche Gegenübertragungsdynamiken und mit Ausagieren verbundene Strategien zu erkennen – die Bereitschaft, unsere Klient*innen auf uns einwirken zu lassen, ist für die Beziehungskomponente des Prozesses ganz zentral. Die geschilderte Form von Urteilsvermögen hilft uns auch, zwischen authentischer Empathie und unkontrollierter Empathie zu unterscheiden. Wenn wir ausmachen konnten, dass das, was uns da bewegt, eine authentische Empathie ist, kann eine persönliche Selbstoffenbarung hierzu eine höchst wirkungsvolle Intervention auf der Beziehungsebene darstellen. Wir teilen dem Gegenüber dann vielleicht etwas mit wie: »Es schmerzt mich regelrecht, wenn ich mitbekomme, wie Sie sich selbst verletzen.« Oder: »Es berührt mich zu sehen, dass sie jetzt gerade freundlicher mit sich selbst umgehen.« Umsichtig eingesetzt, können solche Kommentare, mit denen wir etwas über uns selbst mitteilen, die Agency verstärken. Zum Beispiel könnte jemand darauf antworten: »Danke – mich schmerzt es auch, dass ich mich selbst verletze, und ich will noch mehr darüber herausfinden, warum ich mir das antue.« Oder: »Ich möchte wirklich auch weiterhin freundlicher mit mir umgehen – so stelle ich mir das für mich im weiteren Leben vor.« Wenn das, was Therapeut*innen von sich mitteilen, auf authentische Empathie zurückgeht, fühlen sich Klient*innen gesehen und unterstützt, und dann können sie sich das so Kommunizierte vielleicht für weitere innerliche Veränderungen in Richtung Erwachsenenbewusstsein und Desidentifikation zunutze machen. Außerdem kann es die zwischenmenschliche Verbundenheit fördern.

Ohne aktive Selbsterforschung besteht eine höhere Wahrscheinlichkeit dafür, dass Therapeut*innen an ihren Klient*innen ausagieren und Abhängigkeit nähren. Die Identifikation mit dem Sich-Kümmern und der Bereitstellung von Empathie ist bei Menschen, die eine therapeutische Laufbahn einschlagen, oft sehr ausgeprägt. Das kann durchaus Verwirrung stiften, da es oft sowohl für die Therapeut*innen als auch für die Klient*innen ein gutes Gefühl ist, diese Fürsorge-Beziehung zu konstellieren: Die Klient*innen wollen geholfen bekommen, die Therapeut*innen wollen helfen. Doch ohne dass Raum für Selbsterforschung geschaffen wird, steckt hierin das Potenzial, dass das Ganze zu einer Reinszenierung von Bekanntem führt, bei der die therapeutische Begleitung als »guter Vater« oder »gute Mutter« für die hilflosen Klient*innen fungiert. Für Klient*innen kann sich dieses Arrangement für ihr Gefühl lohnen, da sie eine nährende Zuwendung erfahren, die sie nie erhalten haben. Was dieser therapeutische Rahmen jedoch nicht fördert, das sind zunehmende Möglichkeiten auf Seiten des Klienten. In NARM arbeiten wir nicht aus dem kindlichen Bewusstsein heraus, das Infantilisierung und Abhängigkeit verstärkt. Soweit möglich arbeiten wir aus dem Erwachsenenbewusstsein heraus, immer darauf ausgerichtet, die psychobiologische Kapazität zu erhöhen.

Reflexionsübung

Schwierigkeiten in einer zwischenmenschlichen Beziehung: Wir laden Sie ein, einen aktuellen Klienten zu wählen oder eine sonstige Beziehung, mit der Sie Schwierigkeiten haben.

1. Sehen Sie die Person vor Ihrem geistigen Auge.
2. Wenn möglich, erinnern Sie sich an Ihre letzte Begegnung oder an eine besonders fordernde Begegnung.
3. Wir laden Sie ein, über die folgenden Fragen zu reflektieren:
   - Welche Gefühle, körperlichen Empfindungen oder Impulse nehmen Sie wahr?
   - Wie zeigen Sie sich gegenüber dieser Person?
   - Welchen Einfluss üben Sie auf diese Person aus?
   - Gibt es hier Beziehungsmuster, die Ihnen von früheren Beziehungen her vertraut sind?

Transformation durch zwischenmenschliche Beziehungen: Wir laden Sie ein, einen aktuellen Klienten oder eine Beziehung zu wählen, die sie froh oder zuversichtlich stimmt.

4. Sehen Sie die Person vor Ihrem geistigen Auge.
5. Erinnern Sie sich, falls möglich, an Ihre letzte Begegnung oder an ein besonders erfüllendes Zusammentreffen.
6. Wir laden Sie ein, über die folgenden Fragen zu reflektieren:
   - Welche Gefühle, körperliche Empfindungen oder Impulse nehmen Sie wahr?
   - Wie zeigen Sie sich gegenüber dieser Person?
   - Wie wirken Sie auf der Beziehungsebene auf diese Person ein?
   - Gibt es hier Beziehungsmuster, die Ihnen von früheren Beziehungen vertraut sind?

Die inneren Zustände Neugier, Präsenz und Selbsterforschung schaffen die Basis für den zwischenmenschlichen Prozess, der eine Auflösung komplexer Traumamuster unterstützt. Als Nächstes stellen wir Ihnen die fünf zwischenmenschlichen Fähigkeiten vor, die in bei NARM eingesetzte Interventionen einfließen und ihre Richtung bestimmen.

Zwischenmenschliche Fähigkeit Nr. 1: Einstimmung

Die Intention der Einstimmung liegt darin, sich mit wacher Präsenz sowohl der inneren Not des Klienten als auch dessen Anliegen auszusetzen, um Veränderungen anzustoßen. Die von uns beschriebene Einstimmung beinhaltet unter anderem das Ergründen von Schichten inneren Erlebens, mit denen Klient*innen oft nicht in Kontakt sind und vor denen sie sich vielleicht aktiv zu hüten suchen. Ebenfalls zu ihr gehört das Erforschen, wie dieses Gegenüber für Ihr eigenes Gespür bei Ihnen ankommt, einschließlich eventueller Gegenübertragungsreaktionen und der Beziehungsdynamik zwischen beiden Seiten. In dieser ersten Phase des NARM-Beziehungsmodells wollen wir einfach nur in Erfahrung bringen, wie es für uns ist, mit diesem Klienten zusammenzusitzen.

Einstimmung baut auf authentischer Empathie auf und beschreibt die zwischenmenschlichen Fähigkeiten, sich mit wacher Präsenz dem auszusetzen, was in Ihrem Gegenüber vor sich geht, und es zu erspüren. Es ist die Fähigkeit, »mit dem Herzen des anderen zu fühlen«[54], die uns erlaubt, in Beziehungen angemessen zu reagieren. Das offenkundigste Beispiel dafür sind Eltern mit einem Säugling oder Kleinkind. Säuglinge und Kleinkinder sind noch nicht in der Lage, sich in Worten auszudrücken, und dennoch spielt sich zwischen Eltern und Kind eine Kommunikation ab. Gut eingestimmte Bezugspersonen lassen sich gründlich auf die Erfahrungen des Kindes ein und entwickeln zunehmend ein mit allen Sinnen gespürtes Wissen um das, was sich in seiner Innenwelt abspielt. Ein anderes Beispiel dürfte für fast alle offenkundig sein, die in ihrem Leben ein Tier um sich haben. Mensch und Tier können oft ein ähnliches nonverbales Verständnis miteinander entwickeln. Diese empathische Einstimmung ist einer der Hauptgründe dafür, dass sich tiergestützte Psychotherapieprogramme als so erfolgreich erwiesen haben.

Therapeut*innen zeigen in der Tat ein hohes Maß an Einstimmung. Es fällt vielen, die auf therapeutischem Gebiet tätig sind, leicht, sich in die Abgründe von Schmerz und Leid bei anderen einzufühlen. Genau das macht sie auch anfällig für unkontrollierte Empathie, für Burn-out und all die anderen bereits benannten Strategien, bei denen es zu einem Ein- und Ausagieren kommt. Bei der Arbeit mit neuen Klient*innen ist es wichtig, sich von Anfang an gewahr zu sein, wo in Sachen Einstimmung die eigenen Grenzen sind, um sich vor persönlichen Gegenübertragungen zu schützen.

Die diagnostische Gegenübertragung hingegen nutzt authentische Empathie und Resonanz als Hilfe dabei, sich auf das einzustimmen, was im Hinblick auf alle Ebenen des Erlebens von Klient*innen auftaucht. Es handelt sich um einen kontinuierlich weitergehenden Prozess, in jedem einzelnen Augenblick auf das innere Erleben und beobachtbare Verhaltensweisen unserer Klient*innen zu achten, auf all die impliziten und expliziten Weisen, wie sie ihre innere Realität ausdrücken. Wir stützen uns dabei auf ihre Berichte, unsere eigene Beobachtung und unsere Fähigkeit zur Resonanz.

Einen wichtigen Punkt gilt es hier noch zu betonen: Unsere Aufmerksamkeit in NARM ruht nicht primär auf dem Verhalten, sondern wir stimmen uns auf innere Zustände des Klienten ein. Einige Therapeut*innen glauben, Einstimmung bedeute, die Bedürfnisse ihrer Klient*innen zu erfüllen. Letztere sagen mitunter, ihre Therapeut*innen hätten »keine Antennen« für sie gehabt, weil sie ihnen nicht gegeben hätten, was sie wollten. Manche sagen zum Beispiel: »Können Sie mir nicht einfach sagen, was ich tun soll?« Oder: »Können Sie mir an der Stelle nicht einfach zustimmen?« Allgemein gesprochen wollen wir achtsam sein und uns durch solche Bitten nicht einspannen lassen, nur weil unser Gegenüber erwartet, dass wir uns auf bestimmte Arten und Weisen auf es »einstimmen«.

Wir respektieren zwar, was Klient*innen nach eigener Auskunft brauchen, tun aber unser Bestes, um zu ermitteln, wann die treibende Kraft hinter diesen Bedürfnissen das kindliche Bewusstsein sein könnte und wann das Erwachsenenbewusstsein. Sich bei erwachsenen Klient*innen auf das kindliche Bewusstsein einzustimmen, bedeutet, sich auf Strategien einzustimmen, die in Richtung Sich-Abschneiden vom Kontakt gehen, was Desorganisation und fehlende Kapazität verstärkt. Wir wollen uns auf das Erwachsenenbewusstsein einstimmen, wo sich bislang unangezapfte innere Ressourcen finden, die der Person erlauben, sich in Richtung größerer Organisation und erhöhter psychobiologischer Kapazität zu bewegen.

Es ist durchaus wichtig, bei den Menschen, die zu uns kommen, nicht den Glauben zu nähren, sie würden in der Therapie die perfekte Einstimmung erfahren. Diese Erwartungshaltung steht der Entstehung von Agency im Weg und verstärkt das kindliche Bewusstsein. Sie fördert die Fantasie von einem idealisierten Elternteil, der immer da ist, komme, was da wolle. Vielmehr erkennen wir an, dass es in Erwachsenenbeziehungen immer ein gewisses Maß an Fehleinstimmung geben wird, da wir die innere Welt des anderen nie wirklich kennen. Die Bindungsforschung demonstriert, dass auch sicher gebundene Bezugspersonen nur bei etwa 30 Prozent ihrer Interaktionen mit ihren Kindern auf sie eingestimmt sind.[55] Was bedeutet, dass selbst diejenigen unter uns, die sehr auf ihre Klient*innen eingestimmt sind, circa 70 Prozent der Zeit über auf einer gewissen Ebene fehleingestimmt sein mögen. In Unterstützung des Erwachsenenbewusstseins stärken wir die Fähigkeit des Klienten, im Kontakt zu bleiben, während er oder sie sich der erlebten mutmaßlichen Fehleinstimmung aussetzt. Wir bleiben dabei, aufmerksam auf die innere Not unseres Gegenübers zu achten und neugierig zu erkunden, was hinter dieser stecken mag – tatsächliche Brüche in der therapeutischen Beziehung inbegriffen, zu denen wir uns bekennen. Wir arbeiten daran, die Beziehung zu kitten.

Donald Winnicott benutzte den Begriff der »haltenden Umwelt« über eine »ausreichend gute Mutter«[56] und wandte dieses Verständnis später auch auf Therapeut*innen an, die ihre Klient*innen wirksam begleiten können. Damit unterstrich er den Punkt, dass es bei Einstimmung nicht um Perfektion geht, sondern um eine prinzipielle Ansprechbarkeit. Therapeut*innen können also einigen Druck von sich nehmen, indem sie nicht bestrebt sind, perfekt eingestimmt zu sein, und den Fokus stattdessen darauf lenken, offen, empfänglich und ansprechbar zu bleiben. Hierzu gehört auch, Selbsterforschung auf den verschiedenen Ebenen unseres inneren Erlebens zu praktizieren, während wir mit unseren Klient*innen zusammensitzen, und etwaige Impulse, Gedanken, Wertungen und emotionale oder somatische Reaktionen wahrzunehmen, die uns vielleicht in den Weg geraten, während wir präsent sein wollen.

Wir wollen immer im Hinterkopf behalten, dass wir vielleicht der erste und einzige Mensch sind, der dieser Person vor uns je dieses Maß von Einstimmung geboten hat. Dabei sehen wir die Erwachsenen, die wir vor uns haben, nicht als hilflos, sondern als Akteure, die an ihrem eigenen Wachstum beteiligt sind. Wir halten den Raum für Fähigkeiten und Möglichkeiten unserer Klient*innen, die vielleicht tiefer gehen als selbst von den Beteiligten selbst gedacht. Oft bringt allein schon das Geschenk der Einstimmung ein gehöriges Stück weiter, wenn es darum geht, ihnen zu helfen, nicht vor sich selbst davonzulaufen, neugierig auf ihre Innenwelt zu werden und wieder mit ihren eigenen Heilungskräften in Kontakt zu kommen.

Die zwischenmenschliche Fähigkeit Nr. 1 in Aktion: Einstimmung

Wir laden Sie ein, bevor Ihre Klient*innen zu Ihnen in die Praxis kommen, Ihren Geist zur Ruhe zu bringen. Geben Sie sich etwas Zeit, um sich auf Ihre eigene Erfahrung einzustimmen. Wenn die Person dann vor Ihnen Platz nimmt, schauen Sie, ob Sie einen ruhigen Geist bewahren können. Nehmen Sie wahr, was in Ihnen vorgeht, während Sie einen Kontakt mit der Person herstellen. Achten Sie auf alles an Gedanken, Druck, Wertungen oder starken Handlungsimpulsen, die womöglich erhöhtes Getöse in Ihrem Geist entstehen lassen. Reflektieren Sie über Ihre 50:50-Balance in diesem Moment.

Es kann sein, dass Sie versucht sind, schnell dazu überzugehen, etwas zu machen – vor allem wenn die Person Sie direkt um etwas bittet. Wir laden Sie ein, sich selbst zu gestatten, Ihren Impulsen oder der Bitte, dass Sie etwas tun sollten, nicht gleich Taten folgen zu lassen. Üben Sie sich darin, einfach mit Ihren Klient*innen zu sein – kommen Sie in Kontakt mit Ihrer Neugier, Ihrer Präsenz und Ihrem Selbsterforschungsdrang.

Beobachten Sie von diesem Ort aus die verschiedenen Erfahrungsebenen Ihres Gegenübers – die somatische, die emotionale, die verhaltensbezogene, die kognitive und die spirituelle – und fühlen Sie sich in diese ein. Beachten Sie auch das Beziehungsfeld, wie es sich anfühlt, mit diesem Menschen in Kontakt zu sein, und wie es ist, wenn Sie ihn auf sich wirken lassen. Es kann schwierig sein, sich all diese Ebenen zu vergegenwärtigen, wenn die Person redet und Sie versuchen, den roten Faden ihrer Geschichte nicht aus den Augen zu verlieren. Wir möchten Sie an dieser Stelle einladen, sich zu erlauben, den roten Faden vielleicht einmal nicht so gut im Blick zu behalten, wie Sie das normalerweise tun und stattdessen Raum dafür zu schaffen, andere Ebenen von dem wahrzunehmen, was die Person erlebt. Vor allem laden wir Sie ein, darauf zu achten, was Sie von den innerlichen Zuständen des Klienten mitbekommen und sich nicht in ihren Geschichten, Verhaltensweisen und Symptomen zu verlieren.

Eine weitere Einladung an Sie lautet, während der gesamten Sitzung bei Ihrer Reflexion über Ihre eigene Fähigkeit, dem Klienten gegenüber offen, präsent und neugierig zu bleiben, Ihren eigenen inneren Geräuschpegel wahrzunehmen (erinnern Sie sich an die Übung zu unserem inneren Geräuschpegel zwischen zehn und null). Wir laden Sie ein, gezielt zu üben, langsamer zu werden, weniger Worte zu gebrauchen und eine Reflexionspause einzulegen, bevor Sie antworten. Zudem laden wir Sie ein, Geduld mit sich selbst zu haben, während Sie eine neue Art der Einstimmung auf Ihre Klient*innen ausprobieren.

Zwischenmenschliche Fähigkeit Nr. 2: Akzeptanz

Die Intention von Akzeptanz ist, Komplexität zuzulassen. Als Menschen stehen wir vor der Aufgabe, mit einer zunehmend komplexen Welt zurechtzukommen. Oft kommen vorgefertigtes Wissen, vorgefasste Glaubenssätze und vorab festgelegte Vorgehensweisen zum Einsatz, um den therapeutischen Prozess in all seiner Komplexität zu managen. All das kann uns jedoch auch im Weg stehen, wenn es darum geht, unseren Klient*innen gegenüber präsent und offen für die unmittelbare Erfahrung mit ihnen zu sein. Um die innere Welt eines anderen wirklich zu verstehen, müssen wir uns so gut wir können freimachen von dem, was wir zu wissen glauben, damit ein wirklicher Kontakt entstehen kann. Wenn wir erst einmal »Ich weiß es nicht« sagen können, gelingt es uns, offen für neue Lernerfahrungen und größere Komplexität zu werden. Der Philosoph Jiddu Krishnamurti sagte, dass wir nur lernen können, wenn wir nicht wissen.[57] In der Realität sieht es so aus, dass wir nie in vollem Umfang wissen werden, was unsere Klient*innen innerlich erleben. Aber immerhin können wir weiter dazulernen, während wir eine tiefere Beziehung zu diesem Menschen aufbauen.

Ein Weg, wie wir Komplexität zu bewältigen versuchen, besteht darin, sie zu reduzieren und Dinge zu vereinfachen. Wie viele von Ihnen haben zum Beispiel im Kollegenkreis schon einmal gehört, wie ein Klient als »Borderliner« tituliert wurde oder von seinem »Widerstand« berichtet wurde? Diagnostische Etiketten und psychologische Konzepte können uns zwar helfen, gängige Grundthemen zu verstehen, die bei den unterschiedlichsten Klient*innen anzutreffen sind, aber sie können auch mehr verbergen als offenbaren. Hinzu kommt, dass diese Etiketten, die wir Menschen aufkleben, reduktionistisch sein und leicht zu einer gewissen Objektifizierung führen können.

Ist jemand erst einmal zum Objekt gemacht worden, treibt dies einen Keil in die Beziehung von Mensch zu Mensch. Zudem werden diese Etiketten oft abschätzig benutzt. Die treibende Kraft hierbei könnte eine persönliche Gegenübertragung sein. Der Therapeut hat vielleicht eine Reaktion auf den Klienten, und die Komplexität zu simplifizieren und der anderen Person dieses Etikett anzuheften hilft, die eigene Reaktion in den Griff zu bekommen. Die meisten Klient*innen können spüren, wenn das geschieht. Wie würde es sich für Sie anfühlen, wenn Sie mit jemandem zusammensäßen, der Ihnen eigentlich zuhören und Sie verstehen sollte und das, was Sie erleben, stattdessen darauf reduziert, dass Sie »Borderliner« seien oder im »Widerstand«? Wenn Therapeut*innen die Erfahrung ihrer Klient*innen simplifizieren, und sei es mit den allerbesten Absichten, wird der therapeutische Prozess unweigerlich darunter leiden.

Wir bringen NARM-Therapeut*innen bei, etwas zu tun, das uns Menschen sehr schwerfällt: unsere Klient*innen in ihrer Komplexität anzuerkennen und zu respektieren und diese Komplexität nicht zu reduzieren. Das birgt für uns die Herausforderung, an einem Ort des Nicht-Wissens zu sein und uns auf unsere Neugier und unser Interesse zu stützen. Der Versuch, sich dem Nicht-Wissen auszusetzen, weckt bei vielen Therapeut*innen Hilflosigkeit. Es kann gut sein, dass Sie auf diese Herausforderung geradezu verzweifelt kontern: »Ich muss das aber wissen, sonst kann ich nicht helfen!«

Es ist wichtig, das wir das, was wir für Klient*innen im Hinterkopf haben, identifizieren und im Blick behalten. Die erste Säule hilft uns, indem wir den Fokus auf das lenken, was dem Klienten für sich selbst vorschwebt; es geht hierbei nicht um unsere therapeutischen Pläne für sie. Wir erkennen den eigenen Prozess des Klienten an und begegnen ihm mit Respekt, selbst wenn wir nicht voll und ganz verstehen oder wissen, wie wir helfen können.

Komplexität wird auch reduziert, wenn Therapeut*innen im inneren Konflikt eines Klienten Partei ergreifen oder zielorientiert werden. Viele haben feine Antennen für einen aufkeimenden Impuls in Richtung Agency bei Ihren Klient*innen und wollen das Ganze dann für sie lenken und fördern. Zu solchen Zeitpunkten wollen wir uns daran erinnern, dass die Bewegung in Richtung Agency nur eine Seite eines komplexen innerlichen Konflikts darstellt. Therapeut*innen müssen in der Lage sein, beide Seiten des Dilemmas so stehen zu lassen – die Bewegung in Richtung Agency wie auch das, was diese blockieren mag.

Sagen wir zum Beispiel, eine Klientin ist schon länger unzufrieden mit ihrer Ehe. Sie glaubt, dass sie jetzt vielleicht so langsam genug hat von ihrem Mann, und erwägt, ihn zu verlassen. Ihre Therapeutin stimmt ihr zu, dass ihn zu verlassen das Richtige sei, und ermutigt sie, die nächsten Schritte in die Wege zu leiten. Die Therapeutin ergreift auf der Verhaltensebene Partei für die Seite der Klientin, die den Mann verlassen will, was den Anteil der Klientin ignoriert, der bei ihm bleiben will. Die Klientin überlegt schon seit Jahren, ihn zu verlassen, hat es aber noch nicht getan. Vielleicht bringt es sie in diesem Moment in ihre Kraft, wenn sie erwägt, ihn zu verlassen, doch für NARM-Therapeut*innen stehen innere Zustände im Mittelpunkt, nicht Verhaltensweisen. Wir würden die inneren Veränderungen näher erkunden wollen, die die Frau dazu gebracht haben, diese Entscheidung in Betracht zu ziehen. Natürlich respektieren wir am Ende immer den Schluss, zu dem jemand für sich selbst kommt, wie er auch aussehen mag. Aber hier können Therapeut*innen leicht in eine Falle tappen, indem sie einen Rat geben oder sich in einem inneren Konflikt rund um derartige komplexe Themen auf eine bestimmte Seite schlagen. Bezogen auf die Geschichten unserer Klient*innen nicht Partei zu ergreifen, hilft bei der Stärkung von Agency. Letzten Endes ist der Klient die Person, die mit den Folgen ihrer Entscheidungen leben muss, und das will gewürdigt und respektiert werden.

Vieles an unseren Schwierigkeiten damit, offen zu bleiben für unsere Klient*innen in ihrer ganzen Komplexität geht auf die Probleme zurück, die es uns bereitet, unsere eigene Hilflosigkeit zu akzeptieren. Während wir versuchen, unseren Klient*innen mit Akzeptanz zu begegnen, bemühen wir uns auch, akzeptierend mit uns selbst umzugehen. Wenn wir unsere eigene

Ungeduld wahrzunehmen beginnen; das Gefühl haben, wir machen unsere Sache nicht richtig oder wir sollten in diesem Prozess eigentlich woanders sein, sind das gute Erinnerungen an die nötige Selbsterforschung. Wir wollen darüber reflektieren, was in uns selbst gerade vor sich geht. Was wir nicht tun wollen, ist einfach mit irgendwelchen Übungen oder Interventionen um uns zu werfen, damit sich etwas tut. Zuzulassen, dass unser Nicht-Wissen und was auch immer damit an Gefühlen verbunden sein mag, hier den Weg vorgibt, kann sogar ein wichtiger Schritt sein, wenn es darum geht, einen tieferen Kontakt zu uns selbst und dem Klienten herzustellen. Wir befinden uns mit ihm zusammen in diesem Lernprozess.

Die zwischenmenschliche Fähigkeit Nr. 2 in Aktion: Akzeptanz

Während Sie bei Ihren Klient*innen präsent sind, möchten wir Sie einladen, gezielt für sich durchzuspielen, Ihrem Gegenüber wie auch sich selbst mit einer Haltung der Akzeptanz zu begegnen. Beginnen Sie mit Ihren Klient*innen und erlauben Sie sich, wirklich von einem Ort des Nicht-Wissens zu kommen. Selbst wenn Sie mit dieser Person schon lange arbeiten, schauen Sie, ob Sie mit ihr ganz im gegenwärtigen Moment sein können, ohne etwas verstehen zu müssen und ohne dass sich alles nahtlos fügen muss. Halten Sie so weit wie möglich einfach einen Raum dafür offen, zuzuhören und alles, was der Klient auf allen Erfahrungsebenen mit Ihnen teilt, aufzunehmen. Lassen Sie es wie eine Welle über sich hinwegspülen. Nehmen Sie die unterschiedlichen Aspekte von dem wahr, was Sie in Verbindung mit der Geschichte der Person wahrnehmen, ihre Überzeugungen, ihre Emotionen, Ihren Körper und die Art, wie sie mit Ihnen in Beziehung tritt. Wir laden Sie ein, gezielt einen »Anfängergeist« zu praktizieren, ohne vorgefasste Vorstellungen und feste Glaubenssätze.

Außerdem laden wir Sie ein, bewusst akzeptierend an sich selbst heranzugehen. Nehmen Sie im Zusammensein mit Ihren Klient*innen einen eventuellen Druck bei sich wahr, eine Erklärung zu finden, etwas zu tun, Probleme zu beheben oder irgendwo anders hinzukommen als zu dem Ort, an dem Sie genau in diesem Moment sind. Vielleicht probieren Sie es sogar einmal mit dem Gefühl »Ich weiß nicht« und sehen sich an, was hierdurch in Ihnen aufsteigt. Und ob Sie sich vielleicht noch ein wenig mehr darauf einlassen können. Es mag sich etwas fremd anfühlen, diesen weiteren Raum für sich selbst und Ihren Klient*innen zu halten, und Sie fühlen sich vielleicht erst einmal etwas unwohl damit. Wir laden Sie ein, sich Zeit zu geben, es näher zu erkunden und zu beobachten, welchen Widerhall es in Ihnen, Ihren Klient*innen und dem therapeutischen Prozess findet.

Zwischenmenschliche Fähigkeit Nr. 3: Reflexion und Exploration

Die Intention bei Reflexion und Exploration besteht darin, Ansätze eines Verständnisses davon zu entwickeln, wie Ihr Gegenüber seine Innenwelt organisiert. Wenn wir uns dann eingehender damit befassen, wie unser Gegenüber Erlebtes einordnet, beginnen wir über das Kerndilemma dieses Menschen zu reflektieren und über den Einfluss, den es in diesem Moment und in ihrem Leben haben mag. Wir kommen dabei von der Haltung her, dass unser Gegenüber noch heute von diesem innerlichen Konflikt zwischen seinem authentischen Selbst und den Anpassungen beeinflusst wird, die es als Kind vollziehen musste, um zu überleben. Wir sind neugierig auf das Kerndilemma, wie es sich im gegenwärtigen Leben des Klienten ausdrückt.

Die therapeutische Vereinbarung (erste Säule) hilft uns, erste Reflexionen über das Kerndilemma anzustellen. Wir ergründen das Anliegen unseres Gegenübers und das, was ihm in den Weg gerät, wenn es darum geht, dieses Anliegen zu verwirklichen. Sagen wir zum Beispiel, jemand kommt mit dem Wunsch nach mehr sozialen Beziehungen zu uns und fühlt sich derzeit einsam und isoliert. Die Person hat zwar das Anliegen, mehr soziale Beziehungen aufzubauen, verbringt jedoch die meiste Zeit mit Videospielen allein vor dem Computer. Bereits hier zeigen sich beide Seiten des Dilemmas:

zum einen das, was die Person unbedingt für sich möchte (Beziehungen), zum anderen die Hindernisse, die dem in den Weg geraten (sich abzusondern und das, was hinter diesem Verhalten steht). In NARM reflektieren wir über beides wie auch über den offensichtlichen Widerspruch und erkunden, was es mit ihm auf sich hat.

Es ist schwer, das Problem angemessen anzugehen, wenn wir seine Wurzeln nicht verstehen. Würde der Therapeut beschließen, hier verhaltensorientiert vorzugehen und dem Klienten den Auftrag geben, die einsamen Videospiele bei sich zu Hause auf drei Stunden am Tag zu beschränken, damit mehr Zeit für soziale Beziehungen entsteht, würde das bedeuten, auf eine Veränderung hinzuarbeiten, die eine Seite des Dilemmas betrifft. Die andere Seite jedoch und die Funktion des mit ihr verbundenen Verhaltens im Hinblick darauf, was der Klient nach eigener Aussage am dringlichsten will, wird dabei vernachlässigt. Im Fokus des Themas, das sich aus dem Abklären der Vereinbarung ergibt, ist der innere Konflikt zwischen dem unbedingten Wunsch nach In-Kontakt-Sein und den Schwierigkeiten damit. Sofern der Klient dieser Vereinbarung zustimmt, wird dieser innere Konflikt – und nicht das Verhalten – zum roten Faden für weitere Erkundungen.

Dieser Prozess zeichnet die Entwicklung einer Arbeitshypothese nach. Diese Arbeitshypothese fließt in unsere exploratorischen Fragen ein und leitet uns bei ihnen (zweite Säule), ebenso wie sie Einfluss hat darauf, wie wir die Agency stärken (dritte Säule) und psychobiologische Veränderungen spiegeln (vierte Säule). Zudem erlaubt sie uns, ein Gespür dafür zu bekommen, welche authentischen Emotionen sich vielleicht dem Gewahrsein des Klienten entziehen und wie wir diese beim Prozess der emotionalen Vervollständigung unterstützen können.

Im Rahmen unseres Nachforschens (zweite Säule) nutzen wir die Antworten und Rückmeldungen auf unsere Fragen, um unsere Arbeitshypothese feiner herauszuarbeiten, entsprechend anzupassen oder zu ändern. Wenn wir allzu sehr an der eigenen Hypothese kleben, könnte sich darin das Ausagieren einer persönlichen Gegenübertragung spiegeln – das Bedürfnis, alles auf der Stelle zu verstehen, um uns unserer Sache sicher sein zu können. Es ist besser, unser sich entwickelndes Verständnis nicht als der

Weisheit letzter Schluss zu betrachten. Das wiederum erfordert andauernde Selbsterforschung.

Der gerade beschriebene Klient hat zum Beispiel eingangs angegeben, dass er so zurückgezogen lebe, weil er Angst vor Menschen hätte. Als der Therapeut mit dem Explorieren weitermacht, stellt der Klient schließlich klar, dass er sich nicht isoliere, weil er Angst vor anderen habe, sondern weil er dann, wenn er sich auf zwischenmenschliche Beziehungen einlässt, die Erwartungen anderer als Belastung erlebt. Sein Verhalten (Stichwort: Isolation) hat sich nicht verändert, aber was der Klient als Antriebskraft dahinter identifiziert, hat sich verändert. Es liefert uns wichtige Informationen, die wir uns bei weiteren Erkundungen zunutze machen können. Unsere Arbeitshypothese unterliegt einer ständigen Überprüfung, während wir den therapeutischen Prozess fortsetzen.

Die zwischenmenschliche Fähigkeit Nr. 3 in Aktion: Reflexion und Exploration

Wir möchten Sie einladen, sich selbst während Ihres präsenten Zusammenseins mit Ihren Klient*innen den Raum und die Zeit zu geben, darüber nachzusinnen, wie diese Person ihre innere Welt für sich ordnet. Achten Sie, ohne sich anzustrengen, irgendetwas zu verstehen, auf die unterschiedlichen Ebenen im Erleben Ihres Gegenübers und darauf, was Ihre Aufmerksamkeit auf sich lenkt.

Was fällt Ihnen mit Blick auf Ihre Arbeitshypothese auf? Vielleicht nehmen Sie ja bestimmte Elemente wahr, die die Beziehung des Klienten zu sich selbst ausdrücken. Etwa bestimmte Momente, wo er sich zu schämen beginnt, bestimmte Themen meidet oder sich auf alte, vertraute (Standard-) Emotionen bezieht. Was nehmen Sie im Hinblick darauf wahr, wie sich die Person auf Sie einlässt? Was nehmen Sie in Ihrem eigenen inneren Erleben wahr, vor allem im Hinblick auf eine eventuelle Gegenübertragung?

Reflektieren Sie über Ihr Verständnis davon, wie die Person ihre Erfahrungen innerlich einordnet und welche Beziehung sie zu Ihnen hat und Sie zu ihr. Sind Sie in der Lage, diese ganzen Informationen nicht als der Weisheit letzter Schluss zu betrachten? Worauf werden Sie von diesem Ort aus neugierig? Was scheint hier wichtig? Was sollte jetzt vielleicht vorrangig erkundet werden und was könnten Sie sich für eine spätere Exploration vormerken? Wie könnte Ihre Arbeitshypothese in die von Ihnen gestellten Fragen und in Ihre Interventionen einfließen? Wir laden Sie ein, sich im weiteren Verlauf anzusehen, ob Sie in der Lage sind, Ihr Verständnis entsprechend zu modifizieren, wenn neue Informationen auftauchen.

Zwischenmenschliche Fähigkeit Nr. 4: Achtsame Interventionen

Die Intention hierbei besteht darin, immer von der Möglichkeit auszugehen, dass unsere Klient*innen beginnen können, eine neue Beziehung zu sich selbst zu finden, verbunden mit einer vermehrten Fähigkeit zum Kontakt mit sich selbst und anderen. Statt eine Beziehung zu sich selbst zu pflegen, die durch die Filter alter, mit Überlebensstrukturen zusammenhängender Muster läuft – basierend auf Scham, Selbstablehnung und Selbsthass –, können Klient*innen zu einem Umgang mit sich selbst finden, der von mehr Fähigkeit zu Offenheit, Neugier und irgendwann schließlich Selbstakzeptanz und Mitgefühl bestimmt wird. Letzten Endes entsteht eine größere psychobiologische Kapazität für Wachstum und Heilung, wenn die Person dabei unterstützt wird, die Punkte anzugehen, die dem Kontakt mit ihrem authentischen Selbst im Wege stehen.

Wie können wir diesen Prozess am wirksamsten unterstützen? Es beginnt damit, in Kontakt mit uns selbst zu bleiben. Der Psychiater James Masterson lehrte, dass Situationen, in denen therapeutisch Tätige dem Wachstum des Klienten in den Weg geraten, oft zustande kommen, weil die Therapeut*innen darauf fokussiert sind, ein Problem zu beheben oder den Klient*innen zu helfen, sodass sie den Kontakt zu sich selbst verlieren. Masterson glaubte, dass der Antrieb hinter vielen Interventionen, die Therapeut*innen starten, ihre persönliche Gegenübertragung ist. Er mahnte:

»Sie haben nicht das Recht einzugreifen, es sei denn, Sie haben einen theoretischen Grund dafür und eine Hypothese im Hinblick auf das Ergebnis des Ganzen. Sollten Sie keine Hypothese haben, tun Sie es vermutlich aufgrund Ihrer eigenen Gefühle. Wenn das geschieht, vergessen Sie den Patienten. Lassen Sie den Patienten eigenständig weiterstrampeln, während Sie erst einmal Ihre eigenen Gefühle verstehen, da Ihre Gefühle an diesem Punkt der Behandlung in die Quere kommen.«[58]

Die achtsame Anwendung von Interventionen ist Teil eines intersubjektiven Prozesses, der uns in Verbindung mit unserem innerlichen Erleben dabei unterstützt, den Bezug zur Intention und Innenwelt unserer Klient*innen zu bewahren. Wir praktizieren Selbsterforschung im Hinblick auf unsere Intention bei Interventionen, einschließlich eventueller Gegenübertragungsreaktionen, die die treibende Kraft bei unserem Engagement sein könnten. Wir gestatten uns, zu entschleunigen, zu pausieren, Fehler zu machen und hinzuzulernen. Wir gestatten uns, im Rahmen unserer Therapeutenrolle Mensch zu sein. Unser Menschsein in den Mittelpunkt zu stellen, trägt dazu bei, eine Ausgangsplattform der Achtsamkeit zu schaffen, die es ermöglicht, die NARM-Fähigkeiten und -Techniken effektiv einzusetzen, um mit der Komplexität der Innenwelt unserer Klient*innen umzugehen.

Die von uns eingesetzten therapeutischen Fähigkeiten und Techniken gehen aus den vier Säulen hervor. Wir haben zwar schon präsentiert, wie wir diese anwenden, um unbewältigte komplexe Traumen anzugehen, möchten aber noch betonen, dass der »Achtsamkeits-«Teil des Einsatzes von Interventionen darin besteht, zu beurteilen, warum man ein bestimmtes Tool einsetzt und wie sich das mit unserer Arbeitshypothese verträgt. Wir benutzen Interventionen nicht, um auf Biegen und Brechen ein bestimmtes Ergebnis zu erzielen, uns um die Person zu »kümmern« oder Klient*innen vor ihren Reaktionen zu schützen. Wir setzen Interventionen ein, wenn es darum geht, das Fassungsvermögen unserer Klient*innen für zunehmend tiefe Erfahrungen zu fördern.

Denken Sie daran: Der entscheidende Punkt ist nicht nur die Anwendung dieser Fähigkeiten. Es geht auch darum, offen zu sein für das Feedback, das wir in Reaktion auf die Interventionen erhalten, und es an uns heranzulassen. Wir müssen immer bereit sein, basierend auf neuen Informationen von Seiten unseres Gegenübers oder aus unserem eigenen Prozess und der therapeutischen Beziehung eine Neueinschätzung vorzunehmen. Wir können so viel lernen, indem wir beobachten, wie die Klient*innen die von uns eingebrachten Interventionen für sich nutzen.

Die zwischenmenschliche Fähigkeit Nr. 4 in Aktion: Achtsame Interventionen

Wir laden Sie ein, während Ihres präsenten Zusammenseins mit Ihren Klient*innen darüber zu reflektieren, auf welche Weise Sie mit ihnen über die Interventionen in Kontakt treten. Das beginnt damit, achtsam zu beobachten, wie die Arbeitshypothese in Ihre Interventionen einfließt. Wir laden Sie ferner ein, bei Ihrer direkten Arbeit mit dem Klienten Selbsterforschung zu betreiben, wenn es um Ihre Intention bei jeder einzelnen Intervention geht, für die Sie sich entscheiden. Hier einige Fragen, die bei diesem Prozess helfen könnten: Was hoffe ich durch diese spezielle Intervention wachzurufen oder zu bewirken? Was nehme ich an der Reaktion des Klienten auf diese Intervention wahr? Welche Wirkung haben meine Interventionen? Wie verhält sich diese Wirkung zu meiner Arbeitshypothese, vor allem in Bezug auf das Anliegen der Person (erste Säule) für diese Sitzung?

Wir laden Sie ein, wahrzunehmen, ob die eingesetzten Interventionen In-Kontakt-Sein und Desidentifikation zu unterstützen scheinen oder das Abgeschnittensein vom Kontakt und alte Identifikationen. Wenn Sie das Gefühl haben, die Interventionen verstärken alte Strategien oder haben nicht die beabsichtigte Wirkung, sehen Sie sich an, ob Sie es schaffen, offen für die Lernerfahrung zu bleiben, anstatt sich unter Druck zu setzen, Sie müssen selbst darauf kommen, was es als Nächstes zu tun gilt. Sollten Sie Ihre Art des Zugehens auf Ihre Klient*innen oder des Nachhörens bezogen auf das, was die Person erlebt, entsprechend anpassen müssen, ist das schon für sich genommen eine achtsame Intervention. Sie besteht darin, mit Offenheit, Neugier und Demut auf Ihr Gegenüber zuzugehen.

Zwischenmenschliche Fähigkeit Nr. 5: Integration

Die Intention der Integration ist die, eine zunehmende psychobiologische Kapazität zu fördern. Im Yoga gibt es eine Stellung namens Savasana, auch als Ruhe- oder Leichenpose bezeichnet, die in der Regel am Ende einer Yogastunde genutzt wird, um die Integration des Praktizierten zu unterstützen. Einige Yogalehrer*innen geben den aktiven Stellungen Vorrang, was dazu führt, dass sie geneigt sind, die für Savasana vorgesehene Zeit zu beschneiden. Die Integrationsphase ist jedoch grundlegend wichtig zur Förderung langfristiger positiver gesundheitlicher Wirkungen der Yogapraxis. Auf ganz ähnliche Weise betonen viele der gängigsten Therapiemodelle die aktive Seite der Therapie – was wir in der Therapie machen –, womit die Integration minimiert wird, die ja gerade eine langfristige Veränderung und langfristiges Wachstum unterstützt. Damit sind wir wieder beim Thema dieses Kapitels: unseren Klient*innen von einem Ort des Seins aus zu begegnen und den Fokus nicht primär auf das Tun zu lenken.

Klient*innen können sich mit der Integration schwertun. Viele werden sehr schnell zu etwas Neuem springen wollen, nachdem sie sich etwas beruhigt haben oder sich eine neue Erkenntnis eingestellt hat. Oft gönnen sich Menschen nicht die Zeit, um zur Ruhe zu kommen, durchzuatmen und Zustände von Entspannung und Gelöstheit zuzulassen. Sie neigen dazu, sich immer zu betätigen und dafür zu sorgen, dass etwas Bestimmtes geschieht. Zeit für die Integration einzuräumen, ist etwas, was nicht nur den meisten unserer Klient*innen schwerfällt, sondern auch vielen therapeutisch Tätigen. Auch Letztere können sich mit solchen »Ruhe«-Phasen unbehaglich fühlen und vielleicht schnell zu etwas Neuem springen – in der Regel in Gestalt einer anderen Intervention.

Die landläufige Erfahrung nach dem erfolgreichen Einsatz einer Intervention ist, dass Klient*innen irgendeine Form einer psychobiologischen Veränderung in Richtung zunehmender Organisation erleben. So zum Beispiel mögen sie berichten, dass sie sich erleichtert fühlen, weniger belastet, mehr zur Ruhe gekommen, entspannter, mehr im Gleichgewicht, expansiver, geweiteter, klarer und sie können sich eher auf Sie einlassen. Es kann vorkommen, dass sie versuchen, diese Veränderungen zu bagatellisieren, indem sie über solche Momente schnell hinweggehen. Vergessen Sie nicht, dass sie ein ausgesprochen großes Interesse daran haben können, in einem Abgeschnittensein vom Kontakt, in Identifikationen und Überlebensstrategien stecken zu bleiben, selbst wenn sie ihnen nicht mehr dienlich sind. Diese inneren Veränderungen zu integrieren, kann jedoch die Bewegung in Richtung einer größeren psychobiologischen Kapazität verstärken, was dem Klienten erlaubt, der Welt mit mehr Präsenz, Engagement, Agency und Selbstaktivierung zu begegnen.

Mit der vierten Säule wollen wir unsere Klient*innen dabei unterstützen (und mitunter entsprechend anleiten), präsent für das von ihnen innerlich Erlebte zu sein. Die Kultivierung somatischer Achtsamkeit ist ein Weg, wie wir die Integration dieser Veränderungen anregen. Hierzu gehört die Förderung der Interozeption, der individuellen Wahrnehmung aktueller körperlicher Erfahrungen. Aus unserer Sicht sind die Körperempfindungen, die mit diesen psychobiologischen Veränderungen einhergehen, ein Ausdruck einer wesentlichen inneren Veränderung. Indem wir Klient*innen einladen, sich die Zeit zu nehmen, diese inneren Veränderungen wahrzunehmen und zu spüren, fördern wir eine verstärkte Verkörperung und vielleicht die Neuverschaltung von Nervenbahnen.

Es ist wichtig, dass wir Klient*innen die Möglichkeit zur Integration bieten. Das Tempo zu drosseln, selbst wenn sie schnell zum Nächsten übergehen möchten, ist ein zentraler Schritt, um diesen Prozess zu unterstützen. Oft bedeutet das, Stille hinzunehmen und uns in sie hineinfallen zu lassen, womit sich viele Therapeut*innen und Klient*innen unwohl fühlen und was sie sogar als Qual erleben mögen. Es ist wichtig, den Prozess nicht zu überstürzen und nicht einfach nur dafür zu sorgen, dass etwas geschieht. Veränderung kann schon manchmal unbehaglich sein.

Auch wenn es neu sein kann – und mitunter bedrohlich –, auf das Strömen dieses organischen Prozesses zu vertrauen: Entschleunigung und Stille können wichtige Ressourcen für jemanden werden, der so daran gewöhnt ist, vor seinem inneren Erleben davonzulaufen. Es unterstützt den organismischen Impuls in Richtung In-Kontakt-Sein, Gesundheit und Lebendigkeit sowie Möglichkeiten zu Reorganisation, Heilung und Transformation.

Die zwischenmenschliche Fähigkeit Nr. 5 in Aktion: Integration

Während Sie ganz bei Ihren Klient*innen präsent sind, laden wir Sie ein, wahrzunehmen, wie viel bei diesen ablaufen mag, und sei es unterhalb der Bewusstseinsschwelle. Falls Sie merken, dass Sie es nicht mitbekommen, laden wir Sie ein, sich Zeit zu nehmen, zu entschleunigen, von Ihrer aktiven Geisteshaltung des Tuns zu einer rezeptiven Haltung des Seins zu gelangen und Ihre 50:50-Balance praktisch umzusetzen.

Sollten sich Ihre Klient*innen schnell wieder von Zuständen des In-Kontakt-Seins und der Expansion wegbewegen, in ein Abgeschnittensein vom Kontakt und Kontraktion, nehmen Sie wahr, was Sie hiermit anfangen und was Sie im Hinblick auf diese Veränderungen unternehmen. Falls Sie sich selbst unter Druck setzen, etwas anderes herbeizuführen, den Prozess zu beschleunigen, etwas zu erklären oder einen sauberen Abschluss für die Sitzung zu finden, schauen Sie, ob Sie mehr Präsenz in das bringen können, was da geschieht, ohne es kontrollieren oder steuern zu müssen.

Wir laden Sie ein, sich Zeit zu nehmen, um sich in das Beziehungsfeld hineinzuspüren. Fragen, die Ihnen bei diesem Prozess helfen könnten, wären: Wirkt sich die Erfahrung des Klienten in irgendeiner Hinsicht auf mich aus? Wenn ja, auf welche Weise? Liefert mir das, was ich jetzt gerade fühle, irgendwelche Informationen über das, was meine Klient*innen durchleben? Wie ist es für mich, präsent zu sein, während die Klient*innen neue Erfahrungen machen? Wie ist es für mich, in dieser Beziehung präsent zu sein?

Praktische Übung zum NARM-Beziehungsmodell

Wir laden Sie ein, sich einige Momente Zeit zu nehmen, um über einen Klienten zu reflektieren, mit dem Sie auf Schwierigkeiten stoßen. Es könnte dabei hilfreich sein, über eine konkrete Sitzung zu reflektieren, die Sie in neuerer Zeit mit dieser Person hatten.

1. Reflektieren Sie über Ihre Fähigkeit, sich auf Ihren Klienten einzustimmen. Wenn Sie sich jetzt vorstellen, Sie sitzen gerade mit dieser Person zusammen – auf welche Aspekte ihres Erlebens stimmen Sie sich ein?
2. Was spüren Sie im Hinblick auf Ihren Klienten, während Sie sich auf sein Erleben einstimmen? Gelingt es Ihnen, präsent und offen dafür zu bleiben, ohne den inneren Zwang zu verspüren, etwas sagen oder machen zu müssen?
3. Was wissen Sie über Ihre eigenen Reaktionen auf Ihren Klienten und was teilt die Person Ihnen mit? Welche Wirkung übt es auf Sie aus, mit diesem Klienten zusammen zu sein?
4. Was ist Ihre Arbeitshypothese? Mit anderen Worten, wie könnte er die eigene Innenwelt für Ihr Verständnis organisieren?
5. Wenn Sie dann zu verstehen beginnen, wie Ihr Klient das innerlich Erlebte organisiert, wie könnte es für Sie damit weitergehen, die Person zu unterstützen, während Sie gleichzeitig den Kontakt mit ihr aufrechterhalten?

Wo würden Sie Ihre Fähigkeit, diesem Klienten gegenüber mit Neugier und Präsenz offen zu bleiben, insgesamt auf einer Skala von zehn bis eins (zehn = sehr hoch, eins = sehr gering) einstufen?

Heartfulness: Eine Herzensqualität

»Mache dich zuerst selbst zum Gegenstand deiner Praxis. Einen anderen lieben zu können, hängt davon ab, ob du dich selbst lieben kannst.«[59]

Thich Nhat Hanh

Heartfulness äußert sich darin, im eigenen Herzen ein Gefühl der Verbundenheit zu spüren: mit uns selbst und mit einem Gegenüber. Sie ist eine Erfahrung von Tiefe bei diesem In-Kontakt-Sein. Wie tief dieses In-Kontakt-Sein mit anderen potenziell gehen kann, hängt davon ab, wie tief wir mit uns selbst in Kontakt sein können. Wenn Menschen tiefer in die authentischen und intimen Beziehungen in sich selbst eintauchen, ermöglicht es ein Aus-dem-Herzen kommen, das mit anderen geteilt werden kann.

Reflexionsübung

Wir laden Sie ein, sich einige Momente Zeit zu nehmen, um über eine Gelegenheit zu reflektieren, wo Sie präsent und innerlich in Kontakt bleiben konnten, während Sie gleichzeitig in Kontakt mit einem anderen Menschen sein und ihm mit offenem Herzen begegnen konnten.

1. Was nehmen Sie an Ihrer Fähigkeit wahr, einem anderen aus dem Herzen heraus und mit Liebe zu begegnen?
2. Wir laden Sie ein, für ein paar Momente darauf zu achten, wie es sich anfühlt, hierüber zu reflektieren. Nehmen Sie vor allem wahr, wie Sie sich dabei in Ihrem Herzen fühlen.

Die Herzensqualität im therapeutischen Prozess beginnt mit den Therapeut*innen. NARM-Therapeut*innen richten ihre Aufmerksamkeit zunächst einmal auf ihr eigenes Inneres, bevor sie sich Klient*innen zuwenden. Wenn therapeutisch Tätige durch Neugier, Präsenz und Selbsterforschung einen guten Kontakt zu sich selbst herstellen, sind sie eher in der Lage, sich zu zeigen, präsent zu sein und die Voraussetzungen für Intersubjektivität zu schaffen. Therapeut*innen mit einem größeren Zugang zu ihrer eigenen Herzensqualität können Klient*innen dabei unterstützen, ihre Fähigkeit zum Erleben dieser Herzensqualität im eigenen Inneren sowie mit anderen in ihrem Leben auszubauen.

Je stärker Therapeut*innen in ihren Gegenübertragungsstrategien landen, desto mehr sind sie in einem gewissen Umfang von ihrem Herzen abgeschnitten. Unkontrollierte Empathie, ein Weglaufen vor Hilflosigkeit und andere allzu vertraute Strategien wie etwa zwanghaftes Sich-Anstrengen und Sich-Kümmern können eine Funktion davon sein, unser Herz zu verschließen und es davon abzuhalten, eine wahrhaftige, intime Beziehung zu uns selbst und unseren Klient*innen zu unterhalten. Im eigenen Herzen präsent zu sein, ist der Kontrapunkt zu diesen überkommenen Strategien und führt dazu, uns selbst – und daher unseren Klient*innen – mit mehr Verständnis, Akzeptanz und Mitgefühl zu begegnen.

Bei Entwicklungstraumen geht es um ein gebrochenes Herz. Entwicklungstraumen zu lösen, steht und fällt mit der Herzensqualität. Wir raten allen therapeutisch Tätigen dringend, sich ihrem eigenen Heilungsprozess zu widmen. Menschen, die wieder in Kontakt mit ihrem Herzen kommen, beschreiben oft das Gefühl, als sei eine Tür zu einem Ort in ihnen selbst geöffnet worden, die lange verschlossen gewesen war. Es ist sehr schwierig, andere Menschen an Orte in ihrem Inneren zu führen, die wir selbst noch nie aufgesucht haben.

Emotionale Vervollständigung und der umfassendere Prozess der Desidentifikation hierbei drehen sich darum, wieder in Kontakt mit unserem Herzen zu gelangen. Wenn wir uns daran machen, unsere alten Identifikationen und Strategien aufzulösen, fühlen wir uns mehr mit unseren Herzensgefühlen verbunden und lassen uns von ihnen leiten. Ein Anliegen, das einmal als leises Flüstern begann, eine Sehnsucht in Form eines Herzenswunsches, kann wahr werden. Das wiederum kann zu bedeutenden persönlichen Veränderungen führen und unsere Fähigkeit fördern, auf der Beziehungsebene in Kontakt zu sein.

Reflexionsübung

Wir laden Sie ein, sich einige Momente Zeit für Folgendes zu nehmen:

1. Formulieren Sie aus Ihrem Herzen heraus ein Anliegen bezogen auf Ihren weiteren Lebensweg.
2. Wie könnte das optimale Ergebnis aussehen, wenn Sie es schaffen, Ihren Herzenswunsch in Ihrem weiteren Leben zu verwirklichen?
3. Während Sie über Ihren Herzenswunsch reflektieren, laden wir Sie ein, wahrzunehmen, was dabei in Ihnen vorgeht: in Ihren Gedanken, Ihren Emotionen und Ihrem Körper.
4. Vor allem laden wir Sie ein, sich etwas Zeit zu lassen, bevor Sie dazu übergehen, sich in Ihr Herz hineinzuspüren.

9. NARM-Modell zum Persönlichkeitsspektrum

»So etwas wie eine mustergültige Wahrnehmung gibt es nicht – wir sehen Dinge durch den Filter unserer Erfahrung.«[60]

Daniel Siegel

Bei der Arbeit mit Klient*innen, die komplexe Traumen erfahren haben, kann es sehr hilfreich sein, wenn wir als Therapeut*innen über ein Grundgerüst verfügen, das uns die jeweilige psychobiologische Kapazität unseres Gegenübers zu verstehen hilft. Diese Kapazität, das Fassungsvermögen also, gehört zu den Grundlagen des Selbst. Wenn ein Kind belastende Kindheitserfahrungen durchmacht und sich an diese Gegebenheiten anpasst, beeinflusst dies seine sich entwickelnden psychobiologischen Fähigkeiten in Richtung einer Desorganisation des Selbst. In der Psychologie schlug sich dies in der Klassifikation der Persönlichkeitsstörungen nieder, auch Selbststörungen genannt.

Wir stützen uns nicht auf den allgemeiner anerkannten Betrachtungsrahmen für das Verständnis von Persönlichkeitsstörungen – zum Beispiel innerhalb des DSM-5-Klassifikationssystems. Stattdessen wollen wir Therapeut*innen helfen, eine wirksamere Behandlung anbieten zu können, und haben ein Modell zum Persönlichkeitsspektrum kreiert, das den Grad der Organisation des Selbst aus psychobiologischer Sicht evaluiert.

In der Geschichte der westlichen Philosophie und Psychologie hat sich immer wieder gezeigt, wie schwer fassbar die Idee des Selbst ist. Persönlichkeit ist tendenziell das Konzept, das in der heutigen Psychologie am gängigsten ist; damit verwandt wären die Begriffe Charakter und Identität, die oft synonym verwendet werden. Wir betrachten das Selbst als etwas, das viel mehr ist als Charakter, Identität und Persönlichkeit. Einer ganz elementaren Definition zufolge ist das Selbst das eigene subjektive Erleben und Seinsgefühl; es wird damit versucht, die gelebte Erfahrung des »Menschseins« zu erfassen. Zwar benutzen wir im NARM-Persönlichkeitsspektrum in Übereinstimmung mit dem aktuellen psychologischen Verständnis ebenfalls den Begriff »Persönlichkeit«. Eigentlich handelt es sich aber um ein Grundgerüst, das uns hilft, die Natur der jeweils einzigartigen Organisation des Selbst bei unserem Gegenüber zu verstehen. Im NARM-Persönlichkeitsspektrum wird die Verbindung zwischen unbewältigtem Entwicklungstrauma und Ebenen der gestörten Selbstorganisation anerkannt. Um mit Fritjof Capra zu sprechen: »Die Ideen der Selbstorganisation sind sehr wichtig, um die Autonomie, die Authentizität und das grundlegende Menschsein von Leuten zu verstehen.«[61]

Allen, die mit Traumaarbeit befasst sind, begegnet eine Desorganisation der Persönlichkeit tagtäglich. Man schätzt, dass 15 Prozent der Bevölkerung der Vereinigten Staaten – mehr als dreißig Millionen Menschen – Diagnosekriterien für mindestens eine Persönlichkeitsstörung erfüllen.[62] Doch sind wir als Therapeut*innen oder anderweitig Helfende entsprechend vorgebildet, um derart komplexe psychobiologische Muster einzuschätzen und mit ihnen zu arbeiten? Bei den meisten von uns lautet die Antwort: nein.

Ein generelles klinisches Verständnis der Persönlichkeit – vor allem bezogen auf Dynamiken, die mit Persönlichkeitsstörungen in Verbindung stehen – ist aufgrund der aktuellen Trends in der modernen Psychologie, bei der tiefenpsychologisch ausgerichtete Modelle weniger hoch im Kurs stehen, verloren gegangen. Viele Therapeut*innen haben keine Aus- und Weiterbildungen auf diesem Gebiet absolviert und ebenso wenig erhalten sie bei der Arbeit mit Persönlichkeitsstörungen klinische Supervision.

Was das Ganze noch mehr zur Herausforderung macht, ist die Tatsache, dass viele therapeutisch Tätige den Organisationsgrad ihrer Klient*innen überschätzen. Ein gutes Stück weit hat dies damit zu tun, dass sie das Beste in Menschen sehen, ihre Klient*innen nicht pathologisieren wollen und die Tatsache, dass diese im Alltag einigermaßen funktionsfähig sind, mit Organisation der Persönlichkeit verwechseln. Klient*innen können in ihrem

Leben sogar recht gut funktionieren – etwa als Ärzte, Krankenschwestern, Lehrerinnen, Firmenchefs und Politiker – und dennoch eine profunde Desorganisation des Selbst aufweisen. Über das Normalmaß hinaus zu funktionieren, kann mitunter sogar eine Strategie von Klient*innen mit erheblicher innerer Desorganisation sein.

Damit kommen wir zu einem sehr wichtigen Punkt. Im Zentrum des NARM-Persönlichkeitsspektrums steht die Organisation des Selbst und nicht spezifisch das Funktionieren-Können. Wenn ihr Fokus auf dem Funktionieren liegt, können Therapeut*innen unter Umständen in der Therapie schon recht weit fortgeschritten sein, bis sie merken, wie desorganisiert der Klient eigentlich ist. Es ist ihnen entgangen, wirklich die Person zu sehen, da sie so darauf ausgerichtet waren, wie gut sie in einigen Bereichen ihres Lebens funktionieren kann. Ist das Ausmaß an Desorganisation dann schließlich erkannt, kann es schwierig sein, die Therapie noch in neue Bahnen zu lenken. Klient*innen am desorganisierteren Ende des Persönlichkeitsspektrums (»desorganisiertes Selbst«) erfordern ein anderes Herangehen als solche am organisierteren Ende des Spektrums (»organisiertes Selbst«). Je früher Therapeut*innen also in der Lage sind, das innere Organisationsniveau ihrer Klient*innen einzuschätzen, desto mehr kann er auf die Fähigkeiten des Gegenübers eingehen, und desto wirksamer kann die Behandlung sein.

Zusätzlich kann die Überschätzung von Klient*innen bei einigen eine Gegenübertragungsreaktion sein. In früher Kindheit brauchten wir es, unsere wesentlichen Bezugspersonen und andere Erwachsene in unserem Leben als organisierter zu betrachten, als sie es in vielen Fällen waren. Zu erkennen, dass sie im Hinblick auf uns versagten, wäre unerträglich gewesen. Die Fantasie, eine hoch organisierte erwachsene Person in unserem frühen Umfeld zu haben, wurde zu einer Projektion, die dann ins Erwachsenenalter mitgenommen wird. Diese Projektion kann Therapeut*innen zu einer unzutreffenden Einschätzung des Ausmaßes der Desorganisation bei einem Klienten verleiten. Außerdem kann es vorkommen, dass sie sich, wenn besondere Herausforderungen mit diesem Klienten auftauchen, unbewusst selbst die Schuld daran geben, genauso wie sie es als Kinder gemacht haben. Wie schon im vorherigen Kapitel erwähnt: Wenn Therapeut*innen das Gefühl haben, in Bezug auf Klient*innen einen Fehlschlag zu erleiden, neigen sie zu Strategien wie sich selbst unter Druck zu setzen, härter zu arbeiten, sich zwanghaft um das Gegenüber zu kümmern oder aufzugeben. Sofern sie ihre eigenen, auf Entwicklungstrauma basierenden Muster nicht adäquat auflösen konnten, werden sie anfällig dafür, ihre Klient*innen durch eine Zerrbrille zu betrachten und deshalb weniger effektiv in ihrer klinischen Arbeit sein.

Eine weitere Herausforderung in unseren Kreisen ist die gängige Vorstellung, dass Persönlichkeitsstörungen nur selten vorkämen. Auch wenn es zutreffen mag, dass Klient*innen, die die vollen DSM-5-Kriterien für die Diagnose einer Persönlichkeitsstörung erfüllen, eher nicht so häufig anzutreffen sind, sind sich die meisten klinisch Tätigen gar nicht gewahr, wie viele ihrer Klient*innen oft undiagnostizierte Züge einer Persönlichkeitsstörung in sich tragen. Da Persönlichkeitsstörungen als eher extreme Diagnosen gelten – auch aufgrund einer vorrangigen Betrachtung kognitiver und verhaltensbezogener Symptome –, kann es gut sein, dass Fachkräfte aus dem Bereich seelische Gesundheit gar nicht erfassen, wie tiefreichend die psychobiologische Not ihrer Klient*innen ist. Außerdem scheuen sich viele Psychotherapeut*innen, Klient*innen anzunehmen, bei denen eine Persönlichkeitsstörung diagnostiziert wurde. Zu den Gründen hierfür kann gehören, sich zu wenig vorbereitet darauf zu fühlen, mit derart »schweren Fällen« zu arbeiten, sich damit nicht überfordern zu wollen und eine gewisse Vorsicht angesichts der Risiken, die mit Klient*innen dieser Art verbunden sind. Ganz gleich, wie wir dazu stehen, mit Klient*innen zu arbeiten, die mit Dynamiken in Richtung Persönlichkeitsstörung zu tun haben: Bei der Arbeit mit Komplextraumatisierungen kommen wir nicht um die Realität herum, dass viele unserer Klient*innen eine beträchtliche Desorganisation des Selbst aufweisen dürften.

Eine zusätzliche Herausforderung für Therapeut*innen ist die, dass die Beziehung zwischen komplexen Traumen und Persönlichkeitsstörungen bislang noch nicht ausreichend definiert ist. Die Symptome bei komplexen Traumen überschneiden sich oft beträchtlich mit denen von Persönlichkeitsstörungen. Eine Differenzialdiagnose hilft uns, zu einer zutreffenden Beurteilung zu gelangen, die eine Rolle für die Wahl des therapeutischen Spektrums, die Interventionen und die Prognose spielt. Es würde den Rahmen dieses Buches sprengen, das NARM-Persönlichkeitsspektrum mit den verschiedenen in Gebrauch befindlichen Diagnosesystemen zu vergleichen und zu kontrastieren. Der Hauptpunkt, den wir diesbezüglich betonen möchten, ist der, dass die vorherrschenden Diagnosesysteme darauf ausgerichtet sind, Symptome und Verhaltensweisen zu klassifizieren. Unser Fokus hingegen ruht auf den gemeinsamen zugrunde liegenden psychobiologischen Dynamiken, hinter denen unbewältigte komplexe Traumen stehen und die die diversen Erscheinungsformen von Dynamiken begünstigen, die in Richtung Persönlichkeitsstörungen gehen.

Anhand von zehn spezifischen psychobiologischen Merkmalen, die hier noch näher definiert werden, bietet das NARM-Persönlichkeitsspektrum eine Landkarte, die uns zu ermitteln erlaubt, wo auf dem Spektrum »organisiertes Selbst« bis »desorganisiertes Selbst« wir jemanden verorten würden. Wir benutzen den Begriff »desorganisiertes Selbst« zur Abgrenzung von »persönlichkeitsgestört«, wobei Letzteres den spezifischen Betrachtungsrahmen impliziert, der in den DSM- und ICD-Klassifizierungen dargelegt wird und Persönlichkeitsstörungen wie Borderline-, narzisstische, schizoide, abhängige und antisoziale Störungen beinhaltet.

Wir benutzen das NARM-Persönlichkeitsspektrum nicht zur Kategorisierung verschiedener psychopathologischer Erscheinungsbilder. Als NARM-Therapeut*innen setzen wir es vielmehr als einen Rahmen ein, der uns hilft, die psychobiologische Kapazität von Klient*innen einzuschätzen. Das NARM-Persönlichkeitsspektrum sorgt für ein klareres Verständnis der Innenwelt von Klient*innen, einschließlich der Desorganisation psychobiologischer Zustände, die die treibende Kraft hinter ihren belastenden Symptomen und maladaptiven Verhaltensweisen darstellen. Von daher ist das Modell als Hilfe dafür konzipiert, unsere therapeutischen Interventionen zu gestalten und danach zuzuschneiden, wo auf dem Spektrum sich unsere Klient*innen befindet.

Das NARM-Persönlichkeitsspektrum soll uns eine Landkarte liefern, die uns ein deutlicheres Gespür dafür gibt, wo der Klient im Moment steht im Hinblick darauf, sich auf den Therapieprozess einlassen und von ihm profitieren zu können. Das ist von daher wichtig, dass es die Antwort auf die Frage bietet: Bringt dieser Klient die Kapazität mit, um von der Intervention profitieren zu können, von der ich meine, dass sie jetzt gut für ihn sein könnte?

Das NARM-Persönlichkeitsspektrum versteht sich als Spektrum der psychobiologischen Kapazität wie hier dargelegt:

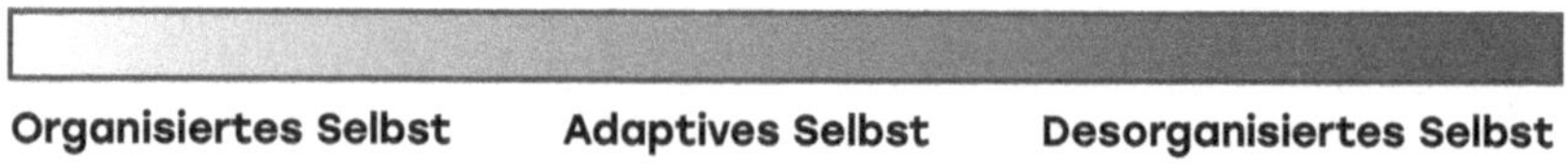

Eine vollständige Aufschlüsselung finden Sie im folgenden Kapitel »Das NARM-Modell zum Persönlichkeitsspektrum«. Zudem stellen wir unter Anhang B ein Arbeitsblatt zur Verfügung, das für die Anwendung dieses Betrachtungsrahmens in der therapeutischen Praxis herangezogen werden kann. Die zentrale Information lautet, dass unbewältigtes frühes Trauma das Selbst in Abhängigkeit von verschiedenen Faktoren (darunter Veranlagung und Umwelt) mehr oder weniger stark in seiner Organisation stören. Bei der Einschätzung neuer Klient*innen hilft uns dieser Rahmen bei:

1. der Organisation unserer Arbeitshypothese bezogen darauf, wo auf der enormen Bandbreite an Persönlichkeitsdynamiken wir die Person ansiedeln würden (ihre psychobiologische Kapazität)
2. dem Verständnis, wie das innere Organisationsniveau der Person mit ihren Symptomen zusammenhängt
3. der Auseinandersetzung mit unseren eigenen Gegenübertragungsreaktionen
4. einer zutreffenden und realistischen Prognose
5. der Einschätzung, wie wir Klient*innen am wirksamsten behandeln können, je nachdem, wo auf dem Persönlichkeitsspektrum wir sie verorten

Zur korrekten Beurteilung des Ausmaßes an innerer Organisation definieren wir hier drei verschiedene Bereiche entlang dieses Spektrums: organisiertes Selbst, adaptives Selbst und desorganisiertes Selbst.

Organisiertes Selbst: Kinder, die mehr sichere Bindung und weniger Entwicklungstrauma erfahren haben, werden mit einem hochgradiger organisierten Selbstgefühl ins Erwachsenenleben starten. Sie stehen eher mit beiden Füßen fest im Erwachsenenbewusstsein. In ihrem Erleben gibt es eine größere innere Sicherheit, ein Gefühl von Agency und Authentizität. Sie verfügen über die Fähigkeit, in einer ausgewogenen Beziehung zwischen Selbst und anderen zu bleiben, und erfahren eine größere Tiefe in sich selbst, während sie gleichzeitig mehr Nähe zu anderen erleben. Sie haben ganz allgemein eine weiter entwickelte Kapazität im Hinblick auf Wesenszüge wie Selbstgewahrsein, Einsichtsvermögen, Offenheit für Lernerfahrungen und ein Verlangen nach Wachstum und Veränderung.

Adaptives Selbst: Wenn Kinder mehr unsichere Bindung und mehr Entwicklungstrauma erfahren, werden sie das Erwachsenenalter mit einem desorganisierteren Selbstgefühl erreichen. Je mehr sie mit ihrer Überlebensstruktur identifiziert sind, desto mehr bleiben sie in ihrem kindlichen Bewusstsein verhaftet. Im Erwachsenenalter ist ihre psychobiologische Kapazität beeinträchtigt, was sich an ihrer begrenzten Fähigkeit zu Selbstgewahrsein, Einsichtsvermögen und Offenheit fürs Lernen zeigt. Sie sind stärker mit einschränkenden und kontraproduktiven Narrativen, Geschichten und Sichtweisen identifiziert. Chancen zu Wachstum und Veränderung können sich bedrohlich anfühlen, was dazu führt, dass sie an neue Erfahrungen mit Vermeidungsverhalten, Rigidität, Widerstand und andere mit Ein- und Ausagieren verbundene Strategien herangehen. Als Klient*innen stellen sie vielleicht ihre Fortschritte in der Therapie infrage, und mitunter können sich Klient*innen und Therapeut*innen vom Therapieprozess frustriert fühlen.

Desorganisiertes Selbst: Kinder, die massives frühes Trauma erleiden, werden noch größere Störungen ihres in Entwicklung begriffenen Selbst erleben. Sie kommen mit einem noch stärker desorganisierten und gestörten Selbstgefühl im Erwachsenenalter an. Als Erwachsene werden sie aus einem kindlichen Bewusstsein heraus mit der Welt in Beziehung treten: Sie betrachten die Welt oft als etwas, das ihnen widerfährt, und fühlen sich dann wie hilflose Opfer in einer ungerechten und strafenden Welt. Sie ertragen Tiefe nicht. Sie tun sich schwer mit Komplexität und Nuancen und neigen zu oberflächlichen und simplifizierenden Betrachtungsweisen. Vielleicht haben sie nur eine minimale Fähigkeit zu Selbstgewahrsein oder Einsicht entwickelt und reagieren defensiv, mit Widerstand, argwöhnisch und sogar paranoid. Deshalb haben diese Klient*innen weniger Raum dafür, Neues dazuzulernen, sich mit dysfunktionalen Mustern auseinanderzusetzen und sich Wachstum und Veränderung zuzuwenden. Wenn sie Letzteres erfahren, kann es zu einem Ein- und Ausagieren kommen, das oft extreme Ausmaße annimmt. Sie lassen sich unter Umständen an den unterschiedlichsten Menschen in ihrem Leben aus – einschließlich ihrer Therapeut*innen. Sowohl Klient*innen als auch Therapeut*innen mag es so scheinen, dass die Therapie keine größeren Fortschritte erzielt, und beide können mit dem therapeutischen Prozess unzufrieden sein.

Viele therapeutisch Tätige erleben die Arbeit mit Klient*innen, die dem »desorganisierten Selbst« zuzuordnen wären, als schwierig. So kann etwa die erste Säule, das Abklären der therapeutischen Vereinbarung, mit dieser Personengruppe so viel fordernder sein als mit Personen aus den beiden anderen Bereichen. Klient*innen, die unter »desorganisiertes Selbst« fallen würden, kommen oft mit vagen, unklaren oder widersprüchlichen Anliegen bei uns an, in deren Mittelpunkt immer wieder der Wunsch steht, dass ihr Umfeld oder andere Menschen sich ändern sollen, damit für sie alles okay ist. Dann wieder richten sie vielleicht Erwartungen, Forderungen oder sogar Drohungen an die Therapeut*innen, ihre »Macke« zu beheben.

Ähnlich sieht es bei der dritten Säule aus: Auch die Verstärkung von Agency kann mit Klient*innen aus dem Bereich »desorganisiertes Selbst« zur Herausforderung werden. Oft drehen sie die Sache so, als ginge es beim therapeutischen Prozess um andere; sie können sich sehr schwertun, einen eigenen Anteil an der erlebten inneren Not zu akzeptieren. Eventuell projizieren die Betroffenen unbewusst negative Wesensmerkmale auf andere, was sie in ihrem Rückgriff auf Misstrauen, Widerstand und Zorn bestärkt. Zur besonderen Herausforderung kann dies geraten, wenn sich die entsprechenden Dynamiken auf ihre Therapeut*innen richten. Anfangs mögen sie ihre therapeutische Begleitung sehr schätzen oder gar idealisieren, doch es dauert nicht lange und sie gehen zu Anschuldigungen und Attacken über. Sie können sogar zur Bedrohung werden oder auf eine Weise übergriffig, bei der sich Therapeut*innen unwohl oder nicht mehr sicher fühlen. Solche Situationen können auf Seiten von Therapeut*innen das Gefühl zurücklassen, nicht im gleichen Team zu sein wie ihre Klient*innen und sich in feindseligen therapeutischen Beziehungen gefangen zu fühlen.

Da ist zum Beispiel die Klientin, die am Ende einer ersten Sitzung zu ihrem neuen Therapeuten sagte: »Ich war jetzt schon bei mehr als zwanzig Therapeuten und Heilern, und bei Ihnen weiß ich gleich, dass Sie genau das sind, wonach ich gesucht habe.« Damit begann eine ganze Serie von Sitzungen, in denen die Klientin immer wieder den Therapeuten rühmte. Sie sagte Dinge wie: »Sie verstehen mich so sehr«, »Sie sind mein Lebensretter« und »Wo sind Sie eigentlich mein Leben lang gewesen?« Sobald der Therapeut jedoch dazu überging, ihr stärker tiefenpsychologisch ausgerichtete Fragen zu stellen, begann sie auszukeilen. So äußerte sie etwa in einer Sitzung, ihr Anliegen sei, sich geerdeter und mehr im Gleichgewicht zu fühlen und in ihrer Beziehung nicht auf alles anzuspringen. Im Laufe der Sitzung begann sie dann, von einem Erlebnis kurz zuvor zu berichten, bei dem sie ihrer Partnerin gegenüber völlig ausgerastet war. Es ging um einen mutmaßlichen Affront, den sie als Distanzierung ihrer Partnerin erlebte. Als der Therapeut ihr daraufhin agency-orientierte Fragen zu dem Vorfall zu stellen begann wie: »Was an ihren Verhaltensweisen haben Sie als Distanzierung aufgefasst?« und »Was von dem, was sie sagte, führte denn dazu, dass Sie sich aus dem Gleichgewicht gebracht fühlten und reagierten?«, blitzte sie den Therapeuten argwöhnisch an und sagte: »Aha, da sind Sie jetzt also auf ihrer Seite, oder?« Das Ganze eskalierte schnell, sie wurde im Nu laut, während sie Bemerkungen fallen ließ wie: »Immer sind Sie auf ihrer Seite – warum gehen Sie nicht einfach hin und arbeiten mir ihr?« und »Sie verstehen mich eben nie«.

Diese Klient*innen haben oft schon zahllose Therapeut*innen und andere Hilfsangebote »durch« und es wird ihnen oft das Etikett »behandlungsresistent« aufgeklebt. Sie können das Gefühl haben, trotz all ihrer Bemühungen um eine Behandlung nichts Geeignetes gefunden zu haben. Sie sind unzufrieden oder erzielen nicht die Fortschritte, die sie sich versprochen hatten. Auch der Therapeut kann das Gefühl haben, nicht weiterzukommen. Oder er hat das Gefühl, einen Schritt vor und dann fünf zurück zu tun. Vielleicht ist er sich gar nicht gewahr, dass der Klient unter die Rubrik »desorganisiertes Selbst« fällt, bekommt aber in der Regel die heftigen Reaktionen mit, die die Person in ihm auslöst. Wir verwenden in diesem Zusammenhang den psychoanalytischen Begriff »Belastungserleben durch Gegenübertragung«, um heftige innerliche Reaktionen von Therapeut*innen durch Klient*innen in diesem Bereich zu beschreiben. Ein Beispiel hierfür wäre der Therapeut, der morgens in den Terminkalender schaut und dessen Blick auf den Namen einer Person fällt, die für 14.00 Uhr eingetragen ist. Er bekommt das Gefühl, es zieht sich etwas in seinem Magen zusammen. Ein anderes Beispiel ist das der Therapeutin, die die ganze Nacht über wach liegt, weil sie sich Gedanken über einen Klienten macht. Ein weiteres Beispiel wäre das einer Therapeutin, die in ihrer Fantasie vor sich sieht, wie eine bestimmte Klientin die Therapie abbricht, oder die sich sogar vorstellt, umzuziehen, um sie loszuwerden. Wir haben schon Therapeut*innen erlebt, die – verständlicherweise – sehr heftig auf solche Klient*innen reagierten. Mit ihnen zu arbeiten kann extrem schwierig sein und das Gefühl zurücklassen, nicht vom Fleck zu kommen und frustriert zu sein.

Gleichzeitig sind genau das oft die Klient*innen, die Therapeut*innen immer wieder in Supervision, in Weiterbildungen und sogar Zweitausbildungen führen. Viele, die zu NARM-Weiterbildungen kommen, berichten, dass sie verzweifelt auf der Suche nach besseren Möglichkeiten seien, die Klient*innen, die sie am meisten fordern, zu unterstützen. Sie haben nicht das Gefühl, vollständig dafür gerüstet zu sein, effektiv mit diesen Menschen zu arbeiten. Aus dieser Warte betrachtet, kann das persönliche Belastungserleben in Verbindung mit der Gegenübertragung der Katalysator für eine wichtige berufliche Weiterbildung werden.

Therapeut*innen können sich mit diesen Klient*innen verhaken und sich selbst ausbrennen, wenn sie einfach davon ausgehen, dass sie mit ihrem Vorgehen einverstanden seien, oder wenn sie sich unerreichbare Ziele vornehmen und das Gegenüber schlichtweg nicht mit der entsprechenden Kapazität ausgestattet ist. Wir können ein aus Mitgefühl geborenes, aber letztlich fehlgeleitetes Verlangen danach haben, zu tun, was immer wir können, um jemandem zu helfen. Wir mögen als Therapeut*innen glauben, dass Fortschritte erzielt werden, wenn wir Klient*innen doch nur dazu bringen könnten, sich zu öffnen, uns zu vertrauen, zu erkennen, dass wir wirklich für sie da sind und sie sich helfen lassen. Unkontrollierte Empathie kann zu einer Fehldeutung der psychobiologischen Kapazität solcher Klient*innen führen. Und damit zu einem ständigen Belastungserleben durch die Gegenübertragung und einem nicht enden wollenden Ringen um eine wirksame Behandlung.

Reflexionsübung

Wir laden Sie ein, sich ein paar Momente Zeit zu nehmen, um über drei verschiedene Klient*innen zu reflektieren:

1. Jemand »Einfacheren«: eine Person, die engagiert bei der Sache ist, kooperationsbereit, nachdenklich, mitwirkend und mit der zu arbeiten Spaß macht.
2. Jemand »Fordernderen«: eine Person, die schon gewisse Fortschritte gemacht hat und mit der zu arbeiten manchmal Spaß machen kann, aber auch schon schwierig gewesen ist.
3. Jemand »Problematischeren«: eine Person, die den Eindruck vermittelt, nicht vom Fleck zu kommen, im Widerstand oder feindselig zu sein und die Ihnen schon Probleme gemacht hat im Hinblick auf Grenzen, Stress oder andere Formen von Belastungserleben durch die Gegenübertragungsreaktion.

Während Sie sich diese Fragen durch den Sinn gehen lassen, laden wir Sie ein, wahrzunehmen, was in Ihnen vor sich geht.

Das NARM-Persönlichkeitsspektrum bietet eine Landkarte, die Ihnen erlaubt, für Klient*innen Bereiche zu ermitteln, in denen sie Stärken haben, und auch solche, die für sie eine Herausforderung sind. Stärken lassen sich dazu einsetzen, über diverse Ressourcen und Fortschritte bei der Entwicklung zunehmender Kapazität zu reflektieren. Fordernde Bereiche können zum Normalisieren und zur Psychoedukation genutzt werden, als ein Mittel, um Verständnis, Agency und Mitgefühl mit sich selbst zu entwickeln. Gleich, wo auf dem Spektrum seiner Persönlichkeitsorganisation sich jemand befindet – dieses Grundgerüst kann Therapeut*innen dabei unterstützen, ihre Klient*innen dort abzuholen, wo sie sind, und mehr gut eingestimmte und ausgefeilte Interventionen anzubieten, die auf ihre psychobiologische Kapazität zugeschnitten wurden.

Zehn Merkmale der psychobiologischen Kapazität

Was sind die in der Kindheit ausgebildeten zentralen psychobiologischen Merkmale, auf die wir zurückgreifen, um die Organisation des Selbst besser zu verstehen? Zwar ist die hier vorgelegte Liste nicht erschöpfend, dennoch helfen uns diese zehn Merkmale schon einmal, Grundzüge einer menschlichen Persönlichkeit zu erfassen. Indem wir die jeweilige Kapazität in Verbindung mit jedem dieser zehn charakterologischen Merkmale identifizieren und beurteilen, gewinnen wir ein umfassenderes Verständnis der inneren Dynamiken, die zu den Symptomen und der seelischen Not unseres Gegenübers führen.

Hier noch eine Anmerkung, bevor wir uns eingehender mit diesem Beurteilungs-Tool befassen: Wir möchten an dieser Stelle würdigen, dass es sich hierbei um ein auf theoretischen Grundlagen konzipiertes Tool handelt, das noch nicht in Studien erforscht wurde und das wir deshalb nicht als evidenzbasiertes Evaluationsmodell bewerben. Wir bieten dieses Grundgerüst an, um Therapeut*innen in ihren Möglichkeiten zu unterstützen, Klient*innen effektiver einstufen und behandeln zu können. Außerdem konnten wir die Erfahrung machen, dass auch diese selbst Freude daran haben, etwas über das NARM-Persönlichkeitsspektrum zu erfahren. Wir hoffen, dass es von Menschen, für die dies interessant sein könnte, auch zur Förderung ihres eigenen, ganz persönlichen Wachstums eingesetzt werden kann.

Das NARM-Persönlichkeitsspektrum hilft uns, Fortschritte zu ermitteln, während wir unsere Klient*innen bei einer potenziellen Erhöhung ihrer psychobiologischen Kapazität unterstützen. Die sogenannte psychobiologische Kapazität ähnelt konzeptionell dem, was anderenorts »Toleranzfenster« oder »Resilienzbandbreite« genannt wird, und meint eine Bewegung in Richtung größerer Organisation innerhalb des Selbst. Wenn innerlich Kohärenz gegeben ist, wirken diese zehn Merkmale zusammen und fördern die Kapazität für Gesundheit, Wachstum und Lebendigkeit. Liegt innerlich eine Desorganisation vor, kommt es bei diesen zehn Merkmalen zu Störungen, was diverse psychobiologische Symptome nach sich zieht. Viele unserer Klient*innen, die mit unbewältigten Traumen umzugehen haben, weisen Störungen bei einigen oder allen dieser psychobiologischen Merkmale auf.

Hier die zehn Merkmale, auf die von uns zurückgegriffen wird (vollständige Beschreibungen finden Sie auf den folgenden Seiten):

1. Kontakt
2. Ablösung / Individuation
3. Selbstregulation
4. Agency
5. Fähigkeit zu Nähe und einem therapeutischen Bündnis
6. Empathie
7. Selbstgewahrsein und Einsichtsvermögen
8. Konsensrealität
9. Selbstaktivierung
10. Präsenz

Reflexionsübung

Wozu wir Sie auf den nächsten Seiten einladen, das ist, sich einen Klienten auszusuchen (vorzugsweise jemanden, mit dem Sie sich schwertun – vielleicht jemanden, der Ihnen beim Lesen dieses Kapitels in den Sinn kam) und dieser Person beim Durchgehen jedes dieser zehn psychobiologischen Merkmale zu jeder Kategorie eine Punktzahl zuzuweisen. Wie Sie sehen werden, liegt die Punkteskala zwischen zehn und eins, wobei zehn für die höchste Kapazität bezogen auf dieses psychobiologische Merkmal steht und eins für die geringste. Wenn Sie alle zehn Kategorien durchgearbeitet haben, werden Sie einen Punktwert zwischen einhundert und zehn ermittelt haben. Am Ende dieses Kapitels können Sie die Gesamtpunktzahl für Ihren Klienten berechnen und die dortigen Reflexionsfragen beantworten.

Kontakt

Organisiertes Selbst	Adaptives Selbst	Desorganisiertes Selbst
Mehr Kontakt	**Gestörter Kontakt**	**Tief reichendes Abgeschnittensein vom Kontakt**
Verinnerlichte Subjektifizierung; sich selbst als Subjekt erleben	Begrenzte Erfahrung einer verinnerlichten Subjektifizierung; sich selbst weniger als Subjekt erleben	Verinnerlichte Objektifizierung; sich selbst als Objekt erleben
Stärkerer Kontakt mit dem physischen, emotionalen, psychologischen und spirituellen Selbst	Gestörter Kontakt mit seinem physischen, emotionalen, psychologischen und spirituellen Selbst	Sehr wenig Kontakt mit seinem physischen, emotionalen, psychologischen und spirituellen Selbst
Kohärenteres und stabileres Selbstgefühl	Weniger kohärentes und stabiles Selbstgefühl	Fehlen eines kohärenten und stabilen Selbstgefühls
Verkörperter, weniger symptomatisch, resilienter	Weniger verkörpert, symptomatischer, weniger resilient	Hochgradig entkörperlicht und symptomatisch, nicht resilient
Mehr soziales Miteinander und unbefangenerer Kontakt mit anderen	Weniger soziales Miteinander und weniger unbefangener Umgang mit anderen	Wenig soziales Miteinander und Schwierigkeiten im Kontakt mit anderen
Erfüllter in seinen Beziehungen zu anderen und mehr Lebenszufriedenheit	Weniger erfüllt in seinen Beziehungen zu anderen und in Sachen Lebenszufriedenheit	Unerfüllt im Hinblick auf Beziehungen zu anderen und im Hinblick auf die Lebenszufriedenheit
Größere Fähigkeit, vom Herzen zu kommen, mehr Kapazität für Liebe	Beeinträchtigte Fähigkeit, vom Herzen zu kommen, weniger Kapazität für Liebe	Minimale Fähigkeit, vom Herzen zu kommen, kaum Kapazität für Liebe
Organisiertes Selbst	**Adaptives Selbst**	**Desorganisiertes Selbst**
10 bis 7	6 bis 4	3 bis 1

Reflexionsübung

Denken Sie an einen Klienten unter den folgenden Gesichtspunkten:

1. Fähigkeit, sich selbst als Subjekt zu erfahren
2. Fähigkeit zum Kontakt mit sich selbst (physisches, emotionales, psychologisches und spirituelles Selbst)
3. Fähigkeit zu Stabilität in sich selbst
4. Fähigkeit zu Resilienz
5. Fähigkeit zum sozialen Miteinander
6. Fähigkeit, Beziehungen als erfüllend zu erleben, und Lebenszufriedenheit
7. Fähigkeit, vom Herzen zu kommen, und zu Liebe

Weisen Sie dieser Person einen Punktwert zwischen zehn und eins zu: ____________

Ablösung / Individuation

Organisiertes Selbst	Adaptives Selbst	Desorganisiertes Selbst
Mehr Ablösung / Individuation	**Gestörte Ablösung / Individuation**	**Minimale Ablösung / Individuation**
Fähigkeit zur Abgrenzung und Unabhängigkeit von Bindungsfiguren und anderen im eigenen Leben, was zu einem ausgeprägteren Selbstgefühl führt	Beeinträchtigte Fähigkeit zur Abgrenzung und Unabhängigkeit von Bindungsfiguren und anderen im eigenen Leben, was zu einem instabileren Selbstgefühl führt	Sehr wenig Fähigkeit zur Abgrenzung und Unabhängigkeit von Bindungsfiguren und anderen im eigenen Leben, was zu einem fragmentierten oder minimalen Selbstgefühl führt
Weniger mit alten Identifikationen und Objektbeziehungen, adaptiven Strategien und Bewältigungsmechanismen identifiziert	Mehr mit alten Identifikationen und Objektbeziehungen, adaptiven Strategien und Bewältigungsmechanismen identifiziert	Stark mit alten Identifikationen und Objektbeziehungen, adaptiven Strategien und Bewältigungsmechanismen identifiziert
Stärkere Bewusstwerdung eines unbewussten Schutzes vor Bindungs- und Beziehungsverlust	Starker unbewusster Schutz vor Bindungs- und Beziehungsverlust	Extremer unbewusster Schutz vor Bindungs- und Beziehungsverlust; Verschmelzung mit Eltern und wichtigen Bezugspersonen
Mehr mit dem Erwachsenenbewusstsein identifiziert	Mehr mit dem kindlichen Bewusstsein identifiziert	Stark mit dem kindlichen Bewusstsein identifiziert
Organisiertes Selbst	**Adaptives Selbst**	**Desorganisiertes Selbst**
10 bis 7	6 bis 4	3 bis 1

Reflexionsübung

Denken Sie an einen Klienten unter den folgenden Gesichtspunkten:

1. Fähigkeit zur Abgrenzung und Unabhängigkeit von anderen
2. Fähigkeit zur Freiheit von Identifikationen und adaptiven Strategien
3. Fähigkeit zum Gewahrwerden von unbewussten Schutzmechanismen gegenüber Bindungs- und Beziehungsverlust
4. Fähigkeit, im Erwachsenenbewusstsein zu leben

Weisen Sie dieser Person einen Punktwert zwischen zehn und eins zu: ___________

Selbstregulation

Organisiertes Selbst	Adaptives Selbst	Desorganisiertes Selbst
Mehr Selbstregulation	**Gestörte Selbstregulation**	**Dysregulation**
Gut ausgeprägte Fähigkeit, eigene innere Zustände zu regulieren (Physiologie, Emotionen, Verhalten)	Beeinträchtigte Fähigkeit, seine inneren Zustände zu regulieren	Minimale Fähigkeit, seine inneren Zustände zu regulieren
Gut ausgeprägte Fähigkeit zu Objektkonstanz, Affekttoleranz, Distress-Toleranz	Beeinträchtigte Fähigkeit zu Objektkonstanz, Affekttoleranz, Distress-Toleranz	Minimale Fähigkeit zu Objektkonstanz, Affekttoleranz, Distress-Toleranz
Weniger angewiesen auf andere und das eigene Umfeld, um sich zu regulieren und zu beruhigen	Stärkere Abhängigkeit von anderen und dem eigenen Umfeld, um sich zu regulieren und zu beruhigen	Einfordern von Regulation und Beruhigung von anderen und der eigenen Umgebung, während hierauf gleichzeitig mit Widerstand und Zurückweisung reagiert wird
Größere Fähigkeit zu Entspannung und Ausgeglichenheit	Geringere Fähigkeit zu Entspannung und Ausgeglichenheit	Sehr geringe Fähigkeit zu Entspannung und Ausgeglichenheit
Häufige Zustände physiologischer Elastizität und des In-Fluss-Seins	Stärkere Neigung zu physiologischen Zuständen von Anspannung und Kollaps	Erleben chronischer physiologischer Zustände von Anspannung und Kollaps
Besserer Gesundheitszustand und größeres Wohlbefinden generell	Stärkere Neigung zu Ängsten, Depressionen und anderen seelischen und körperlichen Störungen	Erleben chronischer Ängste, Depressionen und anderer schwerer seelischer und körperlicher Störungen
Organisiertes Selbst	**Adaptives Selbst**	**Desorganisiertes Selbst**
10 bis 7	6 bis 4	3 bis 1

Reflexionsübung

Denken Sie an einen Klienten unter den folgenden Gesichtspunkten:

1. Fähigkeit, den eigenen inneren Zustand zu regulieren (Physiologie, Emotionen, Verhalten)
2. Fähigkeit zu Objektkonstanz, Affekttoleranz und Distress-Toleranz
3. Fähigkeit zu weniger Abhängigkeit von anderen und dem eigenen Umfeld, um sich zu regulieren und beruhigen
4. Fähigkeit zu Entspannung und Ausgeglichenheit
5. Fähigkeit zu Zuständen physiologischer Elastizität und zu einem Im-Fluss-Sein
6. Fähigkeit zu einem allgemeinen guten Gesundheitszustand und Zustand des Wohlergehens

Weisen Sie der Person einen Punktwert zwischen zehn und eins zu: ____________

Agency

Organisiertes Selbst	Adaptives Selbst	Organisiertes Selbst
Mehr Agency	**Gestörte Agency**	**Minimale Agency**
Gut ausgeprägte Fähigkeit, sich als Urheber des eigenen Lebens zu verstehen	Beeinträchtigte Fähigkeit, sich als Urheber des eigenen Lebens zu verstehen	Sehr geringe Kapazität, sich als Urheber des eigenen Lebens zu verstehen
Fähigkeit, sich als Urheber der eigenen Emotionen, Reaktionen und Verhaltensweisen zu verstehen	Schwierigkeiten damit, sich als Urheber der eigenen Emotionen, Reaktionen und Verhaltensweisen zu verstehen	Unfähigkeit, sich als Urheber der eigenen Emotionen, Reaktionen und Verhaltensweisen zu verstehen
Weniger Neigung zu Reaktivität, Anschuldigungen und dem Gefühl, Opfer anderer und der äußeren Umstände zu sein	Stärkere Tendenz zu Reaktivität, Anschuldigungen und das Gefühl, ein Opfer anderer und der äußeren Umstände zu sein	Starkes Gefühl von Reaktivität, Anschuldigungen und das Gefühl, das Opfer anderer und der äußeren Umstände zu sein
Weniger abhängig von der Reaktion der Umwelt im Hinblick auf das eigene Wohlbefinden	Abhängiger von der Reaktion der Umwelt in Bezug auf das eigene Wohlbefinden	Eigenes Wohlbefinden hängt stark von der Reaktion der Umwelt ab
Fühlt sich fester im Erwachsenenselbst; mehr in Kontakt mit dem Erwachsenenbewusstsein	Weniger geerdet im Erwachsenenselbst; mehr mit kindlichen Bewusstseinszuständen identifiziert	Sehr wenig Zugang zum Erwachsenenselbst; hochgradig mit kindlichen Bewusstseinszuständen identifiziert
Organisiertes Selbst	**Adaptives Selbst**	**Desorganisiertes Selbst**
10 bis 7	6 bis 4	3 bis 1

Reflexionsübung

Denken Sie an einen Klienten unter den folgenden Gesichtspunkten:

1. Fähigkeit, sich als Urheber des eigenen Lebens zu verstehen
2. Fähigkeit, sich als Urheber der eigenen Emotionen, Reaktionen und Verhaltensweisen zu verstehen
3. Fähigkeit zu weniger Abhängigkeit von Reaktivität, Anschuldigungen und Opferstatus
4. Fähigkeit zu weniger Abhängigkeit von Reaktionen der Umwelt im Hinblick auf das eigene Wohlergehen
5. Fähigkeit, im Erwachsenenselbst geerdet zu sein

Weisen Sie der Person einen Punktwert zwischen zehn und eins zu: ____________

Fähigkeit zu Nähe und einem therapeutischen Bündnis

Organisiertes Selbst	**Adaptives Selbst**	**Desorganisiertes Selbst**
Mehr Fähigkeit zu Nähe und einem therapeutischen Bündnis	**Gestörte Fähigkeit zu Nähe und einem therapeutischen Bündnis**	**Schwache Fähigkeit zu Nähe und einem therapeutischen Bündnis**
Gut ausgeprägte Fähigkeit zu Intersubjektivität und Nähe	Beeinträchtigte Fähigkeit zu Intersubjektivität und Nähe	Minimale Fähigkeit zu Intersubjektivität und Nähe
Erlebt den Therapeuten und andere im eigenen Leben als unterstützende Ressource	Beeinträchtigte Fähigkeit, den Therapeuten und andere im eigenen Leben als unterstützende Ressource zu erleben	Minimales Erleben des Therapeuten und anderer als unterstützende Ressource im eigenen Leben
Kooperiert mit dem Therapeuten und anderen	Erlebt stärkere Ambivalenz im Hinblick auf Unterstützung durch den Therapeuten und andere	Reagiert feindselig oder geradeheraus ablehnend auf den Therapeuten und andere
In der Lage, den Therapeuten und andere als reale Menschen zu erleben	Erlebt den Therapeuten und andere stärker durch den Filter von Übertragung und Projektionen	Erlebt den Therapeuten und andere nicht als reale Menschen, sondern durch den Filter von Übertragung und Projektionen
Fähigkeit, mit dem Therapeuten und anderen im eigenen Leben Vertrauen, guten Willen und Wärme zu entwickeln	Stärker problematisch, mit dem Therapeuten und anderen im eigenen Leben Vertrauen, guten Willen und Wärme zu entwickeln	Vertraut dem Therapeuten und anderen im eigenen Leben nicht; betrachtet sie als Objekte, die einen ausnutzen, täuschen oder einem schaden wollen

Erkennt Grenzen in der Therapie und in Beziehungen an und respektiert Grenzen des Therapeuten und der anderer im eigenen Leben	Erkennt Grenzen in der Therapie und in Beziehungen an, lässt aber im Hinblick auf Grenzen des Therapeuten und anderer im eigenen Leben stärker an Klarheit vermissen oder fühlt sich weniger wohl mit diesen	Leugnet die Grenzen des Therapeuten und die anderer im eigenen Leben, weist diese zurück oder ficht sie direkt an
Organisiertes Selbst	**Adaptives Selbst**	**Desorganisiertes Selbst**
10 bis 7	6 bis 4	3 bis 1

Reflexionsübung

Denken Sie an einen Klienten oder eine Klientin unter den folgenden Gesichtspunkten:

1. Fähigkeit zu Intersubjektivität und Nähe
2. Fähigkeit, Sie und andere im eigenen Leben als unterstützende Ressourcen zu erleben
3. Fähigkeit, mit Ihnen und anderen im eigenen Leben zu kooperieren
4. Fähigkeit, Sie und andere im eigenen Leben als reale Menschen zu erleben
5. Fähigkeit, Vertrauen, guten Willen und Wärme mit Ihnen und anderen im eigenen Leben zu entwickeln
6. Fähigkeit, Grenzen in der Therapie und in Beziehungen anzuerkennen und zu respektieren

Weisen Sie der Person einen Punktwert zwischen zehn und eins zu: ____________

Empathie

Organisiertes Selbst	Adaptives Selbst	Desorganisiertes Selbst
Mehr Empathie	**Gestörte Empathie**	**Minimale Empathie**
Fähigkeit, das Erleben des Gegenübers aus seinem Bezugsrahmen heraus nachzuvollziehen (»in die Schuhe des anderen schlüpfen«)	Schwierigkeiten damit, das Erleben des Gegenübers aus seinem Bezugsrahmen heraus nachzuvollziehen	Unfähigkeit, das Erleben des Gegenübers aus seinem Bezugsrahmen heraus nachzuvollziehen
Fähigkeit, sich in die Gefühle anderer hineinzuversetzen	Schwierigkeiten damit, sich in die Gefühle anderer hineinzuversetzen (höheres Versagen der Empathie)	Unvermögen, sich in die Gefühle anderer hineinzuversetzen (Versagen der Empathie)
Fähigkeit, mit höherer Trefferquote die eigenen Gefühle von denen anderer zu unterscheiden	Schwierigkeiten damit, die eigenen Gefühle von denen einer anderen Person zu trennen (zunehmend unkontrollierte Empathie)	Unfähigkeit, die eigenen Gefühle von denen einer anderen Person zu trennen (unkontrollierte Empathie)
Verstehen und Würdigen der Erfahrungen und Beweggründe anderer	Stärker gefordert, wenn es um Verstehen oder Würdigung der Erfahrungen und Beweggründe anderer geht	Unvermögen, Erfahrungen und Beweggründe anderer zu verstehen
Neugier und Toleranz bezogen auf abweichende Sichtweisen	Beeinträchtigte Fähigkeit zu Neugier und Toleranz bezogen auf abweichende Sichtweisen	Missachtung und Intoleranz bezogen auf abweichende Sichtweisen
Erkennen, Verstehen und Berücksichtigen der Auswirkungen eigenen Verhaltens auf andere	Schwierigkeiten damit, Auswirkungen des eigenen Verhaltens auf andere zu erkennen, zu verstehen und zu berücksichtigen	Unvermögen, die Auswirkungen des eigenen Verhaltens auf andere zu erkennen, zu verstehen und zu berücksichtigen
Organisiertes Selbst	**Adaptives Selbst**	**Desorganisiertes Selbst**
10 bis 7	6 bis 4	3 bis 1

Reflexionsübung

Denken Sie an einen Klienten unter den folgenden Gesichtspunkten:

1. Fähigkeit, das Erleben des Gegenübers aus seinem Bezugsrahmen heraus nachzuvollziehen
2. Fähigkeit, sich in die Gefühle anderer hineinzuversetzen
3. Fähigkeit, die eigenen Gefühle von denen anderer zu unterscheiden
4. Fähigkeit, die Erfahrungen und Beweggründe anderer zu verstehen und wertzuschätzen
5. Fähigkeit zu Neugier und Toleranz gegenüber abweichenden Sichtweisen
6. Fähigkeit, die Auswirkungen des eigenen Verhaltens zu erkennen, zu verstehen und zu berücksichtigen

Weisen Sie der Person einen Punktwert zwischen zehn und eins zu: ____________

Selbstgewahrsein und Einsichtsvermögen

Organisiertes Selbst	**Adaptives Selbst**	**Desorganisiertes Selbst**
Mehr Selbstgewahrsein und Einsichtsvermögen	**Gestörtes Selbstgewahrsein und Einsichtsvermögen**	**Minimales Selbstgewahrsein und Einsichtsvermögen**
Gut ausgeprägte Fähigkeit zur Selbsterforschung, um eigene Glaubenssätze und Annahmen zu hinterfragen	Beeinträchtigte Fähigkeit zur Selbsterforschung, um eigene Glaubenssätze und Annahmen zu hinterfragen	Sehr geringe Fähigkeit zur Selbsterforschung, um eigene Glaubenssätze und Annahmen zu hinterfragen
Fähigkeit, Ungewissheit und Komplexität auszuhalten; Akzeptieren von Nicht-Wissen	Schwierigkeiten damit, Ungewissheit und Komplexität auszuhalten; Reduzieren von Komplexität auf simple Antworten	Unfähigkeit, Ungewissheit und Komplexität auszuhalten; stützt sich auf polarisiertes Alles-oder-Nichts-Denken
Gut ausgeprägte Fähigkeit zur Selbstentdeckung Interessiert an der Entwicklung von zunehmendem Verständnis und mehr Tiefe	Weniger Fähigkeit zur Selbstentdeckung Abhängiger von der Spiegelung anderer und der Umwelt, um das eigene Selbstgefühl zu definieren Primär interessiert an kognitiver / Verhaltensänderung und an Symptomreduzierung	Minimale Fähigkeit zur Selbstentdeckung Stark abhängig von der Spiegelung anderer und der Umwelt, um das eigene Selbstgefühl zu definieren Uninteressiert am Lernen von Neuem über sich selbst
Organisiertes Selbst	**Adaptives Selbst**	**Desorganisiertes Selbst**
10 bis 7	6 bis 4	3 bis 1

Reflexionsübung

Denken Sie an einen Klienten unter den folgenden Gesichtspunkten:

1. Fähigkeit zur Selbsterforschung, um eigene Glaubenssätze und Annahmen zu hinterfragen
2. Fähigkeit, Ungewissheit und Komplexität auszuhalten
3. Fähigkeit zur Selbstentdeckung
4. Fähigkeit zu geringerer Abhängigkeit des Selbstgefühls von der Spiegelung durch andere und die Umgebung
5. Interesse an der Entwicklung wachsenden Verständnisses und größerer Tiefe

Weisen Sie der Person einen Punktwert zwischen zehn und eins zu: ____________

Konsensrealität

Organisiertes Selbst	Adaptives Selbst	Desorganisiertes Selbst
Klarere Konsensrealität	**Gestörte Konsensrealität**	**Verzerrte Konsensrealität**
Unterscheidungsfähigkeit zwischen dem, was real ist, und dem, was nicht real ist	Gestörte Unterscheidungsfähigkeit zwischen dem, was real ist, und dem, was nicht real ist	Tendenzielle Unfähigkeit, zwischen dem, was real ist, und dem, was nicht real ist, zu unterscheiden
Fähigkeit zum Realitätscheck	Gestörte Fähigkeit zum Realitätscheck	Stark gestörte Fähigkeit zum Realitätscheck, bis hin zu Wahnvorstellungen
Fähigkeit, sich auf die allgemein akzeptierte Weltanschauung zu beziehen	Festhalten an unrichtigen Anschauungen über sich selbst, andere und die Welt	Festhalten an unrichtigen und verzerrten Anschauungen, bis hin zu Wahn und Halluzination
Kaum identifiziert mit den Filtern von Identifikationen, Projektionen, Übertragungen, Gedanken, Überzeugungen, Schuld, Scham und Angst	Stärker identifiziert mit den Filtern von Identifikationen, Projektionen, Übertragungen, Gedanken, Überzeugungen, Schuld, Scham und Angst; lebt durch sie	Stark identifiziert mit den Filtern von Identifikationen, Projektionen, Übertragungen, Gedanken, Überzeugungen, Schuld, Scham und Angst; lebt maßgeblich durch sie
Hinweis: »Realität« ist kulturabhängig und muss kulturell respektvoll beurteilt werden.		
Organisiertes Selbst	**Adaptives Selbst**	**Desorganisiertes Selbst**
10 bis 7	6 bis 4	3 bis 1

Reflexionsübung

Denken Sie an einen Klienten unter den folgenden Gesichtspunkten:

1. Fähigkeit zwischen Realem und Nicht-Realem zu unterscheiden
2. Fähigkeit zur Realitätseinschätzung
3. Fähigkeit, etwas mit einer weithin akzeptierten Weltsicht anzufangen
4. Fähigkeit, frei von den Filtern alter Identifikationen, Projektionen, Übertragungen, Gedanken, Glaubenssätzen, Schuld, Scham und Ängsten zu leben

Weisen Sie der Person einen Punktwert zwischen zehn und eins zu: ____________

Selbstaktivierung

Organisiertes Selbst	Adaptives Selbst	Desorganisiertes Selbst
Mehr Selbstaktivierung	**Gestörte Selbstaktivierung**	**Minimale Selbstaktivierung**
Guter Kontakt zur eigenen Lebenskraft und Lebendigkeit	Beeinträchtigter Kontakt zur eigenen Lebenskraft und Lebendigkeit	Sehr wenig Kontakt zur eigenen Lebenskraft und Lebendigkeit
Fähigkeit, Impulse in konstruktive und kreative Bahnen zu lenken	Beeinträchtigte Fähigkeit, Impulse in konstruktive und kreative Bahnen zu lenken	Lenken von Impulsen in ungesunde Bahnen, bis hin zu Strategien des Ein- und Ausagierens
Fähigkeit zu Selbstannahme und Mitgefühl mit sich selbst	Beeinträchtigte Fähigkeit zu Selbstannahme und Mitgefühl mit sich selbst; gelegentlich ein Umgang mit sich, der von Selbstablehnung, Herumkritisieren an sich selbst und Selbsthass geprägt ist	Minimale Fähigkeit zu Selbstannahme und Mitgefühl mit sich selbst; regelmäßig ein Umgang mit sich, der von Selbstablehnung, Herumkritisieren an sich selbst und Selbsthass geprägt ist
Fähigkeit zu gesunder Aggression	Stärker ungesunde Aggression gegenüber sich selbst und anderen	Ungesunde Aggression, gegen sich und andere gerichtete Gewalt
Fähigkeit, den Gang seines eigenen Lebens zu initiieren, zu gestalten und zu bestimmen	Weniger ausgeprägte Fähigkeit, den Gang seines eigenen Lebens zu initiieren, zu gestalten und zu bestimmen	Unfähigkeit, den Gang seines eigenen Lebens zu initiieren, zu gestalten und zu bestimmen; aktive Eigensabotage
Organisiertes Selbst	**Adaptives Selbst**	**Desorganisiertes Selbst**
10 bis 7	6 bis 4	3 bis 1

Reflexionsübung

Denken Sie an einen Klienten unter den folgenden Gesichtspunkten:

1. Fähigkeit zum Kontakt mit der eigenen Lebenskraft und dem eigenen Gefühl von Lebendigkeit
2. Fähigkeit, Impulse in konstruktive und kreative Bahnen zu lenken
3. Fähigkeit zur Selbstannahme und zu Mitgefühl mit sich selbst
4. Fähigkeit zu gesunder Aggression
5. Fähigkeit, den Gang des eigenen Lebens zu initiieren, zu gestalten und zu bestimmen

Weisen Sie der Person einen Punktwert zwischen zehn und eins zu: ___________

Präsenz

Organisiertes Selbst	Adaptives Selbst	Desorganisiertes Selbst
Mehr Präsenz	**Gestörte Präsenz**	**Mangel an Präsenz**
Wachsende Fähigkeit, im Hier und Jetzt zu sein und im gegenwärtigen Moment zu leben	Beeinträchtigte Fähigkeit, im Hier und Jetzt zu sein und im gegenwärtigen Moment zu leben	Unfähigkeit, im Hier und Jetzt zu sein und im gegenwärtigen Moment zu leben
Wahrnehmung der Zukunft und Beziehung zur Vergangenheit sind kohärent und in der Gegenwart integriert	Perspektivisch verkürzte Wahrnehmung der Zukunft und Unterdrückung von Erinnerungen an früher; innerer Konflikt mit Vergangenheit und Zukunft wirkt störend auf die Gegenwart	Unfähigkeit, eine Zukunft wahrzunehmen, die anders ist als die Vergangenheit; tiefer innerer Konflikt führt zu Fragmentierung von Vergangenheit und Zukunft und Dissoziation von der Gegenwart
Erhöhte Fähigkeit, Expansion, Lebendigkeit, Fluss, Kreativität zu erfahren	Beeinträchtigte Fähigkeit, Expansion, Lebendigkeit, Fluss, Kreativität zu erfahren	Unfähigkeit und oft Widerstand dagegen, Expansion, Lebendigkeit, Fluss, Kreativität zu erfahren
Erhöhte Fähigkeit, etwas als erfreulich zu erleben und das Leben zu genießen	Weniger Fähigkeit, etwas als erfreulich zu erleben und das Leben zu genießen	Minimale Fähigkeit, etwas als erfreulich zu erleben, Unzufriedenheit mit dem Leben
Erhöhtes Gefühl psychologischer, emotionaler und spiritueller Freiheit	Weniger gefühlte psychologische, emotionale und spirituelle Freiheit	Kaum gefühlte psychologische, emotionale und spirituelle Freiheit
Organisiertes Selbst	**Adaptives Selbst**	**Desorganisiertes Selbst**
10 bis 7	6 bis 4	3 bis 1

Reflexionsübung

Denken Sie an einen Klienten unter den folgenden Gesichtspunkten:

1. Fähigkeit, im Hier und Jetzt zu sein und im gegenwärtigen Moment zu leben
2. Fähigkeit zu einer organisierten, integrierten Gegenwart, Vergangenheit und Zukunft
3. Fähigkeit, Expansion, Lebendigkeit, Fluss und Kreativität zu erfahren
4. Fähigkeit, etwas als erfreulich zu erleben und das Leben zu genießen
5. Fähigkeit zu einem Gefühl psychologischer, emotionaler und spiritueller Freiheit

Weisen Sie der Person einen Punktwert zwischen zehn und eins zu: ___________

Gesamtpunktzahl für Ihren Klienten:

Organisiertes Selbst	Adaptives Selbst	Desorganisiertes Selbst
Gesamtpunktzahl	Gesamtpunktzahl	Gesamtpunktzahl
100 bis 70	69 bis 40	39 bis 10

Reflexionsübung

Tragen Sie für die Person die Gesamtpunktzahl zwischen einhundert und zehn ein: ____________

Fragen zum Reflektieren (basierend auf der Gesamtpunktzahl):

1. Was haben Sie alles in allem für ein Gefühl, wenn Sie Ihren Klienten durch seine Brille betrachten?
2. Worauf könnte dies in Sachen Behandlung schließen lassen?
3. Worauf könnte dies im Hinblick auf die Prognose hinweisen?
4. Welche sonstige Unterstützung könnte geboten sein?
5. Wie könnte dies mit Ihrer Arbeit mit der Person zusammenhängen?
6. Wie könnte dies mit Ihren Gefühlen in Bezug auf die Person zusammenhängen?
7. Was könnte das damit zu tun haben, wie Sie sich selbst als Therapeut oder Therapeutin sehen?

Die therapeutische Anwendung des NARM-Modells zum Persönlichkeits-spektrum

Klient*innen kommen mit einer enormen Bandbreite an psychobiologischer Kapazität zu uns und wir müssen in der Lage sein, unser therapeutisches Herangehen auf den Menschen abzustimmen, den wir vor uns haben. Es ist wichtig, sich in Erinnerung zu rufen, dass Menschen komplex sind, und man kann nicht sagen, dass ein Arbeitsansatz bei allen Klient*innen funktioniert. Selbst über mehrere Sitzungen hinweg betrachtet kann die innere Kapazität einer Person variieren. Das NARM-Persönlichkeitsspektrum ist ein Modell, das therapeutisch Tätigen hilft, Klient*innen im jeweiligen Moment zu beurteilen, um die Behandlung auf deren psychobiologische Fähigkeit auszurichten.

Unser Verständnis der psychobiologischen Kapazität hilft uns, über die Distress-Toleranz eines Klienten zu reflektieren, was sich darauf bezieht, wie sehr jemand gefordert werden kann, ohne sich vom Kontakt abzuschneiden. Korrekt einzuschätzen, wie weit die Möglichkeiten der Person im jeweiligen Moment reichen, hilft uns, über den Einsatz konkreter Interventionen zu reflektieren – etwa: »Hat mein Klient die Kapazität, um die Intervention, von der ich meine, dass sie uns weiterbringen könnte, sinnvoll für sich zu nutzen?« Je nachdem, wie die Antwort ausfällt, müssen wir unsere Interventionen eventuell anpassen. Auch wenn wir darauf hinarbeiten, Möglichkeiten einer erhöhten psychobiologischen Kapazität zu fördern, wollen wir hier bei dem bleiben, was Klient*innen potenziell an Unterstützung von unserer Seite aufnehmen können.

Das NARM-Persönlichkeitsspektrum kann im Rahmen der Anamnese eingesetzt werden. Wir können diese Einschätzung über mehrere Sitzungen hinweg immer wieder vornehmen und dabei die jeweiligen Punktwerte des Klienten ermitteln, was bedeutet, dass umfangreichere Informationen in unser Urteil zum Fortschritt der Therapie einfließen können. Zudem können wir es gemeinsam mit Klient*innen benutzen, um zu Selbstreflexion anzuregen und die Person darin zu bestärken.

Wir setzen das NARM-Persönlichkeitsspektrum nicht zum Pathologisieren unserer Klient*innen ein. Das Ausmaß an Organisiertheit definiert nicht den gesamten Menschen und wir fällen aufgrund der Punktwerte kein Urteil über jemanden. Leider gibt es psychologische Diagnosen – vor allem die diversen Persönlichkeitsstörungen –, die mit einem gewaltigen Stigma behaftet sind.

Wir möchten sicherstellen, dass Sie verstehen, dass das NARM-Persönlichkeitsspektrum nicht dazu gedacht ist, den Stab über jemandem zu brechen. Es dient dazu, die Auswirkungen komplexen Traumas auf das Selbst zu verstehen. Ausgehend von diesem Verständnis fragen sich Therapeut*innen, wie die humanste Behandlungsmöglichkeit aussehen kann, die die Auflösung komplexer Traumamuster unterstützt.

Realistisch betrachtet gilt für NARM – wie für die meisten Therapieansätze –, dass das Verfahren generell wirksamer sein und raschere Fortschritte erzielen wird, wenn es sich um Klient*innen handelt, die näher beim »organisierten Selbst« angesiedelt sind. Bei solchen, die eher in Richtung »desorganisiertes Selbst« gehen, sind größere Herausforderungen und ein langsameres Vorankommen zu erwarten. Zwar bleiben die Organisationsprinzipien von NARM unabhängig davon, mit wem wir gerade arbeiten, immer gleich, das klinische Vorgehen jedoch ist an das gegenwärtige Maß an Desorganisation bei unserem Gegenüber anzupassen.

So zum Beispiel kann es gut sein, dass jemand, der eher in Richtung »desorganisiertes Selbst« abschneidet, nicht gut auf therapeutische Fähigkeiten wie Einstimmung und Empathie anspricht. Klient*innen dieser Art misstrauen vielleicht »gefühlsduseligen« Therapeut*innen, die über Gefühle reden wollen und sich fürsorglich und zugewandt geben. Es kann vorkommen, dass ihr Verhalten Widerstand oder Feindseligkeit zeigt oder auch etwas Bedrohliches hat. Für Therapeut*innen, die sich sonst auf Beziehungskompetenzen wie feine Antennen für das Gegenüber und Empathie stützen, um ein starkes therapeutisches Bündnis aufzubauen, kann das eine harte Nuss sein. Zu wissen, dass ein Klient im Hinblick auf psychobiologische Merkmale wie Fähigkeit zu Nähe und Empathie beeinträchtigt ist, hilft uns zu verstehen, wie wir unser therapeutisches Herangehen entsprechend anpassen können.

Um es noch einmal zu sagen: Je mehr Klient*innen an dem Ende des Persönlichkeitsspektrums angesiedelt ist, das von uns mit »desorganisiertes Selbst« gekennzeichnet wurde, desto mehr haben Therapeut*innen vielleicht das Gefühl, nicht im gleichen Team zu sein, oder es kommt auf andere Weisen zu einem Belastungserleben durch die Gegenübertragung – etwa in Form von Selbstzweifeln, Selbstbeschämung oder Sich-unter-Druck-Setzen. Therapeut*innen können das Gefühl haben, nicht gut genug zu sein. Denken Sie daran: Es wird hier keine persönliche Anklage gegen Sie, den therapeutisch Tätigen, erhoben. Oft sieht die Realität so aus, dass Therapeut*innen sehr gute Arbeit leisten – der Punkt ist nur der, dass einige Klient*innen in ihren Möglichkeiten, positiv darauf anzusprechen, deutlich eingeschränkter sind als andere. Wenn Ihnen ein Klient in dieser Hinsicht zu schaffen macht und Sie die Person im Bereich »desorganisiertes Selbst« einordnen würden, könnte das ein guter Zeitpunkt sein, sich klinische Supervision zu organisieren oder sich eventuell klinisch weiterzubilden. Und sollte die Belastung, die Sie infolge von Gegenübertragung in Ihrem persönlichen Leben erfahren, ist es wichtig, dass sie sich persönlich unterstützen lassen. Wir empfehlen Ihnen, in Betracht zu ziehen, ob Sie diese Reaktionen vielleicht in Ihrer Einzelsitzung bearbeiten. Unsere forderndsten Klient*innen machen uns das Geschenk, dass wir diese Herausforderungen zu unserem eigenen fachlichen und persönlichen Wachstum nutzen können.

Die Realität sieht so aus, dass Klient*innen im Bereich »desorganisiertes Selbst« oft mehr Unterstützung brauchen, als Therapeut*innen allein bieten können, schon gar nicht in einer privaten Praxis. Zur Unterstützung solcher Klient*innen ist es wichtig, auf die sonstigen Gesundheitsfachkräfte zuzugehen, die diese Menschen betreuen, und mit ihnen zusammenzuarbeiten. Überlegen Sie sich, ob Sie Klient*innen vielleicht besser an eine andere Stelle verweisen, wenn Sie das Gefühl haben, mit dieser Arbeit Ihr Kompetenzspektrum oder Ihren zulässigen Tätigkeitsbereich zu überschreiten. Oft sind andere klinisch Tätige oder Einrichtungen besser geeignet, um mit einer bestimmten Person zu arbeiten, was aber nicht heißt, dass Sie versagt haben. Es ist fachlich klug, die einmalige Situation eines Klienten zu berücksichtigen und sich unter den verfügbaren Behandlungsoptionen für die zu entscheiden, die der Person am meisten Unterstützung bieten. Falls Sie bei sich einen Widerstand dagegen bemerken, den Klienten an eine andere Stelle zu verweisen, könnte das ein Hinweis auf eine Gegenübertragungsreaktion sein. Wir möchten Therapeut*innen ermutigen, für alle Möglichkeiten offen zu sein, um Klient*innen optional unterstützen zu können.

Unsere Hoffnung ist, dass das NARM-Persönlichkeitsspektrum ein Modell ist, das Ihnen bei der Arbeit mit der großen Vielfalt an Klient*innen, mit denen Sie arbeiten, Hilfe bietet. Wir stellen es mit der Intention zur Verfügung, dass es Ihnen helfen mag, die jeweilige innere Welt Ihrer Klient*innen besser zu verstehen. Indem wir unsere Klient*innen klarer sehen, können wir einen noch stärker von Intersubjektivität getragenen Heilungsprozess unterstützen.

Reflexionsübung

Wir laden Sie ein, sich ein paar Momente Zeit für eine persönliche Reflexion anhand des NARM-Persönlichkeitsspektrums zu nehmen:

1. Nehmen Sie sich zunächst Ihr heutiges Leben vor und reflektieren Sie über Ihre gegenwärtige Kapazität bezogen auf jedes dieser zehn psychobiologischen Merkmale. Benutzen Sie diese, um über Ihre generelle psychobiologische Kapazität in Ihrem Leben nachzusinnen. Wir laden Sie ein, noch einmal die zehn psychobiologischen Merkmale durchzugehen und an sich selbst Punkte zu vergeben, wenn Sie das Gefühl haben, es könnte Ihnen nützen. Falls Sie sich Punkte zugewiesen haben, bitte notieren Sie sich diesen heutigen Wert.
2. Denken Sie dann an eine frühere Zeit in Ihrem Leben zurück – vielleicht als Teenager oder im jungen Erwachsenenalter – und reflektieren Sie über Ihre Kapazität bezogen auf jedes dieser zehn psychobiologischen Merkmale an diesem Punkt. Benutzen Sie diese dann, um sich Gedanken über Ihre generelle psychobiologische Kapazität damals zu machen. Wir

laden Sie ein, die zehn psychobiologischen Merkmale noch einmal durchzugehen und sich selbst auf der Punkteskala einzustufen, wenn es für Ihr Gefühl sinnvoll ist. Falls Sie sich Punkte zugewiesen haben, notieren Sie sich bitte diesen früheren Wert.

3. Nun laden wir Sie ein, den heutigen Punktwert damit zu vergleichen, wo Sie damals waren (früherer Punktwert).
   - Falls Ihr heutiger Punktwert höher ist als Ihr früherer: Was hat Ihnen geholfen, Ihre psychobiologische Kapazität zu erhöhen?

Wir laden Sie ein, bei dieser Reflexionsübung darauf zu achten, was in Ihnen vorgeht.

Teil III

Klinische Anwendung von NARM

10. Protokoll einer NARM-Therapiesitzung (mit Brad)

Aiyana ist eine fünfzigjährige geschiedene Mutter zweier erwachsener Kinder, die noch heute in dem kleinstädtischen Umfeld lebt, in dem sie auch geboren wurde und aufwuchs. Sie bezeichnet sich selbst als »Native American« (nordamerikanische Ureinwohnerin) und ist in einer ebensolchen Familie und Gemeinde groß geworden. Mit siebzehn erhielt sie ein College-Stipendium und zog von zu Hause weg, um später Professorin, Autorin und Expertin auf ihrem Fachgebiet zu werden. Nach langjähriger Tätigkeit an einer namhaften Universität kehrte sie in ihre Heimatgemeinde zurück, um sich um ihre betagten Eltern zu kümmern. Seit ihrer Rückkehr hat sie es zudem mehr und mehr übernommen, auch für mehrere Geschwister zu sorgen, die massiv mit Drogenkonsum und psychischen Problemen zu kämpfen haben. Sie pendelt jeden Tag mehr als eine Stunde zu ihrem Arbeitsplatz und wieder zurück, um ihre Lehrtätigkeit an der Universität fortsetzen zu können. Ihre familiären Verpflichtungen haben sie in neuerer Zeit veranlasst, Online-Unterricht in Betracht zu ziehen, ihre Lehrverpflichtungen zu reduzieren oder sich sogar vorzeitig in den Ruhestand zu begeben.

Aiyana berichtete von Ängsten und Depressionen in ihrer Vorgeschichte und dass sie ihre Symptome bewältigt habe, indem sie zum »Workaholic« wurde. Sie wurde seit ihrer Collegezeit immer wieder einmal psychiatrisch behandelt. Sie hatte es bereits mit Hypnotherapie, Meditation und Yoga versucht, als sie zu mir (Brad) kam, hatte aber noch keinerlei Erfahrungen mit Psychotherapie. Sie hatte bei ihrer Rückkehr nach Hause eine Reihe von

Panikattacken erlebt, die sie dazu brachten, sich psychotherapeutisch behandeln zu lassen. Seit sie wieder im Schoß ihrer Herkunftsfamilie lebte, erkannte sie zunehmend das Ausmaß ihrer belastenden Kindheitserfahrungen und fragte sich, ob ihre Depressionen, Ängste und Panik mit einem unbewältigten Trauma zusammenhängen könnten. Sie hatte von einer Freundin, die eine Klientin von mir gewesen war, von mir und meiner Traumaarbeit gehört. Die folgende Transkription bezieht sich auf unsere zweite gemeinsame Sitzung.

Zusätzlich zur Mitschrift der Therapiesitzung finden Sie eine Kommentarspalte mit klinischen Anmerkungen, die hinzugefügt wurden, um Ihnen zu helfen, die NARM-Prinzipien und -Fertigkeiten wiederzuerkennen, die wir im gesamten Buch immer wieder vorgestellt hatten. Ebenfalls mit aufgenommen haben wir unsere persönlichen Überlegungen – etwa unsere Arbeitshypothesen und Gegenübertragungsreaktionen sowie Selbstauskünfte unsererseits. Diese klinischen Anmerkungen sollen transparent machen, wie wir NARM-Therapiesitzungen aufbauen.

Hinweis: Es handelt sich hierbei um eine Mitschrift einer realen Sitzung mit einer Klientin. Ihr Name sowie sonstige aufschlussreiche Informationen wurden geändert, um die Vertraulichkeit zu wahren. Darüber hinaus wurde der Wortlaut im Sinne größerer Klarheit und um Wiederholungen zu vermeiden minimal redaktionell überarbeitet. Abgesehen davon wird hier die vollständige NARM-Sitzung mit der besagten Klientin wiedergegeben.

Sprecher	Mitschrift	Anmerkung
Brad	Was hätten Sie gern von unserer gemeinsamen Zeit heute?	Erste Säule: Klärung der Therapeutischen Vereinbarung (Kapitel 3). Es gibt hierbei verschiedene Möglichkeiten, ich halte es am liebsten einfach.
Aiyana	Da ist so etwas, was immer wieder in mir hochkommt. So eine Wut. Aber eigentlich geht es dabei darum, dass ich es nicht schaffe, mich selbst zu akzeptieren. Ich wäre gern echt. Ich schätze also, es läuft wohl auf Wertschätzung für mich selbst hinaus, und darauf, dass ich für mich sorge.	Mit dieser einleitenden Frage zur Klärung der Vereinbarung tun sich Klient*innen oft schwer. Mir fällt sofort auf, dass Aiyana zwar antwortet, aber sie gibt mir gleich mehrere Antworten und keine davon klingt sonderlich sicher. Mich interessiert diese Aussage, weil ich das, was sie da gerade macht – Therapiesitzungen zu nehmen – als einen Akt sehe, mit dem sie für sich sorgt. Herauszuarbeiten, auf welche Weise sie damit jetzt gerade für sich sorgt, könnte eine Richtung sein, die man mit ihr weiter erkunden könnte, wenn es um Agency geht (Kapitel 5). An diesem Punkt jedoch werden meine Reflexionen über diese Aussage eher dazu dienen, ihr Anliegen in Bezug auf unsere Sitzung weiter abzuklären (erste Säule).
Brad	Wie ist es für Sie, das zu sagen – dass Sie gern Wertschätzung für sich selbst hätten und für sich sorgen wollen?	Indem ich ihr weitere Fragen zur Abklärung ihres Anliegens stelle, möchte ich festzustellen, ob sich »Wertschätzung für sich selbst« und »für sich sorgen« für sie in Bezug auf unsere gemeinsame Zeit heute richtig anfühlt. Wir bemühen uns immer nach besten Möglichkeiten, exakt die Worte unserer Klient*innen zu verwenden. Achten Sie außerdem auf die Agency in meiner Formulierung, wenn ich sie frage, welches Verhältnis sie zu dem hat, was in ihr vorgeht (»Wie ist es für Sie, das zu sagen?«), anstatt die Frage etwas offener zu stellen (etwa: »Wie fühlt sich das an?«). Hier haben wir ein Beispiel für den Strukturierungsprozess (im Gegensatz zum Verarbeitungsprozess), der von uns in Kapitel 5 beschrieben wurde.
Aiyana	Es fällt mir schwer. Ich sage mir dabei: »Ach, das ist doch reiner Schwindel.«	Mir fällt auf, wie schnell sie dazu übergeht, sich selbst zu attackieren. Darin könnte sich ein Prozess des In-Kontakt-Kommens und Sich-Abschneidens vom

Sprecher	Mitschrift	Anmerkung
		Kontakt spiegeln. Ich hatte den Eindruck, dass ihre Aussage, sie wolle für sich sorgen, eine Bewegung in Richtung vermehrten Kontakts darstellt, und wie in diesem Buch ja immer wieder angesprochen, sind Angriffe auf sich selbst eine Strategie, sich vom Kontakt abzuschneiden.
Brad	Da ist also dieser Teil von Ihnen, der sagt, dass Sie für sich sorgen wollen, dass Sie gern Wertschätzung für sich selbst hätten. Und dann wiederum klingt es ganz schnell so, als gäbe es da noch einen anderen Teil, der sagt, diese Idee, etwas für sich selbst zu wollen, sei ja Schwindel.	Ich spiegele einfach die beiden Seiten zurück: Kontakt und Nicht-Kontakt, ohne für eine Seite Partei zu ergreifen oder von ihr zu verlangen, dass sie sich auf eine Seite stellt. Ich will sehen, was sie damit anfangen kann.
Aiyana	Genau. So etwas wie aufgesetzt, ein Egotrip.	Sie vermittelt mir damit ein Verständnis davon, welche Beziehung sie zum ihrem Anliegen hat, für sich sorgen zu wollen, indem sie es »Schwindel«, »aufgesetzt« und »Egotrip« nennt. Ich bin mir gewahr, dass hier auch kulturelle und intergenerationale Schwierigkeiten im Spiel sein könnten. Aiyana ist eine amerikanische Ureinwohnerin, die ihre Heimatgemeinde verlassen und sich ein eigenes Leben aufgebaut hat, das anders ist, als es den Erwartungen der Familie und kulturellen Systeme entspricht, mit denen sie aufgewachsen ist und mit denen sie jetzt wieder aufs Engste interagiert. Meine frühe Arbeitshypothese (Kapitel 4) lautet, dass sie hier in einer Zwickmühle stecken könnte, der zufolge der Wunsch, für sich selbst zu sorgen, mit dem Etikett »Schwindel«, »aufgesetzt« und »Egotrip« versehen wird. Es kann auch sein, dass sie all das verinnerlicht hat.
Brad	Egotrip? Aufgesetzt?	Ich spiegele ihr diese Worte zurück, um zu sehen, ob sie noch immer eine Resonanz in ihr findet und ob sie noch etwas hinzuzufügen hat.

Sprecher	Mitschrift	Anmerkung
Aiyana	Ja, das sind die Worte, die mir dazu kommen.	Die Formulierung, die sie hier benutzt (»die Worte, die mir dazu kommen«), kommt nicht aus der Perspektive von Agency. So wie sie das sagt, klingt es so, als sei es einfach so passiert. Aus der Perspektive von Agency wäre es eine zutreffendere Beschreibung, zu sagen: Wenn sie etwas für sich selbst möchte, sagt sie sich, das sei doch ein Egotrip.
Brad	Okay. Sind Ihnen diese Worte vertraut? So wie wenn Sie in der Vergangenheit versucht haben, für sich zu sorgen … (Sie unterbricht schnell mit einer Antwort, bevor ich meinen Satz beendet habe.)	Diese klärende Frage ergibt sich aus meiner frühen Arbeitshypothese. Die Worte sind ihr vielleicht überhaupt nicht vertraut oder aber sie sind ihr sogar sehr vertraut – beides liefert mir Informationen, auf die ich zurückgreifen werde, um zu verstehen, wie Aiyana ihre Erfahrung einordnet. Vor allem in Bezug auf ihr Anliegen: Wertschätzung für sich selbst und für sich sorgen.
Aiyana	Ja. Weil es sich nicht so anfühlt, als sei ich das wert. Ich spule das alles dann so ab mit dem Für-mich-Sorgen … (Sie verstummt für einige Momente.) Bei dem Gedanken werde ich jetzt gerade richtig traurig.	Sich nicht wertvoll zu fühlen, ist das, was wir eine schambasierte Identifikation nennen. Es könnte auch ein Beispiel für eine Spaltung sein – die Art und Weise, wie wir als Kinder unsere Bezugspersonen schützen, indem wir uns zu den »Schlechten« machen – oder, um die Worte der Klientin zu gebrauchen – das Gefühl haben, nichts »wert« zu sein. Als sie das sagte, überkommt mich Traurigkeit, und sie berichtet ebenfalls von diesem Gefühl. Obwohl ich mich an dieser Stelle vergewissern muss, ob ich es nicht doch mit einer persönlichen Übertragung meinerseits zu tun habe, sagte mir mein Gefühl, dass es Teil meiner Resonanz war, Teil einer diagnostischen Gegenübertragung (Kapitel 8). Was die Traurigkeit anbelangt, so bezeichnen wir Trauer ja als Gelegenheit zu einer Wiederherstellung des Kontakts zu unserem Herzen (Kapitel 7). Ich lasse diesen Punkt in meine Arbeitshypothese einfließen – dass der Teil von ihr, der sich selbst in vollerem Umfang wertschätzen möchte, damit zu tun haben könnte, dass sie in Kontakt mit unbewältigter Trauer kommt.

Sprecher	Mitschrift	Anmerkung
Brad	Wenn es also okay ist, könnten wir hier vielleicht einfach einmal ein wenig auf Zeitlupe umschalten, denn ich war auch gerade dabei, mich in diese Traurigkeit einzufühlen. (Wir sitzen beide einige Momente lang schweigend da.) Sie haben also Versuche in Richtung Selbstfürsorge unternommen und Sie spulen das, was dazu gehört, auch mechanisch ab, haben aber nicht das Gefühl, dass sie es wert sind, das zu tun?	Ich lud sie auch deshalb ein, den Ablauf etwas zu verlangsamen, um mir selbst Zeit zu geben, etwas Selbsterforschung zu betreiben, da ich in diesem Moment nicht sicher war, ob die Traurigkeit von ihr kam. Also schien es sinnvoll, uns beiden etwas Zeit dafür zu lassen, bei der Traurigkeit zu verweilen. Nicht alle Klient*innen können präsent für ihre inneren Zustände sein, von daher ermöglicht mir dies eine kurzen Einblick in Aiyanas Fähigkeit zu Kontakt, Selbstreflexion, Selbstregulation und Präsenz (Kapitel 9).
Aiyana	Ich bekomme so eine Ahnung davon, dass ich das nicht wert bin, … irgendwie frivol … und dass es unmöglich gut für mich sein kann. Nein, das ist es nicht – eher so, als solle es nicht sein … (Sie sitzt ein paar Momente da und reflektiert.) Ich schätze, es fühlt sich nicht so an, wie ich es mir vorgestellt hatte, da Leute ja oft von Selbstfürsorge reden und … (Sie beendet ihren Satz nicht und sitzt wieder ein paar Momente lang sinnend da.) Ich bekomme es innerlich nicht hin, das zu fühlen.	Wie sie mich an ihren Gedanken teilhaben lässt, kommen sie mir ziemlich fragmentiert vor. Der letzte Teil berührt mich als wichtig, vor allem aufgrund meiner Arbeitshypothese, dass sie vielleicht etwas für sich selbst wollte – in diesem Beispiel Selbstfürsorge – und sich von ihrem Anliegen abzuschneiden beginnt. Ich werde hierzu also noch weiter nachfragen, während wir damit weitermachen, die therapeutische Vereinbarung zu klären (erste Säule).
Brad	Lassen Sie mich wissen, wie das Folgende bei Ihnen ankommt: Es klingt mir so, als ob Sie	Ich orientiere weiter auf Klärung (Teil der ersten Säule), aber es stellt sich hier schon eher das Gefühl ein, als würden wir uns vielleicht in Richtung explorato-

Sprecher	Mitschrift	Anmerkung
	das nicht hinbekommen, weil Sie nicht das Gefühl haben, wertvoll genug dafür zu sein. Als hätten Sie es irgendwie nicht verdient, sich Selbstfürsorge zu gönnen.	rische Fragen bewegen (zweite Säule). Also möchte ich sicherstellen, dass ich, bevor ich weiter voranschreite, noch einmal zu der Ausgangsfrage zurückkehre, was sie sich von unserem gemeinsamen Prozess verspricht (erste Säule), wozu ich als Nächstes komme.
Aiyana	Ja, genau, ich habe das nicht verdient.	Das jedenfalls scheint bei ihr anzukommen. Ich erlebe dabei etwas, was sich wie ein Zur-Ruhe-Kommen anfühlt.
Brad	Okay, es scheint also, als wären wir gerade dabei, das Thema für uns etwas klarer zu bekommen. Und von diesem Ort aus wäre ich einmal neugierig, was Sie gern für sich mitnehmen würden von unserer Zeit hier miteinander?	Ich greife noch einmal die Frage auf, die auf die Vereinbarung abzielte (erste Säule). Ich will ihr klarmachen, dass die Therapie nicht beginnt, bevor wir uns auf eine therapeutische Vereinbarung geeinigt haben. Die erste Säule kann für viele Klient*innen sehr organisierend wirken. Mir als Therapeut hat der Prozess, die therapeutische Vereinbarung zu klären, bislang schon so viel an nützlichen Informationen vermittelt. Wie bereits angesprochen, beginne ich eine Arbeitshypothese aufzustellen, die ein tentatives Verständnis des Kerndilemmas in sich trägt: was dem, was sie am meisten will, in den Weg geraten mag (Kapitel 2). Und das wird im weiteren Verlauf in mein Nachforschen einfließen (zweite Säule). Zudem möchte ich darauf hinweisen, dass ihr Ringen darum, meine anfängliche Frage zur Vereinbarung zu beantworten, genau die Situation zeigen mag, die ihr zu schaffen macht: dass sie sich gegenüber der Selbstfürsorge verschließt. Und hier ist sie gerade dabei, »Selbstfürsorge« in der Therapie zu erfahren. Meine Arbeitshypothese lautet, dass dies für sie ein Dilemma schaffen mag.
Aiyana	Ich schätze einmal … (kurze Pause) … zu akzeptieren, dass ich wertvoll bin. So in die Richtung, dass ich mich wirklich schwertue da-	Für mich fühlt sich das wie etwas an, von dem eine enorme Dynamik ausgeht. So ein »Krawumm-Moment«, wie wir in NARM manchmal sagen. Auf einmal fügt sich innerlich etwas bei unseren Klient*innen und landet, wenn sie in Kontakt mit

Sprecher	Mitschrift	Anmerkung
	mit – zu akzeptieren, dass ich ein wertvoller Mensch bin. Mir selbst gegenüber.	ihrem Anliegen kommen. Oft beobachten wir ein Zur-Ruhe-Kommen, Sich-Erden und einen Organisationsprozess, während sie auf verkörperte Weise den Kontakt zu etwas finden, das für sie die Wahrheit ist.
Brad	Wie ist es für Sie, das jetzt so zu sagen? Zumindest diese Intention zu haben?	Ich bin neugierig, wie sie mit diesem »Krawumm-Moment« umgeht.
Aiyana	Es hat sich gut angefühlt, das zu sagen. In meinem Körper öffnet sich irgendwie etwas, ein klein wenig zumindest. Es macht mir keine Angst oder ich bin nicht sauer auf mich selbst dafür, das zu sagen.	Ich hatte etwas wahrgenommen, was in meinen Augen aussah wie mehr Erdung oder ein Zur-Ruhe-Kommen, also ist es gut, ihren Eigenbericht mit meinen Beobachtungen abzugleichen.
Brad	Ah, also scheint innerlich für Sie jetzt beim zweiten Mal etwas anders geworden zu sein. Mir fällt auf, dass Sie nicht mehr sagen, Sie seien auf dem Egotrip oder das Ganze sei reiner Schwindel. Es scheint eine ganz andere Erfahrung zu sein als zuvor.	Ich weise darauf hin, dass sie sich dieses Mal nicht vom Kontakt abgeschnitten hat wie zuvor, als sie ihr Anliegen formulierte; dass sie gerade im Hier und Jetzt anders mit sich umgeht als noch vor ein paar Minuten. Hier unterstütze ich die Möglichkeit von Agency (Kapitel 5). Statt dem üblichen überkritischen Umgang mit sich selbst könnte hier gerade etwas Neues zum Vorschein kommen.
Aiyana	Stimmt.	
Brad	Wie wäre es also, wenn wir einmal gemeinsam erkunden, was Ihnen in den Weg gerät, wenn es darum geht, sich wertvoll zu fühlen?	Wir formulieren die Vereinbarung oft als »...was Ihnen in den Weg gerät« im Hinblick auf das, was der Klient nach eigener Auskunft am dringlichsten für sich möchte, statt uns darauf einzulassen, auf ein konkretes Ziel hinzuarbeiten. Auf diese Weise bleibt der Prozess offener und zwingt uns nicht, Partei zu ergreifen in einem innerlichen Konflikt, den wir vielleicht noch gar nicht wahrnehmen. Klient*innen wollen eventuell durchaus, dass wir uns für eine Seite entscheiden. In

Sprecher	Mitschrift	Anmerkung
		solchen Fällen würden wir direkt bei dem Punkt ansetzen, auf welche Weise ihnen das – wie sie glauben – helfen würde. Auch hier geht es uns wieder darum, nicht bei einer bestimmten Strategie mitzuspielen, die die Person fahren mag. Die Einigung auf Erkundung der Hindernisse fördert die Fähigkeiten des Klienten in Sachen Agency und sorgt dafür, dass wir als Therapeut*innen in unserer Beziehung zum innerlichen Konflikt unseres Gegenübers offen, empfänglich und neugierig bleiben.
Aiyana	Ja, ich denke, das wäre gut. Das würde ich gern. Ich würde mir das wirklich gern näher ansehen.	Das ist die Zustimmung, die mir anzeigt, dass wir mit unserem Explorationsprozess beginnen können (Übergang zur zweiten Säule). Außerdem habe ich mich hineingefühlt in etwas, das ich als sanft und doch knallhart bezeichne. Beinahe so, als würde sie genau in diesem Moment für sich sorgen und sich selbst wertschätzend begegnen, einfach schon, indem sie klarstellt, was sie für sich will. Das geschieht in der NARM-Therapie ganz oft – dass Klient*innen durch Klarstellen ihres Anliegens bereits das tun, was sie für sich am meisten wollen (oder zumindest die Anfänge davon).
Brad	Ich weiß die Energie zu schätzen, die von Ihnen ausgeht, wo Sie dies nun benennen. Und ich würde es gern mit Ihnen erkunden – und auch wie es Ihnen vielleicht in den Weg gerät, wenn es darum geht, dass Sie für sich sorgen. Ich bin mir auch darüber im Klaren, dass Sie in diesem Moment jetzt vielleicht etwas tun, was Sie für sich am meisten möchten. Ich meine, Sie könnten diesen Prozess bislang mit mir als	Beachten Sie, wie ich der therapeutischen Vereinbarung explizit zustimme. Sie wird nun im weiteren Verlauf zu unserem roten Faden. Wir können danach immer weiter an der therapeutischen Vereinbarung feilen und sie noch justieren oder sogar etwas daran ändern. Ich spiegele außerdem meine Beobachtung zurück, dass sie in diesem Moment genau das tut, was sie für sich will, was Teil der vierten Säule ist: das Verstärken von Agency.

Sprecher	Mitschrift	Anmerkung
	Beispiel dafür ansehen, wie Sie aktiv werden, um etwas anzugehen, das Ihnen wichtig ist. Und ich würde das als einen Akt der Selbstfürsorge bezeichnen.	
Alyana	Für mich fühlt sich das nicht wie Selbstfürsorge an, da ich dabei das Gefühl habe, mich selbst zu pushen. Ich hoffe, wir kommen noch zu einem gewissen Verständnis hierzu. Aber ich bin schon ein Stück weit nervös.	Sie vertritt zu dem, was ich gerade mitgeteilt habe, eine andere Sichtweise. Und ich nehme wahr, wie sie jetzt gerade von Ängsten berichtet, verglichen mit nur vor wenigen Momenten, in denen sie sich offen fühlte. Ich bin neugierig auf beides.
Brad	Okay, Sie sind also ein klein wenig nervös. Sagen Sie damit, dass die Nervosität damit zusammenhängt, dass sich das nicht wie ein Akt der Selbstfürsorge anfühlt?	Zweite Säule: Stellen von exploratorischen Fragen. Ich bin neugierig, ob ihre Nervosität mit dem zusammenhängen könnte, was ich ihr gespiegelt hatte.
Alyana	Bei Selbstfürsorge kommt mir so das Bild von einer netten Massage oder wirklich entspannt zu sein, etwas, das ich so richtig genieße.	Ich höre das Wort »entspannt« als Kontrast zu dem, was sie davor dazu gesagt hatte, wie sie sich selbst »pushen« würde. Also stellt sich mir die Frage, ob sich selbst zu pushen eine Strategie sein könnte, die ihr in den Weg gerät, wenn sie sich die Selbstfürsorge geben möchte, die sie will. Und auf einer tieferen Ebene könnte es ja auch sein, dass sie vielleicht das Gefühl hat, »Gutes« gar nicht verdient zu haben, wenn sie sich nicht wertvoll vorkommt. Diese Reflexionen fließen allesamt in meine Arbeitshypothese ein.
Brad	Was ich aus dem, was Sie sagen, heraushöre, ist: weil Sie gewisse Ängste verspüren, passt das nicht ganz zu dem, was Sie unter Selbstfürsorge verstehen. Ob-	Beachten Sie, wie ich noch einmal auf die Dynamik Bezug nehme, von der sie zuvor berichtet hatte. Wo sich allein schon die eigene Aussage, dass sie Selbstfürsorge wolle, aufgesetzt und wie ein Schwindel anfühlte. Es ist eine Intervention, die dazu gedacht ist, ihre Refle-

Sprecher	Mitschrift	Anmerkung
	wohl das ein klein wenig verwirrend für mich ist, da Sie vorher ja mitunter das Gefühl hatten, es fühle sich aufgesetzt an, wenn Sie versuchten, so etwas zu machen.	xion darüber zu unterstützen, wie sie zu diesem Verlangen steht, das sie für sich verspürt.
Aiyana	Ja. Richtig.	
Brad	Also – ich weiß ja nicht, wie es bei Ihnen ist, aber es ist möglich, dass Selbstfürsorge mitunter in Sachen bestehen mag, die auch einiges an Ängsten wecken.	Ich spiegle das einfach als eine Möglichkeit zurück. Persönliches Wachstum – das ich in der Tat als Selbstfürsorge betrachte – ist oft sehr schwierig und kann Menschen an beängstigende Punkte bringen.
Aiyana	Genau. (Sinnt einige Momente darüber nach.) Selbstfürsorge beschwört Ängste herauf?	Sie sagt das in zweifelndem Ton, als sei sie nicht sicher.
Brad	Vorhin hatten Sie ja gesagt, dass sich einiges von dem, wovon Leute in Sachen Selbstfürsorge sprechen, für Sie irgendwie aufgesetzt anfühlt. Aber dann haben Sie ja gerade eben noch über genau das für sich selbst nachgedacht.	Ich spiegle hier eine potenzielle Zwickmühle für sie zurück: dass sie sich zum Beispiel entspannter fühlen möchte, aber dann gleichzeitig das Gefühl hat, das sei aufgesetzt.
Aiyana	Richtig. Es stimmt. Es fühlt sich aufgesetzt an. Einiges von diesem Selbstfürsorge-Gedöns fühlt sich aufgesetzt an.	Sie beginnt zunehmend ein Muster bei dem Ganzen wahrzunehmen. Erinnern Sie sich, wie sie am Anfang sagte, sie hätte Schwierigkeiten damit, sich selbst anzunehmen und sich wertvoll zu fühlen. Daher ist es für mich nachvollziehbar, dass es sich vor diesem Hintergrund für sie unecht oder aufgesetzt anfühlen würde, gut für sich zu sorgen, da das ja voraussetzt, dass sie sich selbst annehmen und als wertvoll erleben kann.

Sprecher	Mitschrift	Anmerkung
Brad	Ja. Und fühlt es sich jetzt gerade aufgesetzt an?	Dritte Säule: Verstärken von Agency. Ich bitte sie, darüber zu reflektieren, welche Gefühle es für sie in diesem Moment auslöst, wenn sie sich vorstellt, etwas für sich selbst zu tun.
Aiyana	Nein, weil mir ja wirklich daran gelegen ist.	Meine Arbeitshypothese hier: Weil ihr etwas an ihr gelegen ist, bedeutet das vielleicht, dass sie sich de facto als wertvoll erlebt?
Brad	»Daran gelegen« … woran?	Hier haben wir ein gutes Beispiel für eine Intervention, die wir »Nachbohren« (Kapitel 4) nennen und die Teil der zweiten Säule ist.
Aiyana	Mir ist an mir selbst gelegen.	Das ist eine beeindruckende Aussage und ein wirklicher Schwenk weg von dem Punkt, an dem sie sich zuvor befand, wo sie sich nicht als wertvoll erlebte. Es könnte ein Beispiel für eine Bewegung in Richtung Desidentifikation sein (Kapitel 2 und 6).
Brad	Und wie ist es für Sie, das zu sagen?	Vierte Säule: Spiegeln psychobiologischer Veränderungen. Ich nahm an ihrer Art zu sprechen etwas wahr, das ich als Stärke oder Selbstvertrauen beschreiben könnte.
Aiyana	Entspannend.	Was ja zu dem gehört, was sie nach ihrer Auskunft von kurz zuvor wollte. Ich nehme auch wahr, wie sie das auf sich wirken lässt, was für mich ein Ausdruck von Selbstfürsorge ist.
Brad	Entspannend.	Ihr dieses Wort zurückzuspiegeln, ist für mein Gefühl wichtig in ihrem Prozess. Es ist eine simple Intervention zur Unterstützung des Beziehungsprozesses (Kapitel 8). Diese Intervention des Spiegelns gibt ihr Gelegenheit, bei ihrer Erfahrung zu verweilen, während ich mit ihr den Raum halte.
Aiyana	Zu … fühlen … (Sie braucht ein wenig, um die Worte hervorzubringen.) Das Gefühl zu haben, ich bin jemand, ich kann etwas.	Eine sehr eindrückliche Aussage.

Sprecher	Mitschrift	Anmerkung
Brad	Das Gefühl zu haben, Sie sind jemand, Sie können etwas.	Eine weitere spiegelnde Intervention. Ich will hier nichts komplizierter machen, als es ist – manchmal können diese simplen Interventionen ziemlich wirkungsvoll sein.
Aiyana	Oh mein Gott, jetzt kommt es, ich muss weinen. (Sie beginnt leise zu weinen.)	Ich weiß nicht, was hinter ihren Tränen steckt, aber für mich fühlt es sich so an wie eine Wiederherstellung der Verbindung zu ihrem Herzen. Wer so viele Jahre lang mit dem Gefühl gelebt hat, nichts wert zu sein, nichts zu können und niemand zu sein – alles tief schambasierte Identifikationen –, für den kann das im eigenen Körper einsetzende Gefühl, etwas wert zu sein, etwas zu können, jemand zu sein, sehr große Wirkung haben. Außerdem berichtete sie, dass ihr Körper sich entspannt, was oft darauf verweist, dass sich physiologisch etwas löst, und das kann von emotionalen Empfindungen begleitet sein.
Brad	Ist es okay, wenn Sie jetzt zulassen, dass diese Tränen kommen? Denn eines kann ich Ihnen sagen, Aiyana: Aufgesetzt sieht das für mich keineswegs aus.	Ich bin mir darüber im Klaren, dass sie vielleicht nicht das Gefühl hat, dass ihre Tränen Selbstfürsorge sind, aber ich lade sie hier dazu ein, die Möglichkeit zu sehen, dass sie ein Akt der Wertschätzung für sich selbst und der Verkörperung von Authentizität sind.
Aiyana	Ja, es fühlt sich echt an. (Es kommen mehr Tränen.)	Sie benennt das, was ich in meinem Inneren fühle: dass das sehr reale und wichtige Tränen sind, vielleicht ein Ausdruck von Trauer als primärer Emotion (Kapitel 7).
Brad	Sie haben die Worte »ich kann etwas« verwendet, als sei Ihnen daran gelegen, dieses Gefühl zu haben, aber das Wort, das Sie davor benutzt haben, war »wertvoll«.	Ich bin neugierig, welche Beziehung sie zu diesen Worten hat. Es ist Bestandteil der zweiten Säule, des Nachbohrens (Kapitel 4).
Aiyana	Ja. Es ist wie … (weitere Tränen zurückhaltend, beinahe ein Gefühl, als suchte sie sie zu ersticken) Das passiert nicht oft in meinem Leben.	

Sprecher	Mitschrift	Anmerkung
Brad	Das?	Ein weiteres Beispiel für das Nachbohren.
Aiyana	Dass ich das Gefühl habe, ich kann etwas (Tränen zurückhaltend). Jetzt geht es wohl erst so richtig los. (Sie beginnt heftiger zu weinen.)	Beachten Sie, dass die Tränen in dem Moment so heftig kommen, wo sie mit diesem tiefen Gefühl in Kontakt kommt, etwas zu können. Sie schien nicht so weit, das an sich heranzulassen, was ich mit ihr dazu geteilt hatte, sich wertvoll zu fühlen – was auch in Ordnung ist. Es ist ein Beispiel für etwas, das ich mir für später vormerken würde.
Brad	Nehmen Sie sich Zeit. Kein Druck.	Ich hatte zu Beginn der Sitzung ja mitbekommen, wie sie von ihrer Neigung sprach, sich zu pushen. Meine Arbeitshypothese umfasst unter anderen den Punkt, dass Aiyana vielleicht gewisse Autonomie-Überlebensstruktur-Muster haben mag, was damit verbunden sein kann, sich stark selbst unter Druck zu setzen und vielleicht zu erwarten, dass ich einen Plan oder Erwartungen an sie im Hinterkopf habe. Indem ich sie einlade, sich Zeit zu nehmen, spiegle ich ihr zurück, dass ich keine Hintergedanken habe und nichts von ihr erwarte. Ich bin lediglich präsenter Zeuge dessen, was sie erlebt,und brauche nichts von ihr. Außerdem lade ich sie auch ein, mit aller Präsenz wahrzunehmen, was sie erlebt, und sich auch nicht unter Druck zu setzen.
Aiyana	Ich erlaube mir nie zu weinen. Es fühlt sich wirklich gut an, zu weinen.	Wenn jemand Derartiges sagt, haben wir es in der Regel mit einer primären Emotion zu tun. Mit Standardemotionen tun sich Klient*innen meist leichter und sie sind ihnen vertrauter, während eine primäre Emotion meist wenig vertraut ist. In Kontakt mit Standardemotionen zu kommen, fühlt sich im Allgemeinen nicht gut an – oft werden sie sogar als überwältigend erlebt. Wenn Klient*innen wieder in Kontakt mit ihren primären Emotionen kommen, fühlt es sich oft organisierend und lebensbejahend an – oder, um Aiyanas Worte zu verwenden, wie ein Akt der Selbstwertschätzung (Kapitel 7).

Sprecher	Mitschrift	Anmerkung
Brad	Wenn es okay ist, würde ich Ihnen gern sagen, wie ich das sehe. (Sie nickt bestätigend.) Ich möchte Ihnen mitteilen, dass dies aus meiner Warte ein Akt echter Selbstfürsorge ist.	Ich reagierte darauf, dass sie gesagt hat, es fühlt sich gut an. Ich schlage den Bogen zu den Punkten, die sie erwähnt hatte im Hinblick darauf, wie Selbstfürsorge aus ihrer Sicht aussähe – etwa eine Massage oder andere gute Gefühle. Diese Intervention unterstützt sie potenziell dabei, eine neue Beziehung zu ihren Emotionen zu finden.
Aiyana	Ja, ist es. (Ihr Weinen lässt nach und sie scheint sich wieder zu entspannen.) Ich denke, ich habe es einfach so gesehen, als müsste ich immer das Nächste tun, um da hinzukommen, wohin ich will. Aber das hier fühlt sich echter an. Jemanden bei mir zu haben. Ich kann es privat den ganzen Tag lang machen. Aber es pusht mich nicht in die Richtung, mich dem auszusetzen … Ich verstecke es einfach.	Ich höre, dass es etwas Wichtiges ist, dass dieser Prozess mit mir zusammen stattfindet, einer anderen Person, die sie darin unterstützt, sich auf eine neue Weise Zeit für sich selbst zu nehmen. Ich fühle mich von ihrer simplen Würdigung unseres Prozesses berührt, was viele Klient*innen als zutiefst unterstützend und intim erfahren können. Außerdem spüre ich dem etwas nach, was sich wie meine eigene persönliche Gegenübertragung anfühlt. Ich habe meine eigenen Autonomiemuster und ich weiß, wie es ist, mich richtig heftig unter Druck zu setzen. Ich praktiziere also Selbsterforschung, um meine eigenen Gefühle von ihrer Erfahrung zu unterscheiden. Ich sitze gleichzeitig mit meinem Berührtsein und der Reflexion über meine eigene mögliche Gegenübertragung da. All das ist Bestandteil des R von NARM (Kapitel 8).
Brad	Sie haben sich also entschieden, sozusagen Ihre Grenzen zu pushen.	Dritte Säule: Verstärken von Agency (Kapitel 5). Hier drehe ich das Gesagte um. Sie hat ja davon gesprochen, sich gepusht zu fühlen, und nun formuliere ich es für sie so, dass sie ihre Grenzen pusht – als Akt der Selbstfürsorge.
Aiyana	Ja.	Schon das für sich genommen fühlt sich wie die Würdigung eines verstärkten Gefühls an, etwas zu können.
Brad	Und wie ist es jetzt?	Vierte Säule: Spiegeln psychobiologischer Veränderungen (Kapitel 6).
Aiyana	Ich habe das Gefühl, etwas zu können, wo ich jetzt traurig darüber bin.	Ich höre heraus, dass sie damit ihr erneutes In-Kontakt-Kommen mit diesen zentralen Teilen von sich ehrt.

Sprecher	Mitschrift	Anmerkung
Brad	Ja. Und ich übersetze das einmal so, dass das, was Sie da können, einfach Echt-Sein ist. Sie brauchen nichts für irgendjemanden sonst zu tun; Sie müssen sich nicht beweisen. Sie brauchen nicht so hart zu arbeiten. Sie können einfach Sie selbst sein.	Vierte Säule: Spiegeln psychobiologischer Veränderungen, vor allem Spiegeln einer möglichen Desidentifikation. Es könnte dazu kommen, dass sie sich selbst einfach als wertvoll erlebt, indem sie authentisch sie selbst sein kann. Das kann eine profunde Heilungserfahrung sein, vor allem für jemanden mit ausgeprägten Mustern, die auf eine Autonomie-Überlebensstruktur zurückgehen. Außerdem demonstriert dies den Prozess der Intersubjektivität, denn in diesem Moment fühlte ich mich berührt von meinem eigenen Gefühl des Menschseins und davon, wie ich selbst daran gearbeitet habe, mich anzunehmen. Das erlaubte mir dann, mich mit ihrem wachsenden Gefühl zu verbinden, sich als Mensch wertvoll zu fühlen.
Aiyana	Ja. Was wirklich schön ist. (Sich mehr entspannend und zur Ruhe kommend.)	Viele dieser interpersonalen Erfahrungen werden nicht verbal kommuniziert und doch scheinen sie oft von Therapeut*innen und Klient*innen gleichermaßen empfunden zu werden.
Brad	Ja.	
Aiyana	Irgendwie kribbelt es bei mir jetzt gerade überall, in meinen Händen und an meinem Hinterkopf.	Vierte Säule: Spiegeln psychobiologischer Veränderungen. Es klingt ganz danach, als würden sich bei ihr gerade einige physiologische Veränderungen abspielen, was oft mit Desidentifikation und einem wachsenden Gefühl einhergeht, voll und ganz Mensch zu sein .
Brad	Fühlt sich das okay an?	Ich möchte nur sicherstellen, dass es für sie in Ordnung ist, sich diesen Empfindungen präsent auszusetzen.
Aiyana	Es fühlt sich gut an.	Da sie sagt, dass es sich gut anfühlt, gebe ich ihr einfach den Raum, diese Erfahrung zu erleben.
Brad	Hey, vielleicht ist es ja letztlich sogar wie eine Massage?	Nach ein paar Momenten mache ich einen kleinen Scherz, mit dem ich noch einmal eine frühere Bemerkung von ihr aufgreife, die sich darauf bezog, was sie unter Selbstfürsorge verstand. Außerdem war mir in unserer vorherigen Sitzung

Sprecher	Mitschrift	Anmerkung
		aufgefallen, dass sie Humor zu schätzen weiß.
Aiyana	Es ist meine kleine Seelenmassage. (Sie lacht.) Fühlt sich gut an.	Wunderschöne Sprache hier: »Seelenmassage«.
Brad	(Wir sitzen einige Momente lang schweigend da, während es mir so vorkommt, als sei sie sehr entspannt und zur Ruhe gekommen. Und dann nehme ich eine kleine Veränderung bei ihr wahr.) Wie geht es Ihnen damit, sich eine Seelenmassage zukommen zu lassen?	Ich habe wahrgenommen, wie sich etwas in ihr verändert hat, also möchte ich zwischendurch bei ihr nachhören. Ich frage mich, ob es nach ein paar ganz wichtigen Momenten des In-Kontakt-Kommens vielleicht eine Bewegung in Richtung Sich-Abschneiden vom Kontakt gegeben haben könnte. Kontakt und Nicht-Kontakt zu verfolgen, gehört zur vierten Säule.
Aiyana	Ich habe im Außen gesucht und dann Zweifel an mir selbst bekommen, nach dem Motto: »Ach, du lieber Himmel, was mache ich hier?«	Sie beschreibt die Bewegung in Richtung eines Sich-Abschneidens durch Selbstzweifel oder Selbstbewertungen und ihre Bemühungen in Richtung Selbstfürsorge und tieferer Wertschätzung für sich selbst. Wir antizipieren, dass dieses Sich-Abschneiden vom Kontakt geschehen wird, und wir versuchen nicht, unser Gegenüber zu zwingen, den Kontakt aufrechtzuerhalten. Letztendlich unterstützen wir seine zunehmenden Möglichkeiten, präsent für beide Seiten der Dynamik rund um Kontakt und Nicht-Kontakt zu bleiben und zu lernen, die Komplexität zu tolerieren.
Brad	Wenn es okay ist, lassen Sie uns doch einmal versuchen, die Frage zu beantworten, die Sie sich gestellt haben: »Was machen Sie hier?«	Zweite Säule: Stellen von Sondierungsfragen, doch dieses Mal greife ich ihre eigene Frage auf, stelle sie aber so, dass – so meine Intention – ihre Kritik an sich selbst aus ihr herausgenommen wird.
Aiyana	Ich versuche … (Sie hält inne, um nachzudenken.) Nein, ich bin dabei, mich selbst als wertvoll zu akzeptieren.	Hiermit kommen wir direkt an die Wurzel dieses ganzen Prozesses, bei dem es um Agency, Desidentifikation und den Kontakt zu ihrem authentischen Selbst geht.

Sprecher	Mitschrift	Anmerkung
Brad	Ich habe diesen kleinen Schwenk bei Ihnen mitbekommen, von »Ich versuche« zu »Ich bin dabei«.	Hiermit spiegle ich ihr, wie sie sich selbst korrigiert hat – von der Anstrengung zum Akzeptieren. Diese auf Agency gerichtete Intervention spiegelt, wie sie etwas an alten Mustern der Selbstablehnung ändert und mehr Mitgefühl mit sich selbst entwickelt.
Aiyana	Ja.	
Brad	Ist das ein anderes Gefühl als es zu versuchen?	Die zweite Säule zur Unterstützung der dritten, womit ich weiter den Unterschied herausarbeite im Hinblick darauf, wie sie sich gibt.
Aiyana	Ja, weil ich aktiv zeige, dass ich wertvoll bin.	Wieder eine Verstärkung von Agency und Desidentifikation. Sie kann sich nun so zeigen, wie sie es am meisten möchte und mir bei der Klärung der Vereinbarung am Anfang der Sitzung mitgeteilt hat.
Brad	Ja, und auch hier gilt wieder: Wenn es für Sie okay ist, würde ich Sie einladen, einfach einmal wahrzunehmen, wie es sich anfühlt, das ganz präsent mitzubekommen.	Vierte Säule: Spiegeln psychobiologischer Veränderungen. Ich beobachtete wieder diese Stärke und das Selbstvertrauen wie schon zuvor. Viele Klient*innen übergehen solche Veränderungen sang- und klanglos, denn sie sind mitunter sehr subtil; das hier ist also eine Einladung, ihren inneren Zustand zu überprüfen, um sich anzusehen, wie es in diesem Moment ist, in Kontakt zu sein.
Aiyana	Ja, ich spüre es in der Magengrube, wie eine Beruhigung. Es ist jetzt wie so ein leises Kribbeln im oberen Teil meiner Magengrube. Normalerweise ist das bei mir immer so etwas wie ein dicker Kloß in meiner Magengegend, völlig zusammengeballt. Aber jetzt nicht.	Unterstützen der physiologischen Veränderungen als Teil der vierten Säule. Ich gehe davon aus, dass es sich sehr wahrscheinlich an irgendeinem Punkt ändern wird, aber ich dränge nicht, egal, in welche Richtung, bin einfach nur präsent für die Erfahrung, während sie mit wacher Präsenz beobachtet, was in ihr vorgeht.
Brad	Und ich will darauf hinweisen, dass dieses Loslassen und diese Beruhigung einsetzen, wenn	Hier haben wir ein Beispiel für das Verfolgen des roten Fadens, das zur dritten Säule gehört: Verstärken von Agency. Dass sie sich beruhigte, kam nicht von

Sprecher	Mitschrift	Anmerkung
	man in der Lage ist, für sich selbst zu verkünden: »Ich bin wertvoll.«	ungefähr. Denken Sie daran: Sie sagte ja zuvor, dass sie nervös sei. Und auch, dass sie dazu neige, sich zu pushen. was beides sympathetisch dominierte Zustände des Nervensystems beschreibt. Sie ist also in der Lage, in einen stärker parasympathischen Modus des Nervensystems zu wechseln, der ihr erlaubt, sich zu beruhigen und herunterzukommen, wo sie für sich selbst verkünden kann: »Ich bin wertvoll.«
Aiyana	Richtig. Ich bin wirklich wertvoll! (Sie sagt es mit besonderem Nachdruck, als würde sie es gerade ausprobieren.) Wow! Es ist lange her, dass ich das gesagt habe. Ich versuche wirklich, dieses alte Muster zu durchbrechen.	Ich unterstütze sie an dieser Stelle, indem ich ihr Zeit für diese Veränderungen gebe. Nun probiert sie es kognitiv für sich aus, indem sie dieses Wort »wertvoll« wiederholt und prüft, wie es sich anfühlt, es mit wacher Präsenz zu erspüren. Sie merkt, dass sie sich lange Zeit nicht behandelt hat, als sei sie wertvoll, was eine schambasierte Identifikation darstellt.
Brad	Das sehe ich, ja.	Bestandteil der vierten Säule und bestätigend, dass sie jetzt in Echtzeit aus diesem alten Muster ausbricht. Oft tun es Klient*innen als unwichtig ab oder reden es klein, wenn es hierzu kommt, also möchte ich sie behutsam daran erinnern, dass es das ist, was hier gerade geschieht. Ich fühle mich ziemlich bewegt davon, diesen Prozess mit Aiyana zu teilen, und kann in diesem Moment ein Gefühl von Wärme in meinem Herzen spüren.
Aiyana	Ich weiß nicht, warum, aber ich habe eine Menge Sachen gemacht und nichts davon hat sich nach Erfüllung angefühlt … oder wurde wahrgenommen. Aber jetzt gerade werde ich wahrgenommen. Das mache ich also gerade.	Es fühlt sich für mich sehr wichtig an, dass sie sich selbst dieses »Wahrgenommen-Werden« zukommen lässt. Außerdem wird sie von mir auf mitfühlende Weise wahrgenommen, was sie darin unterstützt, anders mit sich umzugehen als sich selbst mit einem Blick zu betrachten, der von Objektifizierung, Selbstablehnung und Selbsthass bestimmt wird.
Brad	Sie erlauben sich, wahrgenommen zu werden.	Dritte Säule: Verstärken von Agency durch Zurückspiegeln der Sprache auf eine Weise, die das Neue an ihrem Um-

Sprecher	Mitschrift	Anmerkung
		gang mit sich selbst hervorhebt, sich also zu erlauben, von sich selbst und mir wahrgenommen zu werden. Menschen, die nicht das Gefühl haben, wertvoll zu sein, reagieren oft mit Selbstbeschämung und Selbstablehnung darauf, wahrgenommen zu werden. Jetzt ist gerade ein Moment gekommen, wo sie das Wahrgenommenwerden dazu nutzt, eine andere Beziehung zu sich selbst herzustellen.
Aiyana	Mir erlauben, … (Sie nimmt sich einen Moment Zeit, um zu reflektieren.) Meine Güte! (Sie beginnt zu lachen.) … wirklich wahrgenommen zu werden – ja, das ist erstaunlich.	Ich betrachte das als einen Moment der Wiederherstellung des Kontakts. Ich beobachte bei mir selbst, wie ganz viel Lebensenergie aufwallt, als sie das sagt.
Brad	Und wenn es okay ist, möchte ich Sie gern einladen, sich etwas Zeit dafür zu gönnen. Sich selbst die Erlaubnis zu erteilen, wahrgenommen zu werden.	Vierte Säule: Spiegeln psychobiologischer Veränderungen und Einladung, präsent zu sein für das, was sie gerade erlebt. Beachten Sie, dass wir unsere Klienten nicht dazu drängen, »positive« Zustände zu erleben; wir laden sie lediglich ein, mit wacher Präsenz das wahrzunehmen, was gerade geschieht. Ich gehe davon aus, dass irgendwann der Punkt kommen könnte, wo sie in die Richtung geht, sich vom Kontakt wieder abzuschneiden. Und falls das passiert, werden wir diesen Prozess näher erkunden.
Aiyana	Ja, es fühlt sich okay an. In diesem Moment fühle ich es … (Pause), … dass ich wirklich quasi … (Pause) … Ich bringe das Wort nicht heraus.	Es kommt mir so vor, als würde sie etwas erspüren, was sehr tief, sehr profund ist.
Brad	Das ist okay, es hat keine Eile. Nehmen Sie sich einfach die Zeit, die Sie brauchen.	Ich benenne hier eine Strategie, die von ihr selbst eingesetzt wurde, und erinnere sie daran, dass ich keinen Plan für sie im Hinterkopf habe und dass sie sich die Zeit nehmen kann, die sie für ihre Erfahrung braucht.

Sprecher	Mitschrift	Anmerkung
Aiyana	… dass ich wirklich wertvoll bin. Dass ich eine wichtige Person bin.	Mitunter fühlen sich diese Momente beinahe so an, als würde jemand neu geboren. Ich habe das Gefühl, dass es ein ganz heiliger Prozess tiefer Transformation sein kann, wenn wir die alten Muster auflösen, die uns bislang eingeschränkt haben, und neue Gefühle in Bezug auf uns selbst zu verkörpern beginnen. Ein Nachhausekommen zu unserem wahren und authentischsten Selbst.
Brad	Wenn es okay ist, nehmen Sie sich einfach weiter Zeit hierfür.	Vierte Säule: Spiegeln psychobiologischer Veränderungen, indem ich sie weiterhin immer wieder einlade, sich alle Zeit zu nehmen, die sie für diese neue Erfahrung braucht. Man könnte dies als die Savasana-Phase von NARM betrachten.
Aiyana	Wir haben hiervon ja schon als ein In-zwei-Welten-Sein gesprochen und du weißt, dass es wirklich schwer ist. Du musst einige Leute hinter dir lassen – ein bisschen zumindest, nicht komplett. Aber sie regen sich dann über dich auf, weil du zur weiterführenden Schule gehst oder weil du dich veränderst. Sie denken, du hast dich verändert, weil du Zugang zu Bildung bekommen hast, und dann wollen sie nicht mehr reden. Oder die Beziehung fühlt sich einfach anders an als vorher, weil sie denken, du seist jetzt zu klug für sie. Das war bei mir gerade Thema. (Hält inne, um zu reflektieren.) … Wow, ich habe hier gerade einen Riesendurchbruch … Wirklich	Nun beschreibt sie die Zwickmühle oder das, was wir das Kerndilemma nennen. Sie benennt, dass einige Leute Reaktionen zeigten, während sie aus vollem Herzen Ja sagt zu einer vermehrten Autonomie, Agency und Selbstaktivierung. Es handelt sich um Menschen in ihrem aktuellen Leben, aber ich spüre dabei, dass es auch tiefere kulturelle und intergenerationale Schwierigkeiten gibt (oft sind diese Konflikte unbewusst und bleiben deshalb unbenannt). Der Akt der Ablösung und Individuation ist eine Bedrohung für ein Kind, wenn Bindungs- und Umweltversagen erlebt werden, also dienen adaptive Muster in Verbindung mit unseren Überlebensstrukturen dazu, unsere Bewegung in Richtung Authentizität auszubremsen. Dieses Element, sich wahrgenommen und von einem Zeugen beobachtet zu fühlen, spricht aus meiner Sicht für die neuen Weisen, auf die sie sich erlaubt, sich zu zeigen, und zwar mit größerem Mitgefühl für sich selbst. Beachten Sie außerdem, wie Sie am Ende sagt: »Das muss ich erst einmal sacken lassen.« Zum ersten Mal gesteht sie sich mehr Raum zu und ihre Beziehung zu sich selbst ist nicht davon bestimmt, sich unter Druck zu set-

Sprecher	Mitschrift	Anmerkung
	wahrgenommen und von einem Zeugen beobachtet zu werden. Das muss ich erst einmal sacken lassen.	zen. Das ist ein weiteres mögliches Anzeichen einer Desidentifikation.
Brad	Es gibt also Menschen in Ihrem Leben, ob früher oder heute, die Sie wahrgenommen haben. Aber wenn diese Leute mitbekommen, wie Sie solche Dinge für sich selbst tun – eine gute Schulbildung, ein Beruf und all das –, dann glauben sie bestimmte Dinge über Sie oder fällen Urteile? Sie reagieren allergisch auf Sie?	Zweite Säule: Stellen exploratorischer Fragen. Was mich besonders neugierig macht, ist: Welche Gefühle hat sie von diesem Ort des größeren In-Kontakt-Seins mit Leuten, die ihr signalisiert haben mögen, dass ihre Authentizität eine Bedrohung darstellt? Ich frage mich, ob es für sie emotional besetzt ist. Hier kommt das NARM-Modell der emotionalen Vervollständigung ins Spiel (Kapitel 7).
Aiyana	Ja, sie reagieren definitiv allergisch.	Die Realität anzuerkennen, wie die besagten Kreise mit ihr umgegangen sind, statt selbst die Verantwortung dafür zu übernehmen und sich die Schuld an den Reaktionen anderer zu geben – das hebt die Spaltung auf, die wir im kindlichen Bewusstsein in uns bewahren, wo wir die Reaktionen anderer als etwas verinnerlichen, bei dem es um uns persönlich geht. Das alles gehört mit zu dem Prozess, vom kindlichen Bewusstsein ins Erwachsenenbewusstsein zu gelangen.
Brad	Und wie geht es Ihnen jetzt mit diesen Leuten? Was fühlen Sie? Hier sind Sie, folgen Ihrem eigenen Selbstgefühl und dem, was für Sie richtig ist, und die Leute reagieren darauf … (Sie schaltet sich ein, bevor ich meinen Satz beendet habe).	Die zweite Säule, sie weiter zu fragen, wie sie sich fühlt, während sie über die allergische Reaktion bestimmter Leute auf ihre Authentizität und Selbstaktivierung reflektiert.
Aiyana	Ich fühle mich jetzt so richtig klar, super klar. Ich bin die gleiche	Hier zeigt sich ein Protest, ein Ausdruck gesunder Aggression. Ich kann die Klarheit, Stärke und Selbstsicherheit darin

Sprecher	Mitschrift	Anmerkung
	Person geblieben, exakt die gleiche. Es ist also ihr Ding, nicht meines.	spüren. Für mein Gefühl ist das eine weitere entscheidende Wende.
Brad	Ja, ich lade Sie ein, das einfach einmal wahrzunehmen: »Es ist ihr Ding, nicht meines.« (Ich gebe ihr einige Momente Zeit, um darüber nachzusinnen.) Und aus meiner Sicht kann man so etwas nur sagen, wenn man sich wertvoll fühlt.	Die vierte Säule, die hier auch ein Stückchen Psychoedukation beinhaltet, bei der ich diese Aussage mit der Erfahrung verknüpfe, sich wertvoller zu fühlen. Es dient der Förderung der Desidentifikation und des Erwachsenenbewusstseins.
Aiyana	Ja, alles ist auf einmal heller. Ich meine, visuell. Außen. Der Raum zum Beispiel ist gerade so richtig klar geworden. Der Hintergrund … (Sie blickt sich weiter um.) Ach nein, ich fühle mich richtig klar. Ich fühle mich jetzt gerade tatsächlich wertvoll!	Oft berichten Klient*innen, wenn sie auf diese Weise wieder mit sich in Kontakt kommen, von wesentlichen physiologischen Veränderungen, häufig von einer klareren Sicht. Wir wissen nicht genau, was dabei physiologisch geschieht, uns liegen jedoch in der somatischen Psychologie viele anekdotische Belege weitreichender Veränderungen vor, wenn sich an diesem Traumamuster in ihrem Inneren etwas verändert; und oft wird berichtet, schärfer zu sehen oder sogar mehr – als würden sie jetzt mehr von ihrer Umgebung in sich aufnehmen. In unseren Traumaweiterbildungen amüsieren wir uns immer wieder darüber, wie ein langjähriger Traumaklient mit einem Mal ein Bild in unserer Praxis wahrnimmt, das schon seit zehn Jahren da hängt, aber die Person hat es eben gerade zum ersten Mal wirklich »gesehen«.
Brad	Und mir ist aufgefallen, dass Ihnen das dieses Mal leichter über die Lippen gegangen ist.	Vierte Säule. Davor hatte sie »Ich fühle mich wertvoll« zaghaft oder sogar fragend gesagt, dieses Mal aber kam es selbstsicher herüber.
Aiyana	Genau. Ja, es ist schön.	Als ich sie in diesem Moment ansah, strahlte sie regelrecht, als würde sie erst so richtig lebendig.

Sprecher	Mitschrift	Anmerkung
Brad	Es ist schön. Und was nehmen Sie gerade innerlich wahr, in Ihrem Körper, während Sie mit diesem klaren, schönen Gefühl da sitzen?	Vierte Säule. Diese Intervention ist dazu gedacht, eine mögliche Verankerung dieser kraftvollen Erfahrung in ihrem Körper zu unterstützen.
Aiyana	Klar. Entspannt. Ich fühle mich wertvoll.	Ich beobachte, dass sie von den Erlebnissen in ihrem Inneren selbstsicherer und kraftvoller berichtet, was sich stark davon unterscheidet, wie sie zu Beginn der Sitzung auftrat.
Brad	Und als Sie das letzte Mal an diesem Punkt waren, kamen Ihnen ja diese Gedanken an Leute in Ihrem Leben, die allergisch darauf reagierten, dass Sie sich wirklich zu zeigen und als wertvoll zu erleben begannen.	Das ist ein Bestandteil der vierten Säule, der ein mögliches Sich-Abschneiden vom Kontakt beinahe vorwegnimmt. Beim letzten Mal war mir aufgefallen, dass das Sich-Abschneiden vom Kontakt kam, als sie sich wertvoll fühlte und dann über all diese Leute in ihrem Leben nachzudenken begann. Also spreche ich es an,um mir anzusehen, wie sie von diesem Ort aus damit umgehen mag. Zudem ist es ein Weg, Kontakt und Sich-Abschneiden vom Kontakt beide in der Beziehung präsent bleiben zu lassen. Klient*innen können leicht das Gefühl haben, sich für eine Seite entscheiden zu müssen, und ich spreche das hier an, um die Möglichkeit zu unterstützen, dass sie vielleicht ja beides da sein lassen kann, ohne sich für eines entscheiden zu müssen. So kann sie möglicherweise einen neuen Weg finden, mit diesem Kerndilemma umzugehen. Ich verwende diese Intervention recht oft, da ich finde, dass diese Fähigkeit zu einem zweigleisigen Gewahrsein eine Erweiterung der psychobiologischen Kapazität unterstützt.
Aiyana	Ja.	
Brad	Und jetzt?	
Aiyana	Ich fühle mich okay. Ich fühle mich wohl, entspannt. Normalerweise wäre da diese Scham bei mir, aber das habe ich jetzt gerade gar	Sie spricht hier von dem Integrationsprozess, bei dem sie den Kontakt zu sich selbst wiederherstellt und der eine größere Organisation und Kohärenz unterstützt.

Sprecher	Mitschrift	Anmerkung
	nicht. Normalerweise wäre ich jetzt sehr im Kopf und jetzt gerade absolut nicht. Ich fühle mich gut. Ich fühle mich wahrgenommen. Ich fühle mich wichtig für mich selbst. So als würde ich diese ganzen Arten und Weisen wahrnehmen, wie ich mit mir umgehe.	
Brad	Nochmals: Ich lade Sie ein, sich alle Zeit der Welt dafür zu nehmen, alle Zeit, die Sie brauchen, um sich selbst wahrzunehmen.	Die vierte Säule: Ich unterstütze sie dabei, für diesen Prozess auf diese neue Weise präsent zu sein. Es fördert die Desidentifikation und pflanzt vielleicht schon einmal die Saat für ihr posttraumatisches Wachstum.
Aiyana	Ich habe das Gefühl, etwas zu können, und bin innerlich glücklich.	Beachten Sie, wie sie dazu zurückkehrt, »etwas zu können«, wie sie es zu Beginn dieser Sitzung benannt hat. Es war einer der roten Fäden, die sich schon durch die ganze Sitzung zogen. Es zeigt, wie wirkungsvoll die erste Säule ist als Hilfe bei der Organisation, dem Framing und der Unterstützung unserer Arbeit an komplexen Traumamustern, ohne dass dieser Weg in Richtung Fragmentierung oder Überwältigung führt.
Brad	Also, was ich jetzt sage, versteht sich rundum als Einladung, wir müssen das nicht machen. Aber da Sie ja jetzt an diesem Punkt sind, sich innerlich entspannt zu fühlen, glücklich und das Gefühl haben, etwas zu können, werde ich Sie einmal einladen, wenn Sie das möchten – wenn Sie sich selbst da vielleicht noch ein wenig mehr fordern möchten –	Diese Intervention ist eine Einladung, sich anzusehen, welche Beziehung die Klientin von diesem anderen Ausgangspunkt aus zu derselben Dynamik hat, die sie schon zuvor erlebt hat. Es könnte ihre Bewegung in Richtung zunehmender Desidentifikation unterstützen. Außerdem wird es mir mehr Informationen dazu liefern, wie sie sich selbst in diesem Moment gegenübersteht.

Sprecher	Mitschrift	Anmerkung
	könnten Sie einmal ein paar dieser Leute vor sich sehen, bei denen eine Reaktion darauf kam, und wahrnehmen, was sich bei Ihnen tut, wenn Sie über sie reflektieren. Nochmals: Es ist eine Einladung. Wenn Ihnen nicht danach ist, das zu tun, ist das absolut in Ordnung.	
Alyana	Klingt gut. Ich mache das jetzt einmal.	Hätte sie es nicht gewollt, wäre auch das völlig in Ordnung gewesen, dann hätte ich einen anderen Weg eingeschlagen. Es ist wirklich nur eine Einladung zur Selbsterforschung.
Brad	Okay, machen Sie es einfach so, wie es sich für Sie richtig anfühlt.	Ich will sie an dieses Muster erinnern, wie sie sich selbst pusht, und dass sie – basierend auf ihrem eigenen Selbstgefühl – selbst entscheiden kann, was für sie der richtige Weg ist, diese Reflexionsübung durchzuführen.
Alyana	(Nimmt sich Zeit zum Reflektieren.) Dabei ist mir schwindlig geworden.	Sie schildert eine physiologische Reaktion, die meine Neugier weckt.
Brad	Schwindlig geworden?	Ich erkundige mich direkt nach ihrer Erfahrung.
Alyana	Ja, irgendwie wird mir schwindlig dabei. Und ich fühle mich ein Stück zusammengepresst, so in der Magengrube. Lassen Sie mich das noch einmal machen.	Nun bezieht sie sich auf das Zusammenquetschen in ihrer Magengrube, das sie ja schon einmal erwähnt hatte. Dann aber sagt sie, dass sie es noch einmal probieren möchte, was interessant ist: Statt vor dem Schwindel davonzulaufen, wie es viele ja tun mögen, entscheidet sie sich dafür, sich noch einmal damit zu beschäftigen.
Brad	Okay. Noch einmal: Gehen Sie es bitte so an, wie es für Sie funktioniert.	Ich erinnere sie indirekt daran, dass sie sich nicht unter Druck setzen muss – was ja Bestandteil eines altvertrauten Musters bei ihr ist.
Alyana	Ja.	

Sprecher	Mitschrift	Anmerkung
Brad	Von diesem Punkt aus also, wo Sie das Gefühl haben, etwas zu können – wie ist es da dieses Mal, noch einmal über diese Leute nachzusinnen, die Reaktionen auf Sie gezeigt haben?	Indem ich erneut bei ihr nachhöre, verfolge ich den roten Faden zurück dazu, dass sie stark das Gefühl hatte, etwas zu können.
Aiyana	Viel besser. Es war schön.	Ich finde es interessant zu hören, wie sich ihre Erfahrung gewandelt hat.
Brad	Was war dieses Mal anders daran?	Ich bin aufrichtig neugierig, also gehe ich zum Stellen von exploratorischen Fragen über (zweite Säule).
Aiyana	Ich habe ein Lächeln bei ihnen wahrgenommen. Vorher sah ich etwas anderes, aber dieses Mal konnte ich tatsächlich ein Lächeln sehen.	Natürlich stellt sie sich diese Leute einfach nur vor, aber während sie sich zuvor ausmalte, wie sie allergisch auf sie reagierten, stellt sie sich dieses Mal Lächeln vor.
Brad	Was meinen Sie, worauf dieses Lächeln die Antwort ist?	Zweite Säule: Stellen exploratorischer Fragen. Diese Frage ist nicht beliebig. Die Intention dabei ist, sie zu einer Reflexion darüber einzuladen, welche Gefühle sie gerade zu sich selbst hat. Es kann ja sein, dass sie sich selbst jetzt als wertvoll erlebt und sich anderen selbstbewusster zeigen kann, sogar gegenüber denen, die in der Vergangenheit allergisch auf sie reagiert haben.
Aiyana	Sehen Sie, diese Frage … (Sie hält inne, bevor sie diesen Satz beendet, und überlegt.) Mir kommt der Gedanke: »Das ist ein falsches Lächeln. Sie tun nur so als ob.« Dieser Gedanke war ganz schnell wieder da.	Ich nehme ein schnelles Sich-Abschneiden vom Kontakt wahr, bei dem sie eine Strategie der Selbstablehnung einsetzt (wenn sie das »falsche Lächeln« auf die Leute projiziert, ist ja eindeutig sie diejenige, die diese Gedanken hat), aber ich bin mir auch gewahr, wie sehr sie sich dieses Schwenks in Richtung Sich-Abschneiden vom Kontakt bewusst war. Für mich zeigt das eine zunehmende psychobiologische Kapazität (Erwachsenenbewusstsein).
Brad	Mir fällt auf, wie Sie dieses Mal genau verfolgt haben, wie schnell	Teil der vierten Säule: Verfolgen von Kontakt und Sich-Abschneiden vom Kontakt, dazu ein wenig Psychoedukation.

Sprecher	Mitschrift	Anmerkung
	dieser Gedanke wieder da war. Diese Gedanken laufen bei den meisten von uns unbewusst ab. Also haben Sie diesen alten Gedanken zu packen bekommen.	
Aiyana	Aber das spüre ich jetzt gar nicht. Normalerweise würde sich ja alles in der Magengrube zusammenziehen bei diesen Gedanken. Aber das spüre ich jetzt gar nicht.	Mir fällt hier auf, dass ihre Wortwahl die Agency unterstützt. Sie ist sich nun darüber im Klaren, dass das von ihr erlebte Zusammenziehen somatisch mit diesen selbstablehnenden Gedanken zusammenhängt.
Brad	Okay, Sie haben es also gerade als Gedanken wahrgenommen, aber dabei nicht Ihre Magengrube zusammengezogen.	Dritte Säule: Verstärken von Agency. Ich spiegle ihr zurück, wie sie mit der Erfahrung in ihrem Inneren dieses Mal anders umgegangen ist: Sie hat sich nicht mit ihr identifiziert.
Aiyana	Und dann denke ich: Nein, das würden sie nicht tun.	Das ist eine neue Art von Beziehung zu ihr selbst und ihrer Sicht auf Menschen in ihrem Leben. Oft sind wir in Projektionen in Bezug auf Menschen in unserem Umfeld gefangen, und es kann sein, dass sie gerade etwas an diesen Projektionen verändert.
Brad	Wenn sie das also nicht tun würden und sie tun nicht nur so, als ob – worauf antworten sie dann vielleicht mit einem Lächeln?	Diese Frage lädt sie dazu ein, in ihrem eigenen Inneren etwas zu ermitteln im Hinblick auf sie selbst, das die anderen vielleicht sehen und auf das sie mit einem echten Lächeln reagieren.
Aiyana	(Wieder steigen leise Tränen auf.) Mir dabei zuzusehen, wie ich mir selbst wichtig werde.	Desidentifikation. Anstatt mit sich als nicht wertvoll umzugehen, ist sie nun dazu übergegangen, diesen Prozess, wichtig für sich selbst zu werden, bereitwillig anzunehmen. Was ja dem entspricht, was sie nach ihrer eigenen Aussage zu Beginn der Sitzung wollte, ein Ausdruck der Selbstfürsorge und Selbstwertschätzung.

Sprecher	Mitschrift	Anmerkung
Brad	Das habe ich auch geahnt.	Ich hatte es nicht nur geahnt – ich fühlte es auch ihr gegenüber. Es berührt mich sehr, mitbekommen zu können, wie sie wichtig für sich selbst wurde. Ich erlebe eine ganz starke Herzensqualität, die ich eigentlich schon während der gesamten Sitzung gespürt habe, aber in diesem Moment wird sie auf jeden Fall offensichtlich (Kapitel 8).
Aiyana	Ja.	
Brad	Wie ist es, das an sich heranzulassen?	Vierte Säule: Spiegeln psychobiologischer Veränderungen.
Aiyana	Es fühlt sich schön an. Es fühlt sich wie so etwas Geschmeidiges an, und es fühlt sich an wie etwas Geschmeidiges, das durch mich hindurchkommt. (Deutet eine fließende Bewegung über ihrem Rumpf an.)	Anders als die Enge, die sie vorher beschrieb.
Brad	Ja, wenn es okay ist für Sie, sich damit Zeit zu lassen. Es ist ganz anders als das Zusammenkrampfen in der Magengrube, das Sie in der Vergangenheit gehabt haben.	Beachten Sie, wie ich den alten Zustand des Abgeschnittenseins vom Kontakt einflechte, während sie aktuell dieses In-Kontakt-Sein erfährt.
Brad	Wie geht es Ihnen insgesamt?	
Aiyana	Gut. So richtig gut jetzt gerade.	
Brad	Nun, ich weiß nicht genau, was diese Leute wirklich über Sie denken. Aber was ich für mich selbst sagen kann, das ist, dass ich es wirklich zu schätzen weiß, zu sehen, wie Sie wichtig für sich selbst werden.	Die Worte kommen wirklich von Herzen. Teil der vierten Säule kann eine angemessene Offenlegung von selbst Erlebtem auf Seiten der Therapeut*innen sein. Wir müssen dabei allerdings darauf bedacht sein, dass es authentisch ist und dass eine Beziehung zu unserem Gegenüber besteht. Ich fühlte mich sehr berührt und geehrt, an diesem Prozess teilhaben zu können, und wollte das mit ihr teilen.

Sprecher	Mitschrift	Anmerkung
Aiyana	Danke. Das war eine schwere Geburt. Pushen ohne Ende … Aber ich habe das Gefühl, jetzt bin ich angekommen.	Man beachte die Formulierung »Pushen«, die auf ihre alte Strategie zurückgeht, hart zu arbeiten und sich Druck zu machen. Aber dieser Moment, wo sie das Gefühl hat, »angekommen« zu sein, ist sehr kraftvoll und wesentlich.
Brad	Und vielleicht besteht ja auch die Möglichkeit, dass es künftig gar nicht so viel Pushen braucht.	Ich biete die Möglichkeit an, dass sie vielleicht in der Lage sein mag, ihr Wachstum ohne diese alten Strategien zu verkörpern, so wie sie es heute in unserer Sitzung getan hat. Dieses Spiegeln einer neuen Möglichkeit steht mit ihrem ursprünglichen Anliegen in Verbindung: mehr Selbstfürsorge an den Tag legen zu wollen.
Aiyana	Richtig … Das ist so ein Punkt bei den Menschen in meinem Leben. Wenn du diesen Kampf nicht erlebst, dann heißt es quasi, bei dir würde etwas nicht stimmen. Ich muss diesen Kampf nicht mehr haben. Ich brauche das nicht.	Das findet sich sehr häufig bei Klient*innen aus einer bestimmten Gesellschaftsgruppe oder Kultur: sich zu pushen ist eine Form von Anpassung, die dort stattgefunden hat. Und wenn kein Kampf stattfindet, ist das riskant oder bedeutet Gefahr. Ich habe selbst, basierend auf meinem eigenen kulturellen und intergenerationalen Trauma, Erfahrungen damit machen können. Ich bekomme das Gefühl, dass sie hier vielleicht etwas sehr Umfassendes anspricht, das mit kulturellen und intergenerationalen Traumamustern zusammenhängen mag. Die Frage für ein andermal wird sein, wie Aiyana eine tiefere Verkörperung ihrer Authentizität gelingen kann, während sie sich gleichzeitig authentisch mit ihrer Familie und Kultur verbunden fühlen kann. Dies hängt mit dem ausgewogenen 50:50-Verhältnis zusammen (Kapitel 2).
Brad	Ja. Und ich stelle mir vor, dass Sie vielleicht auch weiterhin immer wieder einmal auf diese Zwickmühle stoßen werden, vor allem weil diese Menschen ja eine so aktive Rolle in Ihrem Leben spielen.	In zukünftigen Sitzungen könnten wir damit fortfahren, diese umfassenderen Schwierigkeiten aufzugreifen, die so tief gehen. Ich mag es auch, mögliche Herausforderungen, die wahrscheinlich auftreten dürften, vorwegzunehmen, da es Klient*innen erlaubt, mit der potenziellen Herausforderung ausgehend von einem Ort im Erwachsenenbewusstsein umzugehen, wo sie sich nicht vom Kontakt

Sprecher	Mitschrift	Anmerkung
		abschneiden müssen – de facto gehen sie mit dieser potenziellen Herausforderung oft selbstsicher, kraftvoll und hoffnungsvoll um. In Kapitel 9 haben wir von der »Konsensrealität« gesprochen, ein erwachsener Mensch in einer komplexen Welt zu sein. Wir wollen unsere Klient*innen nicht infantilisieren oder anlügen, indem wir ihnen sagen, dass alles von jetzt an perfekt sein wird. Auch diese Intervention ist also wiederum dazu gedacht, ihr Gefühl zu stärken, etwas zu können, indem die Möglichkeit gefördert wird, immer mehr Kapazität dafür zu entwickeln, sich Distress auszusetzen.
Aiyana	Ja, wahrscheinlich.	Mir scheint, dass sie hier aus dem Erwachsenenbewusstsein heraus antwortet.
Brad	Ich meine also, wissen Sie, dieses … das Witzige an dieser Arbeit ist ja, dass sie auf einer gewissen Ebene aussieht wie eine klitzekleine Kleinigkeit, aber sie ist – (Sie unterbricht mich freudig erregt)	Ich spiegle meine Ahnung zurück, dass das, was sie da hier und heute erlebt hat, bedeutsam ist. Wie schon erwähnt, hatte es für mich die Qualität von etwas Heiligem, von einem Neu-Geborenwerden, einer Heimkehr zu ihr selbst.
Aiyana	Sie hat wirklich, wirklich etwas Großes! (Lachen)	Ich kann sehen, wie sie das in seiner ganzen Bedeutsamkeit auf sich wirken lässt.
Brad	Ja, sie hat wirklich etwas Großes, wirklich etwas Großes.	Ich beginne mich zu fragen, ob wohl ein weiteres Sich-Abschneiden vom Kontakt bevorsteht, wie ich sie wirklich mit der Tiefe von Kontakt da sitzen sehe, die sie derzeit erfährt.
Aiyana	Ich fühle mich so klar. Es ist fast so, als wäre ich davor in einem Nebel gewesen. Es hat nichts von irgendeinem riesigen, lebensverändernden Ereignis. Ich meine, natürlich ist es das. Ich weiß nicht,	Sie benutzt hier eine ähnliche Sprache wie die, die sie zuvor verwendet hatte. Auch dies ist weit verbreitet unter Klient*innen, die aus den Mustern adaptiver Überlebensstrukturen herauskommen, um nach dem »Nebel« größere Klarheit zu erfahren. Tatsache ist, dass Bewusstseinsveränderungen ein Symptom bei vielen Menschen sind, die Ent-

Sprecher	Mitschrift	Anmerkung
	vielleicht gehe ich noch einmal zurück. Ich fange damit an …	wicklungstrauma erlebt haben. Einige bezeichnen es als »Trance« und hier nennt Aiyana es »Nebel«. Menschen mit ausgeprägten dissoziativen Merkmalen können dies wie einen dichten Nebel erleben, und aus diesem herauszugelangen, kann machtvoll sein. Aiyana beginnt sich in die Klarheit einzufühlen, und dann setzt wieder das Erleben der inneren Zwickmühle ein (»Ich gehe noch einmal zurück. Ich fange damit an …«). Die Frage, die für mich dabei im Hintergrund steht, lautet: Was würde es für sie bedeuten, wenn dies ein »lebensveränderndes Ereignis« wäre? Wie würde es sich auf die Menschen in ihrem Leben auswirken? Wie könnte es sich auf ihre Beziehung zu ihrer Familie, ihrer Community und ihrer Kultur auswirken?
Brad	Sie fangen womit an?	Zweite Säule: Stellen von Sondierungsfragen. Ich will genau verstehen, womit sie anfängt.
Aiyana	Fühlt sich an, als ob ich … rückwärts rede.	An diesem Punkt in unserer Sitzung ist sie sich des Prozesses, der in ihr abläuft, sehr bewusst geworden. Um ihre Wort von zuvor zu benutzen, ist sie dabei, die Art und Weise »wahrzunehmen«, wie sie mit sich umgeht, was zunehmende Agency spiegelt.
Brad	Und noch einmal: Das ist jetzt das zweite oder vielleicht dritte Mal, dass Sie das so schnell mitbekommen haben. Diese Gedanken sind in der Regel Teil des Prozesses. Aber Sie entwickeln gerade die Fähigkeit, sie wahrzunehmen und ihnen anders zu begegnen als zuvor.	Vierte Säule: Ich unterstütze sie dabei, ihre Wechsel zwischen Kontakt und Sich-Abschneiden vom Kontakt zu verfolgen. Auch verstärke ich hier ihre Agency.
Aiyana	Ja, ich fühlte mich wirklich gut damit! Danke Ihnen also sehr.	Sie verweist auf mich und ich lasse es mir in Teilen gern als mein Verdienst anrechnen, aber, wie Larry gern sagt, wir sind nur der Co-Pilot. Sie ist diejenige, die diesen Transformationsprozess vorantreibt.

Sprecher	Mitschrift	Anmerkung
Brad	Danke Ihnen. (Wir sitzen ein paar Momente lang schweigend zusammen, während ich spüre, wie sich etwas beruhigt bei ihr.) Ganz schöne Massage, oder?	Ich greife hier den Scherz mit der Massage von zuvor auf, um zu betonen, dass sie hier Selbstfürsorge betreibt. Das ergibt sich daraus, dass sie mit sich selbst die Beziehung entwickelt, sich wertvoll zu fühlen. Humor, klug eingesetzt, kann den Desidentifikationsprozess fördern. Wir erleben es oft, dass sich Klient*innen zunächst einmal weniger ernst nehmen. Therapie kann sich in diesen Momenten ziemlich spielerisch anfühlen.
Aiyana	(Lacht) Ja! Meine Seelenmassage.	Sie bestärkt sich darin, dass sie für sich sorgen kann und dass das nicht als Bedrohung erlebt werden muss.
Brad	Haben Sie das Gefühl, das wäre jetzt eine Stelle, an der es okay für uns wäre, zum Ende zu kommen, oder ist noch etwas offen für Sie?	Wir haben keine Zeit mehr, aber ich möchte mich einfach vergewissern, dass sie, falls noch etwas offen ist, eine Chance hat, es zu benennen. Natürlich können wir uns in einer einzigen Sitzung nicht alles vornehmen, und in NARM setzen wir uns selbst nicht unter den Druck, alles fein säuberlich zum Abschluss bringen zu müssen. Sollte aber für sie noch etwas anstehen, können wir es für unsere nächste Sitzung vormerken.
Aiyana	Ich fühle mich gut. Danke. Ich habe mich sehr natürlich gefühlt bei der Arbeit hier. Ich hatte überhaupt nicht das Gefühl, dass Sie versuchen, mich irgendwohin zu bringen. Es hat sich sehr nicht-invasiv angefühlt. Es war ein sehr kraftvolles Gefühl – hier zu sitzen und diese Gefühlstiefe zu erfahren und mit dem zu verbinden, wonach ich suchte – es fühlt sich einfach wirklich ganz erstaunlich an.	Schönes Feedback für mich. Der Aspekt mit dem nicht-invasiven Vorgehen unterstreicht, wie wichtig das NARM-Beziehungsmodell ist. Es hilft mir als Therapeut in der Tat, in mir und auf der Beziehungsebene einen Raum zu schaffen, den Klient*innen als nicht-invasiv erfahren. Außerdem fördert der NARM-Fokus auf die Klärung der Vereinbarung, das Fragenstellen und die Unterstützung von Agency bei Klient*innen die Wahrnehmung, das Schiff des therapeutischen Wandels selbst zu steuern. Ich glaube, die Zeit, die wir uns für die Vereinbarung nahmen und dafür, auf der Grundlage unserer Beziehung einvernehmlich etwas zu ermitteln, was sie für sich selbst wollte, unterstützte in ihr das Gefühl, selbst die treibende Kraft bei dieser Sitzung zu sein. Ich versuchte nicht, sie irgendwohin zu bekommen, ich brachte vielmehr die NARM-Beziehungskompetenzen ein, um

Sprecher	Mitschrift	Anmerkung
		uns beide dabei zu unterstützen, sich ihrem Anliegen und dem, was ihr dabei in den Weg geraten könnte, neugierig, interessiert und präsent zu nähern. Sie benennt ihre zunehmende psychobiologische Kapazität (Erwachsenenbewusstsein) und das Ganze fühlt sich in der Tat belebend und ermächtigend an.
Brad	Danke.	Als wir zum Schluss kommen, fühle ich mich von dem tiefen Gefühl einer Verbundenheit auf der Herzensebene berührt. Ich spüre Dankbarkeit gegenüber Aiyana dafür, dass ich an diesem Prozess mit ihr teilhaben konnte. »Danke« kann meine Dankbarkeit nicht einmal ansatzweise erfassen.

11. Protokoll einer NARM-Therapiesitzung (mit Larry)

Rich ist Ende dreißig und bezeichnet sich als heterosexuellen weißen Mann. Er hat sich in Therapie begeben, um mit einer wahrscheinlich bevorstehenden Scheidung zurechtzukommen. Er ist erst seit wenigen Jahren verheiratet. In seinem gesamten Leben als Jugendlicher und Erwachsener ist er immer wieder von einer Beziehung schnurstracks zur nächsten übergegangen – ein Punkt, der von ihm als »Liebessucht« bezeichnet wird. In der hier aufgezeichneten Sitzung erzählt er von seiner lebenslangen Angst davor, verlassen zu werden.

Rich hat diverse Formen psychologischer Behandlung sowie ein Zwölf-Schritte-Programm hinter sich. Zudem ist er in verschiedenen Meditations- und spirituellen Gemeinschaften aktiv gewesen. Derzeit macht ihm zu schaffen, dass man ihm geraten hat, sich mindestens ein Jahr lang eine Auszeit von Beziehungen zu nehmen. Es brennt ihm unter den Nägeln, zu einer Entscheidung zu kommen, wie er mit Beziehungen überhaupt und im Besonderen mit seiner Ehe umgehen will.

Es war die erste Sitzung, die ich (Larry) mit Rich hatte. Für mich war deutlich erkennbar, dass er von seiner bisherigen persönlichen Arbeit profitierte, da er im Sitzungsverlauf immer wieder eine Fähigkeit zu Selbstgewahrsein und Einsichtsvermögen zeigte.

Hinweis: Das vorliegende Protokoll ist die Mitschrift einer realen Sitzung mit einem Klienten. Der Name und sonstige Angaben, die Hinweise auf die Identität des Klienten liefern könnten, wurden zur Wahrung der Vertraulichkeit geändert. Der Dialog wurde im Sinne der Klarheit und zur Vermeidung von Wiederholungen minimal geändert. Ansonsten gibt er die vollständige NARM-Sitzung mit diesem Klienten wieder.

Sprecher	Mitschrift	Anmerkung
Larry	Was hätten Sie gern für sich von unserer heutigen Sitzung?	Ich erkundige mich im ersten Schritt der ersten Säule (Kapitel 3) nach dem Anliegen des Klienten.
Rich	Ich habe mir vor der Sitzung schon Gedanken dazu gemacht und dabei sind mir zwei Dinge eingefallen. Das eine ist eigentlich eher eine Vorbemerkung. Wahrscheinlich geht es dabei weniger um das, was ich gern von unserer Sitzung mitnehmen möchte, sondern es ist eher ein Statement. Ich weiß, dass Klienten in der Therapie sehr persönlich werden und wirklich jede Menge Emotionen erleben. Und ich wollte, dass Sie wissen, dass ich mich manchmal wirklich unwohl damit fühle, wenn ich an einen fast vierzigjährigen Mann denke, der heult wie ein Schlosshund. Soweit dazu. Was ich wirklich gern anschauen würde, ist, dass ich ver-	Rich sagt mir noch nicht direkt, was er will, teilt mir aber eine Angst von sich mit, was wichtig scheint.

Sprecher	Mitschrift	Anmerkung
	heiratet bin, derzeit getrennt lebe und es läuft wahrscheinlich auf eine Scheidung hinaus. Und ein Rat, den man mir gegeben hat, war der, dass ich einfach einmal ein Jahr lang komplett solo bleiben solle – keine Romanze, kein Dating, gar nichts. Und bei dem Gedanken steigen Angst, Grauen und Unbehagen in mir auf. Das würde ich wirklich gern erkunden.	
Larry	Okay, Sie haben gesagt, es gäbe da zwei Dinge – ist da noch ein weiterer Punkt?	
Rich	Ja, das Erste drehte sich nur um … beinahe so eine Besorgnis von mir bezogen auf die nackten Gefühle, die Klienten während der Therapie durchmachen, und mein Unbehagen dem gegenüber. Quasi: Wenn ich Tränen vergießen soll, dann klingt das unangenehm, weil da wahrscheinlich ganz schön viel dahinter ist. Aber das Zweite wäre, denke ich, wahrscheinlich relevanter für eine Exploration, und das ist der Punkt mit der Enthaltsamkeit, den ich erwähnt hatte, ein Jahr lang nichts mit Frauen zu haben.	Die Angst, die ich da heraushöre, ist die, dass er in der Sitzung emotional wird und dass sich das auf den Therapieprozess auswirken könnte. Was den Rat angeht, erst einmal von Beziehungen Abstand zu nehmen, so bin ich sicher, dass es diejenigen, die ihm diesen Rat gegeben haben, gut meinen. Aber es könnte sein, dass es an seiner Beziehung zu diesem Rat noch etwas zu erkunden gilt, da er ihm Angst macht. Ich will offen bleiben für das, was er mit mir teilt, nicht Partei ergreifen. Ich will ihm helfen, zu erkunden, was seiner Überzeugung nach am besten für ihn ist.
Larry	Nun ja – nur, um das klarzustellen – es besteht keinerlei Erwartung. Nur weil andere vielleicht Tränen vergossen haben, wird	Ich stelle klar, dass ich keine bestimmten Erwartungen an ihn habe, wie er mit seinen Emotionen umgeht. Er erhält Raum dafür, seine eigene Beziehung zu seiner Erfahrung zu er-

Sprecher	Mitschrift	Anmerkung
	das nicht auch von Ihnen erwartet. Wenn Gefühle in Ihnen aufsteigen und Sie tun sich schwer damit, ist das etwas, das wir in der Sitzung erkunden können. Letzten Endes liegt die Entscheidung bei Ihnen: ob Sie beschließen, sie nach außen hin auszudrücken oder sie einfach nur innerlich erleben. Ich möchte also klarstellen, dass meinerseits keinerlei Erwartung besteht im Hinblick darauf, was Sie emotional von sich zeigen.	leben, und ich werde ihn darin unterstützen.
Rich	Okay, verstehe.	
Larry	Ich habe da jetzt mehreres gehört. Das eine ist, dass jemand Ihnen empfohlen hat, sich ein Jahr Auszeit von allen Beziehungen und der Sexualität zu nehmen. Und dann habe ich noch gehört, dass Sie so eine Art Angstreaktion beim Gedanken daran haben.	Während ich dem Rat, den man ihm gegeben hatte, neutral gegenüberstehe, sagt mir die Tatsache, dass er ihm Angst macht, dass es hieran etwas gibt, was eine nähere Erkundung verdient. Es ist Teil des Klärungsprozesses innerhalb der ersten Säule.
Rich	Ja.	
Larry	Was wäre also das optimale Ergebnis unserer Arbeit heute? Wenn Sie am Ende unserer Zeit wirklich das bekommen hätten, was Sie wollten, was wäre das?	Ich suche nach seinem Anliegen, worin auch immer es bestehen mag. Erste Säule: Klären der therapeutischen Vereinbarung.
Rich	Vielleicht zu ergründen, was mich davon abhält, das mit dem ganzen Jahr Enthaltsamkeit und ohne Dating durchzuziehen. Was daran so schrecklich	Er agiert unter der Annahme, dass er das tun müsse oder dass es eine gute Idee sein könnte. Ich stelle mich in einem inneren Kampf nicht auf eine Seite, dafür oder dagegen, aber ich nehme seine Sichtweise zur Kenntnis.

Sprecher	Mitschrift	Anmerkung
	ist und wie ich darüber hinwegkomme.	
Larry	Nun, darin steckt die Annahme, dass Sie das auch tatsächlich wollen. Ich meine, mir klang das eher wie etwas, auf das Sie nicht selbst gekommen sind, oder? Wenn ich Sie richtig verstanden habe, war das etwas, das Ihnen jemand empfohlen hat?	Klärende Fragen, um zu verstehen, woher dieser Rat gekommen ist.
Rich	Ja.	
Larry	Ich selbst würde das nicht einfach so annehmen wollen. Bei unseren näheren Erkundungen dazu werden Sie vielleicht zu einer Entscheidung gelangen, ob Ihnen das tatsächlich richtig vorkommt oder nicht. Und sollte es Ihnen dann richtig erscheinen und es ist Angst damit verbunden, könnte auch das in unsere gemeinsamen Erkundungen einfließen.	Ich stelle hier den therapeutischen Rahmen klar. Und ich bringe ein Element mit hinein, dass er nicht anspricht: die Annahme, dass der Ratschlag das auf den Punkt bringt, was er tatsächlich tun sollte. Diesen Aspekt zu ignorieren, bedeutet nämlich, stillschweigend zu akzeptieren, dass das, was man ihm rät, für ihn das Richtige ist. Außerdem differenziere ich zwischen den Verhaltensweisen, die er in Betracht zieht, und dem, was er in seinem Inneren vielleicht am stärksten möchte.
Rich	Okay, das leuchtet mir ein. Ja, ich würde gern ergründen, ob ein Jahr lang auf Beziehungen zu verzichten, für mich das Richtige ist. Und wenn ja, wüsste ich gern, was mich blockiert, diesen Sprung zu tun.	Hier zäumt er das Pferd von hinten auf: Zuerst einmal müssen wir erkunden, ob es für ihn das Richtige ist und ob das etwas ist, was er tatsächlich will.
Larry	Ich würde nicht von der Annahme ausgehen wollen, dass der Rat, den jemand Ihnen gegeben hat, automatisch etwas ist, was Sie befolgen sollten. Ich habe keine Position dabei, weder in die	Ich stelle meine Position klar. Ich neige dazu, Vorannahmen von Klient*innen im Hinblick darauf, was im therapeutischen Prozess geschehen soll, prinzipiell zu hinterfragen. Ansonsten wird das geistig offene Fragenstellen, um das es uns bei NARM geht (Kapitel 4), bereits an diesem Punkt beeinträchtigt.

Sprecher	Mitschrift	Anmerkung
	eine noch in die andere Richtung, außer dass ich den Rat eben nicht automatisch annehmen würde. Es ist Ihr Leben und Ihre Entscheidung – ob Sie sich dafür oder dagegen entscheiden.	
Rich	Nachvollziehbar.	
Larry	Hatten Sie gesagt, dass es mehr als eine Person war, die das Ihnen gegenüber erwähnt hat, oder war es nur eine?	Ich sammle Informationen dazu, was seine Annahme beeinflusst.
Rich	Mehr als eine Person. Und dann hatte ich es auch noch in einigen Büchern gelesen. Dort war von einer Entzugsphase die Rede, und da bin ich dann schon nachdenklich geworden: »Oh, vielleicht bin ich ja liebessüchtig.« Ich finde mich in vielen dieser Symptome wieder. Und das Gesündeste, was ich vielleicht tun könnte, wäre, für eine gewisse Zeit diesen Rat zu beherzigen. Und als ich über diese Möglichkeit nachdachte, steig jede Menge Angst auf. Ich weiß nicht, ob ich das kann – für mich war das eher noch ein weiterer Beleg dafür, dass es wohl gut wäre für mich, es auszuprobieren.	Unabhängig davon, wie er diesen Rat verinnerlichte, frage ich mich auch, ob es einen ganz realen Teil von ihm gibt, der aus seinem möglicherweise zwanghaften Beziehungsmuster heraus will.
Larry	Nun ja, das ist eine mögliche Interpretation. Aber es könnten auch noch andere Elemente bei Ihrer Reaktion mitspielen. So wie ich arbeite, gehe	Die treibende Kraft bei NARM ist offene Neugier und ein Prozess des Nachforschens und Fragenstellens. Wir gehen nicht einfach von etwas aus, ohne die Einzelheiten dazu zu erkunden. Annahmen können vom kindli-

Sprecher	Mitschrift	Anmerkung
	ich nicht gern von irgendwelchen Annahmen aus, ohne sie wirklich gemeinsam zu ergründen.	chen Bewusstsein angetrieben sein, also wollen wir Unterstützung dafür geben, welche Beziehung ein Klient aus dem gegenwärtigen Moment heraus zu diesen Glaubenssätzen hat.
Rich	Okay, vielleicht könnten wir ja einfach ergründen, ob ein längerer Zeitraum ohne Treffen mit Frauen für mich eine gute Entscheidung wäre oder auch nicht?	
Larry	Ich denke, das könnte ein sinnvoller Ausgangspunkt sein. Sich anzusehen, ob Sie wirklich hinter den Empfehlungen und dem, was Sie dazu in Büchern gelesen haben, stehen. Herauszufinden, ob das wirklich das Richtige für Sie ist. Nachdem Sie das also gelesen und mit einigen Leuten geredet haben, fragen Sie sich, wie ich höre, ob Sie liebessüchtig sind. Und diese Idee und welches Verhältnis Sie zu ihr haben, macht mich jetzt einfach neugierig. Vielleicht könnten wir an diesem Punkt anfangen?	Meine Aussage gehört mit zu dem Abklärungsprozess, der beim Ermitteln der therapeutischen Vereinbarung eine Rolle spielt (Kapitel 3). Ich kläre mit ihm ab, was er mit »liebessüchtig« meint und welchen Bezug es zu dem haben könnte, was er von unserer gemeinsamen Zeit möchte.
Rich	Okay, das klingt gut. Ich denke einmal, die Idee besteht vielleicht in erster Linie aus zweierlei: Erstens denke ich, dass da das Unbehagen ist, das ich beschrieben habe. Single zu sein, mit keiner Frau zusammen zu sein, nicht in einer Beziehung zu sein – das steht für mich schon sehr im Vordergrund. Und zweitens	Hier erwähnt er, dass er ein Muster hat, von dem er sich gern frei machen würde und das auf seinen eigenen Wünschen zu fußen scheint, statt auf dem, was ein anderer ihm geraten hat. Wir nähern uns vielleicht einem Anliegen, an dem wir uns bei unserer gemeinsamen Arbeit orientieren können (erste Säule).

Sprecher	Mitschrift	Anmerkung
	scheinen meine Frau, von der ich getrennt lebe, und auch andere Frauen, mit denen ich zusammen war, ähnliche Muster zu haben. Irgendwann wird es ihnen zu viel, sie gehen auf Distanz und dann versuche ich, ihnen wieder näherzukommen. Einfach mit Blick auf meine eigenen Erfahrungen und die Informationen, die ich habe, kommt es mir so vor, dass ich in Sachen Liebesbeziehungen ein Muster habe, und zwar eines, von dem ich mich gern frei machen würde.	
Larry	Jetzt höre ich Sie über Ihre Beziehung zu Beziehungen sprechen, vor allem Ihre Beziehung zu romantischen Beziehungen.	Das ist meine Art, ihm zurückzuspiegeln, dass sich der Fokus der Sitzung jetzt weiter herauskristallisiert. Wir sind dabei, sein Anliegen zu klären.
Rich	Ja.	
Larry	Diese Idee, einmal ein Jahr enthaltsam zu leben, würde ich als Strategie bezeichnen. Sagen wir also einmal, diese Strategie würde genauso aufgehen wie von allen vorhergesagt und wie Sie es sich erhoffen würden – was würden Sie sich als Ergebnis dieser einjährigen Abstinenz erhoffen?	Indem ich ihn frage, was er sich von dieser Strategie verspricht, lade ich ihn zu einem klarer formulierten Anliegen ein.
Rich	Gute Frage! Möglicherweise eine neue Beziehung zu mir selbst. Und wie ich mich in einer Beziehung verhalte. Und vielleicht auch zu dem	Sein Narrativ wird mir jetzt klarer. Es klingt danach, als mache ihm einerseits Angst vor Nähe zu schaffen und als sehne er sich andererseits verzweifelt danach, jemandem nahe zu sein. Dieser innerliche Konflikt ist das, was

Sprecher	Mitschrift	Anmerkung
	Typ Frau, von dem ich mich meist angezogen fühle und der wie gesagt ja vielleicht an einem bestimmten Punkt von zu viel Nähe überfordert ist.	wir als das Kerndilemma in Sachen Kontakt beschreiben: das Verlangen nach Kontakt ist unsere tiefste Sehnsucht und unsere größte Angst (2. Kapitel).
Larry	Wenn wir uns also anschauen, was Sie gerade beschreiben, und versuchen, zu durchschauen, was letztlich Ihr Anliegen dabei ist – was möchten Sie dann wirklich für sich selbst?	Ich helfe dem Klienten hier, sich darüber klar zu werden, was er persönlich denn möchte, statt sich etwas vorzunehmen, das andere ihm gesagt oder was er gelesen hat.
Rich	Ich denke, eine tiefere Heilung in einigem an … ich weiß nicht, wie ich das sagen soll – quasi in einigem aus meinem Leben und meiner Kindheit, das unbewältigt geblieben ist und das sich vielleicht in meinen Mustern in romantischen Beziehungen zeigt.	Er demonstriert hier seine Fähigkeit zur Selbstreflexion, obwohl er diesbezüglich keine große Klarheit hat. Das vermittelt mir ein Gefühl für die Arbeit an sich, die er bereits geleistet hat, und seine Möglichkeiten, weiterzukommen.
Larry	Wenn Sie in der Lage wären, diese Dinge aus Ihrer Kindheit zu lösen, was wäre dann?	Es ist unabdingbar, dass der Klient bestmöglich ermittelt, welches Resultat er anvisiert. Diese Intention bereitet den Boden für den zweiten Teil der ersten Säule, bei dem es darum geht, zu verstehen, was wir miteinander tun. Vor allem mit Blick darauf, was dem Klienten dabei im Weg steht, das zu bekommen, was er am meisten will. Damit beginnt der Prozess, das Kerndilemma zu erkunden.
Rich	Ich will einfach eine gute Beziehung haben. So simpel ist es letztlich. Wirklich, das trifft es genau. Und es ist ein gutes Gefühl, das zu sagen, in die Richtung, dass ich mich etwas entspannter fühle.	Ich beobachte, dass die Klärung eine Entspannung in seinem Körper unterstützt, worin sich ein zunehmender Kontakt zu sich selbst spiegelt.

Sprecher	Mitschrift	Anmerkung
Larry	Was Sie da beschreiben zu der Entspannung, die Sie erlebt haben, war auch sichtbar. Ich konnte sehen, wie sich die Muskeln in Ihrem Gesicht entspannten und ein Stück weit auch Ihre Schultern. Es deckt sich also mit dem, was ich beobachten konnte.	Wenn Klient*innen dem etwas näherkommen, das sich bedeutsam für sie anfühlt, kommt es oft zu einer innerlichen Veränderung, die sich an einer Entspannung oder einem Zur-Ruhe-Kommen ablesen lässt.
Rich	Ja, ich konnte das von Kopf bis Fuß spüren. Interessant.	Er beschreibt sein somatisches Erleben, etwas, das vielen zumindest anfangs recht schwerfällt.
Larry	Und daher ist es nützlich, zu sehen, dass diese anderen Sachen, die Sie beschrieben haben – so wie »Ich lebe jetzt mal für ein Jahr enthaltsam, dann werde ich ein neues Verhältnis zu romantischen Beziehungen haben und eine bessere Beziehung« – das sind »Have-Strategien«. Ich treffe diese wichtige Unterscheidung zwischen Strategien und dem Kernanliegen, und oft ist das Kernanliegen, wie Sie schon entdeckt haben, viel simpler. Was ich Sie da würdigen höre, ist, dass Ihr dringender Wunsch wirklich einfach darin besteht, zu einer gesunden Beziehung in der Lage zu sein.	Diese Intervention ist dazu gedacht, aus den ganzen Ratschlägen, die man ihm gegeben hat, sein eigenes Anliegen herauszukristallisieren – seinen Herzenswunsch.
Rich	Ja.	Scheinbar kam diese Reflexion bei Rich an.
Larry	Und ein Teil von dem, was Sie ja schon angesprochen haben und was Sie hilfreich finden, ist, dass	Hier haben wir ein Abklären der therapeutischen Vereinbarung. Das kann zum Ausgangspunkt für unsere Exploration der Hindernisse werden, die

Sprecher	Mitschrift	Anmerkung
	Sie sich alter Muster bei sich bewusst sind. Sie bemerken, dass es einiges gibt, was Ihnen in den Weg geraten ist, eine bestimmte Wahl, die Sie zum Beispiel im Hinblick auf Frauen getroffen haben. Im Hinblick auf die Beziehung als solche lässt sich nichts garantieren, aber wir können uns bei der Arbeit auf jeden Fall damit beschäftigen, was Ihnen auf der emotionalen Ebene in den Weg gerät, wenn es darum geht, die Art von Beziehung zu haben, die Sie wollen.	ihm dabei im Weg stehen, die Art von Beziehung zu haben, die er erleben möchte.
Rich	Ja, definitiv mit dem, was mir dabei im Weg steht, eine gesunde Beziehung zu führen.	Er stimmt zu, was uns eine Vereinbarung erlaubt, an der wir uns im weiteren Verlauf orientieren können. Das ist der Prozess der ersten Säule.
Larry	Können Sie mir von einer Erfahrung erzählen, bei der Ihnen innere Hindernisse aufgefallen sind, die einer gesunden Beziehung in den Weg gerieten?	Hier haben wir ein Beispiel dafür, wie wir im Rahmen der zweiten Säule (Kapitel 4) die Dekonstruktion der Erfahrung einsetzen.
Rich	Ja. Egal, an welche romantische Beziehung ich denke, immer ist da sofort Angst bei mir – nach dem Motto: »Was, wenn sie mich verlässt?«	
Larry	Wenn Sie also jemandem in einer Beziehung näherkommen, sagen Sie, dann steigt diese Angst, verlassen zu werden, in Ihnen auf? Ist es das?	Ich versuche immer, das Narrativ klarzustellen und auf einen simplen Nenner zu bringen.
Rich	Ja, ich denke schon. Sie ist nicht immer da, sondern dann, wenn ich ge-	Er hilft mir weiter, besser zu verstehen, wie er dies innerlich organisiert und welche Beziehung er dazu hat.

Sprecher	Mitschrift	Anmerkung
	rade in der Art von Beziehung bin, in der ich sein möchte. Das scheint dann mit dieser Angst gekoppelt, die kommt und geht.	
Larry	Und was erleben Sie jetzt gerade, Rich, während Sie darüber sprechen?	Ich kann spüren, dass sich etwas in ihm tut, also lade ich ihn ein, seine Erfahrung gezielt wahrzunehmen. Das ist die vierte Säule: Spiegeln psychobiologischer Veränderungen (Kapitel 6).
Rich	Es hat schon so etwas Beruhigendes in meinem Körper, das zu benennen.	Beachten Sie, dass er in dem Moment, wo er in der Lage ist, sich dem Erlebten mit wacher Präsenz auszusetzen, ruhiger zu werden beginnt.
Larry	Ich würde Sie gern einladen, sich dafür etwas Zeit zu nehmen. Und einfach wahrzunehmen, wie sich in dem Moment, wo Sie das benennen, etwas in Ihnen beruhigt.	Vierte Säule: Spiegeln psychobiologischer Veränderungen.
Rich	Ja, auf jeden Fall.	
Larry	Ist in dem Moment, wo Sie sich zu beruhigen beginnen, irgendwas Bestimmtes, das Sie mitbekommen, eine bestimmte Emotion?	Ich stelle diese Frage, da ich spüre, wie eine Traurigkeit aufzutauchen beginnt. Zumindest ist es das, was in der Resonanz bei mir ankommt. Aber ich benenne es nicht für den Klienten. Das würde mehr in Richtung Deutung gehen als bei NARM üblich. Stattdessen stelle ich ihm Fragen, die meiner Neugier entspringen.
Rich	Ein klein wenig Traurigkeit. Ah ja, das ist das Gefühl, das ich erlebe.	Hier benennt er selbst die Emotion, was aus der NARM-Perspektive heraus optimal ist. Denken Sie noch einmal an den Anfang zurück, wo er sich ja darüber Gedanken machte, dass er womöglich anfangen würde zu schluchzen und emotional zu werden. Nun ist er in der Lage, diese Traurigkeit ansatzweise etwas zu empfinden.
Larry	Ich nehme hier einmal an – und bitte sagen Sie mir, ob das richtig ist oder	Diese Annahme geht aus meiner Arbeitshypothese hervor, die wiedergibt, wie wir die Informationen, die

Sprecher	Mitschrift	Anmerkung
	nicht … Jedenfalls klingt es ganz danach, als ob dann, wenn Sie jemandem gegenüber mehr Ihr Herz öffnen, diese Angst davor aufsteigt, verlassen zu werden. Sagen Sie mir, ob Ihnen das so richtig wiedergegeben scheint.	unser Klient mit uns teilt, innerlich einsortieren. Da ich mich hier gerade vorsichtig in Richtung Interpretation vorpirsche, frage ich den Klienten, ob ihm das Gesagte richtig vorkommt, statt dass ich ihm sage, was er gerade fühlt. Ich füge Elemente zusammen, an denen er mich im Vorfeld hat teilhaben lassen, aber ich führe dabei einen neuen Aspekt in Verbindung mit seiner Herzensöffnung ein, möchte also sicher sein können, dass er hiermit etwas anfangen kann.
Rich	Ja, definitiv.	
Larry	Ich weiß, dass Sie ja gesagt haben, Sie seien gerade dabei, sich zu trennen. Erleben Sie das, wovor Sie Angst hatten, auf bestimmte Weisen auch jetzt?	Ich mache ihn auf die von ihm zuvor beschriebene Erfahrung in seinem aktuellen Leben aufmerksam. Mit zur zweiten Säule gehört ja, den Fokus mehr auf das heutige Leben des Klienten zu lenken und darauf, welches Verhältnis er zu ihm hat. Wir sind neugierig, was die Person unmittelbar im Hier und Jetzt erlebt. Das, was aus der persönlichen Lebensgeschichte noch unerledigt ist, wird tendenziell organisch zum Vorschein kommen, wenn wir den Fokus ganz klar auf das Hier und Jetzt ausgerichtet halten. Darin besteht das phänomenologisch Ausgerichtete bei dieser Arbeit.
Rich	Ja.	
Larry	Wenn Sie daran denken, verlassen zu werden, teilen Sie mit mir doch bitte einmal das, was Ihnen an Assoziationen dazu einfällt. Und sie müssen rein logisch keinen vollständigen Sinn ergeben. Wenn Sie an diese Punkte denken, wo Sie gerade im Begriff sind, mehr Nähe zu einer Partnerin aufzubauen, für die Sie romantische Gefühle hegen, frage ich mich, ob wir uns	Das ist das Nachbohren, ein Interventionselement der zweiten Säule. Ich arbeite mehr und mehr auf der Ebene des unmittelbaren Erlebens. Und lade ihn ein, die Angst zu erkunden.

Sprecher	Mitschrift	Anmerkung
	die Angst, die Sie da benannt haben, einmal näher anschauen könnten.	
Rich	Es fühlt sich wie eine sehr überwältigende Angst an. Ich weiß gar nicht, wie ich sie beschreiben soll. So eine obsessive Angst, sie wird das Wichtigste überhaupt. Quasi: »Oh Gott, ich bin kurz davor, verlassen zu werden«, und das wird dann wichtiger als alles andere. Es wird zu einem primären Aufmerksamkeitsfokus. Und es fühlt sich auch beinahe lebensbedrohlich an. Es ist vom Gefühl her einfach eine derart heftige Angst, die mich wieder in Kindheitsgefühle zurückversetzt. Wirklich heftige Urängste, dass ich bald verlassen werde und dass das nicht gut ausgeht für mich.	Ich höre hier kindliches Bewusstsein und die Strategien, von denen er Gebrauch macht, um zu versuchen, diese Angst vor dem Verlassenwerden zu bewältigen. Man sieht hier auch die direkte Beziehung zwischen der unbewältigt gebliebenen Angst vor Bindungsverlust aus der Kindheit und der vor Beziehungsverlust im Erwachsenenalter. Außerdem fällt mir auf, dass er Kindheitsgefühle erwähnt, und ich möchte hier weiter nachhaken.
Larry	Ich höre also, dass eine Ihrer tiefsten Ängste zu diesem Punkt die ist, verlassen zu werden oder dass Sie sich zumindest verlassen fühlen werden.	Klären der von ihm beschriebenen Angst und Sehen, ob ich den Sachverhalt so wiedergebe, wie es seinem Verhältnis dazu entspricht.
Rich	Ja.	
Larry	Und daraufhin haben Sie eine Verbindung zu etwas hergestellt. Ich bin nicht ganz sicher, zu was, aber jedenfalls zu etwas, das mit Ihrer Kindheit zusammenhängt. War es in Ihrer Kindheit ganz allgemein so oder haben Sie von etwas Konkretem aus Ihrer Kindheit gesprochen?	Zweite Säule. Ich spiegle das Narrativ und kläre es.

Sprecher	Mitschrift	Anmerkung
Rich	Definitiv von meiner Kindheit. Ich weiß, dass da ein altes Gefühl von panischer Angst ist, wenn ich verlassen werde. Und ich weiß, dass ich mit etwa achtzehn Monaten eine richtig heftige Verbrennung hatte und einen Monat von meiner Familie getrennt in einer Spezialstation für Brandverletzte verbrachte. Und ich weiß nicht, ob da dieses Gefühl begann, verlassen zu werden und dass mein Leben quasi vorbei sei. Von daher: Ja, ich erinnere mich, wie ich in meiner ganzen Kindheit ausrastete, wenn ich nicht wusste, wo meine Mutter war, und wie ich dann ins Teenageralter kam, wo ich anfing, mit Mädchen zu gehen und immer wieder das Gefühl hatte: »Oh mein Gott – was, wenn sie mich verlässt und mich satt hat?!« Und das bis ins Erwachsenenalter und in meine Ehe hinein.	Es kommt in NARM sehr häufig vor, dass beim Erkunden der Symptome und Schwierigkeiten hier und jetzt ganz organisch unbewältigte Themen aus der Vergangenheit zum Vorschein kommen. Rich ist eindeutig im Begriff, in Kontakt mit etwas zu kommen, das nach einem erheblichen Entwicklungstrauma klingt.
Larry	Gibt es in Ihnen jetzt gerade irgendetwas an Emotionen, während Sie an diese Erfahrungen und Reaktionen denken, die Sie im Laufe Ihres Lebens gehabt haben?	Ich stelle diese Frage nach Emotionen, weil ich sehen und fühlen kann, dass welche aufsteigen. Das ist der erste Schritt des NARM-Modells zur emotionalen Vervollständigung (Kapitel 7).
Rich	Ja. Eine Trauer darüber, wie Angst für einen Großteil meines Lebens präsent gewesen ist, und Traurigkeit darüber, dass diese Angst eine Menge Leid für mich gebracht hat.	Oft taucht Trauer als primäre Emotion auf, wenn Klient*innen auf diese Weise wieder mit sich in Kontakt kommen.

Sprecher	Mitschrift	Anmerkung
Larry	Wie wirkt sich das auf Ihre Gefühle sich selbst gegenüber aus, wenn Sie den Leidensdruck würdigen, den Sie in Bezug auf diese Angst, verlassen zu werden, erfahren haben?	In NARM steht für uns im Mittelpunkt, wie die Beziehung zu sich selbst in Anpassung auf das Entwicklungstrauma verzerrt wird. Statt Rich in etwas regredieren zu lassen, was sich wie massive frühe Traumen ausnimmt, erkunde ich, wie dieses Thema Leidensdruck seine gegenwärtige Beziehung zu sich selbst beeinflusst. Optimalerweise ist vor dem Ansprechen signifikanter Traumen bereits ein gewisses Maß an Selbstannahme und Mitgefühl sich selbst gegenüber gegeben. Dieses Mitgefühl dient als Antidot für eine mögliche Regression und wirkt der universellen Neigung von Kindern entgegen, sich selbst auf einer gewissen Ebene die Schuld an erfahrenen Traumen zu geben.
Rich	Es beschwört eine negative Wahrnehmung von mir selbst herauf wie: »Ich bin zu nichts gut. Ich werde diese Angst einfach nur wieder in die nächste Beziehung einschleusen, und diese Angst dürfte das Ganze dann wie ein Virus infizieren.« Und dann fühlt es sich an wie: »Oh Gott, bei mir stimmt etwas nicht.«	Hier gibt er sich selbst die Schuld an den Schwierigkeiten, die er erlebt hat – was wir in Kapitel 2 als schambasierte Identifikationen beschrieben. Wenn Klient*innen in Kontakt mit primären Emotionen zu kommen beginnen, kann es zur Selbstbeschämung kommen, um sich von den primären Emotionen weg zu bewegen. Das kann die alten Muster in Verbindung mit adaptiven Überlebensstrategien wieder verstärken.
Larry	Achten Sie einmal darauf, wie schnell hierbei eines mit dem anderen verknüpft wurde: Da war eine Bewertung und dann eine Art von In-die-Zukunft-Projizieren bei dem Gedanken, dass Sie wegen dieses Themas auch künftige Beziehungen ruinieren werden und es nie »richtig hinbekommen«.	Hier haben wir ein Beispiel für das Verfolgen des roten Fadens, das Teil der dritten Säule ist, Verstärken von Agency (Kapitel 5). Den roten Faden zu verfolgen ist wie verschiedene Punkte miteinander zu verbinden – voneinander abgeschnittene Aspekte unseres Erlebens –, was Klient*innen als sehr organisierend erleben können. Sie neigen dazu, diverse Reaktionen zu durchleben und sind sich prinzipiell nicht über den Ablauf dieser aufeinander folgenden Reaktionen im Klaren. Den roten Faden nachzuvollziehen, bringt für sie

Sprecher	Mitschrift	Anmerkung
		meist etwas Ordnung in das Erlebte und hält eine eventuelle Tendenz, zu fragmentieren, in Grenzen.
Rich	Ja, das ist definitiv alles dabei.	
Larry	Aber was ich nicht gehört habe, das ist, wie es für Sie ist, sich einfach den Schmerz und die Verletzung anzuschauen. Dazu die Angst davor, verlassen zu werden, die Sie schon so lange mit sich herumschleppen. Wenn es um einen Freund von Ihnen ginge oder um eine Nichte, einen Neffen oder dergleichen, und dieser Person würde gerade einiges von dem klar werden, was Sie merken – dass sie, solange sie zurückdenken kann, die Angst gehabt hat, verlassen zu werden –, was würden Sie dann dieser Person gegenüber empfinden?	Wer im kindlichen Bewusstsein stecken geblieben ist, wird sich automatisch selbst die Schuld geben. Hier verlagere ich die Dynamik nach außen mit der Erwartung, dass er, würde es um jemand anderen gehen als um ihn selbst, Mitgefühl empfinden würde. Diese Externalisierung schlägt eine Brücke zum verkörperten Erwachsenenbewusstsein und dem Mitgefühl, das in der Regel damit einhergeht. Es ist ein Beispiel dafür, wie wir die dritte Säule einsetzen können: das Verstärken von Agency.
Rich	Ich würde vielleicht eine Menge Anteilnahme empfinden. Es würde mir leid tun für sie, dass es dazu gekommen ist. Und ich würde mich auch traurig fühlen. Wenn ich das bei jemandem mitanschauen müsste, den ich liebe, würde es mich traurig machen, dass er das erlebt.	Wenn er bezogen auf jemand anderen hierüber nachdenkt, empfindet er etwas, das er Anteilnahme nennt und auch Traurigkeit. Hier taucht wieder die Trauer auf.
Larry	Richtig, Anteilnahme und Mitgefühl, das ist genau das, was ich empfinde, wenn ich Ihre Geschichte höre. Mit achtzehn Monaten eine solche Tren-	Ich teile meine persönliche emotionale Reaktion. Das gehört mit zu der auf Beziehung und Intersubjektives ausgerichteten Herangehensweise von NARM (Kapitel 8). Ich greife das von ihm benutzte Wort »Anteilnahme«

Sprecher	Mitschrift	Anmerkung
	nung, das ist für ein Kleinkind natürlich eine enorm schmerzhafte und schwierige Erfahrung.	auf und füge mein eigenes, »Mitgefühl«, hinzu. Das Wort Anteilnahme ist für mein Empfinden zu milde für die Art von Schmerz, von der er spricht.
Rich	Ja.	
Larry	Erinnern Sie sich – oder wissen Sie aus Erzählungen – ob Sie Besuch von der Familie bekommen konnten? Oder waren Sie komplett isoliert?	Sammeln von Informationen als Bestandteil der zweiten Säule.
Rich	Es war eine Station für Brandverletzungen in Barcelona. Sie konnten mich für ein paar Stunden durch eine Glasscheibe sehen, denke ich, aber es gab keine Möglichkeit, mich zu halten oder auch nur zu berühren oder sonst irgendetwas. Alles war hinter Glas.	Ich spüre einen Schmerz in meinem Herzen, während ich ihn darüber sprechen höre.
Larry	Was geht in Ihnen vor, während Sie jetzt darüber reden? Dass Sie sie zwar durch die Glasscheibe sehen konnten, aber dass es nicht möglich war, Sie zu halten oder zu berühren?	Ich nehme eine emotionale Reaktion bei ihm wahr und lade ihn ein, sie zu beachten.
Rich	Zuerst einmal, beinahe sofort, ist da so etwas wie ein Schmerz, wie eine Trauer und auch eine Art von Frust, wie so eine Wut. Ich habe das Gefühl: »So eine Scheiße aber auch!«	Während er über die verschiedenen Reaktionen spricht, scheint Wut hier die vorherrschende Emotion zu sein, und letztlich scheint sie die nützlichste, als Gegenmittel zu Kollaps und Depression. Es ist der erste Schritt des Modells zur emotionalen Vervollständigung, als er seine primäre Emotion, die Wut, identifiziert und in Beziehung zu ihr tritt (Kapitel 7).
Larry	Und was geschieht, wenn Sie sich erlauben, einiges von der Wut zu fühlen, die diesbezüglich da ist?	Ich lade ihn ein, seine Wahrnehmung auf sein emotionales Erleben zu richten.

Sprecher	Mitschrift	Anmerkung
Rich	(Nach einer Pause.) Ich weiß es nicht. Das Erste, was mir in den Sinn kam, war beinahe wie so eine Art Dissoziation davon. Wie darüber zu reden, als wäre es jemand anderem passiert. Aber dann auch wiederum – ich weiß nicht – vielleicht ein klein wenig ein Gefühl der Erleichterung.	Ich stelle mir vor, dass er damit meint: Wenn er spürt, dass da mehr Wut ist, als er ohne Weiteres zulassen kann, fängt er an, sich vom Kontakt mit ihr abzuschneiden. Es ist wichtig, Folgendes zur Kenntnis zu nehmen: Als er sich erlaubt, einiges von seiner Wut zu spüren, verschafft ihm das de facto eine gewisse Erleichterung. Hier bewegen wir uns auf dem Terrain der vierten Säule, einer Veränderung sehr tief sitzender und verkörperter adaptiver Überlebensmuster.
Larry	Es ist nachvollziehbar, dass Sie all diese unterschiedlichen Dinge fühlen mögen. Sie können durchaus jeweils mehr als eine Reaktion gleichzeitig erleben.	Ich unterstütze ihn dabei, die Emotionen in ihrer Komplexität zuzulassen.
Rich	Ja.	
Larry	Haben Sie überhaupt noch irgendwelche Erinnerungen an diese Erfahrung?	Ich frage ihn nach Erinnerungen, die angesichts seines damaligen Alters aus Sachen zusammenkonstruiert sein dürften, die seine Familie ihm erzählt hat. So nahe diese Konstrukte der ursprünglichen Realität auch kommen mögen oder nicht, sie fließen in seine Reaktionen im Hier und Jetzt und in sein Leben allgemein ein.
Rich	Nicht wirklich Erinnerungen, aber Gefühle, die mir so vertraut vorkommen.	
Larry	Wie etwa? Können Sie mir ein Beispiel geben?	Es ist wichtig, hier so konkret wie möglich zu werden. Hier haben wir eine Intervention im Rahmen der zweiten Säule: Nachbohren.
Rich	Einfach das Gefühl, ganz klein zu sein und auszuflippen, wenn ich nicht wusste, wo meine Mutter war. Einfach echt Terror.	Dieses Narrativ klingt für mich wahr. Der besagte Terror könnte uns zurück zu seiner heutigen Angst im Hinblick auf Liebesbeziehungen führen, von der er erzählt hat.
Larry	Ja.	

Sprecher	Mitschrift	Anmerkung
Rich	Und ich denke, ich kann mich beinahe erinnern, dass ich auch wütend war. Nach dem Motto: »Scheiße noch mal, wie könnt ihr es wagen, mich einfach so dort zu lassen!«	Wut ist hier nützlich, als Bestandteil des Protests, den er zu verspüren beginnt.
Larry	»Scheiße noch mal, wie könnt ihr es wagen, mich einfach so dort zu lassen!« Nehmen Sie dazu irgendeine Emotion wahr?	Ich lade ihn ein, seine Aufmerksamkeit auf die Emotion zu richten, die hinter seiner Reaktion stecken mag.
Rich	Ja, es hat sich gut angefühlt, mit dieser Emotion in Kontakt zu sein. Es fühlt sich so an, als wäre in der Mitte meiner Brust etwas mehr Kraft und ein wenig mehr Selbstvertrauen.	Wenn Wut integriert wird, berichten Klient*innen oft, sich stärker zu fühlen.
Larry	Wenn es in Ordnung ist, nehmen Sie sich dafür ruhig etwas Zeit … (Rich sitzt für ein paar Momente ruhig da.) Sie nehmen etwas mehr Kraft und ein vermehrtes Selbstvertrauen in der Mitte Ihrer Brust wahr.	Vierte Säule: Spiegeln psychobiologischer Veränderungen.
Rich	Ja. So fühlt es sich an. Es fühlt sich irgendwie erwachsener an. Mehr Kraft – so quasi: »Ich kann das, ich kann das hinkriegen und okay sein.«	Was er beschreibt, klingt sehr wichtig. Es spiegelt den Integrationsprozess und fühlt sich auch so an. Im verkörperten Erwachsenenbewusstsein erfährt er die zunehmende psychobiologische Kapazität, die mit dazugehört, wenn man sich in das erwachsene Selbst einfühlt. Es ist nicht ungewöhnlich, Klient*innen sagen zu hören, dass sie auf diese Weise »erwachsen« würden.
Larry	Betrachten wir uns noch einen anderen Aspekt hiervon. Wenn Sie an ein achtzehn Monate altes Kind denken, das gerade heftige Verbrennungen	Beachten Sie, wie ich ihn einlade, sich die Erfahrung des Kindes anzusehen, während er im zunehmenden Erwachsenenbewusstsein bleibt.

Sprecher	Mitschrift	Anmerkung
	erlitten hat und dann diese komplette körperliche Trennung und nur jeweils ganz kurz im Laufe des Tages die Gelegenheit, etwas Sichtkontakt mit den Menschen zu haben, die ihm am wichtigsten sind – was geht in Ihnen vor, während Sie darüber reflektieren?	
Rich	Ja, mehr als alles andere verspüre ich Wut. Das ist so was von Scheiße. Als wollte ich einfach nur auf die Wand einprügeln oder etwas in dieser Art. Es fühlt sich an wie: »Das ist doch Schwachsinn!«	Seine Wut baut sich offenbar weiter auf, aber mit entsprechendem Containment – was dem NARM-Modell der emotionalen Vervollständigung entspricht, anstatt »alles rauszulassen«.
Larry	Nur dass ich nicht denke, dass es die Wand ist, auf die Sie wütend sind.	Dieser ironische Kommentar soll ihm helfen, das im Fokus zu behalten, worum es bei der Wut wirklich geht. Auch das entspricht wieder dem Prozess der emotionalen Vervollständigung. Das Verlangen, auf die Wand einzuprügeln, ist ein gutes Beispiel für eine Strategie des Ausagierens. Natürlich ist es nicht die Wand, gegen die sich seine Wut richtet, und obwohl die meisten Klient*innen das kognitiv wissen würden, lädt sie diese Intervention ein, tiefer über den Protest und die Wut zu reflektieren.
Rich	Ja.	
Larry	Aber ich höre die Wut.	
Rich	Ja.	
Larry	Und auch den Protest – Sie sagten ja, dass sei Scheiße, es sei nicht richtig.	Ich erinnere ihn an das, was er einige Momente zuvor gesagt hatte. Wenn die Energie seiner Wut integriert wird, ist das das Element, das Heilung bringt.
Rich	Ja.	

Sprecher	Mitschrift	Anmerkung
Larry	Und nehmen Sie einfach wahr, wie es sich auf Sie auswirkt, wieder ein klein wenig von dieser Wut zu fühlen, ein klein wenig von diesem Protest.	Ich lade ihn ein, noch einmal zum spürenden Erleben seiner Wut zurückzugehen. Schließlich war Protest ja die ursprüngliche Botschaft an seine Umgebung, und für den heutigen Erwachsenen ist es eine Botschaft an sich selbst, dass er Besseres verdient hat als das, was er da gerade erfährt. Es ist ein Gegenmittel zu der Selbstbeschämung, die dann bei Kindern stattfindet. Dieses Kommunizieren der primären Emotion ist der zweite Schritt des NARM-Modells zur emotionalen Vervollständigung, der dann zum dritten Schritt führt: einer neuen Präsenz bezogen auf sich selbst und die eigenen Emotionen.
Rich	Ja, fühlt sich gut an. In dem Protest liegt mehr Lebendigkeit. Es fühlt sich an wie: »So ist es richtig.« Und die Wut richtet sich tatsächlich gegen meine Eltern, obwohl ich weiß, dass sie nicht schuld waren, aber das Gefühl sagt: »Fuck you! Wie konntet ihr mich einfach hierlassen?«	Er berichtet, mehr Lebendigkeit zu verspüren, während die Wut stärker integriert wird. Das ist der dritte Schritt des Modells zur emotionalen Vervollständigung. Sein Verständnis als Erwachsener, dass seine Eltern nicht schuld an dem Ganzen waren, scheint der Vollendung der vorher unabgeschlossenen Erfahrung von Wut / Protest in den Weg zu geraten. Es ist nicht ungewöhnlich, dass Klienten vorzeitig dazu übergehen, Verständnis für ihre Eltern zu signalisieren und ihnen verzeihen zu wollen, um so die Emotionen nicht fühlen zu müssen, die es zu fühlen gilt. Das scheint hier allerdings nicht der Fall zu sein. Dass er das Verständnis der erwachsenen Seite und die emotionale Ladung gleichzeitig halten kann, ist sogar ein wesentlicher Punkt. Das Erwachsenenbewusstsein ist in der Lage, eine zunehmende Komplexität zu erfassen, selbst im Hinblick auf widersprüchliche Emotionen und Gedanken, und spiegelt die Auflösung der Spaltung.
Larry	Und natürlich können Sie aus der Erwachsenensicht mehr Verständnis für die Situation aufbringen,	Ich erkläre ihm genau, was ich gerade mache. Letztlich geht es nicht um die Schuldfrage, sondern darum, diesen sehr schwierigen Vorfall mit sich neu

Sprecher	Mitschrift	Anmerkung
	aber wir versuchen dabei auch, uns anzusehen, wie diese Erfahrung für Sie als kleines Kind war und was Sie damals tun mussten, um einen Monat in diesem Umfeld und bei diesem fehlenden körperlichen Kontakt zu Ihren Eltern zu überleben und damit zurechtzukommen.	zu verhandeln. Es läuft an dieser Stelle auch ein klein wenig Psychoedukation, ein Aspekt der vierten Säule. Ich reflektiere mit ihm aber auch darüber, was ein Kind innerlich tun musste, um eine solche Erfahrung zu überleben. Hierin spiegelt sich die Anpassung, die es im Sinne seines Überlebens vollziehen musste und die in der Regel bis ins Erwachsenenalter mitgenommen wird. Diese Intervention zielt darauf ab, dass er sich seiner Kindheitserfahrung stärker gewahr wird, ohne in sie zu regredieren und sie noch einmal zu durchleben.
Rich	Interessant, dass Sie das ansprechen, was ich tun musste, um das zu überleben. Es schlägt einen beinahe merkwürdigen Bogen zu dem, was ich gesagt hatte. Ich hatte nicht unbedingt gewollt, dass es das wäre, was ich von unserer Zeit heute mitnehmen wollte. Aber was ich fühle, ist so eine Art von banger Sorge, ich könnte zu viel an Emotionen empfinden oder weinen. Was ich brauchte, um zu überleben, war, dass meine Mama und mein Papa mich im Arm halten. Und ich denke, irgendwann habe ich dann vielleicht einfach das Gefühl gehabt, dicht machen zu müssen, um diese heftige Sehnsucht nicht mehr zu spüren.	Seine Erkenntnis scheint es ziemlich auf den Punkt zu bringen. Sie fühlt sich wie etwas Wesentliches an, weil sie seinem unmittelbaren Erleben entspringt und als verkörperte Kognition herüberkommt, statt als losgelöste kognitive Einsicht.
Larry	Meine Erfahrung bezogen auf die Arbeit mit solchen Dynamiken hat mich gelehrt, dass generell dicht zu machen die einzige Strategie ist, die einem kleinen Kind zur	Wir nutzen Psychoedukation als Teil der vierten Säule. Ich helfe ihm hier, diese Kindheitserfahrung mit den Augen eines Kindes zu betrachten, ohne ihn jedoch dazu zu bringen, zu regredieren. Meine Intention ist die, ihn dabei zu unterstützen, die Anpassungen

Sprecher	Mitschrift	Anmerkung
	Verfügung steht. Zuerst empfindet es vielleicht Wut, spürt es vielleicht Sehnsucht, fühlt es vielleicht enorme Trauer, aber all diese Emotionen fühlen sich zu gefährlich an. Es fühlt sich so an, als gäbe es da keine Lösung. Und für ein achtzehn Monate altes Kind ist ein Monat eine Ewigkeit. Es ist nicht so wie für einen Erwachsenen. Auch für ihn wäre so ein ganzer Monat, ein Monat der Isolation furchtbar, aber er kann sich eine Zukunft jenseits davon vorstellen. Für ein Kind mit achtzehn Monaten jedoch, das so sehr im Hier und Jetzt lebt, hat dieser Monat nie ein Ende. Und so muss es irgendeinen Weg finden, um mit dem umzugehen, was sich wie eine Realität anfühlt, die nie enden wird.	zu erkennen und zu verstehen, die er wohl vornehmen musste, um diese Erfahrung zu überleben. Außerdem geht es im erweiterten Sinne darum, ihm den Kampf rund um Beziehungen und die Angst vor dem Verlassenwerden verstehen zu helfen, die er schon sein ganzes Leben lang erlebt.
Rich	Ja, interessant, dass Sie das sagen, weil mir jetzt gerade eine ganze Reihe von Assoziationen kommt. Eine davon ist das Gefühl, völlig dicht zu machen, das in die Richtung geht von »Uh, ich will nicht weinen oder zu viel fühlen, wenn wir hier beginnen.« Aber auch wenn Sie sagen, dass sich diese dreißig Tage anfühlen wie eine Ewigkeit; wohl so, wie ich mir ein Jahr ohne Beziehung vorstelle. Und ich sage mir, dass das ja gar nicht so lang ist.	Beachten Sie, wie sein Verhältnis zu diesen unterschiedlichen Assoziationen mehr vom Erwachsenenbewusstsein herrührt und er nicht mehr so sehr zum Reagieren neigt oder es nicht mehr die gleiche Dringlichkeit hat, etwas zu tun (aus dem kindlichen Bewusstsein heraus).

Sprecher	Mitschrift	Anmerkung
Larry	Na ja, die Botschaft, die Ihnen von Büchern und von anderen Menschen immer wieder vermittelt wurde, legte Ihnen ja nahe, für ein Jahr keinen körperlichen Kontakt zu haben.	Es ist hier sehr offensichtlich, dass ihn der gut gemeinte Rat in ein überaus mächtiges Dilemma gebracht hat. Es hilft uns wirklich, zu sehen, warum ein »Rat« Schaden anrichten kann, da er den umfassenderen Kontext außer Acht lässt. Es ist auf der Verhaltensebene ein Versuch, mit dem Symptom fertig zu werden, dass es Ängste in ihm weckt, nicht in einer Beziehung zu sein. In NARM machen wir uns weder für noch gegen den erfolgten Ratschlag stark, sondern laden den Klienten zum Explorieren ein, sodass er für sich selbst sehen kann, was es für ihn zu tun gilt.
Rich	Dreißig Tage ohne Kontakt, das fühlt sich an wie eine Ewigkeit. Es zu benennen, verschafft mir eine gewisse Freiheit davon.	Er beschreibt die machtvolle Wirkung der Psychoedukation auf ihn, was ein optimales Ergebnis ist. »Freiheit davon« ist ein Bestandteil des Desidentifikationsprozesses (Kapitel 2 und 6).
Larry	Ja. Ich lade Sie ein, einmal wahrzunehmen, wie sich diese Freiheit jetzt gerade anfühlt.	Vierte Säule: Ich spiegle die Veränderung in Richtung des zunehmenden In-Kontakt-Seins, das die Freiheit von dem Abgeschottet- und Alleinsein begleitet, das er sein Leben lang immer empfunden hat.
Rich	Wieder so ein ganz ähnliches Gefühl – mehr Selbstvertrauen, mehr als hätte ich wirklich einen Bezug zu dem Mann und Erwachsenen, der ich bin, der durch Schwierigkeiten hindurchgehen kann. Es ist nicht mehr dieses Gefühl, ein Kind zu sein und dass das Ganze überwältigend ist und sich anfühlt wie eine Ewigkeit. Es hilft mir, mehr eine Beziehung zu mir selbst in der Gegenwart zu bekommen, als Erwachsener.	So vieles am NARM-Ansatz steht und fällt damit, das Potenzial dafür zu fördern, dass Klient*innen ein wachsendes Zutrauen zu ihrer Fähigkeit entwickeln, sich sowohl den Herausforderungen des Lebens stellen zu können als auch schwierigen Emotionen welcher Art auch immer. Was Rich beschreibt, spiegelt eher das verkörperte Erwachsenenbewusstsein.

Sprecher	Mitschrift	Anmerkung
Larry	Richtig. Und auch das scheint wieder wirklich bedeutsam; dieser Teil Ihres Bewusstseins ist ziemlich stark in diesem ganzen Thema Verlassenheit und Verlassenwerden verwickelt gewesen. Und was ich bei dem, was Sie da beschreiben, höre, ist, dass Sie mehr zu sich selbst im gegenwärtigen Moment zurückkommen.	Die vierte Säule: Spiegeln und Bestätigen wichtiger psychobiologischer Veränderungen.
Rich	Ja, was wirklich gut ist.	
Larry	Und just da ist mir eine Veränderung Ihrer Körperposition aufgefallen.	Spiegeln der von mir beobachteten somatischen Veränderungen als Teil des Prozesses der vierten Säule.
Rich	Ja, es fühlt sich gut an. Es fühlt sich so viel besser an, eine Beziehung zu mir selbst als Erwachsenen zu bekommen. Und ich schätze einmal, von dort aus würde es mir gar nicht so lange vorkommen, wenn ich mir eine Auszeit von einem Jahr nehmen würde. Es fühlt sich nicht so überwältigend an.	So sieht eine erfolgreiche Auflösung aus. Die Bedrohung, die das Kind erlebt hat, nimmt ab, als Rich vom kindlichen Bewusstsein zu einem verkörperten Erwachsenenbewusstsein gelangt.
Larry	Ja. Davor hatten Sie »lebensbedrohlich« gesagt. Und von diesem Punkt aus, an dem Sie jetzt sind, wo sich diese ganze Dynamik nicht mehr so überwältigend anfühlt – wenn Sie da noch einmal zurückblicken auf das, was Sie in der Sitzung an früherer Stelle gesagt haben – dass diese Erfahrung lebensbedrohlich sei –, was sehen Sie daran jetzt als Erwachsener, als Mann von achtunddreißig Jahren?	Ich helfe ihm, zu unterscheiden, was damals war und was jetzt ist: kindliches Bewusstsein gegen verkörpertes Erwachsenenbewusstsein. Außerdem spiegelt sich darin die Tatsache, dass völlig andere Verschaltungen im Gehirn bezogen auf das alte Ereignis zustande kommen.

Sprecher	Mitschrift	Anmerkung
Rich	Es fühlt sich nicht lebensbedrohlich an. Es fühlt sich vielleicht immer noch wie eine Herausforderung an, aber eher wie so eine Herausforderung, wie sie Erwachsene erleben.	Wichtige neue Aspekte des Verstehens und Gewahrwerdens kommen ins Spiel, als er Zugang zum Erwachsenenbewusstsein findet.
Larry	Das scheint eine ganz, ganz große Veränderung, Rich.	Vierte Säule.
Rich	Ja, definitiv, es fühlt sich an wie eine große Veränderung. Ich hoffe, ich kann mir diesen Raum des Zutrauens bewahren und weiter von mir als Erwachsenen her leben.	Beachten Sie, wie er hier dazu übergeht, sich anzustrengen. Die meisten Klient*innen wollen an den positiven Zuständen, die sie zu fühlen beginnen, festhalten. Das ist nur natürlich, aber so funktioniert es nicht. Wann immer wir versuchen, an einem Zustand festzuhalten, entgleitet er uns. Zustände wie Zuversicht, Liebe, Mitgefühl und Vergebung unterliegen nicht so ohne Weiteres dem bewussten Willen.
Larry	Beachten Sie, dass dieser Raum für Sie mit nur ein klein wenig Hilfe von mir zugänglich wurde. Und in gerade einmal fünfundvierzig Minuten waren Sie imstande, an dieses Gefühl heranzukommen, was mir zeigt, dass es Ihnen zur Verfügung steht. Was nicht heißt, dass Sie es immer erleben werden, aber Sie wissen, dass es da ist.	Als Reaktion auf seinen Kommentar unterstütze ich hier das Vertrauen darin, dass diese Fähigkeit immer verfügbar ist, wenn wir die Dynamiken erkunden, die ihr im Weg stehen.
Rich	Ja, Sie haben recht. Es war durchaus verfügbar für mich – es braucht nur einen Perspektivwechsel.	Hier bezieht er sich auf das gefühlte Erleben davon, sich im verkörperten Erwachsenenbewusstsein zu befinden.
Larry	Ja. Einen Perspektivwechsel.	Ich wiederhole diesen sehr wichtigen Kommentar, um seine Bedeutung zu unterstreichen und zu verankern.

Sprecher	Mitschrift	Anmerkung
Rich	Ja, denke ich mal. Einfach quasi zwischen dem Blickwinkel eines Kindes und dem eines Erwachsenen.	
Larry	Und, um noch einmal auf etwas zu sprechen zu kommen, das ja vorhin in dieser Sitzung auftauchte: Wir haben da ein Muster gesehen. Wenn Sie bei einer Romanze jemandem näherkommen und Ihr Herz mehr öffnen, steigt diese Angst vor dem Verlassenwerden massiver auf. Lassen Sie mich das noch einmal kurz auf Eis legen und Sie einfach bitten, sich Gedanken zu machen, was ein Kind auf dieser Isolierstation mit seinem Herzen machen würde? Vor allem gegenüber den Menschen, die es liebt und von denen es vollkommen abhängig ist – mit anderen Worten: seinen Eltern. Was würde es mit seinem Herzen machen?	Ich helfe ihm hier, eine Verbindung zwischen einem generellen Muster in seinem Leben und der Tatsache, dass er als Kind einen Monat lang auf der Isolierstation zubringen musste, herzustellen.
Rich	Das Kind würde sich einfach abschotten und die heftige Sehnsucht nicht spüren wollen, stelle ich mir vor.	
Larry	Und Sie haben ja gerade bestimmte Worte verwendet, die da für mein Gefühl sehr wichtig sind: »die heftige Sehnsucht«. Ich stelle mir also vor, dass ein Kind sich nach Berührung sehnen würde – ich denke einmal, mehr als	Ich habe keinerlei Zweifel, dass es für ihn sehr hilfreich ist, diese heftige Sehnsucht und die frühen Wurzeln dieser Sehnsucht zu identifizieren. Vergessen Sie nicht: Er benutzte ja zuvor das Etikett »liebessüchtig« für sich, was eher dazu beitrug, diese innerliche Dynamik zu kaschieren als klarzustellen. Mit unserer Erkundung hat er jetzt mehr In-

Sprecher	Mitschrift	Anmerkung
	es sich die meisten Erwachsenen auch nur ansatzweise vorstellen können.	formationen zu dem, was hinter diesen Verhaltensweisen und Gefühlen gestanden haben mag, und er verfügt über mehr »erwachsene« Möglichkeiten, um Entscheidungen zu treffen, die zu seinen authentischen Wünschen passen.
Rich	Ja, auf jeden Fall. Und dass es jemand einfach so benennt, dass es schon irgendwie heftig ist – weil es ist ja schon so ein: »Ach, Scheiße, das ist ja dieses Gefühl.« Diese heftige Sehnsucht, das beschreibt das Gefühl, das ich wahrscheinlich mein ganzes Leben lang erfahren habe.	Er stellt eine wichtige Verbindung zu dem her, was er für einen Großteil seines Lebens erfahren hat.
Larry	Und aus dieser Warte können wir wiederum verstehen, wie Sie als Kind, wenn Sie Ihre Mutter nicht finden konnten – wie stark die von Ihnen beschriebenen Reaktionen ausgefallen sein dürften.	Ich schlage den Bogen zu dem Punkt zurück, wie es große Ängste in ihm weckte, wenn er seine Mutter nicht finden konnte. Ich greife die einzelnen Fragmente des Narrativs auf und helfe ihm, sie zu einem kohärenteren Wandteppich zu verweben.
Rich	Ja.	
Larry	Nur dass Sie schon einmal Bescheid wissen: Wir nähern uns jetzt den letzten Minuten unserer gemeinsamen Zeit hier.	Wenn wir mit Themen rund um Verlassenwerden umzugehen haben, ist es wichtig, dass Therapeut*innen sich der möglichen Assoziationen zwischen dem Beenden der Sitzung und der frühen Erfahrung des Verlassenwerdens auf Seiten des Klienten gewahr sind.
Rich	Okay.	
Larry	Aber ein paar Minuten haben wir noch. Ich wollte Sie nur schon einmal vorwarnen, damit es sich nicht so abrupt anfühlt.	

Sprecher	Mitschrift	Anmerkung
Rich	Ich weiß das zu schätzen. Ja, es ist cool, einiges dieser Art einfach beim Namen zu nennen. Es scheint eine gewisse Stärke darin zu liegen, sie wahrzunehmen. Ja, heftige Sehnsucht, das ist etwas, das ich empfunden habe. Und auch die Fähigkeit, Zugang zu diesem Ort der Stärke zu haben, ist wirklich kraftvoll.	Er betont immer wieder den Punkt der Stärke, was wiederum Teil einer wachsenden psychobiologischen Kapazität ist.
Larry	Es ist sehr berührend.	Als Teil des NARM-Beziehungsmodells und der vierten Säule geht es bei der Selbstoffenbarung darum, mit dem Gegenüber zu teilen, wie sich das, was es erlebt, auf uns auswirkt. Es fördert eine authentische Verbindung zwischen zwei Menschen und unterstützt es, wirklich von Herzen zu sprechen.
Rich	Ich hoffe, dass ich mich, wenn ich wieder in diese heftige Sehnsucht oder in den kindlichen Zustand gelange, an die Möglichkeit eines Zugangs zu diesem Ort der Stärke und an mein erwachsenes Selbst erinnere.	Er bezieht sich darauf, das von dieser Sitzung Gelernte als Ressource für das weitere Vorankommen zu benutzen, nicht im Sinne von Anstrengung, sondern eher wie ein Berührungspunkt, der sein weiteres Wachstum unterstützen wird.
Larry	Es kann wirklich etwas ausmachen, zu wissen, dass Ihnen das zur Verfügung steht. Selbst in Momenten, wo Sie in einem alten Muster feststecken. Sie wissen, dass diese Stärke und das Selbstvertrauen noch da sind. Sie sind nicht verloren, sie kommen nur mitunter für eine kleine Weile abhanden.	Psychoedukation und ein wenig Klarstellung meinerseits. In NARM betrachten wir diese Zustände als Teil unserer inhärenten Natur, ein Bestandteil unseres Geburtsrechts. Der Zugang zu ihnen auf der Ebene des Gewahrseins kann in Anpassung an Entwicklungstrauma vermindert sein oder abhanden kommen, aber die Zustände selbst gehen nie verloren.
Rich	Ja, es ist gut, das zu wissen.	

Sprecher	Mitschrift	Anmerkung
Larry	Okay, nun, jetzt denke ich, das war es dann auch.	
Rich	Okay, schön. Ganz herzlichen Dank. Ich weiß es wirklich zu schätzen. Und ich denke, ich nehme von unserer kurzen Zeit eine Menge mit. Ich bin sehr dankbar.	
Larry	Freut mich. Ich weiß es zu schätzen, dass Sie dieses sehr persönliche Stück Erfahrung mit mir teilen. Danke.	

Schlussbemerkung

Wir würden gern noch einmal zum Anfang dieses Buches zurückkehren, wo Sie von uns eingeladen wurden, über das Anliegen zu reflektieren, das Sie dazu bringt, dieses Buch zu lesen. Nun, wo Sie es zu Ende gelesen haben, möchten wir Sie einladen, sich diese Intention noch einmal vorzunehmen – dieses Mal mit Blick darauf, wie Sie das aus diesem Buch Gelernte anwenden werden:

1. Wie könnten Sie diese Informationen bei Ihrer beruflichen Arbeit unterstützen?
2. Was würden Sie im Hinblick auf die Wirkung Ihrer professionellen Hilfe gern sehen?
3. Was ist Ihr Herzenswunsch?
4. Wie könnten Sie diese Informationen bei Ihrem persönlichen Wachstum unterstützen?
5. Was würden Sie gern für Auswirkungen auf Ihr eigenes Leben sehen?
6. Was ist Ihr Herzenswunsch?
7. Was nehmen Sie innerlich wahr? Wir laden Sie ein, sich etwas Zeit zu nehmen, um über Ihren Körper, Ihre Emotionen, Gedanken und gegebenenfalls über innerliche Erfahrungen zu reflektieren.

Dieses Buch ist als praktischer Leitfaden gedacht, der Sie bei der Anwendung des Neuroaffektiven Beziehungsmodells in Bezug auf die Heilung komplexen Traumas unterstützen soll. Wir hoffen, dass Sie bereits begonnen haben, die NARM-Prinzipien und -Kompetenzen bei der Begleitung Ihrer Klient*innen einzusetzen. Wir hoffen auch, dass dieses Buch für Sie zur nützlichen Ressource werden kann, auf die Sie immer wieder zurückgreifen können, während Sie NARM in Ihr professionelles Umfeld und Ihr persönliches Leben einbringen.

Wir sind uns darüber im Klaren, dass es hier erst einmal eine Menge Informationen gab, die integriert werden wollen. NARM ist ein tiefenpsychologisch ausgerichtetes Modell, bei dem Sie Zeit brauchen werden, es zu erlernen. Als »Spickzettel« stellen wir in Anhang A ein Diagramm zum Verfahrensablauf zur Verfügung. Zusammenfassend hier zur Erinnerung an das grundlegende Therapiemodell noch einmal die vier Säulen von NARM:

1. Erste Säule: Klärung der therapeutischen Vereinbarung. Es beginnt damit, dass wir zum Reflektieren einladen: Was wünscht sich der Klient am dringendsten für sich selbst?
2. Zweite Säule: Stellen von exploratorischen Fragen. Im nächsten Schritt laden wir zum neugierigen Erkunden ein: Was gerät den Klient*innen in Bezug auf ihren dringendsten Wunsch in den Weg?
3. Dritte Säule: Verstärken von Agency. Dann unterstützen wir ein Erkunden von Fragen wie: Welche Beziehung haben die Klient*innen zu den Mustern, die ihnen in Bezug auf ihren dringendsten Wunsch in den Weg geraten?
4. Vierte Säule: Spiegeln psychobiologischer Veränderungen. Schließlich bestärken wir noch einmal: Wie ist es für die Klient*innen, zu erfahren, wie sich alte Muster wandeln und einem neuen Umgang und einer neuen Beziehung zu sich selbst Platz machen?

Wir hoffen, dass dieses Buch einige unter Ihnen dazu angeregt hat, mehr über NARM zu lernen. The NARM Training Institute bietet vier Stufen von fachlichen und klinisch-praktischen Weiterbildungen an (auch in deutscher Sprache oder mit deutscher Verdolmetschung). Diese Schulungen werden sowohl als Präsenzveranstaltungen wie auch online abgehalten. Sollten Sie sich für eine Weiterbildung zum Neuroaffektiven Beziehungsmodell interessieren, besuchen Sie bitte die Website www.narmtraining.com.

Zudem möchten wir Sie anregen, unseren Podcast, »Transforming Trauma«, anzuhören. Dort stellen wir inspirierende NARM-Therapeut*innen vor, die eine Menge vorteilhafter Prozesse anstoßen. Außerdem führen wir auf dieser Plattform Gespräche mit Vordenker*innen auf dem Gebiet der Traumaarbeit, da wir es als Teil unseres Auftrags betrachten, mit anderen bei der Entwicklung und Förderung der traumainformierten Bewegung zusammenzuarbeiten.

Wir sind derzeit anfänglich dabei, eine internationale Community aufzubauen, die sich dafür engagiert, NARM zur Heilung komplexen Traumas noch intensiver einzusetzen. Zusätzlich zu fachlichen Weiterbildungen zur Komplextraumatisierung ist ein weiterer Schwerpunkt von uns die Förderung von Aufklärung, Forschung, PR und Lobbyarbeit für unsere Ziele basierend auf unserem einmaligen Mentorenmodell. Wir freuen uns, auch mit Ihnen bei der Weiterentwicklung traumainformierter Betrachtungsansätze zusammenzuwirken und unsere Welt zu verändern.

Abschließend würden wir gern über unsere Intention beim Schreiben dieses Buches reflektieren und darüber, wie Sie es sich im Weiteren zunutze machen könnten. Unsere Hoffnung ist, dass professionelle Helfer*innen dieses Buch dazu nutzen werden, die Wirksamkeit von Therapien für die Heilung komplexer Traumen zu erhöhen. Wir haben uns gedacht, dass wir gern eine E-Mail mit Ihnen teilen möchten, die wir von einer Teilnehmerin an einem NARM-Kurs erhalten haben. Sie hat damit begonnen, die Prinzipien und Kompetenzen einzusetzen, mit denen wir Sie in diesem Buch bekannt gemacht haben. Was sie schreibt, bringt unsere innigsten Wünsche in Bezug auf dieses Buch auf den Punkt:

»Ich wollte an dieser Stelle nur einmal loswerden, dass ich die wenigen NARM-Skills, die ich bislang erlernte, angewendet habe und einfach nur darüber staunen konnte, wie anders ich mich dabei fühle und wie viel tiefer meine Klienten damit gehen können. Im Laufe der letzten Jahre war ich immer auf der Suche nach einer Therapie, die größere Tiefe, eine feinere Auflösung, mehr Leichtigkeit und Präsenz in meine Arbeit bringen würde. Ich erlebe es als solchen Glücksfall, dass ich mit NARM Bekanntschaft machen konnte. Ich hatte mich so verloren und außerstande gefühlt, bleibende Veränderungen zu erwirken, dass ich schon in Betracht zog, auf ein anderes Gebiet zu wechseln. Dies hier hat wirklich mein Leben verändert. Außerdem weckt es in mir die Hoffnung, mein eigenes Entwicklungstrauma aufarbeiten zu können, um dann anderen den Raum umso mehr dafür bieten zu können, dies ebenfalls zu tun. Ich bin so begeistert und freue mich schon darauf, so viel von NARM zu lernen, wie ich irgend kann.«

Unser Schwerpunkt wird zwar weiterhin darauf liegen, NARM-informierte Fachkräfte aus aller Welt weiterzubilden, aber gleichzeitig hoffen wir, dass NARM jeden Menschen unterstützen kann, der Heilung und Wachstum auf der persönlichen Ebene sucht. Unsere größte Hoffnung ist die, dass NARM Einzelpersonen, Beziehungen, Gemeinschaften und der Gesellschaft zunehmend mehr Möglichkeiten zu In-Kontakt-Sein, Heilung und Transformation zu bieten vermag. Unsere Vision besteht darin, die Menschheit zu einer Transformation komplexen Traumas zu begleiten. NARM ist ein Therapieansatz, der eine Wiederherstellung des Kontakts zur eigenen gelebten Erfahrung unterstützt, sodass sich die Menschen lebendiger fühlen und in vollerem Umfang ihr Menschsein verwirklichen können. Wenn wir auf diese Weise arbeiten, verwischen sich die Unterschiede zwischen Biologie, Psychologie und Spiritualität. Die Integration von Körper, Geist und Seele wird zum Katalysator für das zunehmend tiefere Selbstgefühl der Klient*innen.

Die Transformation von Trauma ist eine Reise. Es ist unser Herzenswunsch, dass das Neuroaffektive Beziehungsmodell Sie und Ihre Klient*innen auf Ihrem Weg unterstützen kann.

Es ist wichtig, nicht zu unterschätzen, wie subversiv – und letztlich transformativ – diese Arbeit ist. Wir hinterfragen dabei wirklich das, was wir für unsere Identität halten: eine gewisse Art von Fiktion im Hinblick darauf, wer wir sind und womit wir uns bislang identifiziert haben. Diese Herausforderung ist bedrohlicher – und lebensbejahender – als wir bewusst anerkennen mögen.

Anhang

Anhang A.
NARM-Ablaufprotokoll

<table>
<tr><td rowspan="15">Neugier und Präsenz</td><td rowspan="3">Einstimmung</td><td>Intention</td><td>Klient*innen helfen, das eigene Anliegen zu klären, und ein Gespür für ihre innere Not bekommen</td><td></td><td rowspan="15">NARM-Modell der emotionalen Vervollständigung</td></tr>
<tr><td>Intervention mit Klient*in</td><td>Abklären der therapeutischen Vereinbarung – erste Säule</td><td></td></tr>
<tr><td>Selbsterforschung</td><td>Wahrnehmen, wie es sich anfühlt, mit den Klient*innen zusammen zu sein</td><td></td></tr>
<tr><td rowspan="3">Akzeptanz</td><td>Intention</td><td>Raum für die Komplexität der Klient*innen schaffen</td><td rowspan="3">Schritt 1
Identifizieren der primären Emotion</td></tr>
<tr><td>Intervention mit Klient*in</td><td>Stellen exploratorischer Fragen – zweite Säule</td></tr>
<tr><td>Selbsterforschung</td><td>Impuls wahrnehmen, sich zu beeilen, Probleme zu beheben, Etiketten aufzukleben, Partei zu ergreifen</td></tr>
<tr><td rowspan="3">Reflexion und Exploration</td><td>Intention</td><td>Verstehen, wie Klient*innen die eigene innere Erfahrung organisieren</td><td rowspan="3">Schritt 2
Reflektieren über die Intention der Emotion</td></tr>
<tr><td>Intervention mit Klient*in</td><td>Abklären des Kerndilemmas</td></tr>
<tr><td>Selbsterforschung</td><td>Arbeitshypothese nicht für der Weisheit letzter Schluss halten</td></tr>
<tr><td rowspan="3">Achtsame Interventionen</td><td>Intention</td><td>Die Möglichkeit im Raum halten, dass eine neue Beziehung der Klient*innen zu sich selbst und der Welt entstehen kann</td><td rowspan="3">Schritt 3
Fördern einer neuen Beziehung zu unbewältigten emotionalen Konflikten</td></tr>
<tr><td>Intervention mit Klient*in</td><td>Unterstützen eines zunehmenden Gefühls für Agency – dritte Säule</td></tr>
<tr><td>Selbsterforschung</td><td>Neigung dazu wahrnehmen, zielorientiert zu sein</td></tr>
<tr><td rowspan="3">Integration</td><td>Intention</td><td>Fördern der zunehmenden psychobiologischen Kapazität bei Klient*innen</td><td></td></tr>
<tr><td>Intervention mit Klient*in</td><td>Spiegeln psychobiologischer Veränderungen – vierte Säule</td><td></td></tr>
<tr><td>Selbsterforschung</td><td>Wahrnehmen der eigenen Fähigkeit, präsent zu sein, wenn bei Klient*innen Veränderungen eintreten, und sich davon berühren lassen</td><td></td></tr>
</table>

Anhang B. Arbeitsblatt zum NARM-Persönlichkeitsspektrum

Hinweis: Das NARM-Persönlichkeitsspektrum ist kein evidenzbasiertes Diagnoseinstrument. Es versteht sich als für den therapeutischen Rahmen gedachtes Arbeitsblatt, das professionelle Begleiter*innen bei der Reflexion über ihre Klient*innen unterstützen kann. Die Punkteskala hilft uns, zu ermitteln, wie es um den Organisationsgrad des Selbst bei einer Person bestellt ist. Die Skala bietet ein Grundgerüst für die Einschätzung, wo Klient*innen auf einer Skala von größerer Organisation (organisiertes Selbst) über weniger Organisation / mehr Desorganisation (adaptives Selbst) bis hin zu erheblicher Desorganisation (desorganisiertes Selbst) zu verorten sind.

Das Ausmaß an Organisation–Desorganisation zu ermitteln, ist von daher wichtig, dass es Therapeut*innen hilft, sich ein klareres Bild von der Innenwelt ihres Gegenübers zu machen; die Möglichkeiten von Klient*innen besser zu verstehen; die klientenseitige Akzeptanz und die Prognose richtig einzuschätzen; realistische Erwartungen zu entwickeln, die darin einfließen, wie sie sich in der therapeutischen Beziehung geben; zu erkennen, wie Interventionen bei Klient*innen ankommen und wie sich diese auf deren Prozess auswirken; ein Tool für die Beurteilung des Prozesses von Klient*innen im Therapieverlauf zu haben und einen Beurteilungsrahmen dafür, wie wirksam NARM für einen bestimmten Menschen als Unterstützung des Veränderungs- und Wachstumsprozesses sein könnte.

Ihr Name:

Datum:

Bitte wählen Sie einen Klienten und ordnen Sie diese(n) auf der Skala ein:

Psychobiologische Merkmale	**Organisiertes Selbst**	**Adaptives Selbst**	**Desorganisiertes Selbst**
	Kreisen Sie einen Wert auf der Skala ein: 10 (sehr hoch) bis 1 (sehr gering)		
Kontakt Fähigkeit zum Kontakt mit sich selbst und anderen	10 9 8 7	6 5	4 3 2 1
Ablösung-Individuation Fähigkeit zu Differenzierung, Unabhängigkeit und Erwachsenenbewusstsein	10 9 8 7	6 5	4 3 2 1
Selbstregulation Fähigkeit, die eigene Befindlichkeit zu regulieren	10 9 8 7	6 5	4 3 2 1
Agency Fähigkeit, sich als Urheber*in des eigenen Lebens zu begreifen	10 9 8 7	6 5	4 3 2 1
Fähigkeit zu Nähe, zu einem therapeutischen Bündnis Fähigkeit, andere als Quelle von Unterstützung zu erfahren	10 9 8 7	6 5	4 3 2 1
Empathie Fähigkeit, die Innenwelt anderer nachzuempfinden	10 9 8 7	6 5	4 3 2 1
Selbstgewahrsein / Einsichtsvermögen Fähigkeit zu Selbsterforschung und -entdeckung	10 9 8 7	6 5	4 3 2 1
Konsensrealität Fähigkeit, das Leben mit einem Minimum an Projektionen zu erfahren	10 9 8 7	6 5	4 3 2 1
Selbstaktivierung Fähigkeit, Initiative im eigenen Leben zu ergreifen und den Kurs dieses Lebens zu bestimmen	10 9 8 7	6 5	4 3 2 1
Präsenz Fähigkeit, im Hier und Jetzt zu sein (gegenwärtiger Moment)	10 9 8 7	6 5	4 3 2 1
Gesamtwert (maximal 100) =			

Bewertungsskala

100 bis 70: Organisiertes Selbst

Klient*innen in diesem Punktebereich verfügen über besser entwickelte, sichere und gut organisierte psychobiologische Fähigkeiten, die bewirken, dass sie mit größerer Flexibilität und Resilienz durchs Leben gehen können. Natürlich werden die Betroffenen dennoch Herausforderungen, innere Not und Symptome erfahren, aber sie haben eine sicherere Basis, dank derer sie sich von einer übermäßigen Beschäftigung mit der Vergangenheit und allzu großen Zukunftsängsten lösen und weiterkommen können. Ihre Bewältigungsstrategien sind tendenziell eher auf der gesunden, achtsamen Seite angesiedelt – sportliche Betätigung etwa, gesunde Ernährung, soziale Kontakte und eine allgemeine Ausrichtung auf Selbstfürsorge. Es gibt weniger innere Hindernisse, die ihrem Wachstum und ihrer Entwicklung im Weg stehen, und sie verbringen mehr Zeit im Erwachsenenbewusstsein. Ihr Beobachter-Ich ist stärker; es besteht eine ausgeprägtere Fähigkeit zu Selbstreflexion, Selbstgewahrsein und Selbsterkenntnis. Derartige Klient*innen zeigen oft eine größere Fähigkeit zu Agency (dazu, den eigenen Anteil an von ihnen erlebten Herausforderungen und Formen von Leiden zu sehen) sowie zu Selbstaktivierung, zum Kultivieren größerer Kreativität, zu Nähe und Intimität, Erfolg und Erfüllung in vielfältigen Bereichen ihres Lebens. Therapeutisch fällt die Behandlungsprognose hier in der Regel sehr gut aus. Diese Klient*innen sind offener, lassen sich stärker auf ihr Gegenüber ein und sind kooperativ, sie arbeiten gutwillig mit dem Therapeut*innen zusammen. Der therapeutische Prozess ist oft für beide Seiten gleichermaßen bereichernd.

69 bis 40: Adaptives Selbst

Klient*innen in diesem Punktebereich haben tendenziell gestörtere, weniger sichere psychobiologische Fähigkeiten, die bewirken können, dass sie auf ihrem Lebensweg häufig Herausforderungen, seelischem Leid und Symptomen begegnen. Oft werden diverse psychobiologische Symptome und Störungen erlebt. Ihre Bewältigungsstrategien sind tendenziell problematischer und obwohl sie eine gewisse Flexibilität und Resilienz an den Tag legen mögen, stehen sie sich oft selbst im Weg, wenn es um Selbstaktivierung sowie Erfolg und Erfüllung in den unterschiedlichsten Bereichen ihres Lebens geht. Sie können sich selbst und ihre Probleme ziemlich ernst nehmen und mit erheblichen innerlichen Hindernissen zu kämpfen haben, die ihrem Wachstum und ihrer Entwicklung in den Weg geraten. Zudem verbringen sie mehr Zeit im kindlichen Bewusstsein. Oft beschäftigen sie sich unablässig mit Vergangenem und ihren Zukunftsängsten, was es ihnen erschwert, präsent und offen zu sein. Ihr Beobachter-Ich ist schwächer und von einer beeinträchtigten Fähigkeit zu Selbstreflexion, Selbstgewahrsein und Selbsterkenntnis begleitet. Eine verminderte Agency resultiert in größeren Schwierigkeiten, den eigenen Anteil an Schwierigkeiten und seelischem Leid zu sehen, die Betroffenen bauen unter Umständen auf Strategien, die in Ein- und Ausagieren bestehen, darunter Schuldzuweisungen und Sich-Schämen. Therapeutisch betrachtet stellt sich die Behandlungsprognose – zumindest anfangs – als gut bis ausreichend dar. Diese Klient*innen sind eine größere Herausforderung, sowohl mit Blick auf ihre Fähigkeit, in der Therapie vermittelte Fähigkeiten anzuwenden, wie auch bezogen darauf, wie sie sich auf die Therapeut*innen einlassen können. Der Therapieprozess kann mitunter für beide Seiten recht fordernd und frustrierend sein.

39 bis 10: Desorganisiertes Selbst

Klient*innen in diesem Punktebereich weisen gravierende und weitreichende psychobiologische Einschränkungen auf, die ihre Möglichkeiten beeinträchtigen, durchs Leben zu gehen, ohne ständig Herausforderungen und seelische Not zu erfahren. Die Betroffenen plagen sich oft mit chronischen psychobiologischen Symptomen und Syndromen einschließlich massiv beeinträchtigender psychischer und medizinischer Krankheitsbilder. Sie sind häufig verzweifelt auf der Suche nach Hilfe und fühlen sich gleichzeitig unzufrieden mit der, die sie erfahren. Unterstützung wird oft geringschätzig abgetan und ihre Bedeutung kleingeredet oder aber sie wird geradeheraus zurückgewiesen. Ihre Bewältigungsstrategien sind im Allgemeinen begrenzt, sie neigen zum Ein- und Ausagieren, und das mitunter auf Weisen, die andere vor den Kopf stoßen oder sogar eine Gefahr für sie selbst und andere sind. Sie erfahren eher keine Flexibilität und Resilienz und sabotieren gegebenenfalls jede Bewegung in Richtung Selbstaktivierung, Erfolg und Erfüllung auf unterschiedlichen Gebieten ihres Lebens. Sie können sich selbst und ihre Probleme außerordentlich ernst nehmen und mit tiefgehenden innerlichen Hindernisse zu kämpfen haben, die ihrem Wachstum und ihrer Entwicklung in den Weg geraten, wobei sie die Welt oft stark über ein kindliches Bewusstsein wahrnehmen. Häufig sind sie außerstande, zwischen Gegenwart und Vergangenheit zu unterscheiden, zeigen unklare und unzusammenhängende Narrative bezogen auf die Vergangenheit und erleben Ungewissheit im Hinblick auf die Zukunft. Häufig erfahren sie in ihrem Leben keine Resilienz oder Agency und geben anderen die Schuld an ihren Problemen. Sie erleben kein Beobachter-Ich und weisen nur begrenzt die Fähigkeit zu Selbstreflexion, Selbstgewahrsein und Selbsterkenntnis auf. In therapeutischer Hinsicht fällt die Behandlungsprognose zumindest anfangs knapp ausreichend bis schlecht aus. Diese Klient*innen sind generell begrenzt in ihren Möglichkeiten. Sie können sich sträuben, in der Therapie vermittelte Fähigkeiten für sich selbst anzuwenden. Zudem kann ihr Umgang mit den Therapeut*innen schwierig, feindselig oder sogar bedrohlich sein. Der therapeutische Prozess kann außerordentlich fordernd, frustrierend oder belastend für beide Seiten sein.

Hier noch ein wichtiger Zusatzhinweis zu Klient*innen, die im Bereich »desorganisiertes Selbst« zu verorten sind: Es sind Menschen, und auch wenn sie ziemlich zu kämpfen haben, ihre Prognose ungünstig ausfällt und sie in vielfältigen Bereichen ihres Lebens eingeschränkt sind, bleiben wir bei unserer Einstellung, dass sie die optimale Versorgung erhalten sollen. Oft brauchen diese Klient*innen mehr Unterstützung, als wir als Einzelkämpfer anbieten können. Wir arbeiten mit ihnen, um sicherzustellen, dass sie die Unterstützung erhalten, die sie brauchen. Außerdem wollen wir nicht vergessen, dass Desorganisation und Symptome nicht das sind, was die Person ausmacht. Der Mensch, der vor uns sitzt, ist so viel mehr als dies und sein Leidensdruck. Wir begegnen unseren Klient*innen immer aus einem zweigleisigen Gewahrsein heraus: Wir erkennen die Realität an, welche Ausmaße die Herausforderungen haben mögen, vor denen die Betroffenen stehen (wobei das NARM-Persönlichkeitsspektrum zu deren Einschätzung eingesetzt wird) und hegen gleichzeitig die Hoffnung, dass sie Heilung finden werden (wobei zur Behandlung das Neuroaffektive Beziehungsmodell herangezogen wird).

Wir haben beide schon mit Klient*innen gearbeitet, die in diesen Bereich des Spektrums fallen und die in erheblichem Umfang Heilung und Veränderung erfahren haben. Uns sind Menschen begegnet, die von zahllosen Behandlern abgewiesen worden waren und die dennoch durch NARM einen tiefergehenden Kontakt zu der Gesundheit und Lebendigkeit in ihrem Inneren gefunden haben. Dass jemand in seinem gegenwärtigen Leben größere Einschränkungen erlebt, bedeutet nichts Negatives im Hinblick auf die Person oder ihr Heilungs- und Wachstumspotenzial. Als Menschen haben wir alle im einen oder anderen Umfang zu kämpfen. Wir hoffen, dass Therapeut*innen im Sinn behalten, dass das NARM-Persönlichkeitsspektrum ein Instrument ist, die allgemein menschliche Seite dessen herauszukehren, was unsere Klient*innen erfahren. Wir hoffen, dass dieses Tool uns allen für das Ermitteln der momentanen Kapazität eines Hilfe suchenden Menschen helfen kann, um dann eine wirksamere Behandlung anbieten zu können.

Danksagungen

An dieser Stelle möchten wir unsere Redakteurin Shayna Keyles und das Team von North Atlantic Books würdigen und allen Beteiligten danken. Wir sind stolz, zu dem beitragen zu können, was sich North Atlantic Books auf die Fahnen geschrieben hat, und wissen die Hinweise und Ermutigungen des Verlages zu schätzen.

Ferner danken wir unseren Kolleginnen Stefanie Klein, Marcia Black, Ann Shine Duck, Kelli Klinger und Sherri Sharkins für die beständige Art und Weise, wie sie mit viel Herz das NARM Training Institute leiten, und für ihre wertvolle Unterstützung und Beratung beim Schreiben dieses Buches. Sie sind hervorragende Psychotherapeutinnen und vor allem, sie sind wundervolle Menschen.

Wir möchten unsere Dankbarkeit gegenüber dem grandiosen Team am NARM Training Institute zum Ausdruck bringen, das uns geholfen hat, unsere Vision zu verwirklichen, eine Gemeinschaft von Fachleuten mit Herz und großem Können zu schaffen, die diese wichtige Arbeit in die Welt trägt. Ein besonderer Dank geht an Tori Essex für ihre umfangreiche Hilfe in technischen Dingen.

Larry

Meine Beziehung zu Brad reicht mehr als zwanzig Jahre zurück. Zuerst begegnete ich ihm als sein Lehrer, dann begann er bei mir zu assistieren, um dann später selbst NARM-Lehrer zu werden und die Rolle des Ausbildungsleiters am NARM Training Institute zu übernehmen. Als wir uns beim ersten NARM-Training in Los Angeles wiederbegegneten, löcherte er mich förmlich mit Fragen, die ich damals »nervig« fand. Im Laufe der Zeit wurden sie für mich allerdings zum Ansporn dafür, konkreter auszuführen, was genau ich in Sitzungen machte und was ich vermitteln wollte. Dafür werde ich ihm ewig dankbar sein. Bald sollte er sich als jemand entpuppen, der die tiefere Struktur des NARM-Ansatzes schneller erfasste als fast jeder andere.

Die Erstellung dieses Buches und das NARM-Therapiemodell sind die Kulmination der beiden Jahrzehnte, in denen Brad immer wieder seine Fähigkeit unter Beweis gestellt hat, sich nicht nur an die vielen Lerninhalte zu erinnern, sondern sie zu einer Synthese zusammenzufassen und so zu strukturieren, dass sie gut lesbar und informativ herüberkommen. Er gehört zu den am härtesten arbeitenden Menschen, die ich kenne. Sein Scharfsinn, seine Herzensqualitäten und die Hingabe, mit der er sich diesem Projekt widmet, haben unsere Zusammenarbeit zu einer reinen Freude und überaus kreativ gemacht. An dich, Brad, also aus tiefstem Herzen immer wieder danke.

Mein weiterer Dank gilt dem NARM-Trainerteam in den USA und Europa für all die Jahre Unterstützung, Interesse und Ermutigung. Ebenso danke ich allen NARM-Trainings-Assistent*innen in den USA und Europa für ihr Engagement und ihre warmherzige Unterstützung.

Ich danke meiner Lebensgefährtin Rachel für ihre konstante liebevolle Ermutigung.

Meinem Sohn Kevin, seiner Lebensgefährtin Bianca und meiner Enkelin Gretchen – ich bin so froh, dass es euch in meinem Leben gibt.

Brad

Ich möchte meine tiefe Dankbarkeit Larry gegenüber zum Ausdruck bringen. Ich erlebe es als solches Glück, einen derart begnadeten und engagierten Mentor – und mittlerweile Partner – zu haben, der mich bei meinem Werdegang immer wieder unterstützt hat. Ich begann zunächst als Student bei ihm und einige Jahre später unterrichteten wir gemeinsam. Dabei merkten wir schnell, dass wir uns gut ergänzen und beide kreativ das Unsere beisteuern können. Diese berufliche Partnerschaft führte zur Gründung des NARM Training Institute wie auch zur Entstehung dieses Buches. Über beides verwirklichen wir unsere Vision, NARM in breiten Kreisen noch besser zugänglich zu machen.

Als ich Larry vor über zwanzig Jahren zum ersten Mal begegnete, in einem College-Seminarraum in Vermont, machte er mich mit einem völlig neuen Menschenbild bekannt. Er gab mir Tools an die Hand, um mein eigenes komplexes Trauma zu heilen, und erschloss mir einen Weg, wieder in Kontakt mit meinem Herzen zu kommen. Ich bin ihm zutiefst dankbar für sein Wirken als Mentor, seine Zusammenarbeit mit mir, sein Mitgefühl und seine Unterstützung.

Ohne meine Kontakte zu Stefanie Klein und ihre Unterstützung wäre ich nicht an dem Punkt, wo ich heute bin. Gemeinsam haben wir etwas erkundet, das für uns völliges Neuland war: das Betreiben eines Weiterbildungsinstituts. Unzählige Stunden haben wir damit zugebracht, immer wieder hinzuzulernen, habe Fehlschläge erlebt, sind wieder aufgestanden, haben neu versucht, zu wachsen und unsere eigenen Grenzen und das, was wir anzubieten haben, zu erweitern. Ich habe große Hochachtung vor Stefanies Art, alles mitzubedenken, ihre Einfühlsamkeit, ihre Fürsorge, ihren Humor und ihre Integrität. Und ich bin ihr sehr dankbar für unser Teamwork und unsere Freundschaft, die mir viel bedeutet.

Marcia Black unterstützt mich jetzt schon seit fast zwanzig Jahren auf der persönlichen wie auch fachlichen Ebene. Gemeinsam sind wir bei dieser NARM-Entdeckungsreise von Anfang an dabei gewesen und haben reiche Lernerfahrungen miteinander geteilt – Momente des Lachens, der Tränen, der Heilung und des Wachstums. In ihrem beruflichen wie auch persönlichen Dasein ist sie das lebende Beispiel für die menschliche Seite von NARM, indem sie eine Art des Führens demonstriert, das von Großzügigkeit und Fürsorge getragen ist. Vor allem möchte ich Marcia dafür danken, dass sie mir einen derart behaglichen, ruhigen Rückzugsraum zur Verfügung gestellt hat, wo ich mich ganz auf das Schreiben dieses Buches konzentrieren konnte.

Ich hatte das große Vergnügen, in der internationalen Gemeinschaft von NARM mit so vielen Menschen zusammenarbeiten zu können, denen leidenschaftlich daran gelegen ist, anderen zu helfen. Von diesen unglaublichen Menschen, die sich mit solcher Verve der Heilung komplexen Traumas und der Unterstützung posttraumatischer Wachstumsprozesse verschrieben haben, konnte ich viel lernen, und sie haben mich auch dazu inspiriert, dieses Buch zu schreiben. Vor allem möchte ich unseren NARM-Trainings-Assistent*innen danken, die so viel Mitgefühl und Herz in unsere Fortbildungen einbringen.

Ich habe das große Glück, dass ich als Therapeut und Dozent seit mehr als zwei Jahrzehnten mit derart unglaublichen Menschen zusammenkommen konnte. Ich bin jeder einzelnen Person dankbar, die ich als Klient*in oder Fortbildungsteilnehmer*in kennenlernen konnte. Sie alle haben mich so viel über Schmerz, Heilung und das Menschsein gelehrt.

An dieser Stelle möchte ich noch einige Lehrer würdigen. Menschen, die mich auf meinem beruflichen Weg beeinflusst haben und mir Mentoren gewesen sind: Peter Levine, Bonnie Badenoch, Walter Zeichner, Paul Nadel, Tirzah Firestone und Peter Collins.

Dankbar bin ich auch meinem in aller Welt verstreuten Familien- und Freundeskreis. Obwohl wir in einer fragmentierten Zeit leben und nicht die Gelegenheit haben, so viel Zeit miteinander zu verbringen, wie es mir lieb wäre, ob persönlich oder online, sind mir unsere Momente der Verbundenheit und Liebe doch kostbar.

Mir fehlen die Worte, um auch nur ansatzweise meine Liebe und Dankbarkeit gegenüber Koda und Cheyo zum Ausdruck zu bringen. Es ist die größte Freude meines Lebens, ihr Vater zu sein. Die Erfahrungen, die wir als Familie machen durften, haben meine Arbeit inspiriert und unterstützt und so viel Verbundenheit, Sinn und Heilung in mein Leben gebracht. Ich habe gelernt, mit meinem Herzen in Kontakt zu kommen und mich aus ihm heraus mitzuteilen.

Sarah, meine Seelengefährtin, hat ein Herz, das tiefe Liebe und tiefes Mitgefühl ausstrahlt. Wir haben mit dieser Familie voller Leben und Liebe wirklich mehr erreicht, als wir uns hätten träumen lassen. Sarah hat mich bei diesem gesamten Schreibprozess mit derart fürsorglichem Rat und ihrer Ermutigung begleitet und dabei auch noch Möglichkeiten vorgeschlagen, diese wichtigen Ideen zu vermitteln. Sie hat meine Passion immer verstanden und mich auf dieser Reise unterstützt. Ich werde für unsere tiefe Verbundenheit und Kraft gebende Liebe auf ewig dankbar sein.

Bei meiner Reflexion über all diese Menschen in meinem Leben, die mir etwas bedeuten, möchte ich auch würdigen, wie ich überhaupt dazu gekommen bin, mich mit Traumen zu beschäftigen. Meine Kultur steht seit Tausenden von Jahren unter dem Einfluss anhaltender Unterdrückung und ständiger Traumen. Das intergenerationale und sich bis heute fortsetzende

Trauma, das sich auf meine Vorfahren, meine Herkunftsfamilie und mich selbst ausgewirkt hat, lässt sich nicht ohne Weiteres heilen. Aber es hat mir den Anreiz geboten, zu tun, was immer ich kann, um für meine eigene Heilung zu sorgen und andere bei der ihren zu unterstützen. Ich habe mein Leben in den Dienst der Aufgabe gestellt, Menschen bei der Transformation von Trauma zu unterstützen. Ich bin dankbar für die intergenerationale Weisheit, die aus meinem eigenen Trauma hervorgegangen ist. Diese Weisheit treibt mich an und hält mich bei der Stange. Und sie unterstützt mich mit mehr Verständnis, Sensibilität und Empathie im Hinblick auf Einzelne, Gemeinschaften oder Kulturen, die unter unbewältigten Traumen leiden. Wir sind hier alle in einem Boot …

Anmerkungen

1 Heller, Laurence / LaPierre, Aline: *Entwicklungstrauma heilen. Alte Überlebensstrategien lösen – Selbstregulierung und Beziehungsfähigkeit stärken – Das Neuroaffektive Beziehungsmodell zur Traumaheilung NARM.* München 2013

2 Shedler, Jonathan: »The efficacy of psychodynamic psychotherapy« in *American Psychologist* 2010, 65(2), 98–109

3 »Unless you fix the trauma ... the hole in the soul ... where the wounds started, you're working at the wrong thing ... I think it could be a game-changer.« Oprah Winfrey in der Sendung *60 Minutes*, 11. März 2018

4 *American Psychiatric Association: Diagnostic and Statistical Manual of Mental Disorders, 5. Ausgabe (DSM-5),* Washington, DC, 2013

5 Kezelman, Dr. Cathy / Stavropoulos, Dr. Pam: *The Last Frontier. Practice Guidelines for Treatment of Complex Trauma and Trauma informed Care and Service Delivery.* Sydney 2012

6 World Health Organization: »Complex Post Traumatic Stress Disorder« in *International Classification of Diseases, 11. Ausgabe (ICD-11)*, Genf 2019/2022

7 Zitat aus Redford, James (Regisseur): *The Paper Tigers* (Dokumentarfilm), 2015

8 Lewis, Barbara: »Childhood Trauma Leads to Brains Wired for Fear«, Interview mit Dr. Bessel van der Kolk in *Side Effects Public Media*, 3. Februar 2015

9 Stevens, Jane Ellen: »The Adverse Childhood Experiences Study – the Largest Public Health Study You Never Heard of« in *huffpost.com*, 8. Oktober 2012/ 6. Dezember 2017

10 Felitti, Vincent J., et al.: »Relationship of childhood abuse and household dysfunction to many of the leading causes of death in adults. The Adverse Childhood Experiences (ACE) Study« in *American Journal of Preventive Medicine*, 1998 14(4), 245–258

11 Centers for Disease Control and Prevention: »Adverse Childhood Experiences (ACEs)« in https://www.cdc.gov/violenceprevention/aces/index.html (zuletzt abgerufen 14. September 2022)

12 Weitere Ressourcen zu ACEs (belastenden Kindheitserfahrungen): www.cdc.gov/violenceprevention/aces/about.html (zuletzt abgerufen am 14. September 2022)

13 Siehe hierzu auch van der Kolk, Bessel: *Verkörperter Schrecken. Traumaspuren in Gehirn, Geist und Körper und wie man sie heilen kann*, Lichtenau 2015

14 Herman, Judith: *Die Narben der Gewalt. Traumatische Erfahrungen verstehen und überwinden*, Paderborn 2018, Seite 133

15 Bremness, A. / Polzin, Wanda: »Commentary. Developmental Trauma Disorder. A missed opportunity« in *DSM V. Journal of the Canadian Academy of Child and Adolescent Psychiatry*, 05/2014 23(2), 142–145

16 Adaptiert von: »Complex Posttraumatic Stress Disorder« in: *Traumadissociation.com*

17 Heller, Laurence / LaPierre, Aline: *Entwicklungstrauma heilen: Alte Überlebensstrategien lösen – Selbstregulierung und Beziehungsfähigkeit stärken – Das Neuroaffektive Beziehungsmodell zur Traumaheilung* NARM. München 2013

18 van der Kolk, Bessel: »The Politics of Mental Health. Highlights from Symposium 2019« in: *Psychotherapy Networker* Mai/Juni 2019

19 Spinazzola, Joseph / van der Kolk, Bessel / Ford, Julian D.: »When nowhere is safe. Interpersonal trauma and attachment adversity as antecedents of posttraumatic stress disorder and developmental trauma disorder« in *Journal of Traumatic Stress*, 19. Oktober 2018, 31(5), 631–6422

20 Schore, Allan N.: *Affect regulation and the origin of the self. The neurobiology of emotional development*. Hove 2016

21 Tutu Mora (@tutu_mora), Instagram, 22. November 2019

22 »The path to peace is paved through the humanization of the other« in *Sulha: The Israel Palestine Conflict – Adar Weinreb*, YouTube 29. Juni 2020

23 Tedeschi, Richard G. / Calhoun, Lawrence G.: »The posttraumatic growth inventory. Measuring the positive legacy of trauma« in *Journal of Traumatic Stress*, 1996 9(3), 455–472

24 Mahler, Margaret S. / Pine, Fred / Bergman, Anni: *Die psychische Geburt des Menschen*. Frankfurt a. M. 1993

25 Heller, Laurence / LaPierre, Aline: *Entwicklungstrauma heilen: Alte Überlebensstrategien lösen – Selbstregulierung und Beziehungsfähigkeit stärken – Das Neuroaffektive Beziehungsmodell zur Traumaheilung* NARM. München 2013

26 Weitere Informationen zum Prozess rund um die Verzerrungen der Lebenskraft siehe Heller, Laurence / LaPierre, Aline: *Entwicklungstrauma heilen. Alte Überlebensstrategien lösen – Selbstregulierung und Beziehungsfähigkeit stärken – Das Neuroaffektive Beziehungsmodell zur Traumaheilung* NARM. München 2013, Seite 10ff

27 Ledoux, Joseph: »The Self and the Brain« in *Prospect Magazine*, 20.08.2002

28 Maté, Gabor: »The Roots of Healing« Interview durch Tami Simon/Sounds True. https://resources.soundstrue.com/podcast/gabor-mate-the-roots-of-healing/ (zuletzt abgerufen am 14. September 2022)

29 Shedler, Jonathan: »The personality syndromes« in: Feinstein, Robert (Hg.): *Personality Disorders*. Oxford 2021

30 »Be mindful of intention. Intention is the seed that creates our future.« Jack Kornfield (@JackKornfield) auf Twitter, 26. Mai 2011

31 Rogers, Carl R.: *Entwicklung der Persönlichkeit. Psychotherapie aus der Sicht eines Therapeuten*. Stuttgart 2018

32 Siehe auch Wallin, David J.: *Attachment in Psychotherapy*. New York 2015

33 Albert Einstein in einem Brief an Carl Seelig, 11. März 1952

34 Miller, William: »Death of a genius. His fourth dimension, time, overtakes Einstein« in: *Life magazine* 2. Mai 1955, Seite 64

35 »Le seul véritable voyage […] ce ne serait pas d'aller vers de nouveaux paysages, mais d'avoir d'autres yeux …« direkt übersetzt aus Marcel Proust: *À la recherche du temps perdu. XII. La Prisonnière*, Paris 1923, Seite 69

36 Atwood, George E. / Stolorow, Robert D.: *Structures of Subjectivity. Explorations in Psychoanalytic Phenomenology*. Hove 2014

37 Bandura, Albert: »Social cognitive theory of mass communication« in *Media Psychology*, 2001 3(3), 265–299

38 Mahler, Margaret S. / Pine, Fred / Bergman, Anni: *Die psychische Geburt des Menschen*. Frankfurt a. M. 1993

39 Frankl, Viktor E.: *Über den Sinn des Lebens*. Weinheim 2019

40 Mandela, Nelson: *Der lange Weg zur Freiheit*. Autobiografie. Frankfurt am Main 1997

41 Perry, Bruce D. / Winfrey, Oprah: *Was ist dein Schmerz? Gespräche über Trauma, seelische Verletzungen und Heilung*, München 2022

42 Shapiro, David: *Dynamics of Character. Self-Regulation in Psychopathology*. New York 2002

43 Siegel, Daniel J.: *Wie wir werden, die wir sind. Neurobiologische Grundlagen subjektiven Erlebens. Die Entwicklung des Menschen in Beziehungen*. Paderborn 2006

44 Heller, Laurence / LaPierre, Aline: *Entwicklungstrauma heilen. Alte Überlebensstrategien lösen – Selbstregulierung und Beziehungsfähigkeit stärken – Das Neuroaffektive Beziehungsmodell zur Traumaheilung NARM*. München 2013, Seite 9

45 Malhotra, Savita / Sahoo, Swapnajeet: »Rebuilding the brain with psychotherapy« in *Indian Journal of Psychiatry* 2017, 59(4), 411–419

46 Hollis, James: *Finding Meaning in the Second Half of Life. How to Finally, Really Grow Up*. New York 2006

47 Damasio, Antonio: *Descartes' Irrtum. Fühlen, Denken und das menschliche Gehirn*. München 1994

48 Bowlby, John: *Bindung*. München/Basel 2006. Bowlby, John: *Trennung. Angst und Zorn*. München/Basel 2018. Bowlby, John: *Verlust. Trauer und Depression*. München/Basel 2006

49 Freud, Sigmund: *Hemmung, Symptom und Angst*. Frankfurt am Main 1992

50 Interview mit Pete Docter: »It's All in Your Head. Director Pete Docter Gets Emotional in ›Inside out‹.« in: NPR 10.06. 2015

51 Kammer, Brad J. (Produzent): »A mother's journey into finding effulgence through the NARM process of resolving grief with Heidi Winn« in: *Transforming Trauma. NARM Training Institute*, Audio-Podcast-Episode Nr. 29 am 24. November 2020

52 Weller, Francis: *The Wild Edge of Sorrow, Rituals of Renewal and the Sacred Work of Grief*. Berkeley 2015

53 Johnson, Stephen: *Charakter-Transformation. Veränderung durch Therapie*. Bergisch Gladbach 2007, S. 95; Aus dem Amerikanischen übersetzt von Bernhard Maul; Abdruck mit freundlicher Genehmigung durch den EHP – Verlag Andreas Kohlhage

54 Adler, Alfred, zitiert nach Ansbacher, Heinz L. / Ansbacher, Rowena R.: *Alfred Adlers Individualpsychologie, Eine systematische Darstellung seiner Lehre in Auszügen aus seinen Schriften*. München/Basel 2004

55 Tronick, Edward Z. / Gianino, Andrew: »Interactive mismatch and repair. Challenges to the coping infant« in: *Zero to Three* 1986 6(3), 1–6

56 Winnicott, Donald W.: *Vom Spiel zur Kreativität*. Stuttgart 2018

57 Krishnamurti, Jiddu: *You Can Learn only if You Do not Know*. Öffentliche Diskussion Brockwood Park 13. Oktober 2017

58 Masterson, James F.: *Countertransference and Psychotherapeutic Technique. Teaching Seminars on Psychotherapy of the Borderline Adult*, New York 1983

59 Thich Nhat Hanh: *Liebe heißt, mit wachem Herzen leben*, Freiburg im Breisgau 2006, Seite 61

60 »There's no such thing as immaculate perception – we see things through the filter of our experience.« direkt übersetzt aus Daniel Siegel: *The Developing Mind. How Relationships and the Brain Interact to Shape Who We Are*, New York 2020

61 Vogl, Barbara: »Ecoliteracy. A Path with a Heart. An Interview with Fritjof Capra« in: http://www.haven.net/patterns/capra.html (zuletzt abgerufen am 14. September 2022)

62 Grant, Bridget F., et al.: »Prevalence, correlates, and disability of personality disorders in the United States. Results from the National Epidemiologic Survey on Alcohol and Related Conditions« in: *Journal of Clinical Psychiatry* 2004, 65(7), 948–958

Stichwortverzeichnis

C

D

E

T

Zu den Autoren

Laurence Heller, PhD in Psychologie, ist Psychotherapeut (tiefenpsychologisch fundiert und körperorientiert) und Ausbilder mit über 40 Jahren Praxiserfahrung. Er ist Mitbegründer des Gestalttherapie Institutes in Denver und war der erste von Peter Levine autorisierte Lehrer in Deutschland für Somatic Experiencing®. Seit mehr als 20 Jahren lehrt er seine eigene Methode und SE in Deutschland. Insgesamt hat er dabei mehrere tausend Therapeuten ausgebildet. Er ist der Begründer des Neuroaffektiven Beziehungsmodells NARM™ (NeuroAffective Relational Model), Mitbegründer des NARM Training Institute sowie von NARM International und leitet weltweit NARM-Aus- und Fortbildungen für Ärzte und Psychotherapeuten, u. a. in Deutschland, Österreich und der Schweiz. Sein in 15 Sprachen übersetztes Buch *Entwicklungstrauma heilen* gilt als Standardwerk. Als Experte für Entwicklungstrauma wird er weltweit konsultiert. Zusammen mit Angelika Doerne hat er außerdem *Befreiung von Scham und Schuld* geschrieben.

Brad J. Kammer, LMFT, LPCC, ist der Ausbildungsleiter des NARM Training Institute und dort einer der führenden Dozenten. Seine Laufbahn begann als Entwicklungshelfer in Asien – eine Tätigkeit, bei der er Bekanntschaft mit persönlichen Traumen machte. Es liegt ihm leidenschaftlich am Herzen, etwas zur Bewältigung der weit verbreiteten Folgen komplexer Traumen beizutragen. Kammers Arbeit basiert auf der Integration von somatischer Psychologie, interpersoneller Neurobiologie und Weisheitslehren aus spirituellen Überlieferungen und traditionell ausgerichteten Kulturen. Er ist somatisch orientierter Psychotherapeut in eigener Praxis, Lehrstuhlinhaber, Produzent des Podcasts *Transforming Trauma,* Traumaberater sowie international tätiger Dozent auf dem Gebiet traumainformierte Begleitung, Pflege und Therapie.

Nähere Informationen zu NARM finden Sie auf der Website des NARM Training Institute: www.narmtraing.com.